心脏外科实践精要

主编 孟 旭 张海波

科学出版社

北 京

内 容 简 介

　　本书为北京安贞医院心外科临床一线医师的经验总结,共分为九章。第一章及第二章分别阐述了常见成人心脏疾病、先天性心脏病的诊断要点、手术指征、术前准备、手术策略、手术要点;第三章介绍了心脏外科围术期管理相关内容;第四章至第八章介绍了呼吸系统、循环系统等的管理,并发症的处理方法及小儿心脏手术后管理;第九章为心脏移植相关内容,附录部分收录了心脏外科各项常用数据资料。

　　本书突出临床实践,密切结合心外科领域的新技术、新理念,对近年来心外科领域的热点、重点、难点问题,如二尖瓣修复术、ECMO技术、以TAVI为代表的瓣膜介入手术技术等,进行了详述与探讨。本书图文并茂,书末附有彩图,适合心血管科医师、研究人员参考阅读。

图书在版编目(CIP)数据

心脏外科实践精要 / 孟旭,张海波主编 . —— 北京:科学出版社,2020.11
ISBN 978-7-03-066354-2

Ⅰ.①心… Ⅱ.①孟… ②张 Ⅲ.①心脏外科学 Ⅳ.① R654

中国版本图书馆 CIP 数据核字(2020)第 197324 号

责任编辑:于　哲 / 责任校对:郭瑞芝
责任印制:赵　博 / 封面设计:龙　岩

科 学 出 版 社 出版
北京东黄城根北街 16 号
邮政编码:100717
http://www.sciencep.com

三河市春园印刷有限公司印刷

科学出版社发行　各地新华书店经销
*
2020 年 11 月第 一 版　开本:787×1092　1/16
2020 年 11 月第一次印刷　印张:23　彩插:7
字数:490 000

定价:168.00 元
(如有印装质量问题,我社负责调换)

主编简介

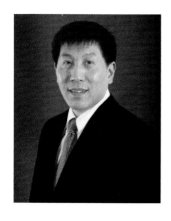

孟旭，主任医师、博士生导师、国家二级教授，首都医科大学附属北京安贞医院心外科九病区（北京心脏移植及瓣膜外科诊疗中心）主任。中华医学会胸心血管外科学会常委、中国医师协会心血管外科分会常委兼副总干事、美国胸心外科协会（AATS）委员、亚洲心脏瓣膜病学会中国分会主任委员、吴英恺医学发展基金会理事长、北京心脏移植及瓣膜外科诊疗中心主任。国内外12种权威学术杂志编委。发表科研论文100余篇，SCI论文数十篇，主编著作3部。获教育部、北京市科委等科技进步奖多项，享受国务院政府特殊津贴，获北京市卫生局"十百千"高级卫生人才、北京市有突出贡献专家称号。

从事心血管外科工作30年，独立手术1.5万余例，获中国医师协会心血管外科医师奖（金刀奖），是国内公认的心脏瓣膜病、心房颤动、心力衰竭人工心脏辅助、心脏移植等领域的权威专家。目前，退行性二尖瓣疾病90%、风湿性二尖瓣疾病70%可以修复，均为国内领先。近年推动国内瓣膜介入技术的发展，组建国内首家心脏四大瓣膜均进行介入治疗的中心。致力于中国瓣膜修复技术推广和学术交流工作。在国内率先开展术中灌注射频房颤消融术、微创胸腔镜房颤双极射频消融手术，达到国际先进水平。与美国AATS等合作进行迷宫IV标准化手术培训，推动了中国房颤外科治疗技术的进展。1992年成功进行中国第2例心脏移植，迄今为止带领北京安贞医院心外科九病区（北京心脏移植及瓣膜外科诊疗中心）共完成500余例心脏移植，该中心是中国最大的心脏移植中心之一，相关的心肌内心电图、ECMO辅助等处于全国领先水平，成功完成国际首例骨髓细胞移植诱导的心脏移植免疫耐受。

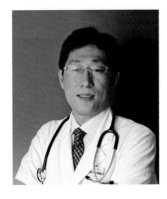

　　张海波，主任医师、博士生导师、教授，首都医科大学附属北京安贞医院心外科九病区（北京心脏移植及瓣膜外科诊疗中心）副主任。中国医师协会心血管外科分会全国委员兼结构心脏病委员会副主委、房颤委员会副主委，亚洲心脏瓣膜病学会中国分会常委兼秘书长、瓣膜病介入委员会副主委兼秘书长，中国研究型医院学会心脏瓣膜病专业委员会秘书长、心房颤动专业委员会常委，首都医科大学心脏外科学系委员。主持国际合作课题、国家自然科学基金、北京市科委等科研课题十余项。6 种专业期刊编委。长期进行瓣膜修复、TAVI 等瓣膜介入手术，房颤消融、微创手术、人工心脏和心脏移植等研究。 获北京市科委科技新星、北京市委组织部优秀人才、北京市卫生局学科骨干、北京市优秀青年知识分子、中国医师协会中国心外科好医师、国之医者·青年新锐、北京市科技进步奖、教育部科研优秀成果奖、生命时报荣耀医者青年创新奖等称号和奖励。

编者名单

主　编　孟　旭　张海波

编　者　（按姓氏笔画排序）

<table>
<tr><td>于　洋</td><td>王坚刚</td><td>王胜洵</td><td>王盛宇</td></tr>
<tr><td>叶　青</td><td>田白羽</td><td>付金涛</td><td>白　涛</td></tr>
<tr><td>刘　坤</td><td>刘重洋</td><td>许春雷</td><td>孙君辉</td></tr>
<tr><td>苏俊武</td><td>李　岩</td><td>李雨琪</td><td>李岳环</td></tr>
<tr><td>李京悍</td><td>吴　芳</td><td>张春晓</td><td>张海波</td></tr>
<tr><td>陈　宏</td><td>陈宗浩</td><td>范康钧</td><td>罗天戈</td></tr>
<tr><td>郑　帅</td><td>郑　铁</td><td>孟　旭</td><td>孟　斐</td></tr>
<tr><td>赵铁夫</td><td>胡秋明</td><td>贾一新</td><td>高铭鑫</td></tr>
<tr><td>郭可泉</td><td>韩　杰</td><td>韩　薇</td><td>焦玉清</td></tr>
<tr><td>曾　文</td><td></td><td></td><td></td></tr>
</table>

前　言

　　近年来，我国心脏外科事业发展迅速，每年心脏外科手术逾 20 万例，许多县市级医院的心脏外科也逐渐发展壮大。进入 21 世纪之后，心脏外科在许多领域都获得了较大的发展。首都医科大学附属北京安贞医院是国家首批心血管病研究临床中心、国家重点专科，年外科手术 1.2 万例，在国内外具有较大的学术影响。北京安贞医院心外科九病区（北京心脏移植及瓣膜外科诊疗中心）长期持续在心脏瓣膜、心力衰竭、心脏移植领域深入研究，积累了较为丰富的经验。编者们将中心多年来临床及研究工作的经验加以总结，编撰成本书。

　　二尖瓣修复技术在国内获得越来越多的重视，北京安贞医院等一直牵头致力于二尖瓣修复技术的普及推广工作，风湿性二尖瓣修复的比例可达近 70%，本书较为详尽地论述了人工腱索、Edge to edge、Sliding、楔形切除、腱索转移、乳头肌劈开等理论与操作技术。

　　房颤是全世界范围内的研究热点内容，北京安贞医院房颤诊治中心率先在国内开展术中灌注射频消融技术，此后坚持长期连续性的深入研究，陆续开展了心内膜 + 心外膜联合射频术、双极射频消融术、心外膜神经节消融术、心房电位标记技术、胸腔镜微创射频消融术，并完成 10 年以上的数据随访，相关研究达到国际先进水平。本书对该领域的基础理论研究和临床实践进行了总结。

　　心脏移植领域总例数全国每年已超过 500 例，逐渐形成了近 10 家大型医疗中心，技术趋于成熟。本书阐述了北京安贞医院自 1992 年率先在国内开展心脏移植技术以来的基础和临床工作经验，尤其是深入分享了无创免疫监测系统领域的研究结果及经验。

　　重症心力衰竭的外科辅助循环治疗一直是世界性的研究热点，ECMO 技术由于心 / 肺同时辅助，安装简便且费用较低，是符合我国国情的心脏辅助装置。北京安贞医院率先在国内重症心脏和肺病患者开展相关领域研究，每年完成百例，积累了丰富的经验，本书中对此相关领域进行了论述。

　　近年来，心脏外科领域受到心脏内科领域的影响巨大，微创心脏手术一直是心脏外科近年来的研究重点之一，本书在相关章节增加了微创外科先天性心脏病封堵技术、微创二尖瓣和主动脉瓣、三尖瓣外科手术技术。特别是最新进展的以 TAVI 手术为代表的瓣膜介入手术技术，避免了体外循环和心脏停搏，极大地改变了既往瓣膜手术的发展方向，代表着未来发展的趋势，可使读者更好地了解未来心脏外科的新技术和新理念。

　　本书附录收录了临床常用的主动脉瓣匹配指数表、体表面积换算、影响华法林药物与食物、心脏移植和房颤动物模型、常用心脏外科医学用语等内容，便于临床医师的查阅和参考。

本书编者皆为北京安贞医院心脏外科瓣膜和移植中心（九病区）长期工作在临床一线的年富力强的医师，他们结合临床工作总结了心脏外科常见疾病的诊断和治疗经验，对近年来心脏外科领域新技术和新理念也进行了较为详尽的论述，相信对于我国心脏外科的青年医师们能起到一定的帮助。

编　者

2020 年 5 月

目 录

第一章 成人心脏外科常见手术 ………………………………………………………… 1

第一节 心脏瓣膜病变 ……………………………………………………………… 1

一、主动脉瓣狭窄 ……………………………………………………………… 1

二、主动脉瓣关闭不全 ……………………………………………………… 6

三、二尖瓣狭窄 ……………………………………………………………… 9

四、二尖瓣关闭不全 ………………………………………………………… 18

五、三尖瓣病变 ……………………………………………………………… 28

六、亚急性细菌性心内膜炎合并瓣膜病变 ………………………………… 30

七、主动脉瓣修复术及保留主动脉瓣的根部替换术 ……………………… 31

八、风湿性二尖瓣新型病理分型和对应的四步法成形技术 ……………… 36

九、小切口微创瓣膜手术 …………………………………………………… 39

十、经导管主动脉瓣植入（TAVI）手术技术国内外进展 ………………… 44

第二节 缺血性心脏病 …………………………………………………………… 54

一、冠状动脉解剖 …………………………………………………………… 54

二、冠心病 …………………………………………………………………… 56

三、室壁瘤 …………………………………………………………………… 61

四、心肌梗死后室间隔穿孔 ………………………………………………… 64

五、合并二尖瓣关闭不全 …………………………………………………… 66

六、室壁瘤合并恶性室性心律失常 ………………………………………… 67

第三节 胸部大动脉疾病 ………………………………………………………… 70

一、胸部主动脉瘤 …………………………………………………………… 70

二、主动脉夹层动脉瘤 ……………………………………………………… 73

第四节 室上性心动过速 ………………………………………………………… 78

一、预激综合征 ……………………………………………………………… 78

二、心房颤动 ………………………………………………………………… 79

第五节 其他疾病 ………………………………………………………………… 87

一、心脏黏液瘤 ……………………………………………………………… 87

二、肥厚型心肌病左心室流出道狭窄 ……………………………………… 88

三、肺动脉栓塞 ……………………………………………………………… 93

四、慢性缩窄性心包炎 ·· 95

五、左心室超负荷晚期心脏病左心室容积缩减术 ···· 99

六、同种异体动脉血管的制备 ···························· 100

第二章 先天性心脏病常见手术 ···························· 102

第一节 姑息性手术 ·· 102

一、增加肺动脉血流姑息术 ························· 102

二、降低肺动脉血流姑息术 ························· 106

第二节 单纯狭窄及梗阻性先天性心脏病 ··········· 108

一、右心室流出道梗阻病变 ························· 108

二、左心室流出道梗阻病变 ························· 114

三、主动脉狭窄部缩窄 ······························· 119

四、主动脉弓离断 ···································· 121

第三节 左向右分流型先天性心脏病 ··············· 123

一、房间隔缺损 ······································· 123

二、室间隔缺损 ······································· 127

三、动脉导管未闭 ···································· 131

四、三房心 ··· 134

五、主动脉窦瘤破裂 ································· 135

六、心内膜垫缺损 ···································· 136

七、主、肺动脉间隔缺损 ························· 139

第四节 右向左分流型先天性心脏病 ··············· 141

一、法洛四联症 ······································· 141

二、室间隔完整型肺动脉闭锁 ···················· 151

三、肺动脉闭锁伴室间隔缺损 ···················· 153

四、三尖瓣闭锁 ······································· 156

五、Ebstein 畸形 ···································· 161

第五节 复杂性先天性心脏病 ························· 164

一、Van Pragh 命名法 ····························· 164

二、右心室双出口 ···································· 165

三、单心室 ··· 168

四、完全性大动脉转位 ······························· 171

五、矫正性大动脉转位 ······························· 176

六、完全性肺静脉异位引流 ························· 180

七、共同动脉干 ······································· 182

八、左心发育不良综合征 ························· 186

第三章 心脏外科围术期基本管理 ···························· 191

第一节 术前注意事项 ·· 191

一、病史和体检 ······································· 191

二、辅助治疗 ··· 192

三、术前用药 ··· 192

四、手术危险因素 ··· 192

第二节 术后 ICU 基本检测 ·· 193

一、气管插管及呼吸机连接 ··· 193

二、心电图监测 ··· 194

三、有创动脉压监测 ··· 194

四、中心静脉压监测 ··· 195

五、Swan-Ganz 导管监测 ··· 195

六、左心房测压 ··· 196

七、胸腔及纵隔引流管应用 ··· 196

八、其他 ··· 197

第三节 术后患者早期的病理生理特点 ·· 197

一、机体温度管理 ··· 197

二、凝血环境（状态）不良 ··· 197

三、呼吸机机械通气 ··· 198

四、心脏功能创伤 ··· 199

五、组织水肿和低循环血量 ··· 200

六、多尿 ··· 200

第四章 呼吸系统的管理与并发症处理 ·· 201

第一节 呼吸系统并发症产生的基础 ·· 201

一、呼吸道组织解剖特点 ··· 201

二、肺部血液循环特点 ··· 202

三、心脏外科手术对呼吸系统的影响 ··· 202

第二节 机械通气在呼吸功能不全时的治疗作用 ································ 203

一、呼吸机的工作方式 ··· 203

二、人工机械通气的应用指征 ··· 205

三、建立人工机械通气的注意事项 ··· 206

四、呼吸机基本参数的意义及基本设置 ······································· 207

第三节 呼吸机的过渡和撤除 ·· 208

一、停用呼吸机的指征 ··· 208

二、呼吸机过渡和气管插管拔除 ··· 208

三、拔除气管插管后的管理 ··· 209

四、气管插管的早期撤除 ··· 209

第四节 急性呼吸功能不全 ·· 209

一、急性呼吸功能不全的原因 ··· 210

二、急性呼吸功能不全的临床表现 ··· 210

三、急性呼吸功能不全的治疗 ··· 210

第五节　慢性呼吸功能不全 ·· 211
　　一、慢性呼吸功能不全的原因 ··· 211
　　二、慢性呼吸功能不全的治疗 ··· 212

第五章　循环系统的管理与并发症处理 ·· 214
　第一节　循环系统的几个基本概念 ·· 214
　　一、心脏前负荷 ·· 214
　　二、心脏后负荷 ·· 214
　　三、心肌收缩力 ·· 215
　　四、循环供氧量 ·· 215
　　五、混合静脉血氧饱和度 ··· 215
　　六、心脏主要血流动力学指标之间的关系和意义 ······························ 216
　第二节　心血管常用药物及其特点 ·· 217
　　一、正性肌力药及血管活性药 ··· 217
　　二、血管扩张药及抗高血压药 ··· 219
　第三节　低心排综合征 ·· 222
　　一、产生低心排综合征的相关因素 ··· 222
　　二、低心排综合征的临床表现 ··· 222
　　三、低心排综合征的治疗 ··· 223
　第四节　心搏骤停 ·· 224
　第五节　急性心脏压塞 ·· 227
　第六节　心律失常 ·· 228
　第七节　心脏外科术后心肌缺血与梗死 ·· 229
　第八节　心脏辅助 ·· 231
　　一、主动脉内球囊反搏 ··· 231
　　二、体外膜肺氧合 ··· 234
　　三、左心辅助装置 ··· 241

第六章　肾功能不全及电解质、酸碱平衡紊乱的处理 ································ 248
　第一节　围术期肾功能概述 ·· 248
　　一、围术期 ARF 的危险因素 ·· 248
　　二、体外循环术后急性肾功能的诊断标准 ····································· 248
　　三、肾功能评估 ·· 249
　　四、肾前性少尿和急性肾功能衰竭的鉴别 ····································· 249
　第二节　体外循环围术期急性肾功能不全的防治 ································ 250
　　一、急性肾功能不全的预防 ··· 250
　　二、急性肾功能不全的治疗 ··· 251
　　三、急性肾功能衰竭的透析治疗 ··· 251
　第三节　电解质及酸碱平衡紊乱 ·· 255
　　一、高血钾 ·· 255

二、低血钾 ·· 256

三、低血钙 ·· 256

四、代谢性酸中毒 ··· 256

五、代谢性碱中毒 ··· 256

第七章 其他常见并发症的处理 ·· 257

第一节 神经系统损伤 ··· 257

一、脑组织代谢的基本概念 ·· 257

二、体外循环心内手术与脑部并发症 ··· 258

三、脑部并发症的临床表现 ·· 259

四、脑部并发症的预防和治疗 ··· 260

五、脊髓损伤 ·· 261

六、周围神经损伤 ·· 261

第二节 术后发热 ·· 262

一、概述 ·· 262

二、肺不张和肺炎 ·· 262

三、术后细菌性心内膜炎 ·· 262

四、心包切开综合征 ··· 263

第三节 伤口感染 ·· 264

一、伤口管理 ·· 264

二、影响伤口愈合的因素 ·· 264

三、胸骨感染 ·· 265

第四节 抗凝治疗 ·· 265

一、常用抗凝及抗血小板药物 ··· 265

二、人工瓣膜置换术后抗凝 ·· 267

三、瓣膜修复 ·· 268

四、冠状动脉旁路移植术（冠脉搭桥术） ···································· 268

五、TAVI 等经导管主动脉瓣置换术后 ·· 268

第八章 小儿心脏手术后管理 ··· 269

第一节 术后基本管理 ··· 269

一、常规基本准备 ·· 269

二、呼吸机连接及准备 ··· 269

三、有关监测 ·· 269

四、常规检查和术后医嘱 ·· 270

五、详细记录出入量 ··· 271

六、进食和喂养 ·· 271

七、纵隔心包出血的观察 ·· 272

第二节 呼吸系统管理 ··· 272

一、机械通气 ·· 272

二、术后呼吸功能监测及相应处理 ···················· 274

三、使用呼吸机常见问题及并发症处理 ·············· 275

四、拔除气管插管 ··· 275

五、肺不张 ··· 277

六、膈肌麻痹 ·· 277

七、喉返神经损伤 ··· 277

八、乳糜胸 ··· 277

九、拔管失败的主要原因 ······································· 278

十、二次插管 ·· 278

第三节　心血管系统管理 ·· 278

一、小儿心外术后心血管病理生理变化特点 ············ 278

二、心律失常 ·· 279

三、前负荷—有效循环容量—监测 ························ 281

四、心脏收缩力和后负荷 ······································ 282

五、术后心功能的维护 ·· 283

六、心搏骤停治疗 ·· 284

七、术后肺动脉高压危象 ······································ 284

八、术后高血压 ··· 285

第四节　电解质和肾功能管理 ·································· 285

一、输液和电解质 ·· 285

二、肾功能管理 ··· 286

三、代谢及电解质紊乱 ·· 288

第五节　神经系统并发症管理 ·································· 289

第九章　心脏移植 ··· 291

第一节　术前检查和手术指征 ·································· 291

一、术前检查 ·· 291

二、受体手术适应证及禁忌证 ································ 292

第二节　术前准备 ··· 293

一、受体的准备 ··· 293

二、供体的准备 ··· 293

第三节　手术概述 ··· 295

一、经典法 ··· 295

二、全心法 ··· 295

三、双腔静脉法 ··· 296

第四节　术后早期监护和治疗 ·································· 296

一、术后早期的监测 ··· 296

二、术后早期的药物治疗 ······································ 297

三、术后早期主要并发症及处理 ····························· 298

第五节　抗免疫排斥反应治疗 ······ 299

　　一、心脏移植术后常用免疫排斥药物 ······ 299

　　二、环孢素和 C_2 的监测性治疗 ······ 302

　　三、泼尼松的应用与撤离 ······ 303

第六节　免疫排斥反应监测技术 ······ 304

　　一、无创免疫排斥反应监测 ······ 304

　　二、心肌活检 ······ 309

第七节　心脏移植术后并发症防治 ······ 311

　　一、感染 ······ 311

　　二、急性排斥 ······ 312

　　三、右心功能不全和右心衰竭 ······ 312

　　四、肾功能不全和肾衰竭 ······ 313

第八节　异位心脏移植技术 ······ 313

　　一、异位移植的适应证 ······ 313

　　二、手术方法 ······ 314

　　三、异位心脏移植的优点、缺点及预后 ······ 315

第九节　心肾联合移植技术 ······ 315

　　一、心肾联合移植近况 ······ 315

　　二、移植适应证的选择 ······ 316

　　三、免疫排斥反应的特点 ······ 316

　　四、免疫抑制剂 ······ 317

　　五、术后死亡原因 ······ 317

　　六、心肾移植的同时性或次序性手术问题 ······ 318

第十节　中国器官捐献管理和分配系统 ······ 318

　　一、中国人体器官捐献管理中心与器官捐献流程 ······ 318

　　二、中国人体器官分配与共享系统 ······ 319

附录 ······ **322**

附录 1　超声心动图测定左心室功能 ······ 322

　　一、左心室收缩功能 ······ 322

　　二、左心室舒张功能 ······ 322

附录 2　不同年龄组正常儿童超声心动图测值 ······ 323

附录 3　肺功能检查及其临床意义 ······ 326

附录 4　影响华法林药物效果的药物和食物 ······ 327

附录 5　成人体表面积及正常体重对照 ······ 328

附录 6　儿童体表面积及正常体重对照 ······ 329

附录 7　二尖瓣结构专业命名 ······ 330

附录 8　Carpentier 二尖瓣病变分类（三型法） ······ 331

附录 9　常用人工瓣膜成形环 ······ 331

附录10　北京安贞医院心外科专业数据库统计瓣膜疾病病因衍变 ·············· 336

附录11　心脏移植动物模型 ·· 337

　　一、实验动物供、受体的选择 ······································ 337

　　二、心脏移植动物模型建立方法 ···································· 338

　　三、特殊要求的模型建立方法 ······································ 338

附录12　房颤动物模型 ·· 339

附录13　常用心脏外科词汇中英文对照 ································· 341

彩图··· 355

第一章

成人心脏外科常见手术

第一节　心脏瓣膜病变

一、主动脉瓣狭窄

（一）流行病学

引起主动脉瓣狭窄的常见病因有主动脉瓣先天畸形、变性钙化及风湿性心脏病等。成人单纯性主动脉瓣狭窄，最常见的原因是主动脉瓣先天畸形，尤其以二瓣叶畸形多见。由于二叶瓣瓣叶承受的负荷加大，长时间后可导致瓣叶纤维化、钙化而加重狭窄。风湿性心脏病亦可引起主动脉瓣狭窄，但单纯引起主动脉瓣狭窄者少见，多合并有二尖瓣病变或主动脉瓣的关闭不全。65 岁以上的主动脉瓣狭窄患者，90％以上的由 3 个瓣叶变性钙化引起。

（二）病理生理

正常主动脉瓣口的面积为 2.5 ～ 3.5cm²，＜ 1.0cm² 患者会出现临床症状，＜ 0.7cm² 为重度狭窄，猝死风险增加（重度狭窄猝死率约 20％）。主动脉瓣狭窄增加左心室的阻力负荷，狭窄程度较轻时对左心室功能无明显影响。重度狭窄时，由于心脏的长期代偿，导致左心室向心性肥厚，室壁僵硬，充盈量减少。病变较轻的患者在运动期间，心排血量可能增大并接近于正常，但跨瓣压差会明显增加。患者在休息时，由于左心室（左室）肥厚扩张能力减弱，这时左心室的充盈主要为左心房（左房）在心室收缩前瞬间用力收缩，以对抗左心室舒张末期升高的压力，使心室得到进一步充盈，从而保证适当的心排血量。这种代偿功能使主动脉瓣狭窄的患者，甚至已发展到较严重狭窄的患者，仍可能在相当一段时期内维持心脏正常的排血量和循环功能，而临床症状无特殊变化。主动脉瓣狭窄的晚期病例，左心室由于心力衰竭，心肌纤维拉长呈肌源性扩张，心腔明显扩大，左心房收缩能力也减弱，心排血量明显减少。由于左心室舒张期压力重度升高，导致左心房和肺毛细血管的压力也明显升高，甚至会引起肺水肿。

（三）诊断要点

（1）早期可无临床症状，常于查体时发现心脏杂音，随病情发展逐渐出现晕厥、心绞痛、劳累后呼吸困难等症状，晚期可发展到左心衰竭或全心衰竭。

（2）体征主要为中度或重度狭窄，在主动脉瓣区有喷射性Ⅲ～Ⅳ级全收缩期杂音向左颈部传导，并能触及收缩期震颤。

（3）X线检查有左心室扩大，部分患者可见主动脉粥样硬化或瓣膜钙化影，主动脉结变小，升主动脉狭窄后扩张。

（4）心电图为左心室肥厚，电轴左偏，V_5、V_6导联的ST段低平和T波倒置。此外，心电图还常示左束支传导阻滞。

（5）超声心动图可见到主动脉瓣增厚、钙化，瓣口缩小，瓣上流速增快，跨瓣压差增大，左心室后壁、室间隔增厚。

（四）手术指征

（1）无症状且峰值跨瓣压差 < 6.7kPa（50mmHg），可以不必做手术，定期随访，观察病情变化。

（2）无症状但中、重度的主动脉瓣狭窄，峰值跨瓣压差 > 10.0kPa（75mmHg），或平均跨瓣压差 > 40mmHg，建议手术。

（3）晕厥或心绞痛症状明显且发作频繁者，应尽早手术治疗。

（4）年老或心力衰竭并非是手术的禁忌证。术前用药物控制心力衰竭和调整水、电解质紊乱，病情稳定后，进行选择性左心室和冠状动脉造影检查，有手术适应证者可行瓣膜替换术，如合并冠心病应同时行冠状动脉旁路术。近年经导管主动脉植入术（transcatheter aortic valve implanation，TAVI）已经逐渐成熟，老年患者可以考虑。

（5）重度狭窄的晚期，左心腔已明显扩大者，开胸手术应慎重，手术死亡率较高。建议优先考虑介入瓣膜植入手术。

（五）主动脉瓣狭窄手术策略的选择变化

随着TAVI技术研究的迅速发展，2017年欧美《心脏瓣膜疾病治疗指南》主动脉瓣狭窄部分的改动中，主要对TAVI治疗策略进行了大篇幅增补。

（1）有症状重度主动脉瓣狭窄，高跨瓣压差或低压差但是心脏储备功能良好者为更高等级的ⅠB或ⅠC类手术推荐。

有症状的患者，若合并低心搏量和低跨瓣压差、射血分数无论正常还是下降（尤其是CT钙化评分为重度狭窄时），即使可能存在心脏收缩储备功能不足（用多巴酚丁胺负荷试验评估）也应考虑进行干预。由ⅡbC类推荐升级为ⅡaC类推荐。由于这类患者心力衰竭，甚至猝死率较高，而且机械性主动脉瓣狭窄药物等治疗效果极差。因此，欧洲指南明确将其推荐等级进一步提高。

（2）对于手术类型的选择，低风险（STS或EuroScore Ⅱ < 4%，或Logis Euro Score < 10%），指南推荐外科常规手术治疗（ⅠB）。

外科手术中危的患者（STS或EuroScore Ⅱ > 4%，或Logis EuroScore > 10%），需要内、外科医师联合会诊根据患者具体情况选择治疗策略，其中老年人符合股动脉途径TAVI技术的更佳（ⅠB）。

外科手术高危或不合适外科手术者推荐TAVI手术治疗（ⅠB）。2017年欧美《心脏瓣膜疾病治疗指南》也是把TAVI建议指征由Ⅱa提高到Ⅰ/A，表示近几年来TAVI技术得到广泛认可。

（3）2017年美国AHA/ACC瓣膜指南里也明确指出，几项大型RCT研究证实，对于外科手术不能做，或者外科手术高危患者推荐 TAVI 技术治疗（Ⅰ/A）。而且对于中危患者，TAVI 是非劣效的技术（Ⅱa/B-R）。

欧美两个指南都对于中危患者提示使用 TAVI 技术是合理的，预示着临床实际操作中 TAVI 技术越来越多地应用于中危患者，甚至低危主动脉瓣患者的应用即将成为普遍的现象。

（六）术前准备

（1）45 岁以上或有心绞痛的患者应进行冠状动脉 CTA 或者造影。

（2）重度主动脉瓣狭窄患者慎用血管扩张药、钙通道阻滞药及 β 受体阻滞药。心肌抑制、血管扩张及心率过速均会使心排血量下降。可以使用去甲肾上腺素等升压药物。

（3）根据患者年龄和抗凝条件，选择适当的瓣膜。

（4）有心力衰竭的患者术前应加强利尿及调整酸碱平衡和电解质紊乱后方可手术。

（5）注意检查口腔内和咽喉部感染。

（6）恶病质患者加强营养。

（7）预计支架瓣膜 TAVI 手术者，术前常规使用门控全心动周期 CTA 扫描，评估手术策略和冠脉梗阻相关风险。对于造影剂严重致敏，或者使用机械辅助急危重症无法及时 CT 扫描患者，安贞医院等团队尝试三维超声评估技术，检测冠脉高度和瓣环大小，效果令人满意。

（七）主动脉瓣置换手术概要和疗效

主动脉瓣狭窄的治疗大部分应行主动脉瓣置换术，包括机械瓣、生物瓣及同种主动脉瓣置换术。目前以机械瓣置换术较多。

（1）主动脉切口有多种，常采用斜切口，即于主动脉前壁主动脉瓣环上方 2cm 处横行切开主动脉壁，然后向右下切开主动脉壁之无冠瓣中点上方 1cm 处。显露主动脉瓣，距瓣环 1 ～ 2mm 处切除瓣膜。用双头针涤纶线带小垫片沿瓣环间断褥式缝合一周。缝线应确切置于瓣环上，每针跨度约 3mm，针距 1 ～ 2mm。缝瓣后打结。主动脉瓣置换间断缝合见图 1-1。

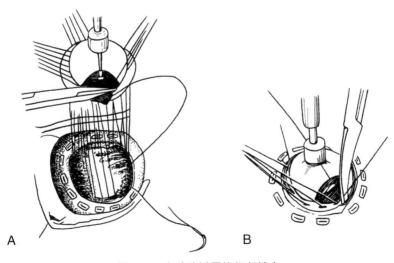

A　　　　　　　　　B

图 1-1　主动脉瓣置换间断缝合

（2）对于瓣环较大者，可采用连续缝合（图 1-2）。用 3 根 Prolene 线分别缝于 3 个交界，然后分别连续缝合瓣环及人工瓣缝合缘，缝合一周后下瓣打结。

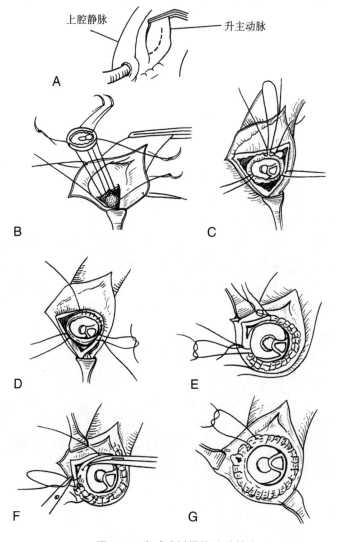

上腔静脉

升主动脉

图 1-2 主动脉瓣置换连续缝合

（3）主动脉切口不应过低或过高。如切口过低，则机械瓣置入后，因金属瓣环的支撑，切口下缘张力过大，易引起缝合后的切口撕裂造成难以控制的大出血；若切口过高，则影响主动脉瓣的显露。主动脉瓣环过小时，须扩大瓣环。Nicks 法主动脉瓣瓣环扩大及瓣膜置换见图 1-3。

（4）主动脉瓣置换时，在剪除病变瓣叶（尤其是有严重钙化）时应注意防止瓣环损伤、心室与主动脉接合部穿透性损伤。

（5）瓣膜置入后要确保瓣叶位置正常及冠脉开口通畅。

（6）右、无冠瓣交界下方为心脏传导系统走行部位，缝针不宜过深。

（7）主动脉瓣狭窄患者多有心肌肥厚，术中应特别注意心肌保护。

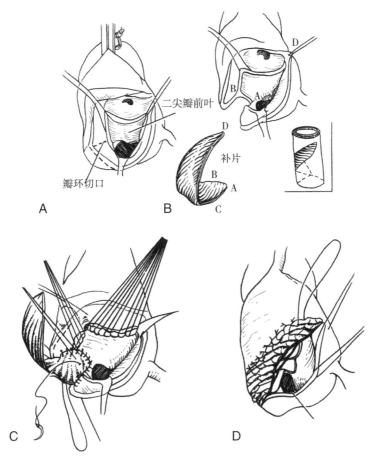

图 1-3　Nicks 法主动脉瓣瓣环扩大及瓣膜置换

（8）对于心功能较差（EF ＜ 40％）、心源性休克或合并其他不适宜外科手术的主动脉瓣狭窄的患者，而且近年来 TAVI 技术逐渐成熟，美国 FDA 和欧洲都已经将 TAVI 适应证从外科高危扩展到外科低危患者。国内 TAVI 介入瓣膜见图 1-4。爱德华 Sapien 介入瓣膜置入过程见图 1-5。

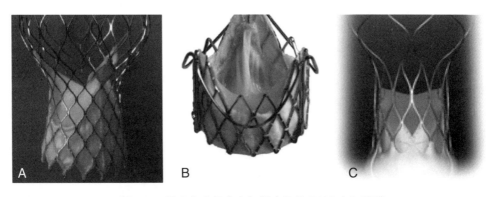

图 1-4　国内上市的自主知识产权的 TAVI 介入瓣膜

A.Venus-A；B. J Valve；C. Vitaflow

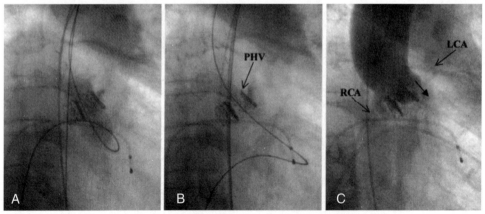

图 1-5 爱德华 Sapien 介入瓣膜置入过程

A. 钙化严重狭窄的主动脉瓣内行球囊扩张；B. 介入主动脉瓣膜置于主动脉瓣环内并将钙化瓣叶推向边缘；
C. 造影显示主动脉瓣环外微量反流，主动脉窦及左、右冠脉显影良好
PHV. 介入瓣膜；RCA. 右冠脉；LCA. 右左脉

主动脉瓣置换手术死亡率通常＜5%，但受年龄、心功能状态、冠脉血管病变等因素影响。主动脉瓣狭窄患者较关闭不全患者远期预后要好，术后 5 年生存率可达90%。TAVI 手术在有经验的中心并发症＜2%，已经获得国际公认，在瓣膜病指南中的推荐等级逐年升高。

二、主动脉瓣关闭不全

（一）病理生理和流行病学

1. 流行病学　退行性变、二叶畸形、风湿热及细菌性心内膜炎是产生主动脉瓣关闭不全的较常见病因，其他如白塞综合征等免疫组织病、大室间隔缺损、主动脉窦瘤破裂等也会产生主动脉瓣的脱垂而导致关闭不全。

2. 病理生理　主动脉瓣关闭不全使左心室容量负荷增加。在舒张期左心室要额外接受从主动脉反流回入左心腔的血流。在收缩期左心室要排出超出正常充盈量的血液。由于舒张期左心室与主动脉之间的压力阶差达数十毫米汞柱，因此即使关闭不全的面积不大，回流量却很大。严重关闭不全时回流量比正常心排血量高出 2.4 倍，使舒张期左心室充盈压迅速升高，甚至高达 30 ～ 50mmHg，超过左心房压力，引起保护性二尖瓣提早关闭，称之为功能性二尖瓣狭窄。晚期严重患者，由于左心房、室环径扩大，使二尖瓣乳头肌移位，产生功能性二尖瓣关闭不全。

（二）诊断要点

（1）早期多无明显症状，晚期主要为心绞痛和充血性心力衰竭，并且一旦有心力衰竭出现则病情进展明显加剧，其猝死率可高达 15%～ 20%。

（2）颈动脉明显搏动，收缩压升高，舒张压降低，脉压增大。主动脉区有叹气样舒张期杂音，传导范围广泛。

（3）X 线示左心室明显扩大，主动脉弓突出。

（4）心电图电轴左偏，左心室肥厚及劳损。

（5）超声心动图主动脉瓣开放有关闭速度增快，关闭曲线呈双线，左心室扩大，主动脉瓣下有舒张期反流频谱。

（6）主动脉造影主要为造影剂反流入左心室，通常反流如为线性或仅局限于主动脉瓣下则属于轻度反流，如大量造影剂反流入左心室，且浓度高于升主动脉则定为重度反流。

（三）手术指征

（1）中重度以上主动脉瓣反流，有充血性心力衰竭或心绞痛症状。脉压增宽超过收缩压的 1/2 以上，且有典型的泼水音、水冲脉等。胸部 X 线片显示左心室扩大，心电图显示左心室增大或肥厚劳损。

（2）主动脉瓣关闭不全与狭窄并存的病例，左心室舒张末压 > 1.6kPa（12mmHg）时，应及时手术。

（3）感染性心内膜炎引起的主动脉瓣关闭不全，应尽量控制感染后行手术治疗。若虽经严格抗感染治疗仍反复出现栓塞、发热、有赘生物者，应尽早手术。

（4）各种原因引起的急性主动脉瓣关闭不全，因正常左心室不能承受陡然增加的容量负荷，可造成急性左心衰竭，应尽早手术治疗。

（5）心脏功能不全，外科手术风险较大，或者老年患者可以考虑介入瓣膜置入技术（TAVI）。建议使用带有定位键系统的 TAVI 介入瓣膜，可以更加方便定位和固定介入瓣，可以有效防止瓣膜移位和脱落。国产 J Valve 介入瓣膜独特的分体式软连接定位键设计，可以很好方便主动脉瓣和窦的定位，临床治疗主动脉瓣无钙化单纯瓣膜反流，取得了非常良好的效果，达到国际领先水平。针对超大主动脉瓣环病例，北京安贞医院孟旭、张海波团队尝试介入瓣预装前的涤纶片加宽支架和保险绳技术，并在多中心进行推广应用，取得了满意的治疗效果。

（四）欧美瓣膜病指南对于主动脉瓣关闭不全治疗策略的建议

1. 重度主动脉瓣关闭不全的外科手术指征

（1）有症状的患者推荐外科手术治疗（Ⅰ/B）。

（2）无症状的患者，若静息左心室射血分数（LVEF）≤ 50%，推荐外科手术治疗（I/B）。

（3）静息时 EF > 50% 的症状患者合并左心室扩张 [左心室舒张末期内径（LVEDD）> 70mm, 或左心室收缩末期内径（LVESDI）> 50mm 或左心室收缩末径指数（LVESDI）> 25mm/m^2 体表面积（BSA）]，应考虑外科手术治疗（Ⅱa/C）。

（4）接受 CABG 的患者，或需行升主动脉、其他瓣膜疾病手术的患者，推荐外科手术治疗（I/C）。

2017 美国《心脏瓣膜疾病治疗指南》中重度主动脉瓣关闭不全的手术指征与欧洲《心脏瓣膜疾病治疗指南》非常类似，具体包括：

（1）有症状（D 期），无论 LVEF 如何都建议手术（Ⅰ/B）。

（2）无症状（C2 期），但是心脏功能下降，LVEF < 50%（Ⅰ/B）；或心功能正常（C1 期）但左心室扩张明显，LVESD > 50mm（Ⅱa/B）；或心功能正常（C1 期）

但 LVEDD ＞ 65mm，手术风险较低（Ⅱb/C）。

（3）同期心脏其他手术，中度主动脉瓣反流进行瓣膜置换也是合理的（Ⅱa/C）。

2. 主动脉根部疾病（无论主动脉瓣反流的严重程度如何） 对可行主动脉瓣修复手术的患者，推荐应用瓣环成形术对主动脉根部扩张和三尖瓣畸形的青年患者进行修复（Ⅰ/C）。

对于主动脉根部疾病、升主动脉最大内径 ≥ 50 mm、马方综合征患者，推荐外科手术治疗（Ⅰ/C）。

主动脉根部疾病伴升主动脉内径如下情况的患者，也应当考虑外科手术（Ⅱa/C）。

（1）≥45mm，马方综合征和其他危险因素，或 *TGFBR1* 或 *TGFBR2* 基因突变的患者。

（2）≥50mm，二叶式主动脉瓣合并危险因素的患者。

（3）＞55mm 的其他患者。

（4）当手术主要针对主动脉瓣，特别是患者存在二叶式主动脉瓣，主动脉直径 ≥ 45mm 时建议行主动脉根部或管状升主动脉修复术（Ⅱa/C）。

3. 2017 年美国指南中并未对 2014 年指南中主动脉瓣关闭不全部分进行修订，二叶畸形患者建议进行外科手术指征，几乎和欧洲指南都相同

（1）升主动脉或者窦部＞55mm（Ⅰ/B）。

（2）升主动脉或者窦部＞50mm，但合并有夹层动脉瘤风险，如家族史、血管每年增加 5mm（Ⅱa/C）。

（3）升主动脉或窦部＞45mm，而且主动脉瓣重度狭窄或关闭不全需要手术治疗（Ⅱa/C）。

（五）术前准备

（1）应用血管扩张剂可减轻反流量，改善心功能，但过度应用会加剧冠状动脉供血不足。

（2）心力衰竭患者可早期应用正性肌力药物辅助心脏功能，同时注意维持心率在 90 ～ 100 次 / 分，避免因心动过缓使心脏前负荷增加。这样可明显降低患者待手术期死亡率。

（3）重度主动脉瓣关闭不全是主动脉内球囊反搏和体外膜氧合（ECMO）辅助的禁忌证。

（4）如果计划采用 TAVI 手术技术，术前常规进行门控全心动周期心脏扫描，评估瓣膜三维结构和 TAVI 手术风险。

（六）手术概要

（1）手术治疗可选择瓣膜置换或瓣膜成形，人工瓣膜置换方法与主动脉瓣狭窄相同。

（2）主动脉瓣成形术应注意选择病例，依瓣膜病变情况、术者技术水平等进行考虑。部分患者窦部或升主动脉扩张，可以考虑 David 手术。成形术后残留中度以上反流比例不同中心经验不同，据报道为 9% ～ 15%（图 1-6）。

（3）进行 TAVI 手术，可以通过心尖途径或者股动脉途径植入介入瓣膜。具体参考主动脉瓣狭窄章节。

（4）手术中估价主动脉瓣关闭不全的性质或部位的测试方法是暂时将主动脉瓣 3

个瓣叶通过主动脉瓣节结缝拢对合。经过探查可以对瓣叶关闭不全的不同原因进行相应的手术处理。

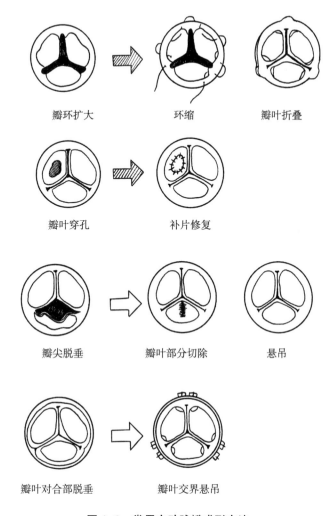

瓣环扩大   环缩   瓣叶折叠

瓣叶穿孔   补片修复

瓣尖脱垂   瓣叶部分切除   悬吊

瓣叶对合部脱垂   瓣叶交界悬吊

图 1-6 常用主动脉瓣成形方法

三、二尖瓣狭窄

风湿热是二尖瓣狭窄形成的最主要原因。二尖瓣狭窄使心排血量、肺顺应性及通气功能下降，表现为左心房压、肺循环压力升高，肺淤血和充血性心力衰竭。患者常伴有心房颤动，其中约 20% 以上心房颤动患者产生左心房血栓。病程进展缓慢，心功能 Ⅰ～Ⅳ 级的时间为 5～10 年。

二尖瓣口面积 = 心搏量（L/min）/ 平均跨瓣压差

正常二尖瓣口面积为 4～6cm²，按照美国心脏瓣膜指南 2014 版本，二尖瓣瓣口面积 < 1.5cm² 为重度狭窄。

（一）诊断要点

（1）劳力性心悸、气促和咯血为典型症状，程度与二尖瓣狭窄轻重相关。晚期有端坐呼吸，双下肢水肿等，心房颤动患者如心房血栓脱落，则可能有脑栓塞及偏瘫。

（2）患者二尖瓣病容及手掌潮红，心房颤动者则脉律不规则。心尖部闻及舒张期隆隆样杂音，左侧卧位更明显。瓣膜柔韧性尚好的患者可闻及二尖瓣开放音，肺动脉第二音亢进。晚期患者表现右心衰竭，如颈静脉怒张、肝大、腹水、双下肢凹陷性水肿。

（3）X 线示肺动脉段突出，右心缘为双心房弧形影，左心房扩大使左支气管影抬高。右前斜位吞钡呈现食管压迫向右后移位影。两肺淤血，纹理粗乱。

（4）心电图检查为 P 波增宽伴切迹，常有心房纤颤。

（5）超声心动图示二尖瓣 EF 斜率减慢，城垛样改变，两叶同向运动。左心房增大，亦可伴右心扩大。二尖瓣口面积减小，舒张期瓣下涡流。三关瓣可见瓣环扩大和关闭不全，以及肺动脉扩张。

（6）右心导管示右心室和肺动脉压力升高，肺阻力增大，心排血指数降低。

（二）二尖瓣狭窄导管球囊扩张

经皮球囊二尖瓣扩张成形术（percutaneous balloon mitral valvuloplasty，PBMV）自 20 世纪 80 年代中期出现以来，经历 30 多年的技术和方法应用，效果在血流动力学异常的矫正，并发症发生率及临床症状改善程度达到外科闭式扩张术的治疗水平，优点是患者创伤小，并发症低，住院时间短。缺点是球囊盲扩瓣叶，经常造成瓣叶撕毁，产生新的二尖瓣关闭不全，而且中远期容易复发狭窄。而且由于外科二尖瓣手术非常成熟和普及，以及风湿二尖瓣狭窄的外科修复技术的革新，因此近年来球囊二尖瓣扩张应用逐渐减少，主要用于外科开刀手术高危的患者。

1.Inoue-Balloon 导管　目前经皮球囊二尖瓣成形术常用的是 Inoue-Balloon 导管，导管直径 12F，长 70cm，2 个气囊各长 2.5cm（不能伸展）。一根不锈钢导管经导丝引导探针穿刺房间隔后再用锥形 14F 扩张管扩开，注射器用于气囊充气，卡钳测量气囊直径。本法包括穿过房间隔（经中隔穿刺后）推进一根小的气囊漂浮导管，通过二尖瓣开口，并在瓣孔内使气囊充气膨胀；进而二尖瓣膜交界部的分离及钙化结节的破裂。

2. 经皮球囊二尖瓣成形术的评价　早期效果与二尖瓣交界切开近似，平均瓣口面积通常可以加倍（$1.0 \sim 2.0cm^2$）、跨瓣压差降低 50%～ 60%。按照成功的定义——瓣口面积＞ $1.5cm^2$、左心房压降至 18mmHg 以下，症状很快消失。最常见的急性并发症包括严重二尖瓣关闭不全（10%～ 20%）和残存房间隔缺损。大房间隔缺损（＞1.5：1左向右分流）发生率双气囊技术≤ 12%、Inoue 气囊技术＜ 5%。很多患者术后经食管超声心动图可发现小房间隔缺损。发生率较低的并发症还有左心室穿孔（0.5%～ 4%），栓塞事件（0.5%～ 3%）。大组报告的死亡率为 1%～ 2%；然而随着经验的增加和患者的优选死亡率可降至 1% 以下。

有限的随访结果显示，3 ～ 7 年无事件生存率（无死亡、再次手术或换瓣）总体为 50%～ 60%，其中二尖瓣形态较好钙化不严重的患者无事件生存率为 80%～ 90%。

PBMV 术后的即刻结果、急性并发症和随访结果取决于多种因素。具有技术熟练、富有经验的手术者十分重要，其他因素包括患者的年龄、NYHA 等级、狭窄的严重程度、左心室舒张末压、心排血量和肺动脉楔压。决定手术效果最为重要的因素是二尖瓣瓣叶潜在的形态学特点，交界扩张即刻血流动力学效果可以预测长期临床效果。伴有瓣膜钙化、瓣叶纤维化增厚、活动度减弱和瓣下结构融合的患者术后发生急性并发症的概率增加，远期随访再狭窄的概率也增加。相反瓣叶无钙化、弹性好，交界无钙化的患者 PBMV 成功率较高。

约 10% 的患者术后留有房间隔缺损，但大部分以后可闭合或部分闭合。因缺损较大形成右心衰竭的情况罕见，二尖瓣球囊瓣膜成形术可使增高的肺血管阻力迅速下降（但通常并不完全恢复正常），肺功能也同样明显改善。

3. 球囊扩张的指征 一般认为症状明显，且已确诊的二尖瓣狭窄是球囊瓣膜成形术的指征，但必须考虑手术者（介入心脏病学家）的技术和经验。PBMV 的相对禁忌证包括有血栓和明显二尖瓣反流。术前常规进行经食管超声心动图明确有无左心房血栓，应特别注意检查左心耳。如果发现血栓，服用 3 个月华法林抗凝可能会使血栓溶解。

Wilkins 等建立了一种超声心动图评分方法，对选择手术患者十分有用。瓣叶的弹性、增厚程度，瓣膜钙化及瓣下结构病变分别都以 0 ～ 4 分计分。瓣膜增厚、无弹性、瓣下结构广泛纤维化、钙化时，得不到理想的疗效。≤ 8 分时，一般手术的近期、远期疗效均很好；> 8 分时，手术效果就欠佳。此外，荧光屏检查所见到的钙化点，也是重要的预后因素。瓣膜严重钙化时，术后瓣孔很少增大，术后远期存活率也较无钙化或轻微钙化者低。

高危因素不宜行外科手术的患者，包括老年人，合并严重缺血性心脏病，合并肺、肾和肝脏疾病者。分娩期及伴二尖瓣狭窄的妊娠期妇女不宜行瓣膜置换术。

（三）外科手术指征

（1）心功能 Ⅲ～Ⅳ 级。

（2）瓣叶及瓣下组织有明确钙化和粘连，瓣口面积 < 1.5cm^2。

（3）有体循环血栓栓塞史及右心衰竭表现。

（4）二尖瓣闭式扩张或直视切开术后再狭窄者。

（5）细菌性心内膜炎因炎症变化引起瓣膜损害，瓣膜有赘生物附着，不论感染是否控制，都应尽早行瓣膜替换术治疗。

（6）对于拟行二尖瓣交界切开或有瓣叶修复可能的患者，手术应在早期施行，多以持续心房颤动发生时为相对手术时机。

（四）术前准备注意要点

（1）对于 45 岁以上或有心绞痛症状的患者常规行冠脉 CTA 或者冠状动脉造影检查。病史较长者，酌情行右心导管和肺功能检查，以明确肺阻力、呼吸功能，指导手术后治疗。

（2）长期应用利尿药、食欲缺乏的患者，要注意纠正电解质紊乱。

（3）加强营养治疗，适当间断输以血浆、白蛋白。

（4）服用抗凝药的患者，术前停药至少 2 ～ 3d。

（5）心动过速常为心功能的代偿反应，不适当地使用心律失常药反可能导致心力衰竭产生，心动过速治疗主要以洋地黄类药物为宜，辅以减少心脏负荷措施；可临时应用钙通道阻滞药或 β 受体阻滞药，但不宜长时间维持应用，而且要在术前数日停用。

（6）严重心力衰竭治疗时，在调理心功能同时注重呼吸状态改善是重要的成功治疗基础，所以必要时应尽早施行气管插管进行人工呼吸机辅助。

（五）手术概要

（1）二尖瓣前叶活动度尚好，无瓣叶卷缩，后叶纤维硬结或仅有钙化局限，瓣叶结构无严重粘连及融合，是直视瓣膜修复的基本条件。包括交界切开、局部瓣叶成形和腱索乳头肌松解（图1-7）。交界切开范围不易过大，二尖瓣口面积在 2 ~ 2.5cm² 可以维持患者心功能在Ⅰ~Ⅳ级。在亚洲，泰国、马来西亚、印度、韩国等都进行了风湿二尖瓣修复技术的研究，中长期随访效果满意。近年来，安贞医院孟旭教授团队总结提出风湿性二尖瓣狭窄的病理三分型和修复技术四步法，包括交界去钙化、探查瓣下结构、交界切开、瓣下乳头肌松解等步骤，极大方便了风湿二尖瓣修复技术的推广，取得了良好的结果。

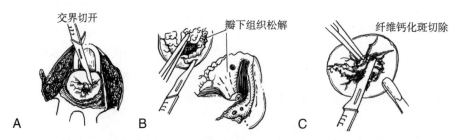

图1-7 二尖瓣交界切开和腱索乳头肌松解

（2）二尖瓣人工瓣置换术可采用间断或连续缝合两种方法。切除病变瓣叶时，剪除过多的乳头肌会增加左心室破裂的危险（图1-8）。

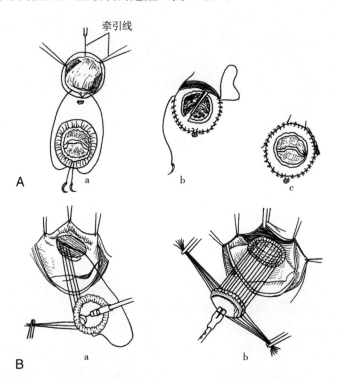

图1-8 二尖瓣连续缝合置换手术（A），二尖瓣间断缝合置换手术（B）

（3）同时伴主动脉瓣置换时要先完成二尖瓣缝合，再结扎主动脉瓣缝合线。

（4）保留二尖瓣瓣下结构有利于术后心功能恢复，但不适用于左心室过小、瓣下结构严重钙化短缩的患者。

（5）二尖瓣手术时要注意熟悉瓣环解剖毗邻结构（图1-9），进针时避免左冠状动脉和心脏传导束损伤。

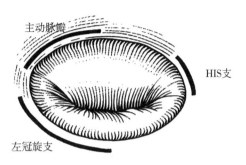

主动脉瓣

HIS支

左冠旋支

图1-9 二尖瓣瓣环的比邻结构

（6）肺阻力高的患者要注意三尖瓣反流的矫治。

（7）心脏复苏后，要注意防止心脏前负荷过高和心动过缓，因为此类患者对前负荷的耐受较低。

二尖瓣置换术（包括二尖瓣狭窄及关闭不全）围术期死亡率为1.2%（50岁以下）～6.0%（70岁以上）。合并不稳定型心绞痛、冠心病、心肌梗死、术前严重肾功能不全、术前有静脉正性肌力药物及心功能Ⅳ级和高龄是影响手术死亡率的重要因素。45岁以上合并冠心病的二尖瓣置换术的手术死亡率可＞10%。围术期因出血或心脏原因再手术者的死亡率约6%，脑卒中、肾衰竭、机械通气超过5d患者的死亡率分别为4%、3%和6%。二尖瓣置换术远期结果：5年生存率＞80%；10年生存率为50%～87%。但术前严重左心功能不良者7年生存率为20%～50%。

（六）二尖瓣置换型号的选择

自20世纪80年代以来，国内二尖瓣置换技术得到了较大范围的普及。根据北京安贞医院近年来数据库的5000余例瓣膜手术统计资料，单纯二尖瓣手术占52.1%，二尖瓣加主动脉瓣双瓣手术占30.5%，在二尖瓣手术中尽管北京安贞医院二尖瓣成形术近年来进展很大，能占到70%左右，但是国内很多中心二尖瓣置换仍然是二尖瓣手术的主要构成部分。考虑到生理状态下二尖瓣的面积为4～6cm²，因此，在二尖瓣置换时应该选取适宜大口径的人工瓣膜以获得良好的血流动力学效果。但与此同时，在临床工作中常会遇到一个问题：小左心室的患者使用较大口径瓣膜会对左心室造成难以承受的前负荷吗？有传统观点认为，小左心室进行二尖瓣置换时如果采用较大口径的人工二尖瓣会对左心室造成较大的前负荷影响，从而可能影响围术期心脏功能的恢复。另外还有学者认为，小左心室患者因二尖瓣瓣环较小而不易进行较大口径机械二尖瓣植入的操作。目前国内外相关的深入研究报道极少，北京安贞医院孟旭等研究结果显示，大瓣组跨瓣压差小，在体瓣口面积大，瓣膜匹配指数大。在进行同样面积的二尖瓣置换后，三组心室大小不同的患者术后主动脉瓣流速、二尖瓣流速和肺动脉压力在各组间并没有统计学差异，提示小左心室的患者进行同样大口径二尖瓣置换手术后与左室增大患者效果无差异。另外，双瓣置换时不同大小主动脉瓣和相同大小二尖瓣匹配的三组患者术后二尖瓣压差、主动脉瓣压差、肺动脉压无统计学差异。总之，在注意心肌保护和围术期处理的条件下，左心室舒末径较小的患者也应该接受较大口径的人工二尖瓣置换，以取得良好围术期血流动力学结果和临床效果。选择双瓣置换主动脉瓣时最重要的是达到主动脉瓣的有效面积和患者体表面积的匹配。

二尖瓣置换时人工二尖瓣面积越大越好吗？事实上，已有研究证明，人工二尖瓣瓣膜内径达到 23～25mm 后跨瓣压差不会有明显变化，目前世界上应用最多的 St Jude、ATS 等人工二尖瓣瓣膜在内径达到 23～25mm 后，尽管瓣口面积有所不同，但是跨瓣压差几乎一样。几何瓣口面积（GOA）达到一定程度后有效瓣口面积（EOA）不会再随之增大，而机械瓣膜的负面效应则会明显增加，包括瓣膜闭合容量、瓣膜反流性漏血、气穴现象增加、瓣叶对瓣缘机械力和瓣膜噪声等。瓣膜关闭容量指的是机械瓣关闭时需要最小的反向的血流量，较大的关闭容量会造成较大前向每搏量的损失。理想的机械二尖瓣瓣口面积应该既具有较低跨瓣压差，又同时避免增加不必要的瓣膜关闭容量，减少了每搏量的损失。较大口径的机械瓣会从物理学角度造成人工瓣的气穴抵抗力降低，在容易产生较多瓣膜表面微气泡的同时也会造成更多的溶血。事实上，新型的 On-X 二尖瓣的设计就借鉴了这一原理，其 25 号、27 号和 25/33 号的瓣口内径均为 23.4mm，其瓣膜 GOA 不再随着瓣膜型号增大而增大。由于设计理念的改进，On-X25 号二尖瓣就可以达到 St Jude29 号瓣膜的面积。

（七）再议二尖瓣修复手术技术和重要性

二尖瓣修复手术是心脏瓣膜外科重要的手术治疗领域，保留了患者二尖瓣的自然完整结构，从而达到最好的心脏功能储备，降低了手术风险，避免了人工瓣膜置换相关的不良事件，提高了患者的远期生存，可以说二尖瓣修复手术应该是患者最理想的瓣膜性疾病治疗方法。＞80% 以上的二尖瓣关闭不全为主的病变和至少 30%～40% 的风湿性二尖瓣狭窄病变均可以有修复的可能。我国瓣膜心脏外科二尖瓣修复比例远远低于欧美发达国家，甚至与一些亚洲国家也存在差异，究其原因，除我国瓣膜病病因方面与欧美国家有不同的客观因素之外，应该承认我国心脏瓣膜外科的专业医师在治疗理念和技巧上仍有待提高和完善的事实。如何改善我们对二尖瓣修复技术及理念的认识，希望以自身实践和与国内各地同仁相互交流的体会提出一些个人观点以供大家指正。

1. 理解二尖瓣解剖结构与临床修复技术运用的关系

（1）二尖瓣环结构完整性的缺失：正常人二尖瓣环仅有约 10% 为完整性纤维结构，大部分人的二尖瓣环除在左右纤维三角局部是纤维组织结构之外其余瓣环均有可能纤维结构缺失。临床意义：①手术时缝针不要在瓣环进针而应该在瓣环外 0.5～1.0mm 的肌肉进针，才能保证人工环稳定可靠的附着和瓣环的有效环缩功能；②人工环植入时必须正确辨别左右纤维三角的位置并将人工环相关部位对位准确进行缝针置放，左右纤维三角是人工环发挥正常矫正瓣环病理变形的支点，是确立合适人工环大小的解剖标志。

（2）二尖瓣环"鞍"形特点与前叶膨隆状态的关系：二尖瓣环正常情况下为马鞍形状态，随心动周期各段局部规律运动。此鞍形环的最高点是前环的中点即左右纤维三角的连线中点，说明前叶在正常状态下由于"鞍"形结构瓣环而使前叶瓣体处于鞍状的"坡"面，瓣根部高瓣缘处低，而在左心室充盈后有利于前叶向前膨隆和向后叶的对拢，这有利于保持足够的二尖瓣叶对合面积。所以，临床手术中在置入人工环时采用 3D 人工环恢复病变瓣环"鞍"形状态，以及在人工环前环部位进针时避免置针和打结后对前叶瓣环的环缩均有利于维持和发挥前叶膨隆作用，继而益于有效地保证二尖瓣对合面积。

（3）二尖瓣的对合面积：二尖瓣对合面积是体现二尖瓣闭合功能最重要的理念，可以说二尖瓣开闭功能的任何病理改变都表现为二尖瓣对合面积的异常，任何二尖瓣修复手术的最根本目标都是恢复二尖瓣正常的对合面积（图 1-10）。

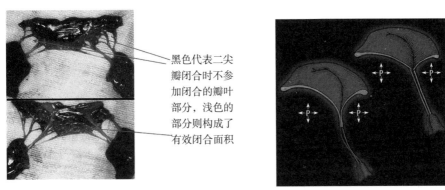

黑色代表二尖瓣闭合时不参加闭合的瓣叶部分，浅色的部分则构成了有效闭合面积

图 1-10 二尖瓣瓣环成形的终极目的——增加瓣膜对合面积

正常合理的二尖瓣对合面积，足够的二尖瓣前后叶瓣缘的接触高度使左心室血流充盈后，左心室对前后叶瓣缘的压力方向是促进前后叶瓣缘关闭合拢，同时还很好地分散了左心室收缩对二尖瓣瓣叶向左心房方向的压强；但如对合面积减小，则左心室充盈后收缩时二尖瓣前后叶缘将会承受较大的朝向左心房方向的压力，可能导致对合面积的进一步减小，加剧产生二尖瓣瓣体向左心房方向的脱垂，使二尖瓣关闭不全进一步恶化。

二尖瓣对合面积这一概念的临床意义：①手术时二尖瓣前后叶术中虽然可能在左心室充盈试验时表现为闭合是满意的，但如果前后叶瓣缘的对合高度不足，则可能预示患者远期关闭不全；②手术时患者左心室可因二尖瓣关闭不全而扩张，术后出现左心室缩小，可能导致乳头肌移位的恢复继而出现自体组织腱索或人工腱索比修复手术状态时的相对性"缩短"，而导致术时对合面积减小。所以手术中考虑前后叶瓣缘对合高度的"储备"和修复操作完成后常规直视检测二尖瓣对合缘的高度十分必要，手术中考虑对合面积（高度）的各项术后变化因素，在 A2P2 区域要达到 8 ~ 10mm 高度是重要参考指标。

（4）二尖瓣前叶解剖特点与活动度的实质：二尖瓣前叶在解剖上分为透明带和粗

糙带，透明带因其左心室面无腱索附着而呈现半透明状故得名，粗糙带是因左心室面附着腱索而呈非透明表现；前后叶的粗糙带局部大小实际代表了两叶在闭合时的接触面积主体。因此，前叶的透明带是体现前叶瓣体活动度的主体，而活动度的实质是前叶透明带在二尖瓣闭合时表现为膨隆状态的程度，即有了前叶透明带的良好膨隆才会保证粗糙带向后叶的对拢，才会维持较合理的二尖瓣对合面积，并使瓣叶及腱索可以较好地分散左心室收缩期压力。这提示：①风湿性瓣膜病在进行增厚瓣体的纤维组织剔除过程中，只需要达到透明带范围即可，而不必剔除到瓣缘水平；②二级腱索的切除只有在有利于透明带的膨隆状改善为目的时才有意义；③如果选择过小的人工瓣环会使前叶透明带皱缩，而不能于心室收缩期充分舒展膨隆，降低有效对合面积，并易产生"SAM"综合征。

2. 二尖瓣修复手术指征的"超前"理念

（1）二尖瓣关闭不全患者的临床症状不能是选择手术时机的指标：其临床症状往往与心脏损害程度不相平行，也就是说此类患者可以表现为虽然已有左心功能损害严重存在但仍有较好的生活耐量和仅轻度或没有临床症状。实践也表明在无症状期患者手术的围术期风险和长期疗效均明显好于有症状期患者。

（2）在无症状二尖瓣关不全患者，超声心动图示左心室长轴切面舒张末期径线＞60mm 或收缩末期径线＞45mm；左心室射血分数＜60%；或出现心脏期前收缩、心房扑动等心律失常表现，上述指标任何一项的存在均说明手术指征的存在。

（3）从修复手术操作难易的角度讲，早期瓣体病理改变更容易获得手术修复的成功，而相对晚期的拖延可使瓣体病理改变更加恶化，修复操作更加复杂，也会伴随修复成功概率下降，尤其是对于前叶或混合性瓣叶病变的患者。

（4）正确认识二尖瓣修复手术的再次手术问题。患者对于修复手术后再次手术的顾虑是源于机械瓣置换的"永久性"概念，这是一种错误的理念。修复手术是带给患者最长期的预期生存最好的方法。人工机械瓣置换在医学统计概念上讲的是 10 年或 20 年的生存率（通常 20 年生存率低于 50%），与修复手术的 20 年再手术率（通常＜20%）是完全不同的概念；另外，二尖瓣修复手术的再手术率已有文献表明并不比人工瓣膜置换术发生率高，而且修复手术患者因左心室内二尖瓣瓣叶和瓣下结构完整性的特点在再次手术时围术期风险明显低于再次人工瓣膜置换者群体。

（5）所谓二尖瓣修复手术时机的"超前"主要是指强调患者的无症状期手术和瓣膜修复的理念，2009 年 *Lancet* 上发表文章强调早期判断和评估二尖瓣反流的重要性，甚至指出资深医疗中心在考虑患者条件修复手术成功概率高于 90% 时，可以并不局限于上述指南所表明的无症状患者手术时机指标（例如，二尖瓣后叶或二尖瓣交界部位的局限性脱垂）。

3. 重视风湿性二尖瓣病变的修复手术 风湿性瓣膜病以二尖瓣病变最为常见，也是我国乃至亚洲心脏瓣膜病变的主要病种。多年来风湿性二尖瓣病变在我国的手术治疗方式主要是人工瓣膜置换，修复手术需要对瓣环、瓣体、瓣下结构多部位病变同时矫正，的确对手术者的手术技巧和临床经验提出了更高的要求。另外，由于普遍认为风湿性瓣膜病修复手术的中远期疗效有限，受风湿性病变的持续存在和手术复杂性影响而致 10 年内再手术较高，使得多数医师对于风湿性二尖瓣病变在心理和观念技术上存在畏惧抵触。尽管 20 世纪 80 年代后期国内曾经尝试对风湿性二尖瓣病变修复手术技巧的实践，但由于技术上缺乏对指征标准及技巧规则特点的理解，最终没有显现临床修复手术的优势，反而更加剧了对于风湿性二尖瓣病变不适宜追求修复手术的错误情绪。

风湿性二尖瓣病变其修复手术的机遇客观地讲是明显低于二尖瓣退行性病变患者群体，但有文献表示仍可以达到 50%；仅以我国具体情况考虑，包括医疗保障体系有限，患者就医时机偏晚，相关健康及医学专业知识普及和交流不足等因素，以笔者本人的经验和体会，国人风湿性二尖瓣病变至少 30% 完全可以通过修复技术达到很好的近远期治疗效果。

风湿性二尖瓣病变手术修复的要点，笔者个人体会应该注意如下方面。

（1）瓣膜病变的可修复解剖病理基础：什么样的风湿性二尖瓣膜病具备可修复条件且可能保持较好的远期疗效？这是每一位主刀医师必须较好掌握的重要理念。风湿性二尖瓣病变的特点是同时存在二尖瓣体、瓣环、瓣下腱索和乳头肌的全方位病理改变，相对重要性排序应该是：①前叶的面积；②前叶的活动度；③腱索短缩与融合；④瓣环的钙化；⑤乳头肌融合。应该说，二尖瓣前叶的面积和活动度是能否施行修复手术的第一要素，判断前叶活动度好坏通常可通过术前听诊二尖瓣区舒张期"开瓣音"的存在作为重要标志；其次，超声心动图检查最为直观和可靠；前叶面积的大小与前叶活动度程度直接相关也是决定形成有效足够对合面积的重要基础，通常合理的前叶面积可在手术中心脏停搏下利用神经钩展开前叶瓣体后应用人工瓣环的测环器测量，以成人不低于 26 ～ 28# 为基本标准。如瓣体面积小于此标准则说明除必须采用自体心包扩大瓣体补片技术外，可能只有放弃此次修复手术，改为人工瓣膜置换术。换言之，在还没有较好掌握瓣体补片扩大技术时放弃此次修复是明智选择。

（2）风湿性二尖瓣狭窄四步法交界切开技术的运用：通常二尖瓣狭窄病变的交界切开技术是修复风湿性病变瓣体技巧最常运用的基础操作，扩大瓣口面积和改善前后叶活动度的重要环节是修复手术得以完成的前提。安贞团队总结使用四步法临床推广较为容易，交界切开应该使用 11# 小尖刀，不是从融合交界的瓣口部位起始而是从融合交界的近瓣环 1 ～ 2mm 处起始，目的是先行近瓣环处融合交界切开，局部瓣下通常没有腱索而不会因交界切开伤及瓣下结构。再通过局部切开的交界可以探查交界区域瓣下腱索的位置与分布，进一步向瓣口方向切开交界时即完成切开融合交界，又可完成前后叶腱索的合理保留与"分配"。因此，交界切开时充分切开交界、开放瓣口面积要与瓣下腱索保持相同匹配，防止腱索匹配不适，继发性瓣体脱垂、交界反流同时发生。

（3）前叶活动度的改善与瓣下结构的处理：前叶活动度的改善笔者在前述二尖瓣解剖临床意义部分已有强调，即活动度的改善其根本的意义是前叶膨隆状态的保持，而膨隆状态的解剖基础是前叶瓣体的透明带部分，即透明带风湿性纤维增生通过瓣体纤维膜性剔除超出范围，达到粗糙带无助于膨隆状态的改善，而只可能增加腱索损伤和破坏对合接触面积的风险，是徒劳的画蛇添足之举。具体临床操作剔除纤维增生时，以小圆刀轻划瓣体近前环 1/3 处产生膜样纤维层体部位起始，配合小"花生米"纯性分离"撕"向瓣缘方向，并止于透明带与粗糙带移行部位，以精细剪刀剔除膜样纤维组织便可以完成前叶活动度改善。

风湿性二尖瓣瓣下腱索的融合并非是修复手术不能实施的主要因素，因为一级腱索的短缩通常不减小二尖瓣前后瓣缘对合面积（瓣环扩大、腱索延长、瓣体挛缩是对合面积减小的主要因素），并且可以通过人工瓣环应用得以保持，所以执意分离松解一级腱索无助于改善瓣体活动。只有在前后叶的一级腱索相互融合粘连时予以分解，保持各瓣叶一级腱索的各自独立和完整才是有益的操作。另外，就是一级腱索严重短缩，并同时表现有附着局部瓣缘形成团块状卷曲影响有效对合面积接触时，可予以剪除并代以人工腱索替换。二级腱索的短缩通常会影响瓣体的膨隆状态，应该强调酌情处理的方法是以神经钩牵动瓣体，确定存在可能影响瓣体膨隆状态的二级腱索才予以剪除切断。

关于乳头肌的融合问题，笔者个人体会主要应该强调对前后乳头肌的组间整体分离，目的是保证前后叶活动时各自乳头肌相对独立支撑，以达到改善舒张期瓣体开放幅度为最佳原则。不强调或应该减少对个体乳头肌劈开的操作，一则个体乳头肌劈开并非可以明显增加腱索的活动与柔韧性或提高瓣体活动度，二则个体乳头肌劈开操作有可能损害乳头肌血供继而影响乳头肌功能，甚至产生远期的乳头肌断裂（尤其是在术者没有把握好劈开的深度或有其他误操作时）。

（4）人工瓣环的合理选择理念：风湿性二尖瓣修复手术应该强调人工环应用的重要性。认为风湿性二尖瓣病变通常没有瓣环的扩大，则修复手术时不必强调人工瓣环塑形技术的概念是错误的。有文献表明风湿性二尖瓣病变其瓣环扩大的存在高于 90% 而并不逊于退行性病变患者群体。另外，风湿性二尖瓣病变常表现为瓣环的非对称性病理异常，所以应用人工环重塑瓣环的正常生理状态，对于维持手术的远期疗效是重要的手术步骤。在选择人工环时要注意以全环、硬质环为原则，成人的型号以 28 ～ 30# 为佳（小于退行性病变 30 ～ 34# 为常用型号）。这与风湿性二尖瓣病变修复时更强调不对称瓣环的异常重塑和维持前后叶中点的合理距离（A–P 距离）与保证有效对合面积的关系及重要性相关。

四、二尖瓣关闭不全

退行性变、心内膜炎、腱索延长或乳头肌病变、风湿热是二尖瓣关闭不全的常见病因。腱索断裂、心内膜炎、心肌梗死后乳头肌功能异常产生急性二尖瓣关闭不全，导致急性肺水肿、左心衰竭，而左心室径线可以正常。慢性二尖瓣关闭不全由于血液反流产生左心室过负荷，使左心室进行性扩张，顺应性下降产生心力衰竭。慢性二尖瓣关闭不全临床症状出现时间晚，但在病情上常因明显的左心室室腔扩张而要重于二尖瓣狭窄患者。EF 在二尖瓣关闭不全者如低于 40%，就表明左心室功能已严重损害。

（一）诊断要点

（1）中重度以上二尖瓣关闭不全者多出现劳力性心悸、气促，早期可以症状不明显，但很少有胸痛、咯血和体循环栓塞表现。亦可在晚期出现右心衰竭。

（2）心尖部向左下扩展，局部闻及收缩期杂音向左腋下传导，肺动脉瓣第一音多正常。

（3）X线示以左心房和左心室扩大为主。

（4）心电图主要表现为左心室肥大和劳损，心电轴左偏。常见心律失常为偶发室性期前收缩、心房扑动、心房颤动等。

（5）超声心动图示二尖瓣 FF 速率加快，两叶收缩期（CD 段）分离而不合拢，左心房有来自心室的反流频谱；左心房和左心室扩张，心室壁和间隔运动幅度增加（表 1-1）。

表 1-1　美国 2014 年修订的心脏瓣膜病诊断治疗指南中二尖瓣关闭不全分级标准

定性	轻度	中度	重度
造影级别	1+	2+	3 ～ 4+
彩色多普勒反流面积	小的、中心性（< 24cm^2 或 < 20% 左心房面积）	两者之间	反流口宽度 > 0.7cm，伴有大的中心性反流（面积 > 左心房面积 40%），或伴有任何形状反流束碰撞左心房，并形成涡流
多普勒反流口定量（导管或超声）	< 0.3cm	0.3 ～ 0.69cm	≥ 0.7cm
反流容量（ml/ 搏）	< 30ml	30 ～ 59ml	≥ 60ml
反流分数	< 30%	30% ～ 49%	≥ 50%
反流口面积	< 0.2cm^2	0.2 ～ 0.39cm^2	≥ 0.4cm^2
其他需要的标准			
左心房大小			扩大
左心室大小			扩大

（二）手术指征

二尖瓣关闭不全手术指征有以下几点。

（1）急性二尖瓣关闭不全伴充血性心力衰竭，或有细菌性心内膜炎而内科治疗无效。

（2）EF < 55% , 左心室收缩末 / 舒张末径线达到 45/60（mm）。

（3）二尖瓣反流中重度以上，伴有多发期前收缩或心房颤动等心律失常。

对于二尖瓣关闭不全手术时机的掌握，简而言之是所有明确中度以上二尖瓣关闭不全伴心脏形态和功能改变的患者均应确定为手术指征。但是，在判断是否具有二尖瓣成形术的手术指征时还应注意以下的一些具体问题。

1. 临床症状的轻重　不能单纯以临床症状的轻重作为手术时机的判定标准，某些无症状的二尖瓣关闭不全患者同样需要二尖瓣成形术。大量研究表明，慢性二尖瓣关闭不全患者的临床症状与其心脏功能的损害程度不平行。慢性二尖瓣关闭不全的主要病理改变是左心室过度负荷，导致左心室扩大及功能损害，而较少伴随肺循环回流障碍。只有晚期左心功能明显低下，左心房继发性扩大后才表现肺瘀血而产生活动性心悸、胸闷等运动耐量下降的临床症状。其次，临床症状明显的二尖瓣关闭不全患者多已存在严重的左心功能损害，对外科治疗尤其是修复手术的近、远期手术疗效皆产生不利的影响。临床观察表明，心功能Ⅲ级或Ⅵ级患者的围术期死亡率约5.4%，术后10年的生存率为5%～60%，而心功能Ⅰ级或Ⅱ级患者的围术期死亡率仅0.5%，术后10年的生存率在80%以上。

2. 左心室大小及射血分数　理论上应该在左心室扩大或功能损伤达到不可逆改变之前手术治疗。但实际上目前的诊断手段还无法判断何时达到不可逆病变，除非是药物无法控制的心力衰竭。临床上左心室大小及射血分数是判定心功能最重要的指标。根据美国心脏协会《心脏瓣膜疾病治疗指南》的建议，以收缩末期直径45mm，EF60%为标准。对于无症状的二尖瓣关闭不全患者，如果收缩末期直径＜45mm，EF＞60%，又没有心房颤动或心内膜炎赘生物，可以临床观察；对于有症状的二尖瓣关闭不全患者，如果心功能在Ⅱ级以上，则不管心脏是否扩大，EF值是否降低，均应手术。如果心脏极度扩大或EF＜30%，则不建议手术治疗，因为手术死亡率太高，远期效果不佳。

3. 心房颤动及心律失常　心律失常的出现是二尖瓣关闭不全导致左心功能失代偿的重要指征，二尖瓣关闭不全患者产生心房颤动的比例为18%～20%。心房颤动作为二尖瓣修复术的指征有两方面的意义。第一，心房颤动不仅降低心功能，同时会产生血栓栓塞的危险。目前，对于单纯持续性心房颤动的患者均建议行房颤消融术。第二，研究表明术前有心房颤动是导致慢性二尖瓣关闭不全患者二尖瓣膜术后长期生存率下降的独立因子之一。另有报道，术前房颤时间＞3个月的慢性二尖瓣关闭不全患者中，80%术后心房颤动复发。因此，心律失常诸如室性期前收缩，房性期前收缩尤其是阵发性心房扑动和心房颤动的出现是二尖瓣病变需要外科治疗的早期指征。如果技术和设备条件允许，同时行房颤消融术将给患者带来更多的益处。

4. 老年患者　通常情况下，老年患者（＞75岁）的心脏手术死亡率明显增高而长期生存率下降。另外，年轻无症状的二尖瓣关闭不全患者通过手术能够保护左心功能，而老年患者未必能如此。因此，对于老年二尖瓣关闭不全患者的治疗目的是改善症状，提高生活质量，而不是延长生命。大多数情况下，建议对无症状或症状轻的老年患者给予药物治疗。对于必须手术的患者，生物瓣置换或许是明智的选择，既避免了抗凝血药物带来的副作用，又避免了二尖瓣成形术不成功带来的二次手术风险。

5. 超声心动图的判断　高水平的超声心动图诊断是确定二尖瓣成形术指征的基础。超声心动图在二尖瓣成形术的临床应用观察表明，其对于极可能二尖瓣成形的预计准确率约为95.8%，可能成形的预计值约83%，判定瓣膜质地很差而难以成形的预计值为93%。另一方面，在二尖瓣成形术中，对修复效果有怀疑时，应多行食管超声或心外膜超声心动图检查，因此是否具有食管和心外膜超声经验也是能否进行二尖瓣成形术的指征之一。

成功的二尖瓣成形术术后的心功能恢复及远期效果均优于二尖瓣替换。若成形手术失败，则往往给患者带来不可挽回的恶果。因此，术中准确评价二尖瓣成形效果十分重要。目前普遍采用左心室内注水及术中食管超声检查，前者通过左心室被动充盈来观察二尖瓣反流虽不甚可靠,但方便宜行，是目前评价二尖瓣成形效果术中的基本步骤；后者则需关闭心腔，心脏复苏后进行，评价二尖瓣成形效果确切，被临床视为必备检测措施，缺点是反复成形，需反复心脏循环阻断，造成很大麻烦。外科医师应熟悉超声心动图图像和各检测的意义，认识不同二尖瓣病变的表现，与超声心动科医师认真合作才能较好地积累二尖瓣成形术经验和掌握适宜的成形术指征。

6. 术中显露和探查　二尖瓣成形对术中显露的要求比二尖瓣置换要高。良好的二尖瓣术中显露和探查也是判定成形术指征和运用正确修复技术完成手术的重要前提，但往往被某些术者忽略。如果术中显露差，探查不确切或操作困难，就要放弃成形术。手术中即使不准备行心脏右心切口，建立体外循环时仍要做上下腔静脉分别插管，不做"双极"单静脉插管，以免术中牵拉左心房切口困难和阻碍腔静脉引流，左心房切口时要注意使切口向下、向上分别延长至下腔静脉、上腔静脉的后方，便于显露术野并可防止牵拉切口时的房壁撕裂。左心房较小时应行右心房切口经房间隔或双心房联合切口手术。二尖瓣病变术中探查要有条理性。瓣环探查包括形态、扩张程度、纤维化和钙化程度，瓣叶探查主要有形态和面积，柔韧度和活动度，闭合情况；腱索探查有长度、连续性和活动度，乳头肌探查包括完整性和柔韧度，这些探查对于手术指征判定和修复方法选择是十分有益的。

7. **外科医师的技术水平及经验**　毫无疑问，外科医师的技术水平及经验是二尖瓣成形术的重要指征。精确熟练的手术技术，丰富的手术经验，准确的判断是完成二尖瓣成形术的保障。二尖瓣修复手术是不定型的手术，要根据瓣叶的不同病理变化进行相应的处理，手术常可能延长体外循环和心脏低温停搏、血运阻断时间；同时对外科医师修复术的经验及手术技巧等自身素质条件亦有较高的要求。因而，虽术前心功能状态不是修复术的禁忌，但当术前心功能严重不全或合并其他心脏病变或畸形需要一并矫治而可能造成体外循环和心脏停搏时间过长时，不应强求施行二尖瓣修复术，改行人工瓣膜置换为佳。Kirklin 统计术前心功能Ⅲ～Ⅳ级的患者，心脏缺血、停搏60min 以上时，缺血停搏时间与围术期死亡率有明显的正比关系。

（三）缺血性二尖瓣关闭不全

缺血性二尖瓣关闭不全是指冠状动脉部分狭窄或闭塞导致心肌缺血或坏死导致乳头肌、腱索断裂或延长或继发于心肌缺血或梗死后左心室功能不全，左心室扩大，瓣环扩张，瓣叶脱垂和左心室反常运动引起左心室几何构形等改变，导致的二尖瓣功能紊乱产生的二关瓣关闭不全（排除先天性、风湿性、感染性、创伤性、退行性变等引起的二尖瓣病变）。1935 年，约翰霍普金斯大学的 stenenson 和 Tuner 在尸检中发现急性心肌梗死后的急性二尖瓣关闭不全（mitral regurgitation，MR）；1948 年 Davison 报道了临床病例。1965 年美国麻省总医院 Anstin 在世界上首次对急性心肌梗死后的肌断裂进行二尖瓣置换手术获得成功。1967 年 Spencer 首次完成了冠状动脉旁路移植合并二尖瓣置换术。近年来，随着冠心病患病率的上升，缺血性二尖瓣关闭不全的发生率逐年增加，各种治疗方法逐渐在临床上应用，二尖瓣关闭不全的成形术仍是缺血性二尖瓣关闭不全的重要治疗手段。在美国推测有 425 000 例的中、重度缺血性二尖瓣关闭不全患者。国内尚缺乏大样本的流行病学研究，北京阜外医院、安贞医院和广东省心血管病研究所的报道缺血性二尖瓣关闭不全占同期冠心病手术患者的 1.32%～7.69%。

（四）欧美心脏瓣膜指南的若干更新建议

1. 症状原发性重度二尖瓣关闭不全的干预指征

（1）窦性心律，LVEF ＞ 60%，LVESD 40 ～ 44 mm，预期瓣膜修复后耐久性高，如果有证据显示左心房增大（容积指数 ≥ 60 ml/m² 体表面积），或二尖瓣腱索断裂等连枷样变化，手术风险低且可在心脏瓣膜病中心开展的患者可以考虑行外科手术。由 Ⅱ b/C 类推荐升级为 Ⅱ a/C 类推荐。运动时肺动脉高压（SPAP ≥ 60mmHg）这一指征（Ⅱ a）被剔除。

（2）无症状但是心脏功能下降，LVEF ＞ 30%，推荐外科手术（I/B）。

（3）无症状心脏功能正常，但是合并有心房颤动，或者收缩期肺动脉压力 ＞ 50mmHg，建议外科手术（Ⅱ a/B）。

（4）2017 年美国《心脏瓣膜疾病治疗指南》中心脏功能正常 C1 期，LVEF ＞ 60% 和 LVESD ＜ 40mm，若有经验的医院修复概率大于 95%，死亡率低于 1%，则建议进行二尖瓣修复手术（Ⅱ a/B）。

若无症状 C1 期患者有左心室逐渐扩大或者心脏功能下降的趋势，则进行二尖瓣手术（置换或修复）也是合理的（Ⅱ a/C–LD）。无症状 C2 期（失代偿，心脏功能下降但是 LVEF ＞ 30%）原发无症状重度二尖瓣关闭不全也推荐手术（Ⅰ /B）。

若出现左心室增大或者 LVEF 逐渐下降的影像学改变，则进行二尖瓣外科手术是合理的 （Class Ⅱ a，LOE C–LD）。

这两个指南其实都是强调了如果重度反流，虽然可能处于无症状期，但如果修复经验较多，外科手术风险很低，则诸多研究都显示早期修复手术干预会进一步提高患者修复率及远期生存率和生活质量（皆为 Ⅱ a 推荐）。

2. 慢性继发性重度二尖瓣关闭不全的干预指征

（1）2017 年欧洲指南根据心脏功能和是否能进行血运重建对患者进行不同的策略推荐：①心脏 LVEF ＞ 30%，同时进行 CABG 时推荐二尖瓣同时手术（I/C）；②心脏 LVEF ＜ 30%，但是有证据可以进行 CABG，以及有存活心肌，指南推荐外科手术同期处理二尖瓣（Ⅱ a/C）；③心脏 LVEF ＞ 30%，不需要 CABG，经优化的药物治疗（包括 CRT）后仍有症状重度二尖瓣关闭不全，且手术风险低者，可考虑进行外科手术（Ⅱ Ib/C）；④心脏 LVEF ＞ 30%，无血运重建指征或手术风险较高的重度二尖瓣关闭不全患者，且经超声评估瓣膜形态尚好，可行介入治疗（Ⅱ b/C）；⑤心脏 LVEF ＜ 30%，需评估患者病情，包括心脏移植或者心室辅助的可能性，然后决定是否行外科手术或介入治疗（Ⅱ b/C）。

（2）2017 年美国《心脏瓣膜疾病治疗指南》指出，有症状的重度二尖瓣缺血关闭不全进行二尖瓣保留腱索置换手术，比单纯瓣环成形更合理（Ⅱ a/B–R）。这一新变化是结合了近年几项随机对照临床研究得出的新指南建议。2014 年美国指南还推荐中度缺血反流旁路移植术同时进行二尖瓣瓣环修复，但是 2017 年指南进行了改变，明确指出慢性中度缺血反流在旁路移植术同时进行瓣膜修复的临床效果不确切（Ⅱ b/B-R）。2017 年欧洲《心脏瓣膜疾病治疗指南》也指出了近年来中度缺血二尖瓣反流中瓣膜修复存在的争议，但是在推荐策略中并没有明确的给予建议。

（五）术前准备注意要点

（1）强调应用利尿药和血管扩张药，心率不能过缓。严重心力衰竭应早期辅用低剂量多巴胺。

（2）二尖瓣关闭不全左心室扩张明显，应在认真调理心功能后再行手术。

（3）严重心力衰竭无法控制时，可考虑应用 IABP 或 ECMO 辅助治疗，尤其是心肌梗死后严重二尖瓣反流的患者。

（六）手术概要

二尖瓣成形术手术要点：后叶修复如图 1-11，前叶修复如图 1-12，人工腱索如图 1-13。

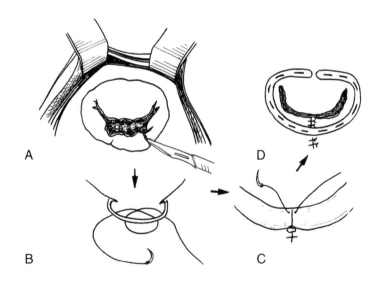

图 1-11 二尖瓣后叶脱垂的修复

（1）心肌梗死后乳头肌断裂、左心室扩张严重、心功能很差、前叶卷曲或大面积脱垂患者不易行二尖瓣成形术，应以二尖瓣置换术为主，尽量保留瓣下结构，但注意不要选用过大型号的瓣膜。

（2）二尖瓣成形术需要术者具有足够的成形知识和经验，前叶面积和良好的活动度是基本的先决条件。

（3）术后对成形后二尖瓣功能判定十分重要，可在主动脉根部小切口或者直接在二尖瓣口内，放置导尿管进行左心室注水充盈，观察二尖瓣叶对合情况。同时术中要有食管超声心动图监测心脏复苏后的瓣膜功能，效果不满意应立即重新降温进行手术。

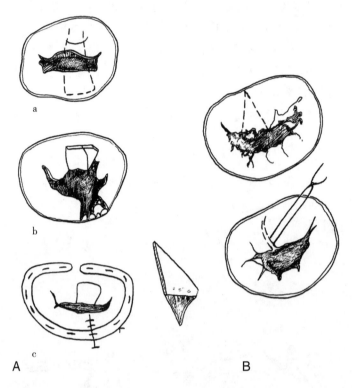

图 1-12　腱索转移术治疗前叶脱垂（A） 前叶楔形切除治疗前叶脱垂术（B）

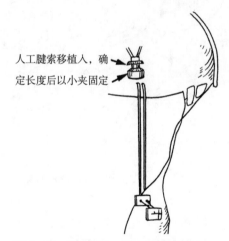

人工腱索移植入，确
定长度后以小夹固定

图 1-13　Gore-Tex 线人工腱索技术

　　（4）成形术后二尖瓣反流面积低于左心房面积 15％ 以下为宜，心脏听诊不是判定
手术效果的指标。

　　（5）心脏复苏后，二尖瓣成形术患者要注意避免高血压。

　　二尖瓣成形术的优点在于避免了患者人工机械瓣置换术后抗凝用药的并发症（血
栓或出血）。15 年无血栓或无出血率可为 95％ 左右，细菌性心内膜炎发生率也明显降低（＜5%）。

患者经济负担大为降低，并且仍保留有远期再次手术治疗的机遇。通常15年再手术率＜20%（风湿性患者＞20%，退行性患者＜10%）。

（七）二尖瓣关闭不全的微创治疗新技术

1. 经皮介入二尖瓣关闭不全双孔成形术 双孔成形术在心外科二尖瓣关闭不全的治疗已广泛应用并取得良好的疗效。2003年，Frederick G.St.Goar和James I.Fann分别用成年猪在全身麻醉下经股静脉行二尖瓣双孔成形术并取得良好结果。经血管心脏瓣膜成形系统（简称ECVRS）包括：①一根24F导管，用于经股静脉向上到右心房，常规穿刺房间隔入左心房；②一个"V"字形的夹子：以闭合的方式经导管输送到远端。瓣膜夹子由包裹着聚酯的可置入金属制成，其双臂与瓣膜的对合面由可增加摩擦力的齿槽构成，夹住前后瓣叶的部位易发生组织包裹及瓣叶间的融合生长。在闭合时外部直径约4mm。当它张开时，抓取直径约20mm。夹子垂直于瓣口，而且前后叶结合面高8mm，其夹取瓣膜组织的长度和宽度均模仿Alfieri的外科操作方法。在超声指引下，沿心室长轴方向，垂直于二尖瓣口无旋转输送到瓣叶游离缘正下方（乳头肌水平）的时候，夹子打开，于心室收缩期时回撤。经超声监测，夹子夹紧二尖瓣前后叶瓣缘，双孔成形满意后撤除导管。如果成形不满意，夹子可重新张开并再次放置。动物解剖标本行组织病理学分析发现，4～12周标本二尖瓣膜夹闭处的房、室面已有纤维和胶原组织包裹；24～52周的标本显示，在二尖瓣膜前、后瓣叶的中心已形成了成熟、连续的纤维组织桥包裹着夹子的双臂，电镜下显示内皮细胞完全覆盖组织的表面。该技术已经在国际应用超过10年临床，主要应用于二尖瓣中部A2和P2区域脱垂反流且外科手术高风险者，2018年COAPT等研究显示了在心力衰竭等继发二尖瓣关闭不全也可以取得良好效果。2020年该技术已经开始多中心的临床试验。

国内葛均波院士等设计经心尖途径的Valve Clamp技术，采用类似双孔夹闭方法，改进钳夹大小和齿扣，更方便夹持瓣叶，已经开始临床试验，初步结果令人满意（图1-14）。

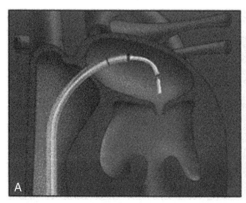

瓣膜夹被传送至二尖瓣处

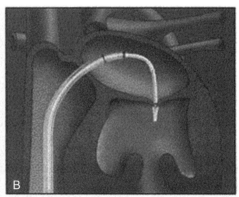

瓣膜夹闭合，夹紧前后叶

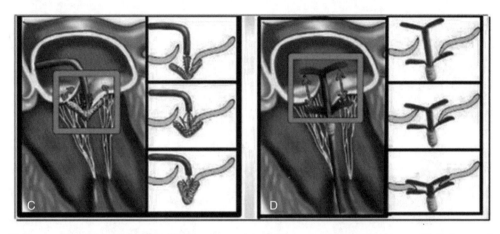

图 1-14　微创介入二尖瓣双孔成形术：Mitral Clip 技术（A、B）和 Valve Clamp 技术（C、D）

2. 微创经心尖人工腱索植入技术　人工腱索技术是外科二尖瓣修复常用技术，已经多年临床验证效果满意。近年来介入技术也在模拟此类技术，对于外科手术高风险患者尝试进行心尖途径人工腱索植入完成二尖瓣修复。具有表性的是 Neo Chord 技术（图 1-15）和国内原研的 Mitral Sttich 技术。其原理均为心尖途径，心脏跳动穿刺，在三维食管超声实时监测引导下，捕捉二尖瓣脱垂或腱索断裂部位，植入人工腱索，超声引导调整长度，然后在心尖区域打结固定。此类技术适应证选择要求二尖瓣瓣环尽量不要扩张明显，前叶和后叶要有一定的对合高度储备才能取得良好结果。

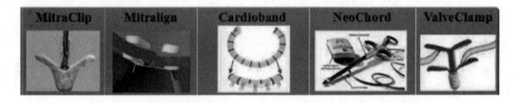

图 1-15　常见的二尖瓣介入修复技术示意图

3. 经冠状静脉窦二尖瓣环成形术　二尖瓣环的成形是二尖瓣成形的基础，是通过缩短二尖瓣环的隔侧径、增加前后瓣叶的接触面积，从而减少反流。尽管外科直视下瓣环成形效果良好，但对于充血性心力衰竭合并二尖瓣关闭不全的患者来说，选择外科手术依然要面临较高的死亡率和并发症。而经皮瓣环成形术有效的解决了这个矛盾，既达到了和外科同样的成形效果，又避免了开胸和体外的并发症。冠状静脉窦在房室沟内平行于二尖瓣后瓣环并仅通过一薄层心房组织和连接组织相隔，通常对应于二尖瓣环前、后交界之间（图 1-16）。由于解剖上的特点及易于经皮插入，因此有学者提出经冠状静脉窦行二尖瓣环成形术。

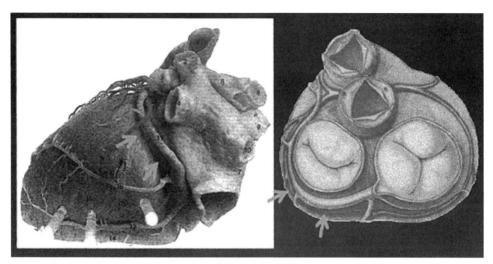

图 1-16　冠状静脉窦与二尖瓣环平行排列

　　John R.Liddicoat 2003 年在 6 只绵羊上成功地经皮通过冠状静脉窦行二尖瓣环成形术。瓣环成形器材由镍钛合金和不锈钢组成，外裹医用 teflon 和聚乙烯塑胶，可在 X 线和心脏超声下显像，它的韧度较高，输送到窦内后依旧可尽量维持直线状态，从而推使二尖瓣后瓣环向前靠近前瓣环，增加了瓣叶接触面积，减少了反流。John R.Liddicoat 的实验通过阻断羊的旋支造成急性二尖瓣关闭不全，当超声证实关闭不全达到 3+ 或 4+ 时，在 X 线观测下经右颈内静脉穿刺 7Fr 鞘管，将一根尖端带有球囊的导丝送入冠状静脉窦内，球囊充气后行逆行冠状静脉造影，确认心大静脉的分支心室前静脉后，将 7Fr LuMax 导管并瓣环成形装置经冠状静脉窦向前输送直抵心室前静脉的开口，在超声指引下把瓣环成形装置安置在窦内，并可以调节其长度和位置以便能达到缩短二尖瓣环的隔侧径，最有效地减少二尖瓣的反流。此组实验中一般长度在 50 ～ 60mm 时效果最佳。其成形的效果经超声检验满意后再恢复旋支的血流并撤除导管。

　　4. 应用 Coapsys 装置行二尖瓣成形术　　在瓣膜结构正常但合并左心室功能不全的患者中约有 50％有中度以上功能性二尖瓣关闭不全。最近，三维超声研究显示：左心室和二尖瓣结构的改变（二尖瓣环扩张和乳头肌的移位）可导致二尖瓣功能性关闭不全。故二尖瓣几何结构的三维重塑是治疗二尖瓣反流的有效方法。Masahiro Inoue 于 2003 年 5 月使用 Coapsys 装置在犬身上做实验并取得了成功。Coapsys 装置由心外膜前垫片、心外膜后垫片和贯穿左心室的人工瓣下索条组成。两个垫片固定在心脏外膜，而人工瓣下索条则贯穿心室。后垫片由上、下两个垫片组成，其上垫片固定在靠近二尖瓣后瓣环水平的心外膜上，下垫片固定在二尖瓣后瓣乳头肌与腱索结合部的水平上，人工瓣下索条柔韧且不能伸展。Coapsys 装置通过开胸手术安置。安放的位置由心外解剖和心内超声联合标记，避免影响二尖瓣结构、乳头肌功能和损伤较大的冠脉分支。后垫片的位置起自离房室沟约 2.5cm 到二尖瓣乳头肌与腱索结合部的位置。前垫片在右室流出道的顶点距前降支约 2cm 的左心室面上。Coapsys 装置由探针经中空的导管穿刺左心室前壁送入心室内，经导管再将人工瓣下索条送入，在确定后垫片的位置后人工瓣下索条穿出后壁与后垫片固定，再与前垫片固定于心室前壁，将后瓣叶与瓣环通过人工瓣下索条拉向前瓣叶，并调节二尖瓣的腱索位置以消除反流，固定 Coapsys 装置。Coapsys 装置在临床上应用于二尖瓣关闭不全 Carpenter 分型中的 I 型和Ⅲ b 型。印度在 2004 年报道了 32 例在不停搏旁路移植术时应用 Coapsys 装置治疗冠心病合并二尖瓣关闭不全的患者，术后二尖瓣反流明显减少（$P < 0.05$），维护了患者的心功能并提高了患者的生活质量。

5. 介入二尖瓣支架瓣膜植入技术　与主动脉瓣疾病介入治疗 TAVI 技术类似，二尖瓣疾病的介入植入技术也是近年来国内外研究的热点之一，但是由于二尖瓣本身及其毗邻结构更加复杂，介入植入难度更大，主要风险在于左心室流出道梗阻和瓣膜移位。国际上目前几款介入二尖瓣装置都在临床试验阶段，而且适应证选择也很严格。代表性的包括美敦力公司的 Intrepid 瓣膜（图 1-17）、雅培公司研发的 Tendyne 瓣膜、爱德华公司的 Fortis 瓣膜和 CardiAQ 瓣膜等。国内纽迈医疗公司研发的介入二尖瓣 2019 年已经开始多中心临床试验，初步结果令人满意。

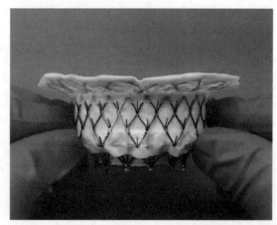

图 1-17　美敦力公司研发的介入二尖瓣装置 Intrepid 瓣膜

五、三尖瓣病变

单独三尖瓣狭窄较为少见，三尖瓣关闭不全多继发于二尖瓣病变。原发三尖瓣疾病主要病因为风湿热、外伤和心内膜炎。

（一）诊断要点

（1）临床症状主要以右心功能不全为主，如疲乏、食欲缺乏、恶心，腹部胀满感及间歇性双下肢水肿，体征包括口唇发绀，颈静脉怒张及搏动，甚至肝大、腹水和双下肢水肿。

（2）心脏听诊：剑下闻及收缩期三尖瓣关闭不全或舒张期杂音（三尖瓣狭窄），音调高而表浅。

（3）X 线以右心扩大为主，右缘膨出，左心缘向左下扩展与膈肌呈钝角。

（4）心电图示 P 波增高宽大，右心室扩大者多可伴有右束支传导阻滞，常见心律失常主要为心房纤颤。

（5）超声心动图示右心扩大为主，可观察到三尖瓣叶的开放和闭合异常。

（二）手术指征

（1）心功能Ⅲ级以上，伴有肝脏充血扩大、腹水、下肢水肿。

（2）中重度以上三尖瓣反流，同时有其他心脏病变需要手术治疗或利尿等正规治疗效果不佳。

（三）术前准备注意要点

（1）三尖瓣病变常伴有肝脏淤血，而有肝功能不全导致凝血机制紊乱，易产生术中出血倾向。要注意限制患者钠的摄入，酌情应用洋地黄、利尿药等，改善心功能和肝功能。

（2）右心导管检查全肺阻力明显升高，是支持手术指征的重要佐证。

（四）手术概要

（1）大多数三尖瓣病变可通过修复术治疗，包括交界切开、人工环瓣环成形等。缝线确切置于瓣环上是手术成功的要点，否则，术后可能出现缝线撕脱而使手术失败（图1-18）。

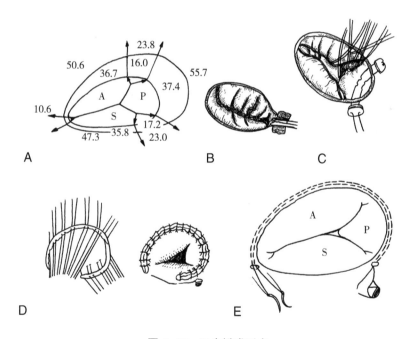

图 1-18 三尖瓣成形术

A. 三尖瓣非对称性扩大；B. 交界环缩；C. 瓣叶部分切除及缝合；D. 三尖瓣人工瓣环成形；E.DeVega 三尖瓣环环缩术

（2）严重瓣叶病变以人工瓣置换为宜，多选用双叶机械瓣，保留瓣下结构。

（3）三尖瓣置换术要注意隔前叶交界和隔叶瓣环比邻的进针，避免传导束损伤（发生率为 2%～7%，心肺复苏后应常规心表面安放临时起搏器导线以防止三尖瓣术后传导阻滞引起心率过缓）。

三尖瓣修复术远期效果较好，用人工环成形要优于单纯 Devaga 法（再手术率分别为 0.6% 和 6.4%）。三尖瓣置换手术死亡率为 7%～40%，10 年生存率为 36%～50%，其近远期生存明显受心功能影响，心功能Ⅳ级患者手术死亡率是心功能Ⅱ级的 2 倍以上，术后 5 年生存率仅为心功能Ⅲ级患者的 1/2。

原来二尖瓣手术后的若干年后三尖瓣继发性重度反流，往往合并有右心功能明显下降。在老年人或常规手术高危患者可以考虑介入三尖瓣植入技术。目前该领域仍然处于研究阶段，国际上 Navigate 等介入三尖瓣瓣膜临床试验结果较为满意。国内自主知识产权的 LUX 瓣膜设计独特，双层瓣膜牛心包瓣叶，创新性采用室间隔锚定和前叶钳夹技术辅助瓣膜进行固定，并不依赖瓣膜本身的径向支撑力，打破了以往支架瓣膜的惯用固定模式。2019 年已经在中国上海长海医院、北京安贞医院等完成了 30 余例临床试验，效果良好，达到了国际先进水平，引起了国际专业领域的极大兴趣（图 1-19）。

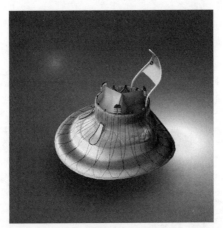

图 1-19　设计独特的 LUX 介入三尖瓣装置

六、亚急性细菌性心内膜炎合并瓣膜病变

细菌或真菌的感染可以导致心肌炎症、瓣膜损害、瓣膜赘生物和菌血症。赘生物是重要的感染灶，赘生物越大，产生栓塞的概率越高，瓣膜的损害越大，抗生素药物效果就越差；赘生物＞lcm，通常提示药物治疗效果不会很好，通常要尽早外科手术才能有效控制感染。

（一）诊断要点

（1）持续发热，体温多在 38.5℃ 以上，患者可伴有寒战、出汗、食欲缺乏和倦怠。后期可有体循环栓塞表现，多为四肢动脉、腹部及肾动脉栓塞或脑栓塞。

（2）白细胞计数显著增高 (真菌性感染可不升高)，伴有进行性贫血，红细胞沉降率增快，且随病情好转或恶化而波动。血培养阳性是本病诊断的重要依据，但由于抗生素的广泛使用，细菌培养阳性率不足 50%，而且真菌等特殊感染的阳性率更低。

（3）心脏杂音出现多以收缩期为主，部分患者可有脾大，口腔黏膜、眼睑或下肢皮肤出现瘀点等。

（4）心电图在重病患者可有传导阻滞，ST 段上升及 T 波倒置等改变。

（5）超声心动图可见瓣膜赘生物的鹅毛状异常回声及瓣膜功能异常。瓣膜置换术后心内膜炎者可有瓣周漏或人工瓣膜的松动。

（二）手术指征

（1）持续发热，伴有充血性心力衰竭，内科抗炎治疗无效，全身状况趋向恶化。

（2）严重瓣膜关闭不全，进行性发展。

（3）赘生物较大，尤其为真菌性感染，多发或多次循环系统栓塞。

（4）人工瓣膜置换术后心内膜炎，持续发热，出现瓣周漏、人工瓣松动，传导系统功能异常。

（三）术前准备注意要点

（1）传统观点认为应尽量完成 4～6 周的抗生素治疗，但如病情不稳定，血流动力学及肾功能状况趋向恶化，应尽早在多器官功能衰竭前手术。如果有瓣叶明显赘生物，特别是 10mm 以上，应该尽早手术治疗，以免栓塞并发症。

（2）间断输血，加强支持治疗，改善全身状态。

（3）有脑部并发症时，常规建议 2～3 个月脑部恢复后再进行开胸体外循环手术。如果轻度或者一过性脑梗死表现，多在 1 周左右手术。如果较大脑梗死一般可以在 3～4 周后手术，如果有明确脑出血，尽量在 1～2 个月后手术治疗。具体时机选择建议多学科会诊后个体化选择。

（四）手术概要

有修复条件时可以行瓣叶修复术。

（1）病变在主动脉瓣，或瓣叶感染损害面积较大均以人工瓣膜置换为宜。人工瓣膜置换术后心内膜炎，要拆除原人工瓣膜，重新更换新的人工瓣膜，而不能将原人工瓣膜经抗生素液浸泡后再行植入。

（2）手术中应注意清除各部位感染灶，抗生素液冲洗心脏，切除的瓣膜和组织要进行细菌培养和药敏试验。

（3）瓣膜选择时，有研究认为生物瓣或同种瓣抗感染能力较好，是心内膜炎时主动脉瓣置换的较佳选择，也有研究认为机械瓣同样可以取得良好效果。

（4）术后要继续应用抗生素一般 3～4 周，并反复血培养检查。

亚急性心内膜炎单纯内科治疗的死亡率约 30%，外科围术期死亡率在 5%～20%，主要影响因素包括瓣膜感染、葡萄球菌性感染和肾及多脏器功能衰竭。术后发生瓣周漏的比率为 3%～7%。

七、主动脉瓣修复术及保留主动脉瓣的根部替换术

（一）主动脉根部解剖

主动脉根部有 4 个组成部分：主动脉瓣瓣环、主动脉瓣叶、主动脉窦和窦管结合部。主动脉瓣环连接着主动脉瓣叶、主动脉瓣窦和左心室。主动脉瓣环约 45% 附着于心室肌（室间隔），其余 55% 附着于纤维结构（二尖瓣和膜性间隔）。主动脉瓣环为圆齿状，

事实上主动脉瓣没有明确的瓣环，只是局部增厚的主动脉壁。主动脉瓣为半月形，连接在瓣环上的长度约是游离缘长度的 1.5 倍。一组 50 例的瓣叶测量数据见表 1-2。

表 1-2 主动脉瓣的测量数值

主动脉瓣	瓣膜游离缘长度（cm）	瓣高（cm）	瓣膜面积（cm²）	主动脉瓣上平面倾斜角
左冠状瓣	2.54±0.06	1.25±0.03	2.15±0.15	28.6°±0.37°
右冠状瓣	2.85±0.05	1.30±0.04	2.51±0.11	26.1°±0.85°
无冠状瓣	2.68±0.04	1.29±0.04	2.36±0.17	2.49°±1.23°

主动脉瓣与主动脉壁形成凸向外侧的主动脉窦，3 个窦分别命名为左冠窦、右冠窦和无冠窦。左冠状动脉开口要比右冠状动脉开口更接近瓣环。主动脉窦测量数值见表 1-3。

表 1-3 主动脉窦的测量数值

主动脉窦	窦高（cm）	窦宽（cm）	窦深（cm）	窦壁厚（mm）	窦上界占升主动脉周径（%）
左冠状动脉窦	1.84±0.028	2.1±0.038	0.56±0.018	0.62±0.016	31
右冠状动脉窦	1.94±0.012	2.43±0.053	0.63±0.015	0.61±0.021	35.6
无冠状动脉窦	1.81±0.038	2.3±0.052	0.61±0.020	0.58±0.016	33.4

两组瓣叶的结合部称之为交界区。左、右交界下的三角区是肌肉；左、无交界和右、无交界下的三角区是纤维组织。三个交界区的连线形成窦管结合部。

（二）主动脉根部的生理学

主动脉瓣环、主动脉瓣叶和窦管交界在维持瓣膜功能方面都起着重要作用。主动脉瓣叶的正常对合需要瓣叶、瓣窦、瓣环和窦管交界的结构比例合适，任何一个结构的改变都会影响瓣叶对合。

主动脉是弹性器官。研究发现在等容收缩期，首先从主动脉根部（瓣环最低点）开始扩张，逐步向上到交界最后到窦管交界。在收缩期的前 1/3 主动脉根部扩张最大，其后，主动脉根部容积下降至舒张中期，在舒张末期主动脉根部形态类似去掉顶部的圆锥体。收缩期主动脉瓣环面积增加 39%，窦管交界面积增加 63%。这种形态上的改变降低了左心室射血阻力，使左心室射血更加有效。收缩晚期主动脉根部上部扩张（交界下三角展开），同时窦部和窦管交界达到最大扩张。

正常瓣叶的运动依赖解剖参数的改变和主动脉根部的周期性变化。由于窦管交界水平的稍微扩张，瓣膜就可以在收缩期血流停止前开始对合运动。收缩期血流打开瓣叶，到达窦管交界返回窦部形成涡流，防止瓣叶和窦部血管壁接触。在窦部的涡流收缩期血流停止前推动瓣叶对合，这样可以在舒张期瓣叶活动减加平滑承受压力小。瓣窦的周期性舒张收缩可以减少瓣叶在收缩和舒张期承受的压力。

从力学观点分析，主动脉瓣心室面所受的向下应力大于动脉面，而且心室面在心收缩期要受到巨大冲击力。在观察主动脉微细结构时发现，人和猪主动脉心室面内皮下具有一层密集弹性纤维层，而瓣的动脉面无此层结构，这一结构特点可能与受力作用有关。

主动脉窦壁仅为主动脉壁厚的 1/2，较薄的窦壁易于扩张，具有减轻附加的冲击应力的作用。主动脉窦对维持瓣膜的功能虽不起作用，但对于减小心脏舒缩期间主动脉瓣叶的机械张力非常重要。瓦氏窦产生收缩期湍流，避免阻塞冠脉开口，舒张早期推动瓣叶闭合以免产生舒张早期主动脉瓣反流，涡流还可防止瓣叶和主动脉壁接触，降低瓣叶张力，降低反流摩擦力 23%～40%。对瓣窦里可能有冲洗作用，减少栓塞可能。

（三）主动脉瓣修复术

主动脉和主动脉瓣疾病在我国心脏外科是常见病。人工瓣膜和人工血管替换术是常规的手术方法。生物瓣虽不需要终身抗凝，但容易衰败，所以仍然倾向于 60～65 岁以上老年患者采用；机械瓣理论使用寿命长，但实际其瓣膜相关并发症仍导致远期致残率、再手术率和死亡率也较高。机械瓣的栓塞的发病率为 1.4%～2.7% /（人·年），而出血的发病率为 0.7%～2.3% /（人·年）。另外，人工瓣膜置入物还增加了感染性心内膜炎的风险。近几十年来，二尖瓣成形术取得较好的中远期疗效，相对瓣膜置换术有明显的优越性。二尖瓣成形术的理想疗效和对主动脉根部的解剖生理研究深入，促使心外科医师重新关注主动脉瓣修复术。

Capentier 把主动脉瓣关闭不全病变分为三型，见图 1-20。

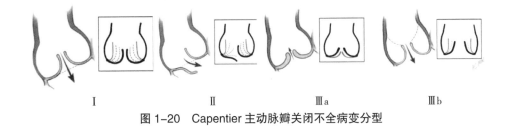

Ⅰ   Ⅱ   Ⅲa   Ⅲb

图 1-20 Capentier 主动脉瓣关闭不全病变分型

Ⅰ型：正常瓣叶活动。Ⅱ型：瓣叶脱垂（过度运动）。Ⅲ型：瓣叶受限。Ⅲ A：开、闭均受限。Ⅲ B：仅闭合受限。

主动脉瓣关闭不全更详细的分型及相应采用的手术方式见表 1-4。

目前世界范围内专注于主动脉瓣修复的中心并不多见，且并无清晰明确的技术体系形成。依笔者的参观交流和个人操作体会，总结主动脉瓣修复的修复策略可由 4 个技术步骤组合而成。按自下而上的解剖结构和先后操作顺序依次为：

（1）瓣环成形术：可采用瓣环内缝合法、外缝合法（Schaffer Suture）或外置粘垫片、人工瓣环法。文献报道，成人瓣环径超过 29mm 应该采用瓣环成形术。瓣环成形术后可以明显增加瓣叶活动度和瓣叶对合高度（图 1-21）。

表 1-4　主动脉瓣关闭不全更详细的分型及相应手术方式

主动脉瓣反流机制	正常瓣叶活动（局部血管扩张或瓣叶穿孔）				Type Ⅱ 瓣叶脱垂	Type Ⅲ 瓣叶受限
	Ⅰa	Ⅰb	Ⅰc	Ⅰd		
机制						
修复技术	窦管结合部塑形 升主动脉人工管道	保留主动脉瓣手术 瓣环成形联合重新植入或重塑	SCA	补片修补 自体或半心包	脱垂修复 折叠；三角形切除；游离缘悬吊；补片	瓣叶修复 去除极化，补片
（继发性）	SCA		窦管结合部瓣环成形	SCA	SCA	SCA

SCA. 交接下瓣环成形

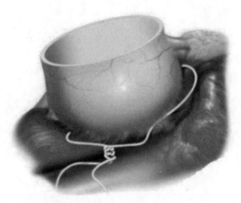

图 1-21　主动脉瓣成形术中的瓣环环缩 Schaffer Suture 技术

　　（2）瓣叶成形术：用 6-0prolene 线对瓣叶进行折叠，使其游离缘缩短，减少脱垂幅度，恢复瓣兜形状。注意不要应用垫片，因会导致严重钙化。大部分主动脉瓣关闭不全的病变应该采用瓣叶成形术，即使病变似乎只源于主动脉血管扩张，而施行的保留主动脉瓣的根部替换术。

　　（3）窦成形术：对于主动脉窦部直径超过 45～50mm 的病例，当然应该考虑根部替换术。某些病例不需要根部替换，而窦部很大导致瓣叶游离缘象弓弦一样被拉拽，瓣叶活动度降低，这时候应该采用窦成形术。具体操作是在主动脉瓣壁外侧将窦壁向外垂直折叠。在折叠左、右冠状窦时，可在冠脉开口旁进行。

　　（4）窦管结合部成形术：将扩张的窦管结合部收紧，有利于瓣叶的合拢。

　　以上 4 个技术根据病例特点结合采用，多数可以取得良好效果。

（四）保留主动脉瓣的根部替换术

对于瓣叶无明显病变的根部扩张、夹层动脉瘤及马方综合征等的病例，可采用保留主动脉瓣的根部替换术，即 David 手术、Yacob 手术。根部替换较之主动脉瓣修复并非另成体系，而是一个连续完整的治疗策略——对于根部不够手术指征的患者采用主动脉瓣修复；对于根部扩张至手术指征的患者采用根部替换术＋主动脉瓣修复术。

1.David Ⅰ 手术 1992 年，David 报道 10 例患者行保留主动脉瓣的主动脉根部置换术（re-implantation technique）。该术式将人工血管坐落在主动脉外壁，并超越主动脉瓣基底部，缝合固定了主动脉瓣瓣环，再将瓣叶交界重新悬吊在人工血管内壁，成为保留主动脉瓣的经典术式，见图 1-22。

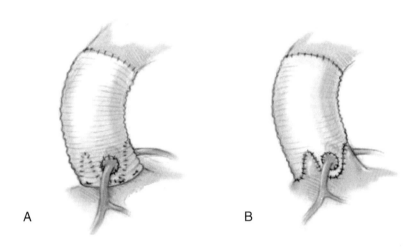

图 1-22　图示 David Ⅰ 手术（A）和 Yacoub（David Ⅱ）手术 (B)

2.Yacoub（David Ⅱ）手术 1993 年，Yacoub 报道了一组 10 例合并有主动脉瓣的主动脉瓣反流的患者行保留主动脉瓣的主动脉根部置换术（re-modeling techlnique）（图 1-23）。该手术沿瓣环上方切除窦部，取和瓣环直径等大的人工血管，剪成波浪形，重建窦部，并重新悬吊瓣叶。该术式比 David Ⅰ 术式操作简单，但更易出血和残留关闭不全。

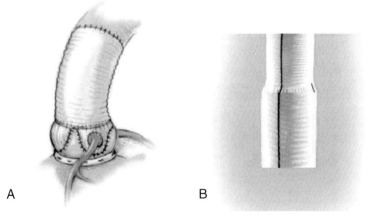

图 1-23　图示 David Ⅲ 手术（A）和 David Ⅳ 手术 (B)

3.David Ⅲ手术　1996 年，David 在 David Ⅱ术式基础上外加环缩条环缩流出道纤维部分加固瓣环基底部，可以进一步减轻术后残余反流，并减少术后远期主动脉瓣瓣环扩大。

4.David Ⅳ、Ⅴ和其他一些改良手术　2003 年，Miller 报道行 reimplantation 手术，植入比测量出的直径大 4mm 的人工血管，在窦管交界环缩形成人为的窦部，称之为 David Ⅳ手术。同理，取比测量出的直径大 8mm 的人工血管，同时在瓣环基底部和窦管交界环缩，使血管形成纺锤形，以保留更好地血流动力学，被称之为 David Ⅴ。之后，有了成品的 Valsava 血管，也是基于此改良原理。

实际上，re-implantation 术式和 re-modeling 术式孰优孰劣仍存在争议。Re-modeling 术式的主动脉瓣叶开闭较 re-implantation 术式的瓣叶更有弹性和均衡性；Re-modeling 术式的主动脉瓣叶在射血期的弯曲张力和疲劳应力低于 re-implantation 术式的主动脉瓣叶；Re-implantation 术式的主动脉瓣叶在瓣叶开放期更易起皱褶，因此严重影响瓣叶的耐久性；Re-modeling 术式的瓣叶在舒张期的顺应性较 re-implantation 术式更好，re-implantation 术式由于瓣环下被人工血管固定，丧失了根部的顺应性，有可能引起瓣叶功能不全和压力超载，会影响瓣叶的持久性。

另一方面，re-modeling 术式较 re-implantation 术式存在两个方面的缺点：①没有充分固定主动脉瓣环，无法避免术后患者尤其是马方综合征的患者瓣环进一步扩张，患者有可能会因主动脉瓣关闭不全复发而再次手术；②缝线多，术中止血困难，术后二次开胸止血率高。

八、风湿性二尖瓣新型病理分型和对应的四步法成形技术

据 2015 年全球疾病负担研究数据提示，风湿性心脏病仍为影响人类健康生存的重大疾病，全球罹患风湿性心脏病患者为 3340 万人，而中国即有 707 万人风湿性心脏病患者，因此风湿性心脏病仍为影响国人健康的重大疾病。风湿性二尖瓣成形手术已经成为近年来成为国际瓣膜外科会议的热点议题之一。在一些国家的心脏病治疗中心，如泰国、马来西亚、越南等，都已经有超过 10 年的随访研究报道。在这些中心，风湿性二尖瓣成形手术已经成为常规术式，部分达到 70% 的成形比例。而我国每年有约 2.5 万例风湿性病因的二尖瓣手术病例，其成形比例低于 5%。

（一）"SCORE"术式 / "四步"法

北京安贞医院孟旭教授于 2015 年提出标准化的风湿性二尖瓣成形——"削（shaving）、查（checking）、切（commissurotomy）、解（relaxing）"，简称为"SCORE"术式或"四步"法。

第一步：交界纤维斑清除（交界区纤维斑剔除）。

原理 1：交界区病变是风湿性二尖瓣产生"对合面积"丧失的主要原因——狭窄及关闭不全。

原理 2：①交界组织柔软则才能产生前后叶瓣体膨隆时交界区对合缘的"内陷"对合；②交界瓣体柔软才能在左心房血流进入左心室时形成塌陷，解除阻挡，消除狭窄。

原理3：瓣下腱索短缩，理论上在前叶瓣体面积没有明显减少和瓣环没有严重扩大时，其腱索短缩只会使对合面积"加深"，所以风湿性二尖瓣瓣体增厚和腱索短缩不是修复手术的处理重点。

第二步：自然交界区域的探查。

将前叶牵引置于自然对合状态，探查交界区最深褶皱纹路的走行及此纹路走行距交界瓣环的止点。这个探查可指导第三步交界切开时的精准切开起止点位置和与交界瓣体的关系。

原理1：尖瓣在解剖上是由4个瓣体功能区组成的。

原理2：交界区瓣体是前后瓣叶连接部，损伤交界瓣体是产生反流的主要原因。

第三步：交界切开。

在交界纤维斑剔除后，形成的自然纹路用小尖刀做交接切开。不伤及瓣下腱索并做好前后叶瓣下腱索的合理分配，切开的位置从自然纹路的开始止于纹路的终点。

原理1：交界粘连融合是风湿性二尖瓣形成"狭窄及关闭不全"的元凶。

原理2：精确合理的交界切开在解除狭窄的同时也完成了关闭不全的矫正。

原理3：只要乳头肌在舒张期有足够的前后开放空间（通常是在瓣下腱索短缩不严重或＞10mm时），没有明确的"瓣下狭窄"状况，则在前三步法完成后便可以达到满意的修复效果。

原理4：只要前叶瓣体面积没有严重挛缩，透明带有明确膨隆的状态，前叶瓣体剥脱的步骤并不是必需的。前叶瓣缘的增厚不影响二尖瓣修复的效果。

第四步：瓣下粘连结构的松解。

原理1：在完成前三步后，如果瓣下腱索严重短缩融合，常会伴有瓣下乳头肌的粘连与融合，这时在完成第三步后，前后瓣缘的运动幅度是不够的。这种瓣下狭窄状态是影响修复效果的主要原因。

原理2：瓣下乳头肌及其腱索融合时，短缩的腱索并不是矫正的重点。而乳头肌融合的解除才是需要解决的主要问题。

原理3：在解除瓣下狭窄时，主要对融合的乳头肌组分离以分配给前后叶，使前后叶瓣缘达到满意的运动幅度。尽量不做单支乳头肌的切开，从而避免乳头肌缺血的产生。

原理4：乳头肌开窗并非是修复技术必需的。

四步法示意图见图1-24。

（二）中国风湿性二尖瓣疾病病理三分型法

根据既往经验，从与手术方式选择相关性角度出发，北京安贞医院孟旭教授进一步于2018年提出"中国风湿性二尖瓣病理三分型法"，见表1-5，图1-25。

"中国风湿性二尖瓣临床病理三分型"为风湿性二尖瓣成形技术的开展提供了一个阶梯化的发展路线。Type Ⅰ型病理损害：成形比例高，技术要求不高。多数医师易于掌握。Type Ⅱ型病理损害：需要一定的成形经验和学习曲线。Type Ⅲ型病理损害：成形难度高，部分病例需要风湿成形经验丰富的外科医师完成。根据孟旭教授团队经验：合理、熟练运用"SCORE"术式/"四步法"，不同的心脏中心可以达到50%～80%的风湿性二尖瓣成形比例。

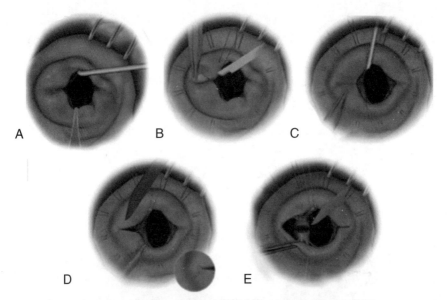

图 1-24 风湿性二尖瓣修复技术的 SCORE 四步法示意图

表 1-5 中国风湿性二尖瓣临床病理三分型（简化表）

分型	病理特点	所占比例	成形概率
Type Ⅰ	前叶瓣体瓣缘增厚（瓣体增厚范围＜前叶总面积 1/3），前和（或）后交界融合长度＜1cm，瓣下腱索轻度短缩（腱索长度＞1cm）	约占总病例的 15%	接近 100%
Type Ⅱ	病理Ⅰ级与病理Ⅲ级之间	占总病例的 60%～70%	成形概率＞70%
Type Ⅲ	前后交界均有融合，且至少一个交界融合长度＞1.5cm，同时满足以下任一项或以上条件者：①前叶瓣体增厚范围＞前叶总面积 1/2（前叶透明带有明确的增厚）；前叶面积＜28 号成形环测量筛规。②可以有前和（或）后交界钙化，钙化斑＞1cm。③前和（或）后叶瓣下腱索严重短缩，瓣下乳头肌与瓣缘基本融合	约占总病例的 20%	成形概率在 30%～50%

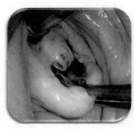

Type Ⅰ

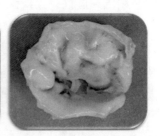

Type Ⅱ   Type Ⅲ

图 1-25 风湿性二尖瓣病理三分型

九、小切口微创瓣膜手术

随着常规开胸心脏外科技术日益成熟、效果日益稳定，微创心脏外科技术也得到了快速的发展。手术器械、用品、仪器设备的创新为实现心脏手术微创化提供了可能，患者对手术微创化的强烈渴望也促使心脏外科领域不断创新与提高；心脏外科手术从以挽救与延长患者的生命为目的，逐渐同时向创伤小、痛苦少、恢复快、效果好、创口美观、低花费的微创化手术过渡。

小切口心脏手术是微创心脏手术的一种，其他微创手术还包括非体外循环或不停搏心脏手术、胸腔镜辅助心脏手术、全胸腔镜心脏手术、机器人机械臂辅助心脏手术和介入性心脏手术（如 TAVI、先心病介入封堵术和主动脉夹层覆膜支架置入术等）。小切口心脏手术是通过缩小心脏手术的胸部切口，以达到手术结果相近、创伤小、恢复快，兼具美容功能的效果。小切口心脏瓣膜手术路径主要包括以下几种手术切口：①胸骨上中段切口；②胸骨中下段切口；③胸骨旁小切口；④右前胸肋间切口；⑤右胸前外侧切口；⑥右腋下切口。其他小切口，如经心尖 TAVI 或 Mitral stitch 的左前外侧心尖小切口，冠状动脉旁路移植术的小切口不在本节介绍描述。

（一）术前准备

确定患者有心脏手术适应证后，是否采取微创手术，以及采取何种微创心脏手术，术前应仔细评估。首先应明确是单纯一个瓣膜手术，还是多瓣膜手术，是否合并需要矫正的先天性畸形，是否需要合并行主动脉或冠状动脉手术等。还要了解既往患者有无胸部外伤或疾病史，有无胸部放疗和胸部手术史，有无胸廓畸形，有无胸腔粘连等而影响手术入路的因素，并注意患者体型、身高、胖瘦、肋间隙是否过窄、肌肉发达程度等。除了已完成的血、尿、便方面的检查，心电图，超声心动图外，应常规行胸部 CT 或心脏 CTA 检查，以进一步明确主动脉、右心房及左心房、左右心室与胸壁及肋间隙的关系，确定是否适合行小切口的手术，以及适合选择哪一种小切口。拟行股动静脉插管体外循环者，需常规行腹主动脉、髂股动静脉的超声检查，以了解入路动静脉的管腔粗细，是否有严重纡曲、钙化和发育的畸形，以防影响外周体外循环的建立。

禁忌证：严重的胸廓畸形或外伤史；右胸手术史、放疗史、疾病史致胸腔严重粘连，部分需二次心脏手术者。心脏及主动脉明显左移、主动脉严重钙化或粥样硬化、需同时行左侧冠状动脉旁路移植术者，禁忌行右侧小切口微创手术。二尖瓣合并主动脉瓣病变需同时手术者，不适合于右侧第四肋间切口。患者高龄、心功能差，合并明显的呼吸功能、肝肾功能不全者，胸腔过深、肥胖、肌肉发达者，慎用小切口微创手术。外周动静脉血管直径细或严重纡曲、钙化或血栓、夹层等是拟外周体外循环的禁忌证。

（二）手术方式

常见小切口瓣膜手术路径见图 1-26。

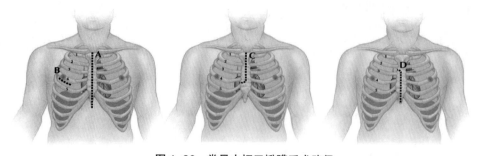

图 1-26　常见小切口瓣膜手术路径

A. 胸骨正中；B. 肋间小切口；C. 胸骨上段；D. 胸骨下段

1. 胸骨上中段小切口　常规仰卧位，贴体外除颤电极，气管插管。皮肤切口可于胸骨上窝下 3～4cm，即胸骨角平面起始，向下达第四肋间平面，手术技术熟练者皮肤切口可仅至第三肋间水平，皮肤切口 6～8cm。向上游离皮下组织及胸骨上窝。电锯自上向下劈开胸骨，至第四或第三肋间时，电锯转向右侧劈断右侧半胸骨，使胸骨切口呈 J 形。劈开时注意保护右侧胸廓内动脉，或将其游离结扎预防难以处理的出血。此切口对于升主动脉、主动脉弓、右心房、上腔静脉、肺动脉干显示良好。经升主动脉远端插主动脉插管，右心房插二阶梯腔静脉管，右上肺静脉插左心引流管。此切口可顺利完成主动脉瓣置换术、升主动脉置换、BENTALL 手术、David 手术，以及简单的部分主动脉弓部手术、主动脉瓣合并二、三尖瓣的手术。如术中术野狭小，可向左侧横断胸骨，形成倒 T 状胸骨切口。如肺静脉插引流管困难，可经肺动脉插管行左心引流。行弓部手术时，经股动脉插动脉供血管，可提供充分的术野显露，有利于手术的操作。如右心房二阶梯插管影响手术视野及操作，可行上下腔静脉插管，套阻断带。下腔静脉插管困难时，可经第六或第七肋间另行一 1～2cm 的皮肤小切口，经此口行下腔静脉插管，视野不佳时可辅助应用胸腔镜增加视野的可视性和显露。术毕可经此口放置引流管。心内手术操作同常规心脏手术，二尖瓣的手术可经扩大的左心房顶部途径进行。接近手术完成关闭心腔前，术野吹入二氧化碳，其他排气同常规手术。关胸时将横断的右侧半胸骨上下方向用钢丝穿过，然后将劈开的左右侧胸骨骨板穿过钢丝，拧紧固定所有钢丝。此切口不改变整体的手术空间结构和术者的操作习惯，不需要特殊的手术器械，仅是手术切口的缩小，易于学习和掌握，也适用于初学心脏微创手术者，是常用的小切口心脏瓣膜手术微创方式。见图 1-27。

2. 胸骨中下段小切口　仰卧位，气管插管，贴体外除颤电极。皮肤切口自第二肋间起始，向下达剑突水平，切口长 8～12cm。切开游离皮下组织至胸骨骨膜。胸骨自剑突向上劈开，然后电锯向右侧横断右侧半胸骨。切开游离悬吊心包，增加术野的显露，如术野不佳，必要时可将胸骨于第二肋间向左呈 T 形横断。横断胸骨时注意保护胸廓内动脉。心包向上切开至升主动脉心包返折处，下部心包切口如常规开胸切口。上侧增加多针心包的悬吊，用以改善升主动脉远侧的良好显露，利于行主动脉插管，升主动脉插管尽量向远处插入，为下阻断钳和放置灌注针头留有空间。如主动脉插管困难，应用带管芯的软体内支撑动脉插管，多能完成插管，也便于术野的显露和操作。

静脉引流多应用上下腔静脉直角插管，以便减少插管对手术野的占用，减少对手术操作的影响。经右上肺静脉插左心引流管。由于为胸骨中下段切口，升主动脉显露有限，应选择合适的阻断钳。除常规的阻断钳外，可选用链式阻断钳、Glauber 阻断钳或 Chitwood 阻断钳等进行主动脉阻断，以进一步增加手术视野和操作空间。如为追求切口更小，切口更低，或升主动脉过短，或胸骨紧贴升主动脉，也可以行股动脉插管供血建立体外循环。胸骨中下段小切口适用于二、三尖瓣的成形或置换手术、主动脉瓣手术和部分多瓣膜同期手术。二尖瓣的手术可经房间沟或右心房 - 房间隔入路进行。二、三尖瓣和主动脉瓣的心内手术操作同常规手术。此切口可同时行右侧冠状动脉和前降支的冠状动脉旁路移植术。但此切口显露的术野靠下，升主动脉和主动脉弓部不能充分的显露，不适用于升主动脉和主动脉弓部及再次的主动脉瓣手术。完成心内手术后的排气、撤机及止血等同常规手术。

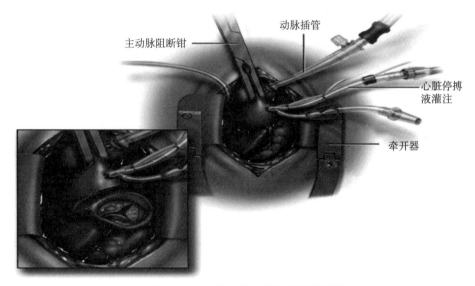

图 1-27　胸骨上段小切口主动脉瓣手术

3. **右侧胸骨旁小切口**　患者仰卧位，右侧胸部垫高约 30°，贴体外除颤电极，单腔气管插管。距右侧胸骨旁 3cm 行纵切口，上自第二肋下缘，下至右侧第五肋上缘，切口长 8 ～ 10cm。将右侧第三、第四肋软骨切断，可结扎或保留右侧胸廓内动脉，注意防止其出血。纵行切开心包，多针将其悬吊于胸壁。经股动脉插动脉管，股静脉插下腔静脉管，上腔静脉插直角管，建立体外循环。右上肺静脉插左心引流管，升主动脉插停跳液插管。经此切口可行二尖瓣、三尖瓣和主动脉瓣手术。二尖瓣手术多经右心房 - 房间隔入路进行，左心房较大向右侧突出者可经房间沟切开实施。此小切口途径在微创手术早期经常使用，由于此切口术野显露不如胸骨上、下段小切口显露好，而有些患者肥胖、肌肉发达、肋间隙窄、胸腔过深等增加了手术的难度，术后的疼痛较其他切口为剧和肺疝等方面的不足，虽仍有部分术者在用，但目前总体应用较少。

4. **右前胸切口**　平卧体外，右侧胸垫高 30°～ 40°，术前放置体外除颤电极，多可用单腔气管插管，也可双腔气管插管。此小切口途径为经右前胸第二、第三或第四肋间入胸，术前根据手术的目标部位和 CT 对胸廓和心脏毗邻结构的评估决定具体肋间，以第三肋间最常应用。皮肤切口位于第三肋间，由外上斜行至胸骨右缘外侧 2cm 左右，切口长 6 ～ 8cm 或更小，多经股动静脉插管建立体外循环，可经上腔静脉插直角上腔静脉管增加引流，或经右侧颈内静脉插管增加引流；右上肺静脉插左心引流管，主动脉插停跳液灌注管。手术应用微创手术器械操作更为方便，深部打结用推结器操作。选择合适的阻断钳阻断升主动脉；切口较小以链式阻断钳、Glauber 阻断钳较好用，也可经右前外侧胸壁另打一约 1cm 的阻断钳孔，用 Chitwood 阻断钳阻断主动脉。这三种阻断钳均有利于增加术野的显露，减少对手术操作的干扰，便于手术顺利完成。上、下腔静脉套带阻断，或应用特制的 Bulldog 夹阻断。为减少术野内吊线和各种管道的干扰，吊线可经胸壁打孔穿出悬吊固定，上腔直角静脉管可经右腋前线第二肋间插入，直角下腔静脉管可经右侧腋中线第六或七肋间做一微小切口插入。心内操作基本同常规开胸手术，右前胸第二肋间切口常应用于主动脉瓣置换手术；右前胸第三肋间切口常应用于主动脉瓣、二尖瓣双瓣膜手术；而第四肋间切口常用于二、三尖瓣手术；可行修复或置换手术。在主动脉瓣位应用 Sutureless 瓣膜可以使手术更加快捷方便、切口更小。在二尖瓣手术部位使用专门为微创手术设计的特制拉钩，可明显增加二尖瓣的显露。此切口经肋间入胸，保持了胸骨和肋骨的完整性，不主动离断肋骨。此切口不需结扎离断胸廓内动脉，保留了冠状动脉旁路移植术的血管材料。右前胸第四肋间小切口如为女性患者，切口应位于右侧乳腺下缘，切开皮肤，上推皮下软组织、乳腺，然后经第四肋间入胸，以达到美容效果。

5. 右胸前外侧切口　近侧卧体位，右侧胸被垫高 $40° \sim 70°$，放置体外除颤电极，右臂悬吊于吊架上，双腔或单腔气管插管。皮肤切口长 6 ～ 8cm，右胸前外侧切口多以锁骨中线稍内侧第三或第四肋间为起点向外上斜行，经肋间入胸。女性患者可经乳腺下缘与皮肤皱褶处切开皮肤，向上推开乳腺，经第四肋间入胸。撑开肋间或应用皮肤保护套牵开，推开肺组织，于膈神经前 1 ～ 2cm 切开心包，向上至升主动脉远端心包返折，向下至膈肌。多经股动脉插动脉管，经股静脉插静脉管，或同时经右侧颈内静脉插管增加引流量。经上、下腔静脉插静脉管者，为减少术野内各种管道和吊线的干扰，可经右腋前线第二肋间插直角上腔静脉管，可经右侧腋中线第六或七肋间做一微小切口插入直角下腔静脉管，吊线可经胸壁打孔穿出悬吊固定。经右上肺静脉插左心引流管，升主动脉应用长的灌注针头插停跳液灌注管。手术多需用微创手术器械，或长的特制手术器械操作，深部打结用推结器操作。此切口适用于二尖瓣、三尖瓣、主动脉瓣单独手术及复合性瓣膜手术。应用 Chitwood、链式阻断钳或 Glauber 阻断钳阻断升主动脉。上、下腔静脉套带阻断或丝线环绕结扎，或应用特制的 Bulldog 夹阻断。心内操作同常规手术，二尖瓣手术可经房间沟入路进行，在二尖瓣部位使用专门为微创手术设计的特制左心房拉钩，可明显增加二尖瓣区域的显露。手术近完成时，胸腔内充盈二氧化碳气体，复温、排气。视野不佳时，可用胸腔镜辅助增加手术区域的视野可及性，并可用胸腔镜帮助检查各切口及胸壁内侧的出血，以利于止血。术者应戴头灯，增加视野的亮度，便于操作。此切口目前也是较常应用的微创心脏瓣膜手术路径。见图 1-28。

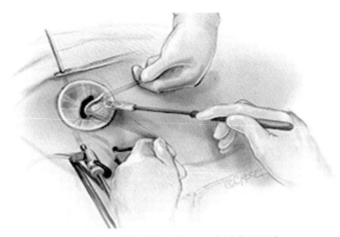

图 1-28　右胸壁前外侧小切口二尖瓣成形手术

　　6. 右腋下小切口　侧卧位，右侧胸被垫高 60°～90°，放置体外除颤电极，双腔或单腔气管插管。皮肤切口自右侧腋中线第三肋骨斜行向下，至腋前线第四或五肋间，长度 6～8cm。多经第三肋间入胸，肋间切口可较皮肤切口明显扩大。此切口适用于二尖瓣、三尖瓣、主动脉瓣单独手术及复合性瓣膜手术。经第三肋间易于显露主动脉，并兼顾主动脉瓣和二尖瓣手术；经第四肋间行三尖瓣手术更为方便，更容易显露下腔静脉。撑开肋间或应用皮肤保护套牵开，推开肺组织，于膈神经前 1～2cm 切开心包，向上至升主动脉远端心包返折，向下至膈肌下腔静脉入口处。在成人此切口位置较深，多经股动脉插动脉管，经股静脉插静脉管，或同时经右侧颈内静脉插管增加引流量。经上、下腔静脉插静脉管者，为减少术野内管道和吊线的干扰，直角下腔静脉管可经右侧腋中线第六或七肋间做一微小切口插入，吊线可经胸壁打孔穿出悬吊固定。经右上肺静脉插左心引流管，升主动脉应用长的灌注针头插停跳液灌注管。手术多需用微创手术器械操作。应用 Chitwood、链式阻断钳或 Glauber 阻断钳阻断升主动脉。上、下腔静脉套带或绕线打结阻断，或应用特制的 Bulldog 夹阻断。心内操作同常规手术，二尖瓣手术可经房间沟入路进行。手术近完成时，胸腔内充盈二氧化碳气体，复温、排气。视野不佳时，可用胸腔镜辅助增加手术区域的视野可及性，并可用胸腔镜帮助检查各切口及胸壁内侧的出血，以利于止血。术者应戴头灯，增加视野的亮度，便于操作。由于此切口在成人患者位置多较深，皮肤距主要操作区距离较远，增加了手术操作的难度，应用此切口的术者日渐减少。

　　（三）并发症

　　微创瓣膜手术的并发症包括：手术操作困难或出现急性情况需紧急改为正中开胸切口；术中术后大出血、心包积液、心脏压塞；急性医源性主动脉夹层；脑出血、脑梗死、缺氧性脑病；肺不张、血气胸、肺炎、呼吸功能衰竭；右侧膈神经麻痹；腹膜后血肿、腹主动脉夹层或穿孔、股动静脉血管瘤、动静脉瘘、淋巴漏切口、切口愈合不良等。其他并发症同常规手术。

　　其他胸部小切口如胸骨横断切口、上段倒 T 形胸骨切口、腋下直切口等，或因创伤大，或因视野显露不佳，增加手术难度和风险，已逐渐很少应用，在此不再叙述。

Port-access 闭式体外循环系统的球囊导管腔内阻断升主动脉方法，由于有导致主动脉夹层，或术中球囊导管滑动至主动脉弓部导致脑缺血、脑梗死等严重并发症的可能，因此需术中持续 TEE 监测，操作比较烦琐，目前国内较少应用。术中如静脉引流达不到全身灌注的需求，可加用辅助静脉引流；常用的方法有两种：主动辅助静脉引流（KAVD）和真空辅助静脉引流 (VAVD)。微创是心脏外科发展的必然趋势，胸部小切口心脏瓣膜手术，给患者带来明显获益的同时，也为心脏外科医师逐步将手术过渡到更小切口的胸腔镜辅助和全胸腔镜下心脏手术奠定了基础。心脏外科医师应积极的适应与掌握胸部小切口心脏瓣膜手术，以进取的状态积极迎接快速变化的新技术革命的挑战。

十、经导管主动脉瓣植入（TAVI）手术技术国内外进展

（一）TAVI 手术技术的发展历史

主动脉瓣狭窄是一种常见心血管疾病。在西方国家发病率在年龄≥65 岁人群中约 2.0%，在年龄≥85 岁人群中约 4.0%，是发病率仅次于高血压病和冠心病的心血管疾病。早在 1960 年就有研究者模仿血管支架，试验通过放置金属支架来治疗主动脉关闭不全，但由于血流动力学、术后抗凝等各方面存在不小的问题，设计在动物实验后就无疾而终了。主动脉狭窄主动脉瓣狭窄的早期非手术介入治疗，能批准用于患者的仅是球囊扩张术（balloon aortic valvuloplasty，BAV），在 1985 年由 Alain Cribier 教授开创，主要用于无法手术的严重主动脉瓣狭窄患者，很多能改善近中期效果，但 1 年的复发率就可以高达 80%。但由于开胸手术高风险的患者迫切需求，仍有超过 1500 名严重主动脉瓣狭窄患者接受了此项治疗。Andersen 教授早期提出的 TAVI 技术模型见图 1-29。

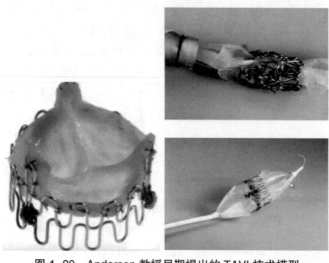

图 1-29　Andersen 教授早期提出的 TAVI 技术模型

1989 年瑞典医师 Henning R. Andersen 在听完一场关于冠脉介入支架的学术报告后，突发奇想，如果冠脉血管的钙化狭窄可以用金属支架解决，那主动脉瓣膜狭窄是不是也可以通过类似的方式呢？ Andersen 教授首先尝试的金属支架材料就是心脏外科最常

用的胸骨固定钢丝，为了达到可伸缩的目的，钢丝被塑形成 U 形结构。TAVI 技术可行验证之后的早期，经历了一段漫长的不被认同的艰难道路。1990 年 Andersen 教授将整理完善的论文投稿至 *Journal of the American College of Cardiology*、*Circulation*，得到的回复都是拒稿。1992 年，在欧洲病学会科学心脏年会（ESC）和美国心脏病学年会（AHA）上，Andersen 教授投稿的 TAVI 技术研究报告被安排在 Poster 展示，也没有什么人关注。

此后，第一个 TAVI 动物实验手术获得了成功，证实了设计理念的可行性，文章于 1992 年于 European Heart Journal 发表。1993～1994 年，Alain Cribier 教授的团队对这项技术也进行了比较深入的研究，包括球囊扩张瓣膜支架的研发、支架材料的选择、长度及外形设计考量等。2000 年，Philipp Bonhoeffer 教授等第一次尝试用牛颈静脉制备瓣膜缝入铂金属支架，然后装载在球囊输送系统上，进行羊肺动脉瓣膜置换的尝试。该瓣膜也于同年成功地完成了第一例人体肺动脉瓣膜植入。但是后续资金的问题和设计存在比较大的缺陷，导致该技术研究逐渐停止。

1999 年 Alain Cribier 教授继续球囊扩张支架瓣膜的研究，在 12 个人体手术获取的主动脉瓣狭窄标本中试验了不锈钢支架，证实了该支架可反复打开天然瓣膜，牵头的初创公司 PVT 公司（Percutaneous Valve Technologied）成立，第一个定形 TAVI 瓣膜模型（球囊扩张式）不久后诞生。2002 年 4 月 16 日，Alain Cribier 教授采用 Cribier-Edward 介入瓣膜在法国里昂成功完成世界首例 TAVI 手术（图 1-30），揭开了 TAVI 技术的发展序幕，此后陆续完成 40 例手术。2011 年，Andersen 教授为其父亲成功进行了自己研发的 TAVI 手术的治疗，他把这个时间定义成其研究的完美循环的终点。

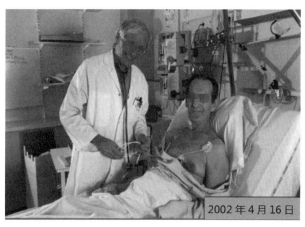

图 1-30　2002 年国际首例 TAVI 手术

此后该项技术获得突飞猛进的发展，欧美国家研究中心陆续成功开展二十余项临床多中心随机对照研究，证实了 TAVI 技术的安全有效性，是一种划时代的真正意义上微创（不用开胸和体外循环、不用心脏停搏）的手术技术。众多的专家共识和指南相继发布，TAVI 的推荐等级逐渐提高。

欧洲 2012 年指南中，TAVI 适应证局限于外科手术高危患者，并且要求外科医师在场和心脏团队（Heart Team）共同决策。然而，TAVI 技术的安全有效性随着新一代瓣膜和技术经验的不断迅速发展，众多的临床研究结果不断获得捷报，欧美瓣膜病指南里 TAVI 的推荐级别越来越高。2010 年，PARTNER 1B 研究指出，对于无法进行手术的主动脉瓣狭窄患者，TAVI 尽管有着较高的大出血和大血管并发症发生率，但全因死亡率、再住院率和心脏症状的复合终点发生率明显低于标准治疗。2014 年经导管心血管治疗（TCT）年会公布了 PARTNER IB（in-operable）5 年随访结果，提示与标准治疗相比，TAVI 在全因死亡率（71.8% ： 93.6%）、心血管死亡（57.3% ： 85.9%）、再次住院率（47.6% ： 87.3%）、心功能改善（III：IV＝ 14.3% ： 40%）方面均有明显获益。

2016 年，PARTNER 2 又将研究转向中危人群，证实在中危人群中 TAVI 与外科手术的死亡率和致残性卒中的发生率相似。2019 年 PARTNER III 研究和 EVOLUTE 研究不约而同公布了类似的研究结果，无论是球扩瓣膜还是自膨胀瓣膜，对于低危主动脉瓣狭窄患者随机对照研究中，TAVI 组在死亡率、并发症率等优于外科常规开胸手术组，因此，美国和欧洲药监局将 TAVI 适应证从 2019 年开始已经扩展到了低危的主动脉瓣狭窄患者。

仅 2015 年，欧洲就有约 4 万例患者接受了 TAVI 治疗，该数据在 2020 年将上升至 6 万。法国 2010 年和 2015 年分别有 1600 例和 8000 例患者接受 TAVI 治疗，预计 2016 年该数据将达 1 万。德国每 100 万居民中就有 160 例接受 TAVI 治疗，是欧洲 TAVI 实施率最高的国家。德国（2013 年）和美国（2019 年）等发达国家，开展 TAVI 手术的例数已经超过了常规开胸主动脉瓣置换的手术例数，而且差距还在不断拉大。全世界累计完成 TAVI 手术超过 40 万例。

欧洲瓣膜观察注册研究 EURO bservational Research Program VHD II 在 28 个国家 / 地区的 222 个中心进行的调查展示了心脏瓣膜病人口结构的变化及其对临床治疗的影响，研究对 7247 例 VHD 患者（包括 4483 例住院治疗，2764 例门诊患者）进行了登记注册。2019 年最新调查随访与 2005 年进行的类似调查相比，主动脉瓣疾病患者的实际治疗策略更符合指南，以及经导管介入治疗的比例逐渐增加（主动脉瓣狭窄 39%，二尖瓣关闭不全 17%）。

国际常用的 TAVI 瓣膜见图 1-31。

（二）中国 TAVI 技术的发展历程

据不完全统计，中国人口总数多达 14 亿，其中包括 4480 万名 75 岁以上的老年人口（3.4%），严重主动脉瓣狭窄患者约 150 万人（3.4%），其中高危患者约 20 万，中危患者 30 万。我国不同地域医疗发展水平不均衡，对于外科手术高危、禁忌的认识与国外有别。第二军医大学附属长海医院的 20 年数据回顾研究显示，在 6300 例行左心系统瓣膜置换手术的患者中，年龄≥ 70 岁者只占 2.0%，最大年龄为 79 岁。该中心的另一项研究连续纳入 521 例外科主动脉瓣置换术（surgical aotic valve replacement，SAVR）患者，其中术前被评估为风险最高的 53 例（10%）患者的平均 STS 评分只有 3.25 分。

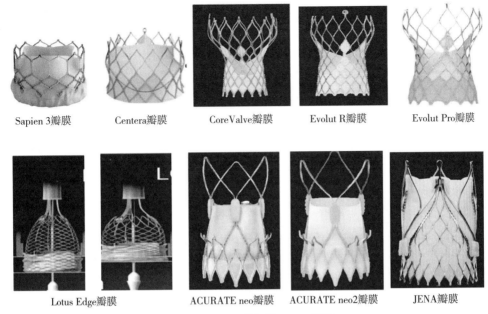

Sapien 3瓣膜　　Centera瓣膜　　CoreValve瓣膜　　Evolut R瓣膜　　Evolut Pro瓣膜

Lotus Edge瓣膜　　ACURATE neo瓣膜　　ACURATE neo2瓣膜　　JENA瓣膜

图 1-31　国际常用的 TAVI 瓣膜

2002 年，世界首例 TAVI 手术完成。

2010 年，国内首次 TAVI 手术完成（复旦大学附属中山医院葛均波教授）。

2012 年，中国首个自主知识产权的瓣膜产品 Venus A 开始临床试验，全国完成 7 例。

2015 年，葛均波教授、王建安教授等组织《经导管主动脉瓣置换术中国专家共识》。

2017 年，经股动脉途径的 Venus A 瓣膜和经心尖途径 J Valve 瓣膜的正式获批上市，标志着我国心脏瓣膜病进入介入治疗的新时代。

2017 年，美国发布《成人主动脉瓣狭窄患者行经导管主动脉瓣置换术临床决策路径专家共识》。

2018 年，全国完成 TAVI 手术突破 1000 例。

葛均波教授等组织《经导管主动脉瓣置换团队建设及运行规范中国专家建议》。

吴永健教授等组织发布《中国经导管主动脉瓣置入术临床路径》。

张运教授等组织《经导管主动脉瓣置入术围术期超声心动图检查专家共识》。

程卫平教授、李立环教授等组织《TAVR 手术麻醉中国专家临床路径管理共识》。

王春生教授等组织《中国经导管主动脉瓣置入术（TAVI）多学科专家共识》。

徐志云教授、陆方林教授等牵头介入三尖瓣 LUX 瓣膜开始临床试验。

胡盛寿教授、孟旭教授等牵头心尖人工腱索植入的 Mitral Stich 技术开始临床试验。

葛均波教授等牵头心尖二尖瓣双孔钳夹 Valve Clamp 技术开始临床试验。

2019 年，经股动脉途径的 Vita flow 瓣膜获批上市。

全国心脏内外科医师完成 TAVI 手术 2000 例。

孟旭教授、徐志云教授、王巍教授等牵头成立心脏瓣膜病介入治疗学术委员会，发布《心脏团队建设心外科医生职责和要求的专家共识》。

国际心血管 CT 协会发布《2019 版国际心血管 CT 协会 TAVI/TAVR 相关 CT 成像的专家共识》。

孟旭教授、张海波教授等创新 J Valve 瓣膜进行二尖瓣和三尖瓣生物瓣毁损的瓣中瓣技术获得成功，并多中心开展技术推广。

爱德华 Sapien 瓣膜和国产 Taurus 瓣膜均完成临床试验，预计 2 年内有希望上市。

高润霖教授等发布 Venus A 瓣膜和 J Valve 瓣膜 5 年良好的随访结果，表明其安全性和有效性得到了中长期的验证。

常见的国产 TAVI 瓣膜见图 1-32。

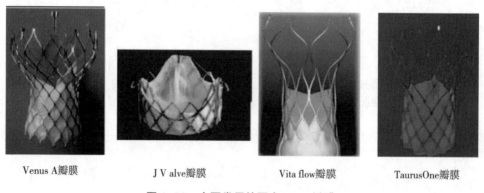

| Venus A瓣膜 | J V alve瓣膜 | Vita flow瓣膜 | TaurusOne瓣膜 |

图 1-32　中国常用的国产 TAVI 瓣膜

目前，国内共有 150 家中心具备开展 TAVI 手术的能力，其中手术例数累计＞100 例的单位有 10 家左右。与欧美不同的是，我国二叶式主动脉瓣患者居多，钙化程度更重，高龄患者虚弱性更重，看病更晚，合并症更多。而且目前我国国内各中心 TAVI 经验及团队构建差异明显，多数中心处于学习曲线的起步阶段，机遇与挑战并存。

随着新一代瓣膜进入临床，我国各个中心手术成功率将不断提高，并发症也将不断降低，不断积累更多的临床经验。在影像评估方面，结合中国人群个体化特点，由中国医学科学院阜外医院吴永健教授团队提出的多平面瓣环测量技术、复旦大学附属中山医院葛均波院士团队提出的小球囊测量方法、浙江大学医学院附属第二医院王建安教授团队提出的序贯球囊测量策略、四川大学华西医院陈茂教授团队提出的 Optimal Reshaping 优化测量技术、北京安贞医院孟旭教授和张海波教授提出的 TAVI 手术有效瓣环径和有效瓣口面积理念，均为我国 TAVI 技术的发展做出了实质性贡献。

以 Sapien3、Evolout R、Centera 等为代表的新一代介入瓣膜主要针对早期介入瓣膜的缺陷进行了改进，以较低瓣周漏发生率、可回收、小输送系统及自动定位为主要特点。目前认为拥有上述两个特点的新型介入瓣膜可归类为第二代介入瓣膜。在第二代瓣膜的研发中，我国已逐步追上世界脚步，由苏州杰成公司研发的 J Valve 瓣膜、上海微创研发的 VitaFlow II、杭州启明研发的 VenusAplus 瓣膜等新一代瓣膜已相继完成首例患者置入。

Venus A 瓣膜是我国第一个上市 TAVI 瓣膜，经股动脉途径置入，截至 2019 年 10 月份国内共有 142 家中心累计开展 Venus A 手术超过 2000 例。其中，手术例数大于

20 例的有 19 家中心，10～20 例的有 16 个中心，少于 10 例的有 107 个中心，2012 年开始的旨在评价 VenusA-Valve 治疗重度主动脉瓣狭窄安全性和有效性的前瞻性多中心观察性研究，对 TAVI 患者进行了 5 年随访，结果表明 5 年全因死亡率为 20.8%，心血管死亡率为 15.8%，年龄 >85 岁风险比为 1.47[95% CI（1.12～2.00），P=0.007]，STS>8% 岁风险比为 1.56[95% CI（1.21～2.01），P=0.033]。2019 年 3 月 29 日，在北京召开的中国介入心脏病学大会（CIT2019）上，高润霖院士报告了该研究 5 年随访结果，出现重度支架瓣膜狭窄或重度反流为 0，中度流速增快或中度反流小于 10%。

Venus-A plus 杭州启明医疗公司研发的二代介入性主动脉瓣膜系统，具有可回收功能。Venus-A plus 瓣膜支架同 Venus-A。Venus-A plus 输送系统为可回收，在结构上通过创新性的鞘管设计实现瓣膜释放可回收功能。输送系统使用 19F 引导鞘管。Venus-A pilot 在可回收功能基础上，增加了可调弯功能，以保证瓣膜释放时的同轴性。启明公司 Venibri Valve 为世界首个预装瓣膜，使得瓣膜可以在导管室随取随用，对于急危重症患者节省宝贵时间抢救生命。

VitaFlow Ⅱ是上海微创医疗器械有限公司研发的二代介入性主动脉瓣膜系统，具有可回收及防瓣周漏功能，属于二代介入性主动脉瓣。VitaFlow Ⅱ瓣膜支架同一代的 VitaFlow。VitaFlow Ⅱ输送系统为可回收，在结构上通过创新性的鞘管设计实现瓣膜释放可回收功能，即再次定位重新释放。输送系统的内外管设计具有增强结构，在保证释放的稳定性和准确性的同时实现了多向弯曲功能，从而降低对血管的损伤，减少血管并发症的概率。针对中国老年患者股动脉较细的特点，设置内联导管鞘，实现一体化穿刺功能，减少输送系统对血管损伤（相当于 16～18F 鞘）。

J Valve 瓣膜为自膨胀镍钛支架，支架外围有灵活的 3 个固定键钢圈，与 Jena Valve 不同的是，Jena Valve 固定键和镍钛支架是焊接连接，而 J-valve 固定键和镍钛支架之间用细绳活动连接，这样有利于释放时固定键能在窦底活动，更好地贴合在主动脉窦底。其输送系统为 18-22Fr，具有可调弯功能。瓣膜释放顺序与 Jena Valve 类似。TF - J-valve 为 J-valve 的经股动脉版，瓣膜设计基本同 J-valve。TF - J-valve 探索性临床试验主要在加拿大进行，目前证实了技术可行性。

（三）TAVI 手术急性并发症和心脏团队协作理念

TAVI 手术为高龄和外科常规高危手术，因此术中梗死风险和难度仍然比较大，需要做好术中各种应急预案，包括最危险的心脏破裂等紧急状态。与之相比，冠脉支架术中转为急诊外科手术概率类似，但是其危险率远低于 TAVI 的术中并发症。支架术中紧急状态风险为 0.2%～0.6%，死亡率 1%～20%，但是 2017 年欧洲 79 个中心注册研究的 27 760 例 TAVI 结果显示外科急诊手术概率 0.76%，3d、围术期、1 年的死亡率 34.6%、46%、78%。需要紧急心脏手术的患者平均年龄为 82.4 岁，67.5% 为女性，Logistic EuroSCORE 评分为 17.1%，STS 评分为 5.8%。分析显示，TAVI 期间紧急心脏手术的发生率由 2013 年的 1.07% 降低至 2014 年的 0.70%，此后保持稳定。

TAVI 期间紧急心脏手术最常见的原因是导丝导致的左心室穿孔（28.3%）和瓣环破裂（21.2%）。TAVI 期间需要紧急心脏手术的患者术后 72h 内死亡率高达 34.6%，这些患者的院内总死亡率为 46.0%，瓣环破裂患者死亡率最高（62%）。分析显示，紧急心脏手术后院内死亡的独立预测因子包括：年龄 >85 岁（OR=1.87，P=0.044）、瓣环破裂（OR=1.96，P=0.060），即刻紧急心脏手术（OR=3.12，P=0.037）。在紧急心脏手术的患者中，住院期间存活了 114 例，后者的 1 年生存率仅为 40.4％。

另外，TAVI 的并发症通常发生更危急、更快，更难以预测。特别是 TAVI 即将推广到低危患者，这时这些低危风险患者的安全性更加重要。而心脏内外科团队的协作可以更好地保障患者的安全。

TAVI 对医疗最大的贡献恐怕不是手术技术本身或者临床效果，而是产生了一个独特的医疗文化现象。医疗学科之间的壁垒首次被以多学科协作应对一种疾病状态所取代。就像 Cribier 教授在其回顾 TAVI 手术 20 周年文章中指出的那样，TAVI 手术技术的开展首次开创了心脏内外科医师团结协作的模式，单独心脏内科或者外科医师都难以完成 TAVI 手术的所有涉及环节，但是两者团结协作则可以取长补短优势互补，对这些长开胸手术高危的老年患者提供更安全有效的治疗措施。因此在欧美很多国家和地区，心脏团队都签字认可的 TAVI 手术医保才能报销。从 2012 年欧洲心脏病学会 / 欧洲心胸外科学会（ESC/EACTS）心脏瓣膜疾病管理指南指出：TAVI 可考虑应用于外科手术高危的重度症状性主动脉瓣狭窄患者，但需要一个"心脏团队"的综合分析评估与团队协作（Ⅱa，B）。

2014 年最新公布的美国心脏协会 / 美国心脏病学会（AHA/ACC）心脏瓣膜疾病指南也给予了一致的推荐。

美国胸心外科学会（AATS）联合美国心脏病学会（ACC）、心血管血管造影和介入学会（SCAI）及胸外科医师学会（STS）发表最新版《2018 AATS/ACC/SCAI/STS 经导管主动脉瓣置换术操作要求和机构经营规范的专家共识》。新的共识指出，为保证 TAVI 手术的安全有效性，现有的 TAVI 手术应在符合以下条件的中心进行，以用于持续认证：每年至少做 50 例 TAVI 术（或 2 年 100 例），以及至少 30 例外科主动脉瓣置换（或 2 年 60 例）。所制定的标准还包括在有限的时间内处理发病率、死亡率和生活质量的各种质量指标要求及进行质量评估 / 改进计划等。共识还指出，TAVI 术者作为多学科团队的成员之一，应在其职业生涯中至少参加过 100 例经股动脉 TAVI 术，其中至少 50 例是担任主要术者。TAVI 团队的外科医师应该在职业生涯中至少进行过 100 例外科主动脉瓣置换术，或者在 TAVI 计划开始前一年中至少进行过 20 例（2 年 50 例）。

专家共识委员会的共同主席之一 Carl Tommaso 医学博士评论，虽然目前仍存在一些问题，但我们正在提高质量，希望该共识能提供一个框架，即 TAVI 手术质量将用于定义和评估界定能否安全进行手术的中心。他同时指出，在过去的 6 年中，有越来越多的中心开展了 TAVI 术，适应证也在扩大到外科低危的老年患者，因此这是重新定义 TAVI 建议的时机。

有研究表明，在 1 年内执行更多 TAVI 手术的医院术后不良事件较少，医院积累的 TAVI 经验与术后结局改善有关。2018 年《美国医学会杂志：心脏病学》（*JAMA Cardiol*）在线发表了一项观察性队列研究，从美国医疗保险中纳入了 2011～2016 年 438 家医院进行的 60 538 例 TAVI 手术，平均年龄为 82.3 岁。外科换瓣量高（年平均量≥97 例 / 年）的医院更有可能早期采用 TAVI，并且 TAVI 量随时间的增长更快（外科换瓣量高的医院对外科换瓣量低的医院的平均TAVI量：第1年，32对19；第2年，48对28；第3年，82对38；第4年，118对54；$P < 0.001$）。结合分析医院TAVI和外科换瓣量时，在高TAVI量医院治疗的患者TAVI术后30d死亡率较低［高TAVI和低外科换瓣对低TAVI和低外科换瓣：比值比（OR），0.85；95％置信区间（CI），0.72～0.99；高TAVI和高外科换瓣对低TAVI和高外科换瓣：OR，0.81；95％CI，0.69～0.95］，当医院也具有高外科换瓣量时，其效果更明显。高外科换瓣量和高TAVI量的医院治疗的患者30d死亡率最低（对低外科换瓣量和TAVI量的医院：OR，0.77；95％CI，0.66～0.89）。研究结论表明，外科换瓣量高的医院最有可能快速开展更多的TAVI。高TAVI累积量与TAVI后较低的死亡率相关，特别是当医院的外科换瓣量较高时。外科换瓣和TAVI病例数均高的医院可能会获得最佳结局，这肯定了医院手术经验的重要性。

（四）低危患者TAVI的适应证

美国国家统计中心从2008～2017年维护的多重死亡原因分析数据显示，自2013年以来，美国老年人口由于主动脉狭窄导致的死亡率呈下降趋势，而TAVI手术的数量从2012年的4627例增加到2016年的近35 000例，从而推测观察到的死亡率趋势可能与TAVI相关。

2019年3月17日，美国心脏病学会（ACC）年会上针对低危主动脉瓣狭窄患者的临床研究——PARTNER 3和EVOLUT等研究结果的发布标志着重度主动脉瓣狭窄的TAVI时代全面来临。美国纽约哥伦比亚大学医学中心的Martin Leon在会议上正式发布PARTNER3的研究结果：对于低危的重度主动脉瓣狭窄患者，接受爱德华球扩TAVI瓣膜植入的患者1年期死亡、梗死、再住院的复合终点事件发生率显著低于接受外科手术者。研究纳入来自71个中心的1000名患者，平均年龄为73岁，平均STS评分为1.9％。研究的主要终点为复合终点，包括了1年的死亡、梗死、再住院事件率，研究结果显示TAVI组患者的主要终点事件率显著低于手术组（8.5％ vs. 15.1％）。TAVI组患者的30d梗死率（0.6％ vs. 2.4％）、梗死或死亡事件率（1.0％ vs. 3.3％）、新发房颤率（5.0％ vs. 39.5％）均显著低于手术组。此外，TAVI组患者平均住院时间更短（3d vs. 7d），30d不良预后结局（死亡或KCCQ评分低）风险也更低（3.9％ vs. 30.6％）。主要血管并发症、永久性起搏器置入、中或重度瓣周漏发生率两组之间无差异。

2019年低危TAVI手术和外科手术比较的PARTNER 3和EVOLUTE研究。见图1-33。

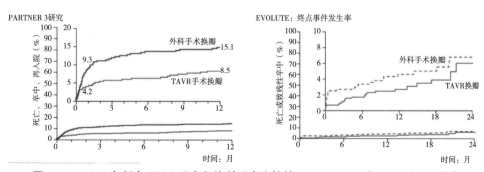

图1-33 2019年低危TAVI手术和外科手术比较的PARTNER 3和EVOLUTE研究

Evolut研究共纳入1468例接受美敦力自膨TAVI瓣膜患者,其中有1403例患者接受了TAVI或外科手术,平均年龄74岁,主要研究终点为24个月的死亡或致残性梗死的复合事件。TAVI组的24个月主要终点事件发生率为5.3%,外科手术组则为6.7%。TAVI组的30d致残性梗死发生率(0.5% vs.1.7%)、出血并发症(2.4% vs.7.5%)、急性肾损伤(0.9% vs.2.8%)、心房颤动(7.7% vs.35.4%)发生率均显著低于外科手术组,但中度或重度瓣周漏(3.5% vs.0.5%)、永久起搏器置入率(17.4% vs.6.1%)则高于外科手术组。1年时,TAVI组的死亡率为0.4%,而手术组为1.2%(无显著性)。TAVI组的全因死亡率和致残性梗死发生率较低(但在统计学上无显著性)(2.9% vs 4.6%),致残性梗死明显减少(0.8% vs 2.4%),心力衰竭住院治疗显著减少(3.2% vs 6.5%)。此外,TAVI组患者在12个月时,跨主动脉瓣压差较低(8.6 mmHg vs. 11.2mmHg),有效瓣膜口面积较大($2.3cm^2$ vs. $2.0cm^2$)。尽管TAVI手术后瓣周漏反流比例较高,但只有22%患者接受了第三代瓣膜,其增加了裙边以减少瓣周漏,因此随着该装置使用率增加,反流率应会降低。

目前美国每年约有60 000例TAVI手术。如果中等风险的患者完全进行TAVI,这可能会增加到75 000人次;如果扩展到低风险,则会增加到100 000人次或更多。葛均波院士对TAVI未来发展趋势进行预测,他指出TAVI的终极目标是all comers TAVI(全患群TAVI),就是无论何种危险程度,无论什么样解剖,甚至是无论什么年龄,只要是需要干预的主动脉瓣病变,都可以做TAVI。

(五)无症状严重主动脉瓣狭窄患者早期手术有效性研究

早期TAVI手术的概念涉及两个人群,一是无症状的重度主动脉瓣狭窄,二是合并心力衰竭的中度主动脉瓣狭窄。无症状性主动脉瓣狭窄猝死率可达为(1%~2%)/年,进行早期干预可能获益。

韩国一项研究(新英格兰杂志发表),随机将145名无症状严重主动脉瓣狭窄患者分为早期手术组或非手术治疗组。主要终点是手术期间或术后30d内死亡或整个随访期间心血管原因引起的死亡;主要次要终点为随访期间的全因死亡。在早期手术组中,随机分组后2个月内73例患者中有69例(95%)接受了手术,无手术死亡。意向性治疗分析显示,主要终点事件:早期手术组1例(占1%),非手术治疗组11例(占15%)(HR:0.09;95% CI:0.01~0.67;P=0.003)。全因死亡:早期手术组5例(占7%),非手术治疗组15例(占21%)(HR:0.33;95% CI:0.12~0.90)。在非手术治疗组中,猝死的累积发生率在4年时为4%,在8年时为14%。研究表明,在无症状严重主动脉瓣狭窄患者中,接受早期主动脉瓣膜置换术的患者随访期间的手术死亡或CVD死亡复合事件的发生率显著低于接受非手术治疗的患者。

2016年JACC的荟萃分析纳入4项比较无症状重度主动脉瓣狭窄患者进行瓣膜置换及观察策略预后的研究,结果提示单纯药物治疗组全因死亡率较早期瓣膜置换高3.5倍。而运动负荷试验阳性无症状患者,单纯药物治疗组全因死亡率较早期瓣膜置换高6.5倍,早期瓣膜置换可大幅度降低心原性死亡风险(OR:0.18,95% CI: 0.03,1.01)。无症状重度主动脉瓣狭窄患者的人群占所有重度主动脉瓣狭窄比例为40%~50%,因此,当我们拥有了相较外科手术创伤更小安全性更高的TAVI后,更积极地对主动脉瓣狭窄进行有效干预是一个非常重要的课题。

正在进行的 EARLY TAVI 研究计划将无症状重度主动脉瓣狭窄（AS）同时负荷试验阴性患者随机纳入药物治疗及早期 TAVI 治疗，主要终点为 2 年全因死亡、卒中及反复住院复合终点。研究表明，心力衰竭患者，即使合并了中度的 AS 后，其死亡率急剧上升，如果能安全地对 AS 进行干预，将也可能改善患者的预后。TAVI-UNLOAD 研究计划纳入 600 例优化药物治疗后仍存在心力衰竭（LVEF ＜ 50% 或 NYHA ≥ 2 级）同时合并中度 AS 患者，将其随机进行 TAVI 或药物治疗，主要终点与 EARLY-TAVI 基本类似。相信这些研究数据的公布能为 TAVI 适应证的拓展带来证据。

患有重度主动脉瓣狭窄的患者在多种情况下可能重复入院。

2018 年美国杜克大学医学院的 Sreekanth Vemulapalli 研究，评估了经导管主动脉瓣置换术（TAVI）对重度主动脉瓣狭窄患者入院的影响。15 324 名来自美国 328 家医保定点中心的 TAVI 患者，中位年龄为 84 岁，中位 STS 评分为 7.0，61.1% 的患者通过经股动脉入路接受 TAVI 治疗。与 TAVI 前相比，TAVI 后心力衰竭入院率和住院天数减少（比率分别为 0.87 和 0.95；所有人均 $P ＜ 0.01$）。然而，全因、非心血管和出血入院率和住院天数增加（所有人均 $P ＜ 0.01$）。在左心室射血分数 ＜ 30% 的患者中，TAVI 后入院率减少最多。在所有 TAVI 患者和 1 年幸存者中，TAVI 后平均成本降低（比率分别为：0.95，$P ＜ 0.01$；0.90，$P ＜ 0.01$）。

TAVI 术后住院的最常见原因是心力衰竭，术后 1 年的心力衰竭再次住院率 14.2%。TAVI 后住院频率持续较高，显示主动脉瓣狭窄的缓解并不能阻止许多患者发生心力衰竭。他认为这一发现支持即使在高风险患者中，在发生广泛的心脏损伤之前，应重新审视是否进行早期 TAVI。

研究者分析了美国胸外科医师学会（STS）/ 美国心脏病学会经导管瓣膜治疗（TVT）登记表中 2011 ～ 2016 年 TAVI 相关数据，纳入 40 042 例 TAVI 患者，将其分为择期 TAVI 组（36 090 例，90.1%）和急诊 TAVI 组（3952 例，9.9%）。主要终点是院内、30d、1 年的全因死亡率，次要终点包括器械成功率、急性肾损伤（AKI）、严重或危及生命的出血及多种心血管结局。

（六）TAVI "瓣中瓣"技术的应用

对于二次开胸手术高危的主动脉瓣生物瓣膜毁损的患者，TAVI 手术提供了一种安全有效的方式，在原有毁损生物瓣内植入介入瓣膜，即"瓣中瓣"技术。

PARTNER Ⅱ Valve in Valve 研究结果表明在高风险的患者，对生物瓣膜毁损的患者行 TAVI 手术具有较低的死亡率和并发症发生率，且在术后 1 年的血流动力学，功能和生活质量的改善有明显效果。

可见对于外科换瓣术后生物瓣膜退化的外科高危患者，TAVI "瓣中瓣"也是一种合理的治疗选择。常见的外科生物瓣种类和可以瓣环打断的类型。见图 1-34。

但由于既往已行外科换瓣的患者体内存在一种生物瓣膜，因此，在行 TAVI 手术时历来被认为存在瓣膜大小型号不匹配、限制了 TAVI 人工瓣膜的充分扩张进而减少了瓣膜的最大瓣口面积。

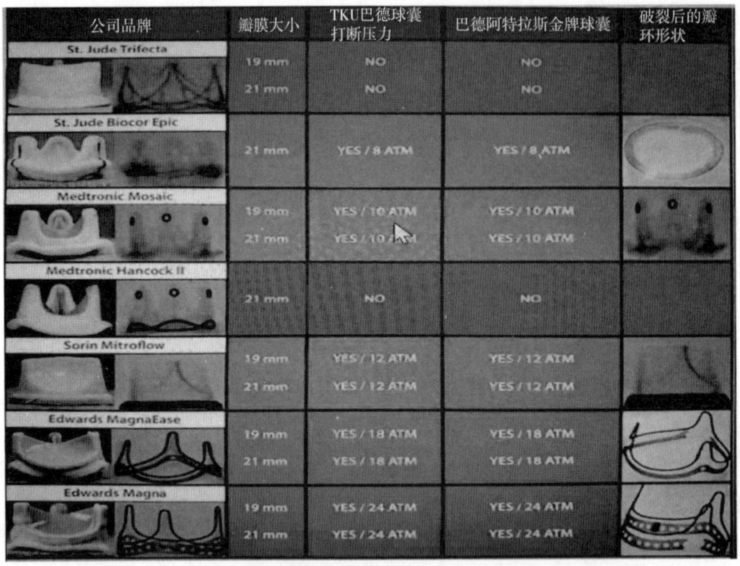

公司品牌	瓣膜大小	TKU巴德球囊打断压力	巴德阿特拉斯金牌球囊	破裂后的瓣环形状
St. Jude Trifecta	19 mm 21 mm	NO NO	NO NO	
St. Jude Biocor Epic	21 mm	YES / 8 ATM	YES / 8 ATM	
Medtronic Mosaic	19 mm 21 mm	YES / 10 ATM YES / 10 ATM	YES / 10 ATM YES / 10 ATM	
Medtronic Hancock II	21 mm	NO	NO	
Sorin Mitroflow	19 mm 21 mm	YES / 12 ATM YES / 12 ATM	YES / 12 ATM YES / 12 ATM	
Edwards MagnaEase	19 mm 21 mm	YES / 18 ATM YES / 18 ATM	YES / 18 ATM YES / 18 ATM	
Edwards Magna	19 mm 21 mm	YES / 24 ATM YES / 24 ATM	YES / 24 ATM YES / 24 ATM	

图 1-34　常见的外科生物瓣种类和可以瓣环打断的类型

通过“生物瓣膜断裂”方法可改进这些缺陷，即在 TAVI 置入人工主动脉瓣膜前或后使用非顺应性瓣膜成形球囊定位在生物瓣膜框架内，给予高压充气以断裂外科缝合环，从而达到更大的瓣口面积，降低跨瓣压差，并在临床中应用证实了该项方法，但是对于冠脉阻塞及主动脉根部损伤高风险的患者，该项方法的安全性仍有待探究。对于使用具有保护冠脉功能的 J Valve 等瓣膜则会更安全。

二尖瓣生物瓣毁损也可以在有经验中心利用主动脉瓣 TAVI 瓣膜进行，国外多应用爱德华 Sapien 瓣膜，经心尖和股静脉途径进行。其中经心尖途径短，定位简单，瓣膜植入同轴性好，效果最佳。

2019 年孟旭教授、张海波教授团队创新国产 J Valve 瓣膜经心尖途径完成二尖瓣生物瓣的瓣中瓣技术，并成功在多中心进行推广。

第二节　缺血性心脏病

一、冠状动脉解剖

冠状动脉有左、右两大支，正常左冠状动脉开口于主动脉根部左后方的左冠窦，右冠状动脉开口于右前方的右冠窦。根据左、右冠状动脉在心脏膈面供应的范围，将冠状循环分为右优势型、均衡型和左优势型（图 1-35，图 1-36）。

（一）左冠状动脉

1. *左主干*（left main，LM）　由主动脉左冠窦发出后，横向走行，长约数毫米至 2 ～ 3cm，在左心耳下方绕过肺动脉，抵达前室间沟，下行延续为左前降支（left anterior descending branch，LAD），在肺动脉后方，由左主干垂直分出左旋支（left circumflex branch，LCX）。

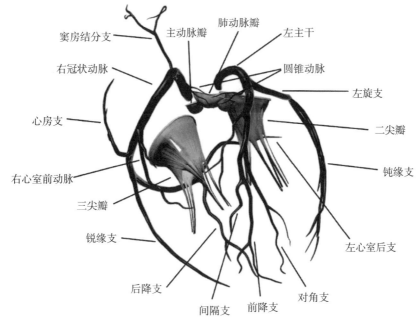

图 1-35 冠状动脉各分支关系

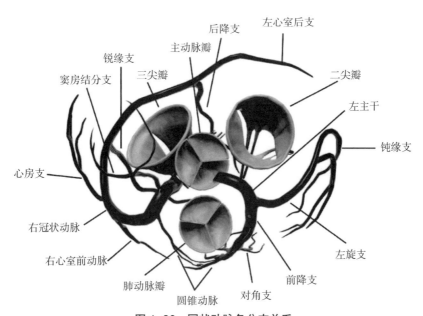

图 1-36 冠状动脉各分支关系

2. 左前降支（LAD） 沿前室间沟下行，绕过心尖切迹终于后室间沟下 1/3 部，与后降支吻合。LAD 有二个主要分支：前室间隔支和对角支。前室间隔支多为 LAD 垂直分出的一系列分支，可与后室间隔支形成侧支循环，是最常见的侧支循环。对角支可为一支或数支，走行在左心室游离壁，第一支可起源于 LAD 和 LCX 分叉部或 LM 远端，又称中间支。前降支供应左心室前壁、心尖、侧壁、右心室前壁一小部分、室间隔前 2/3 及左心室前乳头肌血液。

3. **左旋支（LCX）** 沿冠状沟向左行，绕过心左缘至心膈面，多在心脏的左缘和后室间沟之间分支而终，发出左心室后支分布于膈面。旋支的分支。

（1）钝缘支：是旋支主干的延续，分布于左心室侧壁。

（2）窦房结动脉：近40%的人起于旋支的近侧段，沿左心房前壁Bachmann心房束，向上向右分布于窦房结。

（3）房室结动脉：近10%的人起于旋支，分布于房室结。

（4）后降支（posterior descending artery，PDA）：旋支主干沿左心房室沟直到左心室后侧面离开房室沟在膈面走行，称后室间支或后降支。

（二）右冠状动脉

1. **右冠状动脉（right coronary artery，RCA）主干** 由主动脉右冠窦发出后，在右心耳和肺动脉根部之间入冠状沟，向右行绕过心右缘经冠状沟后部至房室交点处分为后降支和左心室后支。

2. **右冠状动脉分支**

（1）圆锥动脉：为RCA向右心室壁发出的第一个分支，向前、向上围绕肺动脉，与前室间支的相应分支吻合，该吻合为左、右冠脉间重要的侧支循环。

（2）窦房结动脉：近60%的人起于RCA近侧端，向后、向上，沿右心房外缘到窦房结。

（3）右心室动脉：有多支分布到右心室，其中最大的一支沿右心室边缘走行称锐缘支。

（4）房室结动脉：约90%左右的人在房室交点处起于RCA主干或其分支，起始处右冠状动脉多呈U形弯曲，供应房室结和房室束的近侧部。

（5）后降支（PDA）：为RCA沿右心房室沟向左行走至后室间沟处分出，走行在后室间沟中，沿途向心肌中垂直分出许多前室间隔支，支配后部1/3的室间隔。

二、冠心病

（一）病理生理

冠状动脉粥样硬化性心脏病，简称冠心病（coronary artery disease，CAD），是由于冠状动脉粥样硬化造成管腔狭窄或阻塞，心肌灌注不能适应代谢需要，导致氧供给和需求失去平衡而形成的冠状动脉缺血性心脏病。缺血心肌可表现为收缩、舒张功能下降，正常供血心肌运动代偿性增强。当左心室心肌受累达到20%～25%时可出现血流动力学变化，到40%以上时则可导致心源性休克。大多数心肌可耐受0.5～2h的缺血，超过6～8h，则出现大多数细胞的死亡。

其中，弥漫性冠状动脉病变（diffuse coronary artery disease，DCAD）是冠状动脉粥样硬化的一种特殊表现形式，占冠心病患者总人数的12%～30%，好发于左前降支，其次为右冠状动脉，再者为回旋支。SYNTAX评分显示病变的冠状动脉病变长度占对应冠脉节段的75%以上，可诊断为冠状动脉弥漫性病变。

冠状动脉粥样硬化主要侵犯冠状动脉主干及其近端大分支，病变多呈节段性。一般根据冠脉管腔狭窄程度分为 4 级：管腔直径减小＜ 25% 者为Ⅰ级；25%～ 50% 为Ⅱ级；50%～ 75% 为Ⅲ级；＞ 75% 为Ⅳ级。狭窄达Ⅲ级以上则出现明显的临床症状。

（二）流行病学

Lancet 资料显示，我国冠心病死亡因素从 1990 年第 7 位跃升为 2010 年第 2 位。在世界卫生组织 2016 年公布的全球十大死亡原因排名中，缺血性心脏病高居第 1 位。《中国心血管病报告》（2018）指出城市地区 15 岁及以上人口冠心病的患病率为 12.3‰，农村地区为 8.1‰，城乡合计为 10.2‰，60 岁以上人群冠心病患病率为 27.8‰。《中国卫生和计划生育统计年鉴》（2019）显示，2018 年中国城市和农村居民冠心病死亡率继续 2012 年以来的上升趋势，2018 年中国城市居民冠心病死亡率为 120.18/10 万，农村居民为 128.24/10 万，总体上看男性仍然高于女性，农村地区高于城市地区。

（三）诊断要点

1. **症状** 轻度临床上可不呈现症状，病变较重时可出现心前区刺痛且向左肩背或左臂放射的心绞痛症状，亦可伴有胸闷、气短、心慌、大汗等表现；左心室心肌梗死面积超过 40% 以上则不能维持最低心排血量，出现心源性休克。

2. **心电图** 静息心电图 ST 段压低说明心肌缺血，弓背升高则揭示心肌急性损害，多在心肌梗死时出现。心电图负荷试验是确定心肌缺血的重要手段，其阳性结果提示冠心病：运动中出现心绞痛或者血压下降；ST 段下降 ≥ 0.5mV，或原有 ST 段下降基础上压低＞ 1mm。

3. **超声心动图** 主要用于估测左心室功能及是否有室壁运动异常，同时也用于鉴别瓣膜功能状态，室壁瘤室间隔穿孔等心肌梗死后并发症的存在。

4. **放射性核素检查** 主要用于手术前对于心肌活力的评价、判断预后、术后随访心肌血流灌注、功能和代谢恢复等的检测。

5. **冠状动脉 CT 造影**（coronary computed tomography angiography，CCTA） 可提供自身冠脉血管和移植血管的高质量图像，应用广泛，但在心律失常、冠状动脉钙化严重或者血管细小时成像质量受限。肾功能不全，造影剂过敏者禁用。

6. **心血管磁共振成像**（coronary magnetic resonance imaging，CMRI） 能观察到冠状动脉的近端，但特异性与敏感性不如 CCTA，其优势主要在于：无须注射造影剂；无射线；受冠状动脉钙化和心律失常的影响较小。

7. **冠状动脉造影**（coronary angiography，CAG） 明确诊断的最可靠方法，可准确了解冠状动脉狭窄及阻塞部位、程度、范围、病变远端冠脉血流通畅情况和侧支循环情况。

8. **血管内超声**（intravenous ultrasound，IVUS） 可以对斑块的性质做出判断，其测得的心肌血流储备分数（fractional flow reserve，FFR）是判断冠脉狭窄生理功能的特异性指标。

9. **实验室检查** 主要是急性心肌梗死早期的心肌酶检查，包括肌酸肌酶（creatine kinase，CK）及其同工酶（CK-MB）、乳酸脱氢酶（lactic dehydrogenase，LDH）等。肌钙蛋白（cTn）是心肌特异性蛋白，在急性心肌梗死诊断中特异性更强。

（四）手术指征

冠状动脉旁路移植术（coronary artery bypass graft，CABG）是治疗冠心病的重要手段，以下是其主要手术指征。

（1）左主干管径狭窄≥50%。

（2）三支主要冠状动脉狭窄≥70%，或左前降支近端狭窄≥70%伴随另一支主要冠状动脉狭窄≥70%。

（3）两支主要冠状动脉狭窄≥70%伴随有广泛的心肌缺血或靶血管的大面积有活力心肌供血。

（4）中度左心室收缩功能障碍（EF：35%～50%），多支血管或左前降支近端狭窄≥70%，需要再血管化的区域存在有活力的心肌。

（5）左前降支近端狭窄≥70%和广泛缺血，使用左侧乳内动脉作为移植血管。

（6）复杂的三支血管病变（如 SYNTAX 评分＞22 分），伴随或不伴随左前降支近端病变，是绝对手术适应证。

（7）多支血管病变合并糖尿病，特别是应用左侧乳内动脉吻合至前降支。

（8）一支或多支冠状动脉狭窄≥70%并存在难以忍受心绞痛，内科治疗无效或存在药物禁忌证。

急诊 CABG 手术指征：

（1）急性心肌梗死患者并且经皮冠状动脉介入治疗（percutaneous coronary intervention，PCI）失败或不能实施，出现静息状态下心肌大面积持续缺血和（或）血流动力学不稳定。

（2）实施急性心肌梗死并发症（如室间隔穿孔、二尖瓣关闭不全和心室游离壁破裂）的外科治疗。

（3）发生心源性休克且适合行 CABG。

（4）左主干狭窄≥50%或三支血管病变，合并出现缺血导致的致命室性心律失常。

（5）多支血管病变，如果有反复发作的心绞痛后心肌梗死最初 48h 内有 ST 段抬高型心肌梗死的出现。

（6）PCI 失败并出现进行性心肌缺血，或可能的血管阻塞引起大面积心肌供血。

（7）PCI 失败合并血流动力学紊乱，但无凝血功能障碍和既往开胸手术史。

（8）PCI 失败需要取出冠状动脉重要位置异物。

（五）术前准备注意要点

（1）详细了解病史，认真阅读冠脉造影，制订手术方案。

（2）术前应停用波立维、替格瑞洛等抗凝药至少 5d，停用普拉格雷至少 1 周。如急诊手术停用波立维或替格瑞洛至少 24h。

（3）药物治疗：应用 β 受体阻滞药控制心率血压；口服硝酸酯类药物扩张冠脉，对于口服效果不佳，应静脉滴注硝酸酯类药物如硝酸甘油；如无禁忌证，他汀类降脂药应用至术前；心功能不全的患者应行强心利尿治疗；控制血压、血糖。

（4）术前戒烟，进行呼吸功能检查，并查血气分析，对于肺功能差或二氧化碳分压高的患者，进行呼吸功能锻炼。

（5）合理处理术前贫血，血细胞比容＜30%时输血。

（6）术前应行血常规、肝肾功能、凝血功能、免疫等化验；行心脏、乳内动脉、颈动脉、椎动脉、双股动脉、以及双下肢深浅静脉超声检查。

（7）注意患者颈动脉杂音情况，结合颈动脉、椎动脉超声，必要时行脑血管造影、CT 或 MRI 等有关检查。①无症状单侧重度（＞70%）颈动脉狭窄患者，可先行 CABG 手术，待 CABG 手术 6～8 周后再行颈动脉内膜切除术（carotid endarterctomy，CEA）或颈动脉支架置入术（carotid artery stenting，CAS）；②慢性稳定型心绞痛合并有症状性颈动脉中度以上（＞50%）狭窄、双侧颈动脉重度狭窄及一侧颈动脉重度狭窄对侧颈动脉闭塞的患者，可先行颈动脉血管重建术，CEA 术后 1～2 周，CAS 术后 3～4 周行 CABG；③急性冠状动脉综合征合并有症状性颈动脉中度以上（＞50%）狭窄、双侧颈动脉重度狭窄及一侧颈动脉重度狭窄对侧颈动脉闭塞的患者，可以考虑行颈动脉和冠状动脉同期血管重建术。

（8）术前结合双下肢静脉超声，了解患者双下肢静脉是否充盈良好，有无静脉曲张。如患者年龄较轻（＜60 岁）准备应用桡动脉者应做 Allen 试验确定桡动脉是否可用。

（9）如病情不稳定可在术前行主动脉内球囊反搏（intra-aortic balloon pump，IABP）辅助。

（10）需要静脉应用肝素的患者（不稳定型心绞痛，左主干病变或应用 IABP），要在术前 4h 减除完毕，另外每早应复查血小板计数，警惕有肝素诱导性血小板减少。

（六）手术概要

1. **体外循环冠状动脉旁路移植术（on-pump CABG，ONCABG）和非体外循环冠状动脉旁路移植术（off-pump CABG，OPCABG）** 传统的 CABG（ONCABG）是在体外循环辅助下通过胸部正中开胸进行的，随着吻合技术的提高，手术并发症和死亡率明显降低，ONCABG 是一种公认有效的冠心病治疗方法。但是，体外循环可带来脑血管意外、急性肾功能不全和全身系统性炎症反应等问题，这使得 OPCABG 应运而生。OPCABG 因其出血少，避免主动脉阻断，术后恢复快等优势，作为治疗冠心病患者（特别是重症患者）较好的手术方式。随着各种显露技术及吻合、固定装置的不断更新发展，ONCABG 手术适应证同样适用于 OPCABG。OPCABG 术中需要建立体外循环的指征一般有以下几方面：①冠状动脉细小，病变严重或走行于心肌内；②无法在不影响血流稳定及不发生心律失常的情况下实现搬动心脏；③心脏极小，或者垂直走行；④用冠脉内分流器后，仍然存在无法控制的心律失常和心肌缺血；⑤冠脉套带和分流器无法控制的出血。

2. **血管移植物**

（1）乳内动脉：即胸廓内动脉，CABG 最常用的动脉血管，左侧乳内动脉移植左前降支是 CABG 桥血管选择的金标准，亦可与对角支和钝缘支吻合，右侧乳内动脉常作为左侧乳内动脉的补充使用。乳内动脉的优点：①口径与冠状动脉相近；②具有血流量生理调节效能；③内皮可产生前列腺素，有扩张血管和抗血小板聚积作用；④粥样硬化发生概率低，无内膜增生现象，10 年通畅率＞90%。乳内动脉缺点是左右两根长度有限，解剖游离费时且易损伤、出血，需要较高的吻合技术。双乳内动脉获取对于肥胖、糖尿病等患者可能会增加胸骨愈合不良风险。

（2）桡动脉：通常作为乳内动脉的补充，用于多支或完全动脉化的血运重建，相较于静脉桥血管，桡动脉桥血管可以改善中远期预后。桡动脉获取简便，长度能够达到所有区域，口径大，壁厚富有弹性，吻合方便。但和乳内动脉相比，其血管壁平滑肌层发达，容易发生痉挛。近 20 年研究结果越来越支持桡动脉的安全性和有效性，这种转变可能得益于"无接触"的获取技术、钙离子拮抗剂的使用和合理的靶血管选择。

（3）胃网膜右动脉：作为一种带蒂血管移植物，可根据生理需要调节血流量；与乳内动脉相比，中层以肌肉纤维为主，弹性纤维较少，由腹腔到胸腔行径较长，导致血流量受到一定影响。临床应用较少，5 年通畅率 85%～90%，应用指征主要为：二次手术时无合适的静脉血管桥可用；升主动脉严重钙化，为避免主动脉端吻合，可以使用乳内动脉联合胃网膜右动脉。

（4）其他动脉桥血管：包括腹壁下动脉、尺动脉和脾动脉等，临床应用少。

（5）大隐静脉：是最早且最常用的血管桥材料。相比于动脉桥，其优点主要为：长度足够；取材方便省时；口径大，管壁较坚韧，易于缝合。在行急诊 CABG 时，为缩短手术时间、抢救缺血心肌，一般采用大隐静脉桥。但是，大隐静脉桥 10 年通畅率在 50%～70%，不如乳内动脉。近年来，探索 No touch 技术获取大隐静脉意图减少操作对于血管的损伤，并保留血管蒂保留一些血管滋养保护作用，获取时间稍长，远期效果需要加强随访研究。

单根大隐静脉多吻合口序贯血管桥的优点在于主动脉根部吻合口少，可获得较高的静脉桥流量和流速，手术时间缩短。其缺点是静脉桥中任何一处吻合口的技术或病理上的异常会直接影响后续吻合口的灌注功能和效果。笔者认为，采用序贯血管吻合方法时，应尽可能对前降支采用单根血管独立建立血管旁路吻合，以确保治疗效果。

3. 微创技术

（1）小切口直视下 CABG 术：是指通过左前外、左胸骨旁或右前外开胸小切口，游离左侧或右侧乳内动脉，在心脏不停搏下完成乳内动脉与左前降支或右冠状动脉的吻合。不锯胸骨、小切口、不用体外循环和恢复周期短是该手术的优势，其劣势主要为学习曲线陡峭，需要专门器械。以下情况可以考虑此手术：单纯的前降支和（或）对角支病变；患者不适合正中开胸；高龄、主动脉硬化严重、肾功能不全和严重脑病等高危患者。手术远期效果良好，Contini 等对 513 例患者平均 23 个月的随访结果，98.6% 患者无症状存活。

（2）机器人或全内镜下 CABG 术：可以减小外科伤口和对患者的创伤。机器人还具有手术操作精细度高，效果确实的优点，目前多数只能完成乳内动脉到前降支的吻合，可以获取双侧乳内动脉，或者在使用乳内动脉或大隐静脉建立 Y 形血管桥完成对角支或者中间支的血管吻合，远期通畅率尚待进一步随访。

（七）围术期特殊情况处理

1. 术中主动脉严重钙化　OPCABG 可避免主动脉插管和阻断，对于主动脉严重钙化的患者，应尽量避免使用侧壁钳进行钳夹，而是选择在血管壁较为柔软部位进行打孔吻合，可使用易扣 (Enclose) 吻合法、Heartstring 吻合器等方式。吻合口位置可更换到无名动脉，或者应用双侧乳内动脉，或大隐静脉与乳内动脉行"Y"形连接后再行序贯式冠状动脉旁路移植术。

2. **术中血流动力学不稳定** ONCABG 过程中应做好心肌保护。OPCABG 过程中应轻柔搬动心脏，可通过心包牵引线、垫以疏松的干纱布、调整手术床及移动固定器位置等达到充分显露的目的。必要时给予血管活性药物、IABP、体外循环甚至体外膜肺（ECMO）辅助。

3. **桥血管取材意外** ①乳内动脉痉挛：纠正酸碱及电解质水平，给予血管扩张药物，罂粟碱溶液喷洒至乳内动脉表面等；②大隐静脉：为防止结扎线脱落，常规应用钛夹再次钳夹固定血管，如静脉桥血管局部增粗明显形成静脉瘤样改变，可应用 7-0 聚丙烯线往返缝合以消除瘤样扩张部分的管壁。

4. **术后出血及心脏压塞** 术中操作要认真、仔细、规范；根据 ACT 监测结果及时追加鱼精蛋白；避免血压过高；合理应用止血药物；保持引流管通畅；必要时开胸探查。

5. **术后低心排** 及时补充血容量；应用正性肌力药物；维持水、电解质平衡；充分供氧；适当应用扩血管药物。

6. **围术期心肌梗死** 轻者可继续观察和静脉输入硝酸甘油、肝素等治疗。如引起血压下降，应给予多巴胺等正性肌力药物，必要时加用 IABP，循环仍然不稳定的患者，可以考虑使用其他心脏机械辅助装置。必要时应积极开胸探查。

7. **术后心律失常** 与患者术前病变范围和程度、术中心肌保护、心功能状态、术后血容量、血气及电解质改变等有关，应尽早去除原因，并使用相应药物及其他治疗。

8. **术后胸、肺部并发症** ①气胸：肺压缩在 30% 以上、影响患者呼吸应行胸腔穿刺或胸腔闭式引流术。②胸腔积液：术后早期中等量以上积血，需行胸腔穿刺或闭式引流术；术后晚期出现积液，应用强心、利尿药物及补充胶体溶液，对严重呼吸困难的患者，可行胸腔穿刺抽液。③肺不张、肺炎：术后病情稳定后应尽早脱离呼吸机，鼓励患者有效咳嗽，定时翻身叩背，帮助患者排痰；肺炎患者应对痰液或支气管分泌物进行细菌培养，根据药敏结果选择敏感抗生素。

9. **肾衰竭** 严格限制液体的摄入量；预防高血钾，必要时透析治疗。

10. **脑血管意外** 首先保持呼吸道通畅，根据不同程度给予镇痛、镇静、脱水、激素、冬眠、降温和高压氧等治疗。

11. **切口感染** 诊断明确后应立即清创，其方法分为开放和闭式两种：①开放法即敞开胸骨，创面彻底清创，胸骨延迟闭合，每天换药；②闭式法即彻底清创，在清除脓性分泌物和坏死组织后将胸骨缝合固定，胸骨后放置双腔引流管，术后应用抗生素盐水持续冲洗 1～2 周，根据培养结果选择合适的抗生素，待引流液清澈、体温正常后停止冲洗，观察 1～3d 后再拔除引流管。

12. **心包切开综合征** 常选用水杨酸类药物和激素治疗。

三、室壁瘤

（一）病理生理

左心室室壁瘤是透壁性心肌梗死常见的并发症。室壁瘤的形成是由急性心肌梗死导致心室游离壁局部心肌缺血坏死，随即发生瘢痕愈合，经 4～6 周在心室腔内压力作用下，形成向外膨出的囊状瘤体。如不进行干预，将出现血栓栓塞、心力衰竭、室性心律失常、左心室破裂等并发症，预后极差。几乎所有室壁瘤患者的心脏都有不同程度的收缩和舒张功能障碍。心肌梗死后，梗死心肌丧失收缩功能。早期，通过左心室扩张增加前负荷、增加分泌肾上腺素及周围正常心肌的代偿等使左心室仍然可以维持正常的心排血量。根据 Laplace 定律，左心室扩张导致左心室壁张力增加，心肌耗氧量也会相应增加。同时，梗死区域的左心室会发生局部形态改变，心内膜曲度减少，梗死周边区域室壁应力增高，心肌耗氧量也随之增加。最终，由于氧代谢失衡，梗死区以远的正常心肌逐渐失代偿，出现左心室收缩功能障碍。在舒张功能方面，无论是周围心肌代偿性的肥厚还是梗死灶局部室壁硬度增加，都将影响心室的正常充盈，导致舒张功能下降，最终发展为心力衰竭。其特点是室壁明显变薄和形成明确纤维化的瘤样膨大区域，其形成过程常发生在心肌梗死后，典型的形成过程可分为早期扩张和晚期塑形两个病理阶段。

室壁瘤可分真性室壁瘤和假性室壁瘤，其病理上的区别为：假性室壁瘤通过小的破裂口与心腔相通，小破裂口有时仅几毫米，瘤壁为增厚的心包组织，真性室壁瘤为室壁伸展变薄，向外膨凸，瘤壁内应包含有心肌组织。

（二）流行病学

国外数据显示：在 15 000 例冠状动脉外科手术中，7.6% 存在室壁瘤。真性左心室室壁瘤 95% 以上来源于冠心病、心肌梗死，10%～30% 心肌梗死后的病例发生室壁瘤。随着对于急性心肌梗死治疗技术的改进，室壁瘤的发生率逐渐降低。

（三）诊断要点

（1）通常有明确的心肌梗死病史，可有胸闷、心悸、气促等左心衰竭症状，以及心绞痛、心律失常和活动耐量明显受限。

（2）心电图检查：存在 Q 波，大多数有 ST 段弓背向上抬高。心肌梗死后 ST 段抬高 3 个月具有诊断意义，可以作为初步筛选的手段。

（3）超声心动图检查：对心脏收缩功能和室壁瘤范围、大小及有无血栓均有较大的诊断意义。真性室壁瘤表现为：左心室局部膨出，心室壁变薄，回声增强，瘤颈口径较大，室壁无回声中断，瘤体呈矛盾运动。假性室壁瘤表现为：瘤颈口径较小，室壁回声中断，可见经瘤颈的高速血流。

（4）心脏磁共振检查：可以很好显示室壁瘤的大小、部位及有无血栓。

（5）核素扫描和正电子断层扫描（PET）：对于鉴别心肌梗死早期真性室壁瘤和功能可恢复的冬眠心肌有重要意义。

（6）冠状动脉和左心室造影：可以直接显示冠脉病变和室壁瘤的大小、部位及有无血栓，还可以显示左心室功能及瓣膜情况。

（四）手术指征

（1）伴有药物治疗无效的心绞痛、充血性心力衰竭及反复发作的恶性心律失常。

（2）伴有体循环栓塞。

（3）假性室壁瘤：急性假性室壁瘤或在急性心肌梗死 2～3 个月出现的破裂机会

较大，应尽早手术。

（五）禁忌证

（1）麻醉风险极高。

（2）室壁瘤占据左心室游离壁70%以上。

（3）慢性室壁瘤伴有广泛的心肌病变，心脏明显扩大，静息心脏指数＜2.0L/（min·m^2）。

（4）功能性室壁瘤，左心室腔无明显扩大。

（六）术前准备注意要点

由于室壁瘤基本均存在冠脉病变，所以术前应做好CABG的准备，术前评估、准备要点及围术期并发症的处理如上述。此外，还应注意以下方面。

（1）术前可疑左心室血栓，应给予肝素维持治疗。

（2）术前检查应强调左心室和冠状动脉造影检查，因为手术切除室壁瘤同时行冠状动脉旁路移植术有助于获得更好的远期疗效。

（3）顽固性室性心律失常患者要进行电生理检查。因为通常的室壁瘤切除手术不能消除室性心律失常，常需加行射频等治疗措施。

（4）对于病情较重，血流动力学不稳定患者，积极使用IABP辅助治疗。

（七）手术概要

外科手术是治疗室壁瘤的最有效方法，治疗的关键是心室减容和恢复左心室的正常形态。因此，左心室成形是室壁瘤手术治疗的关键步骤。手术方法大致可归纳为闭式折叠术，体外循环下标准修补术（Cooley术），几何重建术（Dor术式、Jatene术式、Cooley新术式）。

1. 闭式折叠术 该术式在非体外循环下进行，适用于瘤体在心脏表面跨度＜5cm的较局限性室壁瘤，而且要求术前心脏超声心动图及磁共振证实瘤体内无附壁血栓。该术式要求先行OPCABG，抬起心尖，根据室壁反常运动和周围心肌的收缩情况触诊判断室壁瘤的范围和基底位置，沿瘤壁与正常心肌组织的分界线平行左心室长轴加毡条行间断褥式缝合，同时拉紧缝线、打结，使瘤腔与左心室功能心腔隔离。

2. 体外循环下标准修补术（Cooley术） 对于瘤体较大或有附壁血栓者，可选择在体外循环辅助下，心脏不停搏切开室壁瘤行附壁血栓清除及室壁瘤修补术。该手术前完成CABG，沿室壁瘤长轴切开，探查并清除血栓，避免其脱落，探查瘤颈位置，如果瘤颈直径＜3cm，则用双头针带毡条线性缝合室壁瘤，如果室壁瘤颈部直径＞3cm，则在室壁瘤颈部先做内荷包缝合，稍收紧打结（通常留下直径2cm的交通口）。若环缩后左心室室壁瘤开口直径＜3cm，则用双头针带毡条直接线性缝合瘤壁。若开口直径巨大，则用相应尺寸人造血管片补片缝闭交通口，再以双头针带毡条连续往返缝合外层室壁瘤组织。

3. 几何重建术（Jatene术式） 该方法适用于巨大室壁瘤，且室壁瘤内口明显扩大，瘤体严重钙化或者同时伴有室间隔受累者。需要在体外循环的支持下进行，应用补片几何重建室壁瘤切除术后的左心室游离壁缺损，使扩张扭曲的左心室恢复到尚未扩张的大小和几何形态，使心肌恢复到原来的方向和位置。对瘤壁钙化明显难以修复的患者，应先剥除切口两侧 1 ～ 1.5cm 范围的心内膜钙化灶以利于缝合。对室间隔梗死区行瘢痕组织及血栓组织清除后，其表面会留有一粗糙面，容易再次形成血栓，采用心内补片法后可将该粗糙面排除在外。

4. 对于假性室壁瘤，因其易破裂，手术均应在体外循环心脏停搏下进行 周边组织结构的游离应该在阻断升主动脉后进行，以防止血栓栓塞。手术方式可因瘤颈大小和部位不同而不同：①对于慢性颈部狭小者，可直接闭合。②发生在下后壁和侧壁应采用切开补片修补术，以其残存的心肌和外膜组织包裹补片。③如发生在前尖壁，根据其几何结构可采用切开三明治式缝闭术，如果颈部较小，可直接以毡条在前尖壁切口前后进行三明治式连续缝合缝闭切口；颈部较大，或因同时切开真性室壁瘤，其颈部应先进行荷包缝合，可缩小颈口，再行三明治式缝合闭合切口。④如果心肌内形成夹层，在缝合时则要注意缝闭左心室心肌内的夹层。

（八）预后

室壁瘤的自然预后较差，单纯药物治疗的效果既差更不确切，无治疗者 5 年内死亡率达 47%，10 年生存率仅有 18%。室壁瘤手术同期行冠状动脉旁路移植术可以提高患者的远期生存率，室壁瘤切除联合乳内动脉和前降支旁路移植术患者 5 年生存率为 88%；大隐静脉和前降支吻合者 5 年生存率为 72%；前降支未旁路移植术者 5 年生存率为 65%。

四、心肌梗死后室间隔穿孔

（一）病理生理

室间隔穿孔可在急性心肌梗死后数小时到 2 周内发生，但大部分发生在急性心肌梗死后 2 ～ 4d。室间隔穿孔后，产生左向右分流，心室水平的分流导致肺循环血流量增加，体循环血流量减少，因而出现心力衰竭，严重者出现心源性休克、多器官功能衰竭。室间隔穿孔发生的部位、大小及形态与冠状动脉的罪犯血管关系密切。前降支完全闭塞导致的左心室前壁广泛坏死是前间隔穿孔的主要原因，后降支闭塞导致的下壁坏死是后间隔穿孔的主要因素。内科药物治疗，可短暂缓解病情，但大多数患者仍难免死于心力衰竭和并发症。因此，外科手术治疗仍然是目前唯一挽救患者生命的手段。

（二）流行病学

室间隔穿孔是冠心病急性心肌梗死的最严重的并发症之一，在急性心肌梗死患者中占 1% ～ 2%。急性前壁心肌梗死并发室间隔穿孔占所有心肌梗死后室间隔穿孔的70% 以上，下壁心肌梗死约占 29%；急性心肌梗死罪犯血管为前降支的占 64%，右冠状动脉占 28%；室间隔穿孔发生在心尖部占 66%，发生在肌部占 34%。

（三）诊断要点

（1）有明确的急性心肌梗死病史。

（2）急性心肌梗死后，在胸骨左缘 3 ～ 4 肋间或心尖区可闻及新出现的响亮的全收缩期杂音，随之有急性肺水肿、血压下降等心力衰竭及心源性休克症状。

（3）胸部 X 线检查有肺充血和左心增大的表现，有助于诊断，但是特异性差。

（4）超声心动图是诊断室间隔穿孔的金标准，能够发现室间隔穿孔的部位、穿孔的大小、室间隔水平左向右的分流量、心脏结构和功能的变化。

（5）右心导管检查或 Swan-Ganz 导管均可测得右心室和肺动脉血氧饱和度水平的增高。

（四）手术指征

急性心肌梗死并发室间隔穿孔自然预后极差，是外科手术的绝对指征。室间隔穿孔病情过程凶险，通常自然病程在 24h 内死亡率为 25%，2 周内死亡率约 65%，仅 5%～7% 的患者能够生存 1 年以上，在无绝对禁忌证情况下，均应手术治疗。

（五）术前准备注意要点

（1）超声心动图是明确诊断及确定病情的最重要手段，心导管或冠状动脉造影如病情不能耐受则非绝对必要。

（2）尽早建立包括 SwanGanz 导管等血流动力学在内的监护，必要时要早期应用 IABP 辅助；矫正心力衰竭和防止多器官功能的衰竭，为外科手术治疗创造条件。

（3）由于室间隔穿孔后，周围组织脆弱，而坏死组织需 12d 左右发生纤维化。早期手术修补困难，手术治疗在室间隔穿孔 2～3 周后，待心肌水肿消退，组织纤维化形成，从而便于室间隔穿孔的修补。

（4）穿孔后 48h 以内手术死亡率极高，达 71%，而 48h 后死亡率明显下降到 26%。因此对室间隔穿孔伴严重休克者应先行内科治疗，包括药物治疗及 IABP 和 ECMO 等，使患者能坚持到 48h 或更长时间以后再积极手术。室间隔缺损也有尝试先进行介入封堵，使得缺损明显减小从而有利于血流动力学的维持，为以后手术赢得时间。但药物治疗及机械辅助装置下，血流动力学仍不稳定者，应立即行急诊手术。

（5）术前用药主要以硝普钠和多巴胺扩血管和维持血压，可以减少左向右分流，提高心排血量。

（六）手术概要

（1）若室间隔穿孔较小，且穿孔附近心肌纤维组织致密，可采用双头针带垫片间断褥式缝合。

（2）若室间隔穿孔较大，同时穿孔附近心肌纤维组织尚牢固，可采用 4-0 prolene 线涤纶片连续缝合修补。

（3）若室间隔缺损较大，同时穿孔周围组织炎症及水肿严重，无法直接缝合，可采用双头针带涤毡片间断褥式缝合，在出针处用毡片条加固，将涤纶片缝于穿孔周围正常心肌组织至二尖瓣乳头肌根部和左心室壁的正常心肌组织，旷置室间隔穿孔和心肌梗死区域。

（七）预后

外科手术修补室间隔穿孔患者的 5 年存活率多在 80% 以上，10 年存活率近 50%。远期死亡原因多与再次心肌梗死、左心衰竭和冠状动脉病变进展有关。残余分流是术后重要的并发症之一，国外报道其发生率可高达 15%～20%，并与围术期死亡密切相关；对于较小的残余分流可密切观察，左向右分流量较大严重影响心脏功能者应再次行手术治疗。

五、合并二尖瓣关闭不全

（一）病理生理

缺血性二尖瓣关闭不全（ischemic mitral regurgitation，IMR）是一种因冠心病或缺血性心脏病所引起的二尖瓣关闭不全，表现为二尖瓣反流。IMR 可分为急性或慢性，急性二尖瓣关闭不全一般为乳头肌断裂导致机械功能障碍，慢性二尖瓣关闭不全源于心肌缺血、左心室扩张、瓣环相应扩张或在左心室重构中乳头肌异位而导致瓣膜对合不良。与先天性、风湿病等二尖瓣病变不同，IMR 其本身二尖瓣瓣叶结构正常，但瓣环和瓣下区域受冠状动脉供血不足所累及，出现结构和功能改变。因此 IMR 是一种心肌缺血所致的心室性疾病，而非瓣膜本身的病变。

（二）流行病学

缺血性二尖瓣关闭不全可分为急性和慢性，可发生于急性心肌梗死后，亦可发生在无心肌梗死的慢性冠心病患者，其中发生在急性心肌梗死后约占30%。有数据表明，急性心肌梗死70%的患者有不同程度缺血性二尖瓣关闭不全，其中多数是轻度及暂时性的，随左心室功能恢复而缓解，1%～2%的患者可导致重度二尖瓣关闭不全。

（三）诊断要点

（1）诊断明确的冠心病史。

（2）急性心肌梗死后心尖部出现收缩期杂音，严重者可伴有呼吸困难等急性肺水肿表现和心源性休克。

（3）超声心动图见二尖瓣反流，并可判断反流量的大小，同时也为下一步治疗方法的选择提供了可靠的依据。

（4）经食管心脏超声检查是监测二尖瓣反流的最佳手段，并可评估左心室功能及肺动脉压。

（四）手术指征

原则上缺血性二尖瓣关闭不全，均应施行血运重建手术治疗，以期最大程度的逆转重构，减轻反流。

（1）血流动力学不稳定者应急诊手术。尽可能在血流动力学障碍恶化出现前手术。

（2）血流动力学稳定的患者限期在 2 周～ 2 个月手术。

（3）慢性二尖瓣关闭不全中度以上水平应择期手术。

（五）术前准备注意要点

（1）患者出现严重呼吸困难等急性肺水肿时需要早期行气管内插管，必要时建立有创动脉、中心静脉压监测血流动力学变化。

（2）循环功能不稳定应使用全身扩血管药物或 IABP，以改善心排血量，创造手术条件。

（3）慢性二尖瓣关闭不全可使用利尿剂减轻前负荷并使用血管扩张剂（如 ACEI）改善前向血流。

（六）手术概要

冠状动脉旁路移植术（CABG）能够改善心肌血供，减缓心肌重构，是治疗 IMR 的基础。根据缺血性二尖瓣反流程度、左心室重构程度、心功能、增加手术死亡率的独立危险因素及患者预期寿命，建议制订个体化缺血性二尖瓣关闭不全的外科治疗策略。

（1）一般来说年龄＞ 70 岁，女性，NYHA 分级较高，心功能差（EF ＜ 40%），合并基础病，CABG+MVR/MVP 后患者的脑卒中发生的风险增加，而且体外循环后，凝血功能障碍和脏器（肾、肺等）损伤的概率增加。对于年龄超过 70 岁，轻度二尖瓣反流，左心室扩大不明显（LVEDD ＜ 65mm，LVESD ＜ 50mm），无明显室壁运动异常的患者，可单纯行 CABG。

（2）对于中度二尖瓣反流，无心力衰竭症状，EF 值接近正常水平，多次（至少 2 次）术前超声心动图检查证实无明显节段性室壁运动异常，左心室扩大不明显（LVEDD ＜ 60mm，LVESD ＜ 45mm），而且术中 CABG 前食管超声检查二尖瓣反流程度减轻，二尖瓣前后乳头肌收缩期无明显运动失协调，可单纯行 CABG。完全再血管化后，应该再次行食管超声评估二尖瓣装置随心脏舒缩的运动情况。

（3）对于中重度反流伴有心力衰竭症状，且左心室重构严重（LVEDD ＞ 60mm、LVESD ＞ 45mm），存在节段性室壁运动异常的患者应该 CABG 同期行 MVP，二尖瓣修复多使用全硬环和 downsize 理念，有学者建议同时合并使用瓣叶加宽和乳头肌折叠等复合技术。并且术中应用尿管注水试验和食管超声评估成形效果，绝大多数成形效果满意，反流明显减少，仅为微量或无反流。

（4）对于重度二尖瓣反流患者，多伴有心力衰竭、心房颤动症状，术前多次心脏超声检查 EF 低于 40%，左心室扩张明显（LVEDD ＞ 65mm、LVESD ＞ 50mm），左心房也明显增大，乳头肌距离明显加宽，局部室壁运动明显异常，应该行 CABG+MVP 或 MVR，并且术中应用尿管注水试验和食管超声评估成形效果，若成形效果不良，仍为中重度反流，则改行保留后瓣及瓣下装置的二尖瓣置换术。近年来 AATS 和 CSTNet 等多中心临床研究结果显示，这类患者二尖瓣置换可以获得更好的远期效果。机械瓣和生物瓣的选择应结合患者年龄、预期寿命和是否合并抗凝的风险等因素综合考虑。

（七）预后

缺血性二尖瓣关闭不全预后较差，这是由于左心室功能不全引起的，而并非原发性瓣膜病或腱索病变引起的。在血运重建基础上联合二尖瓣手术，既可通过冠状动脉旁路移植术改善心肌供血，改善乳头肌功能，又可通过二尖瓣手术减少二尖瓣反流，提高左心室输出量。同期行 CABG 和二尖瓣手术的围术期死亡率在 9.5%～ 15%。二尖瓣轻中度反流患者行单纯 CABG 手术，3 年生存率约 70%。

六、室壁瘤合并恶性室性心律失常

（一）手术简介

室壁瘤并发室性心律失常高危患者定义为：有潜在致命性室性心律失常和（或）恶性室性心律失常病史的患者，即 24h 动态心电图（Holter）提示室性期前收缩多达

3000 次 /24 小时和（或）有室性心动过速、心室颤动病史。室壁瘤患者发生室性心律失常，如果不予以有效遏制，则会加重心肌缺血，进一步形成恶性室性心律失常，继而引发血流动力学恶化，最终导致心源性猝死，严重威胁患者健康。

目前，心肌瘢痕相关的室性心律失常主要依靠导管消融，切断瘢痕边缘区潜在的折返环进行治疗。尽管随着易操控的灌注导管技术，折返环的激动标测、拖带标测及多电极电解剖标测技术，心外膜的标测和消融技术的出现与发展，但是介入下导管消融治疗瘢痕相关的室性心律失常的复发率仍高达 20%～ 50%。现有的心内膜或心外膜消融未遏制所有潜在的折返环可能是导管消融失败的主要原因。折返环除了定位于瘢痕边缘的心内膜下以外，仍有 30% 位于心外膜下和心肌中层。近年，双极射频消融作为心律失常治疗手段在国内外已有应用，但主要局限于心房颤动治疗，在室性心动过速治疗中鲜见报道。双极射频消融术在室性心律失常的治疗中具备以下优点。

（1）双极射频消融钳的钳两翼长达 7cm，加之双排线状电极可确保消融的连续性，且功率稳定，属于全自动智能化，易于操作，可自动提示确保组织消融透壁，钳夹室壁可确保折返环消融的连续性，且可将射频消融能量同时均匀通过室壁内外膜，避免由于心室血流冲击造成射频消融能量不均匀缺失，有效遏制折返环，是治疗室壁瘤并发室性心律失常的关键。

（2）双极射频消融时间短，透壁后自动断电等特点能最大限度减小邻近组织热损伤并可在 OFF-PUMP 下使用，有利于心肌功能的保护等。

（3）新型电生理标测系统——三维电解剖标测系统可视化，可直观指导双极射频消融治疗，提高室壁瘤并发室性心律失常治疗的准确性。因此，双极射频消融术可以实现单极射频消融不易达到的透壁消融效果，避免冷冻消融需要体外循环辅助的限制，且可辅助以先进电生理标测系统，是治疗室壁瘤并发室性心律失常的理想手段并可能具有良好的发展前景。

（二）生理解剖学基础

室壁瘤形成后，在正常心肌组织与室壁瘤瘢痕组织交界部位有存活的肌岛、坏死及纤维组织，它们构成复杂交错的过渡地带或称边缘地带，由此改变了心肌细胞原有的传导性和不应期等电生理特性，导致心肌细胞复极状态不一致、心肌异常通路传导非同步和室性异位冲动发生。当冲动在室壁瘤及边缘地带中一条径路传导时发生单向阻滞，而在对侧径路中发生延缓，延缓的时间足以使发生单向阻滞部位的组织恢复应激性，并传入单向阻滞径路，从而形成一次折返激动，如此周而复始，就会形成快速室性心律失常，如不加以干预，则会进一步发展为恶性室性心律失常，引起心源性猝死。其中，异位起源点和折返环路被认为是室性心律失常形成的主要原因。异位起源点位置多变，大多数位于心内膜，少数位于心外膜及心外膜下层，甚至可位于室间隔、乳头肌等部位。目前对最早出现心室激动位置进行消融，成功率也仅为 25%。不论异位起源点的位置和数量如何变化，其产生的异常电冲动均会通过室壁瘤形成的折返环才会形成室性心动过速。因此，遏制和破坏折返环对于治疗室壁瘤并发室性心律失常非常关键，准确标测折返环在室壁瘤中的位置是确保室壁瘤并发室性心律失常外科疗效的基础。

（三）手术指征

室壁瘤相关的室性心律失常是心肌缺血坏死及室壁瘤形成以后左心室重构导致的室壁瘤机械活动和电活动与正常心肌去同步化的结果。因此，在纠正心肌缺血和左心室解剖异常的基础上，结合室壁瘤的双极射频消融才能有效遏制室壁瘤相关室性心律失常。

（1）冠心病合并室壁瘤的拟行非体外循环下冠状动脉旁路移植术的患者。

（2）Holter 结果提示室性期前收缩≥100 次 / 小时和（或）短阵性室性心动过速。

（3）抗心律失常药物治疗无效。

（4）电生理标测系统证实室性心律失常折返环存在。

（四）手术方法

（1）冠状动脉旁路移植手术：对所有患者先行非体外循环下冠状动脉旁路移植术。

（2）明确室壁瘤边缘区：通过直接视诊和触诊法明确室壁反常运动和变薄区，定位室壁瘤的边缘。

（3）双极射频消融：首先在室壁瘤中心用 7×17 编织线带毡垫片水平褥式缝合一针并套以止血套管，为射频时可起到牵引固定和止血的作用；然后在褥式缝合线之间做 5mm 左右大的切口，将双极射频消融钳一侧的消融臂经此切口置于室壁瘤边缘心内膜，另一侧置于对应的室壁瘤边缘的心外膜，沿室壁瘤中心呈"米"字形射频消融，消融能量 30W，每次消融径线消融 7～9 次，直到消融仪显示透壁消融为止。消融结束后，牵引线打结封闭切口。该法同样可用于借助体外循环心脏停搏或不停搏下实施室壁瘤成形术。

（4）室壁瘤闭式缝合术：沿瘤壁与正常心肌组织的分界线以 2-0Surgipro843 缝线平行左心室长轴加毡条行间断褥式缝合，同时拉紧缝线、打结，使瘤腔与左心室功能心腔隔离。

（5）室壁瘤 Cooly 缝合：如果患者合并较大室壁瘤可以在双极射频消融术后将室壁瘤切开，进行 Cooly 缝合术。

（五）手术注意事项

如上文所述，室壁瘤相关的室性心律失常是心肌缺血坏死及室壁瘤形成后左心室重构导致的室壁瘤机械活动和电活动与正常心肌去同步化的结果。在纠正心肌缺血和左心室解剖异常的基础上，结合室壁瘤的双极射频消融才能有效遏制室壁瘤相关室性心律失常。对于伴有陈旧心肌梗死和左心室室壁瘤的患者，若有阵发室性心动过速病史或术前经 24h 动态心电图证实有频发室性期前收缩，在 OFF-PUMP 下行冠状动脉旁路移植术 + 左心室室壁瘤成形 + 双极射频消融治疗是治疗室壁瘤相关的室性心律失常的可行方法；对于巨大室壁瘤或心功能较差（EF ＜ 40%）时可在 IABP 辅助下行手术治疗；对于合并严重的瓣膜病、心肌梗死后室间隔穿孔、重度缺血性二尖瓣反流和室壁瘤内附壁血栓为该手术的禁忌证。

第三节　胸部大动脉疾病

一、胸部主动脉瘤

　　胸部主动脉瘤包括主动脉根部、主动脉弓和胸降主动脉。主动脉中层破损，管壁薄弱，在管腔内压的作用下，局部向外膨胀扩大形成动脉瘤。正常成年人主动脉根部直径＜40mm，升主动脉＜35mm，而降主动脉＜28mm。主动脉直径超过正常径的1.5倍即诊断为动脉瘤，而临床上升主动脉径＞50mm，降主动脉径＞40mm即诊断为动脉瘤。病因以高血压、动脉粥样硬化和马方综合征最常见，少数病例是因先天发育不良、感染及外伤所致。

（一）胸主动脉瘤的分类与分型

1. 按解剖部位分类

　　（1）升主动脉瘤：约占50%，包括主动脉根部和升主动脉，常由先天性主动脉瓣二瓣化、主动脉瓣狭窄、马方综合征所致。可致心力衰竭和主动脉夹层。

　　（2）主动脉弓部瘤：约占10%，以远端弓部瘤多见，常由动脉粥样硬化和先天性因素所致。

　　（3）胸降主动脉瘤：约占40%，病因以高血压和动脉硬化多见。峡部瘤为先天性，病变局限，常合并主动脉缩窄。

2. 按病因分类

　　（1）动脉粥样硬化性动脉瘤：是导致胸主动脉瘤最常见的原因，占50%以上，多位于胸降主动脉，伴全身动脉硬化，多见于老年人，常合并冠心病、高血压和糖尿病等老年病，病变范围广，治疗难度大。

　　（2）先天性动脉瘤：主要位于主动脉窦部和主动脉峡部，多见于青壮年，手术较容易，治疗效果好。

　　（3）遗传性动脉瘤：如马方综合征，最常累及主动脉根部。

　　（4）感染性动脉瘤：以升主动脉最多见，可由手术和创伤所致，近年来梅毒感染患者有增加趋势，临床上应警惕梅毒性胸主动脉瘤。

　　（5）外伤性动脉瘤：胸部钝性外伤所致的主动脉损伤，多位于峡部动脉导管韧带附近。

　　（6）非特异性炎症：如Takayasu's瘤。

3. 按形态分类

　　（1）真性动脉瘤：临床上最多见，瘤壁具有全层动脉结构，虽组织学上有破坏，但可辨认出内膜、中层和外膜三层组织结构。

　　（2）假性动脉瘤：多由感染和外伤所致，动脉壁全层结构破坏，血液从破口溢出血管腔外被周围组织包裹形成瘤壁，其瘤壁无动脉壁结构，部分病例可有动脉外膜和其周围粘连的组织，瘤腔内充满血栓。

　　（3）主动脉夹层瘤样扩张：主动脉中层发生主动脉平行的撕裂，血液在撕裂层（假腔）中流动。原有的主动脉腔称为真腔，真假腔之间由内膜与部分中层分隔，并有一个或数个破口相通。

（二）病理解剖和病理生理

胸降主动脉瘤最多见，其他依次位于主动脉根部、升部及弓步。多数动脉瘤为单发性，极少数为多发性。主要病理改变是动脉壁中层弹性纤维变性，断裂或坏死，丧失弹性，导致局部脆弱。由于主动脉内高压血流的冲击，使动脉局部向外膨出扩大，形成动脉瘤。病变多位局限性梭形改变。主动脉根部瘤因主动脉窦及主动脉瓣环扩大引起冠状动脉开口上移和主动脉瓣关闭不全，后者导致左心容量增加及左心室腔扩大和心肌肥厚。动脉瘤大小不同，瘤壁厚薄不一。动脉硬化性动脉瘤外形多不规则，瘤壁厚，可有钙化，腔内多有血栓，有时栓子脱落并发动脉栓塞；马方综合征和先天性动脉瘤的外形较规则，瘤壁薄，很少有钙化，腔内多无血栓。以上动脉瘤与周围组织粘连较轻。而感染和外伤性动脉瘤多与周围组织粘连紧密，无完整动脉组织形成瘤壁，腔内有大量血栓。动脉瘤逐渐扩大，压迫周围组织或器官时，会产生持续性疼痛，或引起受压器官功能失常。瘤体的继续扩大，可在瘤壁薄弱部位穿破，导致大出血而死亡。

（三）胸主动脉瘤自然病史

未经治疗的胸主动脉瘤预后不良。McNanara 报道未经手术的胸降主动脉瘤破裂发生率为 44%，平均生存时间 < 3 年。Mayo Clinic 资料显示诊断不详患者 74% 发生主动脉破裂，而经诊断后的患者平均主动脉破裂时间仅 2 年，不接受手术的患者，其 1 年、5 年生存率分别为 60% 和 20%。

（四）临床表现和诊断

（1）胸主动脉瘤以中老年人为多见。马方综合征多在 30 ～ 40 岁发病，动脉硬化性动脉瘤多在 50 岁以上发病。感染性和外伤性动脉瘤多发生在青壮年，而先天性动脉瘤多于 20 ～ 30 岁被确诊。

（2）在病程早期多无症状，常在 X 线检查时发现。瘤体增大到一定程度时可出现疼痛和压迫症状，可有血栓脱落造成动脉栓塞的表现。

（3）疼痛多为持续性钝痛，很少有剧烈疼痛。升、弓部动脉瘤的疼痛部位多位于前胸部，降主动脉瘤的疼痛部位多在背部肩胛间区。

（4）压迫症状因瘤体部位而异，弓部瘤压迫气管和（或）支气管，使管腔变窄或管壁塌陷，出现咳嗽、呼吸困难；压迫交感神经出现 Horner 综合征；弓降部动脉瘤压迫喉返神经出现声嘶，压迫食管出现吞咽困难；升弓部动脉瘤压迫上腔静脉导致上腔静脉回流受阻；巨大动脉瘤压迫侵蚀胸椎、肋骨或胸骨引起剧烈疼痛。累及主动脉瓣环的根部瘤因主动脉瓣关闭不全可出现心慌气短及心力衰竭症状。

（5）体格检查时，早期多无异常体征。巨大升主动脉瘤可有前胸上部叩诊浊音区扩大，合并主动脉瓣关闭不全者，主动脉瓣区可闻及舒张期杂音，动脉搏动增强、周围血管征阳性，左心室扩大；上腔静脉或无名静脉受压使静脉回流受阻，出现静脉怒张或水肿；喉返神经受压出现声音嘶哑；弓部动脉瘤可有气管受压移位，胸骨上窝可扪及搏动性包块；降主动脉瘤可于背部听到血管杂音。

（五）特殊检查

1. X 线检查　胸主动脉瘤体部位呈梭形或囊状扩张，瘤体与"正常"主动脉相连。

2. **超声心动图** 是胸主动脉疾病常用的诊断方法之一。可见到瘤体部位主动脉内径明显增宽，瘤体处主动脉壁薄后不均，回声强弱不等，局部运动减弱甚至消失。

3. **CTA（CT血管造影）、MRI** 两者均可提供相当精确的心脏大血管的形态学变化，可精确显示左心室、主动脉及主动脉瘤的大小、位置及头臂血管的情况。目前已成为动脉瘤最主要的诊断工具。

4. **DSA** 是诊断主动脉病变的金标准，但由于有创和费用问题，一般不作为术前常规检查方法，多与介入治疗结合使用。胸主动脉造影可显示主动脉腔某部呈梭形瘤样扩张，可明确动脉瘤的具体解剖变化及其与邻近主动脉分支和周围解剖结构的关系。

（六）治疗

动脉瘤一经确诊，原则上应尽早手术治疗，手术方法依动脉瘤的部位而异。

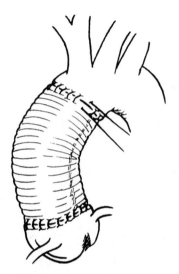

图1-37 升主动脉置换手术

1. **单纯升主动脉瘤** 动脉瘤局限在升主动脉，未累及冠状动脉开后和头臂动脉开口，行升主动脉替换（图1-37）。

2. **动脉根部瘤** 动脉瘤累及主动脉窦部、瓣环和部分升主动脉，常合并冠状动脉开口上移和主动脉瓣关闭不全，行Bentall手术（图1-38）；对于非原发于主动脉瓣叶及瓣环的主动脉疾病，如主动脉瓣叶正常，可行保留主动脉瓣的主动脉根部替换术（简称David手术）（图1-39），该手术可避免换瓣所致的出血、血栓等并发症。

3. **主动脉弓部瘤** 动脉瘤累及主动脉弓部，需要完成弓部三根脑部和上肢供血血管区域的重建，是大血管较复杂的外科手术之一（图1-40）。

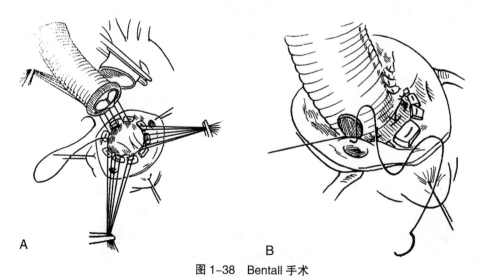

图1-38 Bentall手术

A.间断褥式缝合固定带瓣管道近心端；B.冠状动脉开口与带瓣管道直接吻合

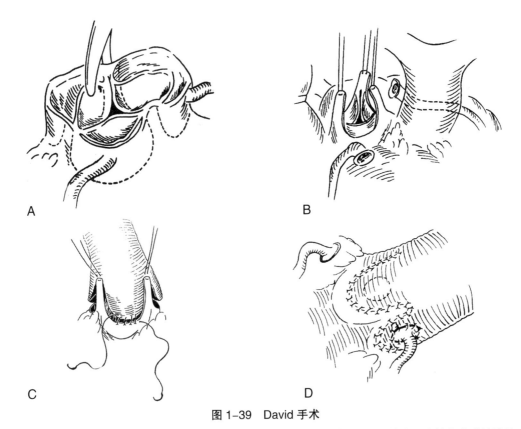

图 1-39 David 手术

A.游离出左、右冠状动脉开口呈钮扣状；B.切除升主动脉达主动脉瓣环；C.将人工血管修剪成波浪状，与主动脉瓣环吻合；D.冠状动脉与人工血管吻合

4.降主动脉瘤 多位于主动脉峡部以远，少数累及左锁骨下动脉近端，常见者为梭形动脉瘤，瘤壁与肺组织有粘连。部分瘤腔内可与血栓。单纯阻断动脉瘤两端，在 30min 左右完成血管移植；如估计 30min 内不能完成血管移植，可采取常温左心转流或股髂动脉 - 股髂静脉转流，需游离阻断动脉瘤两端；如果动脉瘤的某一端无法游离阻断时，需深低温停循环下行人工血管移植术。

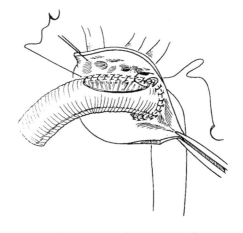

图 1-40 主动脉弓部置换术

二、主动脉夹层动脉瘤

主动脉夹层系指由各种原因造成的主动脉壁内膜破裂，血流进入主动脉壁内，导致血管壁分层，剥离的内膜片分隔形成"双腔主动脉"。发病在 2 周以内者为急性主动脉夹层，无急性发病史或急性发病 2 周以上者，则属慢性主动脉夹层。主动脉夹层是个危险的主动脉急性疾病，是主动脉疾病死亡的主要原因。Meszaros 等报道在美国

的年发病率为 5 ～ 30/100 万人口。

（一）病因

任何因素导致主动脉壁中层的完整性和弹性纤维层的退化，都可能形成主动脉夹层。常见的病因有动脉硬化、高血压、动脉中层囊性坏死、马方综合征、主动脉缩窄、主动脉瓣二瓣化畸形、Turner 和 Noonan 综合征、巨细胞病毒引起的主动脉炎、妊娠、高龄、外伤及梅毒等。在欧美国家主要原因是原发性高血压和动脉硬化，国内主动脉夹层的常见原因为动脉中层囊性坏死、马方综合征、高血压、主动脉缩窄和主动脉瓣二瓣化畸形。发病年龄和性别存在差异，男女比例为 2 ∶ 1 ～ 3 ∶ 1，Standford A 型和 B 型夹层发病平均年龄分别为（56±14）岁和（64±13）岁，内膜撕裂的高发时间为 8 ∶ 00 ～ 11 ∶ 00 和 17 ∶ 00 ～ 19 ∶ 00。

（二）分型

1.Standford 分型

（1）A 型：所有累及升主动脉的夹层，可伴有（或不伴有）主动脉弓和胸降主动脉夹层。

（2）B 型：胸降主动脉夹层，可逆撕至主动脉弓，但不累及升主动脉。

2.DeBakey 分型（图 1-41）

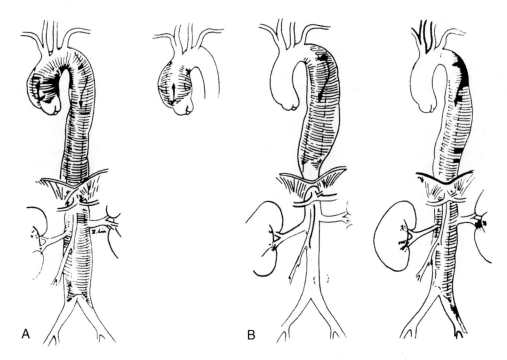

图 1-41　主动脉夹层 DeBakey 分型

A. Ⅰ型，Ⅱ型；B. Ⅲ a 型，Ⅲ b 型

（1）Ⅰ型：内膜撕裂位于升主动脉而剥离血肿扩展至主动脉弓和胸降主动脉，甚至可达股动脉。

（2）Ⅱ型：内膜撕裂同Ⅰ型而剥离血肿仅限于升主动脉和主动脉弓部。

（3）Ⅲ型：内膜撕裂位于主动脉峡部，左锁骨下动脉远侧者。分为Ⅲa和Ⅲb两个亚型。Ⅲa型为内膜剥离只限降主动脉而止于膈上者；Ⅲb型则为内膜剥离越过膈肌裂孔而侵及腹主动脉者，也包括少数内膜破裂在主动脉峡部而逆行剥离至升主动脉者。

3. 林氏细化分型　孙立忠教授结合我国夹层特点，为指导临床治疗和预后评估，在 Standford 分型基础上，提出了细化分型。

（1）A型：根据主动脉根部受累情况从正常未受累，到严重受累，主动脉瓣重度关闭不全分为1，2，3型；根据主动脉弓受累程度和病因分为 C 型（复杂型），S 型（简单型）。

（2）B型：根据夹层扩张范围分为3型：1型，胸降主动脉近端扩张；2型，胸主动脉全程扩张；3型，全降主动脉扩张。

根据主动脉弓受累情况分为 C 型（复杂型），S 型（简单型）。

（三）临床诊断

1. 临床表现　90％的患者有突发的前胸、后背和（或）腹部剧烈疼痛，为刺痛、撕裂样或刀割样，难以忍受。患者烦躁不安，大汗淋漓。疼痛可沿动脉走行方向传导。累及冠状动脉者可出现心绞痛和心肌梗死，累及头臂动脉者出现脑供血不足、甚至昏迷，累及肋间动脉者出现截瘫，个别患者出现腹部脏器供血不足症状。急性主动脉瓣关闭不全，可导致急性左心衰竭。

2. 体征　呈痛苦病容，重症者有休克表现，神情淡漠，四肢潮凉、苍白，少尿或无尿，但血压多可在正常范围。四肢动脉双侧颈动脉搏动可不对称，血压有区别；伴有主动脉瓣关闭不全时，可闻及主动脉瓣区舒张期叹气样杂音及相应体征，腹部亦可听到血管杂音。慢性期患者多有胸、背、腹部隐痛，病史中多有急性发作症状过程。实验室检查：血清平滑肌重链肌球蛋白测定，诊断敏感性为90.9％，特异性为98％；低血红蛋白、肾功能损害等。

3. 胸部 X 线　可见胸部大血管阴影增宽。

4. 超声心动图　尤其时经食管超声检查可显示主动脉增宽，撕裂的内膜及真假动脉两腔血流。

（四）鉴别诊断

应注意与心肌梗死、急性心包炎、心力衰竭、脑血管意外、高血压危象、急性肺疾病、急性胸膜炎、上腔静脉阻塞综合征、肠系膜血管意外、急腹症及纵隔肿瘤相鉴别。

（五）治疗

1. 处理原则

（1）急性主动脉夹层一经诊断应立即进入监护室，监测生命体征（血压、心率、心律、中心静脉压和尿量）。

（2）解除疼痛和降低血压，特别是避免增强心肌收缩力，控制内膜进行性剥离和扩大。近年研究显示，减慢心率可以有效地降低血流对主动脉的剪切力，从而减少夹层破裂的概率。

（3）生命体征平稳，应行 CT、MRI 或主动脉造影，明确病变类型和范围，确定治疗方案。

（4）如果出现威胁生命的并发症，如主动脉破裂的先兆或剥离侵及冠状动脉，出现急性左心衰竭、心脏压塞或出现远端器官灌注不良综合征，应立即急诊手术治疗。

2. 药物治疗

（1）镇静、镇痛。

（2）降血压，维持收缩压在 100 ～ 120mmHg，平均动脉压 60 ～ 75mmHg。

（3）控制心率，一般维持在 60 ～ 70 次 / 分。

3. 介入治疗　血管腔内隔绝术（endovascular exclusion，EVE）采用覆膜支架封闭内膜撕裂口，扩张真腔，缩小假腔，使假腔血栓化。适用于急慢性 Standford B 型夹层。但有些学者报道主动脉夹层急性期，内膜片非常脆弱，支架释放中易产生新的夹层。对不伴有危及生命并发症的患者，在内膜片相对稳定和纤维化后（2 ～ 4 周）再行支架置入。

（1）患者准备：①术前三大常规、生化检查。②心肺功能检查。③碘过敏试验。④穿刺部位皮肤准备。⑤术前禁食 6h，插好尿管。真性动脉瘤患者术前 3d 口服肠溶阿司匹林 50mg/d。

（2）麻醉科准备：①术中桡动脉测压；②气管插管全身麻醉；③肝素盐水，肝素 12 500U 用生理盐水稀释至 1000ml，用以术中冲洗导管及稀释造影剂；④静脉降压药物，硝酸甘油或硝普钠；⑤抗过敏药及抢救药：如地塞米松、肾上腺素等。

（3）手术要点：①穿刺左肱动脉或桡动脉，插入带标记的 5F 猪尾导管至升主动脉造影，判断破口位置和真假腔；②切开股动脉，送入 TalentTM 支架输送系统且确定在真腔，到达破口位置；③将患者血压降至 70 ～ 80mmHg，释放支架，将支架近端固定于主动脉正常血管（锚定区），远端固定于夹层破口以远，推出输送系统；④再次造影观察支架位置、形态和明确假腔内有无造影剂。

（4）术后处理：①床边心电、血压监护 24h；②术后 6h 可进食，次日起可下床活动；③术后观察双侧足背和左桡动脉搏动情况；④术后 3 个月、6 个月、1 年复查 CTA 或彩超进行随访，观察支架内是否通畅，支架有无扭曲或移位；⑤真性动脉瘤病患者术后视情况确定是否需要口服小剂量阿司匹林。

4. 外科治疗

（1）手术指征：Standford 型主动脉夹层均应手术治疗。

急性 Standford B 型主动脉夹层应采用介入或积极的内科药物治疗。如果为复杂病例，如夹层破口距离锁骨下动脉附近，单发椎动脉，锁骨下动脉血肿，迷走有锁骨下动脉等情况，没有合适的锚定区可以手术治疗。破裂征象（大量胸腔积血、出血性休克），主动脉破裂倾向（药物治疗不能控制高血压，疼痛不能缓解，主动脉内径短期内迅速增大）和重要脏器供血障碍者，应急诊手术但死亡率高。慢性期患者，如主动脉直径不断增大，或有局限隆起也应手术治疗。

（2）术前准备注意要点：无 CT 或 MRI 条件时，食管超声心动图、动脉造影为最重要的术前检查，要在术前明确夹层累及的范围、内膜破裂部位、真假性腔隙的大小、头臂动脉灌注情况，以决定体外循环建立的方法和手术矫正的方法。

术前要进行神经系统的检查，患者神经系统的病变常提示头臂动脉有进行性梗阻，是急症手术的特征。应很好地控制收缩压在 100～110mmHg，心率以 70 次/分左右为宜。急性期应酌情建立有创血压及血流动力学监测，随时注意患者病情变化。

对症治疗：镇静镇痛、镇咳、控制左心衰竭等。

一般支持治疗：卧床，保持大便通畅，纠正水电解质紊乱及调整好营养。

Ⅱ型主动脉夹层手术有可能产生脊髓缺血，导致术后截瘫和脑部并发症，应特别向患者家属交代。

（3）手术治疗：目前主动脉夹层的手术治疗仍以人工血管替换为主。

① Standford A 型主动脉夹层近心端处理：A1 型内膜剥离未累及冠状动脉开口，无主动脉瓣关闭不全时，于冠状动脉开口上方切断升主动脉，取相应口径人工血管移植，如合并有非夹层引起的主动脉瓣关闭不全时，应先替换主动脉瓣。A2 型内膜剥离累及冠状动脉开口达主动脉瓣环，引起轻、中度主动脉瓣关闭不全时，可行保留主动脉瓣的根部替换术（David 手术），或主动脉根部替换（Bentall 术）。A3 型如内膜剥离累及冠状动脉开口及主动脉瓣环，并有无法修复的主动脉瓣关闭不全，则采用带瓣人工血管行主动脉根部替换术（Bentall 术）。

② Standford A 型主动脉夹层远心端处理：AS 型夹层未累及主动脉弓者，于远侧瘤颈部切断升主动脉，与人工血管行端-端吻合。AS 型夹层累及弓部及其远端，假腔较小，升弓部无继发破口者，于无名动脉开口近端切断主动脉，用内膜内侧、外膜外侧加垫片连续缝法闭合假腔，再与人工血管端-端吻合。AC 型夹层只累及升弓部者行半弓或全弓置换术。AC 型内膜破口再弓部以远、头臂动脉有夹层，或降主动脉扩张的病例，可采用全弓替换+支架象鼻术。

③ Stand ford B 型主动脉夹层：胸主动脉人工血管替换术。胸腹主动脉人工血管替换术。主动脉旁路手术。术中支架置入术。

5. 术后并发症

（1）出血：大出血是主动脉外科常见和最危险的并发症，在早年是手术死亡的最主要原因，出血的防治是主动脉手术，特别是主动脉夹层手术成功的关键。应注意以下几点：选择适宜的体外循环方法及脑保护方法，以便有良好的术野及充分的操作时间；手术操作轻柔精确，吻合口平顺，对位准确，避免夹层动脉壁撕裂、扭曲造成出血；出血时不应依赖人造止血材料填塞止血，应以缝合止血为主。

（2）神经系统并发症：包括昏迷、苏醒延迟、定向力障碍、抽搐、偏瘫、双下肢肌力障碍等。神经系统保护措施不当和气栓为主要原因，应尽量采用选择性脑灌注技术，术中注意排气和清除血栓，远端吻合时采用开放吻合技术，防止阻断段以远血栓或斑块脱落，围术期注意控制血压，避免大范围波动。治疗主要是脱水，提高胶体渗透压，维持血压平稳，应用神经细胞营养药物，如条件允许，可行高压氧治疗。

（3）急性肾衰竭：主要原因有围术期血压过低造成肾脏供血不足，术中肾缺血时间过长，体外循环时间过长，血红蛋白尿对肾的影响，术前长期高血压，以及夹层累及肾动脉造成肾功能不全。围术期保证肾有效灌注，缩短体外循环时间，术后应用利尿药，碱化尿液等。

（4）急性呼吸衰竭：多为Ⅱ型急性呼吸衰竭，深低温停循环和体外循环时间过长是引起肺损伤最常见的原因。此外输入大量库血引起肺毛细血管微栓，左心引流不畅造成肺循环压力增高导致的肺水肿等也是术后引起急性呼吸衰竭的重要原因。

（5）喉返神经损伤。

（6）乳糜胸。

（7）远期并发症：①吻合口假性动脉瘤形成，多由感染与局部血肿有关。②吻合口狭窄，多发生在头臂血管吻合口，由吻合技术不当、血栓形成及头臂血管夹层内血栓压迫造成。如症状明显，应考虑手术治疗。

第四节　室上性心动过速

一、预激综合征

窦房结与房室结间存在旁路传导，会产生心室的"预先"激动，触发房室交互性心动过速或心房颤动、心房扑动，导致室率增快，患者心悸、头晕，甚至晕厥或猝死。心脏除正常传导系统外存在三种形式的异常传导纤维，分别称 Kent 束、Mahaim 束和 James 束。Kent 束最为常见，起源于心房，除在二尖瓣前瓣和主动脉瓣根部之间联结的区域外，几乎可从房室环的任何部位直接进入心室壁，从而使心房产生的冲动经此传导旁路产生室上性心动过速，此即预激综合征（Wolff–Parkinson–White syndrome）。Mahaim 纤维起源于 His 束，直接进入心室肌。James 纤维起源于心房肌，绕过房室结进入 His 束或左右任一束支。

预激综合征心电图改变在年轻人中约占 0.25%，但 75% 的患者，通常无明显心律紊乱症状，常被诊断为室性期前收缩。

（一）诊断要点

（1）临床无明显诱因突发心悸、气短、头晕，血压下降，重者甚至晕厥或猝死。

（2）可无任何临床体征。如继发于心内畸形（如三尖瓣下移畸形）可有相应表现。

（3）心电图检查为主要诊断依据，以 QRS 波群起始部有 Δ 波，PR 间期缩短 < 0.12s，QRS 波宽大 ≥ 0.12s 及 ST–T 不规则改变为特点。

（4）心脏电生理检查可明确诊断，并确定传导束的位置及类型。

（二）术前准备注意要点

（1）术前电生理检查是确定旁路传导位置、数量、手术切除方法的基础。

旁路传导的位置划分，通常以房室外瓣水平分为 4 个区段：①左侧游离壁：即心脏左纤维三角沿二尖瓣后环至二尖瓣后交界；②后间隔部：二尖瓣后交界，中心纤维体至三尖瓣隔后叶交界；③右侧游离壁：三尖瓣隔后交界至三尖瓣前后叶交界附近；④前间隔部：心脏右纤维三角至于三尖瓣前后叶交界附近。4 个区域中，左侧游离壁旁路传导发生率最高约 60%，右侧游离壁约 10%，前间隔部约 20%，后间隔部约 10%。

（2）与心内科医师合作，做术中心脏表面电极标测准备。

（3）预激综合征术前对室上性心动过速的控制，以 I 类抗心律失常药为主，注意避免应用洋地黄类药物。

（三）手术指征

（1）发作严重心动过速，内科心导管射频治疗失败。

（2）有其他并存心外科疾病需手术治疗。

（四）手术概要

（1）非体外循环，经心外膜操作，切除旁路，优点是心脏处于搏动状态，便于心表标测，及时观察手术效果。但不适用于前间隔部、左侧游离壁区域内的旁路切除。另外，心搏状态下，可能会使手术切除不彻底，术后再发率可达 10%。

（2）体外循环下心脏低温停搏心房内操作，适合于各部位异常旁路的切除，切口通常在房室瓣上 2～3mm 处沿瓣环走行，显露房室交界部脂肪垫，切除纤维样结构再行缝合。

（3）手术围术期死亡率＜0.5%，有效率＞95%。

二、心房颤动

（一）概念和流行病学资料

1. **房颤定义和分类**　房颤是一种室上性心动过速，以心房活动不协调为特征伴有心房收缩和舒张功能进行性恶化。心电图表现为规律的 P 波消失代之以快速、颤动样心房波（f 波），f 波在形状、振幅、时长变异明显而且不规律。房颤时在窦房结功能完整的情况下通常伴有快速不规则的心室反应；而在房室传导阻滞或室性、房室结性心动过速时可能出现规律的 R-R 间期。因此，心功能受损、心室律（率）紊乱、和心房附壁血栓形成是房颤患者的主要病理生理特点。

房颤分为初次发现的房颤、复发的房颤、阵发性房颤、持续性房颤、长期持续性房颤、永久性房颤。

（1）初次发现的房颤：不管房颤有无症状或者是否能够自限，第一次被确诊的房颤为初次发现的房颤。初次发现的房颤可以是阵发性房颤也可能是持续性房颤。

（2）复发的房颤：当患者有 2 次或 2 次以上房颤发生时，房颤被认为是复发的。

（3）阵发性房颤：复发的房颤如果能够自发终止，则定义为阵发性房颤。

（4）持续性房颤：当房颤持续超过 7d 时，则定义为持续性房颤。发生和维持较长时间又称为长期持续性房颤。持续性房颤有时可以被药物和直流电转复。

（5）长期持续性房颤：持续性房颤超过 1 年。

（6）永久性房颤：电转复失败的或者不愿尝试转复的房颤定义为永久性房颤。

2. **流行病学**　房颤是人类最常见的心律失常，国际上对房颤的流行病学调查表明普通人群中有 0.5%～1% 罹患房颤，房颤男性多于女性。根据 Framingham 研究，房颤人群中男女年龄校正后的比率为 1.7。中国的房颤总患病率为 0.61%，和国际上相关研究结果类似，中国男性房颤总患病率约为 0.9%，稍高于女性的 0.7%。中国房颤患病率同样呈现出随年龄增长显著增高的趋势，80 岁年龄组房颤患者患病率为 7.5%。房颤发病率随年龄增大而迅速升高，80 岁时每年接近 10% 预期发生房颤。房颤的最重要也是危害最大的并发症之一是脑卒中。胡大一等对中国房颤住院病例多中心对照研究结果显示住院患者房颤的脑卒中患病率达 24.8%。

（二）经典的迷宫手术

COX 迷宫手术始于 1987 年 9 月。在迷宫手术之前有几种外科治疗手段包括：左心房隔离、希氏束消融及回廊手术。这几种手段并不能消除房颤，不能降低血栓形成的风险。COX 等通过对房颤犬心外膜标测研究后认为理想的房颤治疗手段应是：①打断所有导致房颤维持和发展的潜在折返环；②恢复窦性心律；③允许心房来源的冲动激活全部心房肌保持心房功能。

为实现上述目的 COX 等设想，应做到以下几点。

（1）切口环绕窦房结，只在其一侧留有出口，这样可以保持窦房结血供不受损害，同时保证窦房结冲动只从一个方向传出。

（2）切口设置保证冲动波阵到达所有心房并最终到达房室结。

（3）切口设置窦房结发出的冲动波阵不会折返。基于此理念 COX 等通过多次动物实验设计了 COX 迷宫 I 手术。

COX 迷宫 I 手术包括以下多条心房切线。

（1）切除右心耳（切线 1）。

（2）垂直右心耳切缘至右心房侧壁做切口（切线 2）。

（3）右心耳切缘中部横向经右心房顶至房间隔（切线 3）。

（4）切线 3 继续横向穿过隔径左方顶部至左心耳切缘（切线 4）。

（5）隔切口向下穿过卵圆窝前肢、卵圆窝、至 Todaro 腱（切线 5）。

（6）缝合切口 5 下缘防止牵开时撕裂。

（7）标准房间沟切口向上延至切线 4，向下在左心房后壁延伸（切线 6）。

（8）切口 6 绕下肺静脉后向上折回至切口 4 完成肺静脉隔离（切线 7）。

（9）缝合肺静脉隔离切口。

（10）从肺静脉隔离切口下部至二尖瓣环做垂直切口（切线 8）。

（11）冠状窦环形冷冻。

（12）缝合切口 8。

（13）切除左心耳切线与切线 4 相连（切线 9）。

（14）缝合左心耳及横切口的左心房部分和房间隔。

（15）上腔静脉前方垂直切口 4 向上至上腔静脉上部做切口（切线 10）。

（16）相对于切口 10 在上腔静脉背侧做切口向下延伸在冠状窦后方至三尖瓣环水平（切线 11）。

（17）缝合切口 11。

（18）心包补片加宽缝合切口 10。

（19）闭合横切口右心房部分和右心耳切口。

（20）闭合右心房侧壁切口。

实验研究显示 COX 迷宫 I 重建了电冲动路线、可以阻断所有大折返环、消除了房颤、保留了左心房功能、无心肌缺血。在 32 个行 MAZE I 手术的患者中有一些患者出现大运动量活动时，窦性心率并不加快，部分患者术后左心房失功能。造成窦房结反应不良的原因可能为 MAZE I 术中切线 10 正位于下腔和右心房连接处前方损伤了心房起搏复合体，损害了大运动量运动后正常的窦性心动过速反应。

基于此 COX 迷宫 II 对手术切口进行了改进。

（1）删除切线 10。

（2）在右心房前壁增加从右心耳至三尖瓣环的切线，防止环右肺静脉基部的折返环。

（3）从左心耳至右心耳的切线向后移位，在右侧终止于上腔静脉中部，防止了环上腔静脉的折返。

COX 迷宫 II 也存在以下一些问题。

（1）隔切口在上腔静脉下方左房切口显露极度困难，术中需切断上腔静脉，向前牵拉右心房，以利于手术。

（2）上腔静脉有两个切口，术后需吻合上腔静脉易造成上腔静脉狭窄，手术耗时，技术要求高。

（3）术后左心功能受影响，考虑与房顶切口靠前损伤 Bachmann 束有关。

COX 迷宫 III 将左心房顶切线进一步后移，心房隔切口也相应后移。与 COX 迷宫 II 相比房间隔切口后移后，左心房显露大大改善；上腔静脉只有一个切口通过，不再需要心包补片来缝合，技术上更容易实现。与 MAZE I 相比，MAZE III 手术优点有：①术后窦性心律更高；②窦房结功能改善；③起搏器安装更少；④心律失常发生率更少；⑤心房功能改善；⑥技术要求低。

手术成功率各种报道有所不同，成功率为 79%～99%。最近 Mayo 心脏中心随访了 1993 年 3 月～2002 年 12 月行 MAZE 手术的 335 例患者，其中慢性房颤 175 例、阵发性房颤 160 例。同期行二尖瓣手术的患者占 59%，冠状动脉旁路移植手术的患者占 19%，三尖瓣修复患者占 7%。早期死亡率 0.9%，住院期间有 29% 患者发生短暂房颤，10% 患者需要安装永久起搏器。出院心电图为窦性心律者为 64%，结性心律为 18%，房颤心律为 11%，起搏心律 7%。最近一次随访［平均（42±6）个月］88% 患者为非房颤心律。在应用 Kaplan-Meier 方法进行统计后，术前为孤立性阵发性房颤的患者术后 5 年为非房颤心律的为 90%，术后 10 年为 64%；术前为孤立性慢性房颤患者术后 5 年为非房颤心律的为 80%，术后 10 年为 64%，而房颤合并二尖瓣手术的患者术后 5 年为非房颤心律的为 68%，术后 10 年为 41%。

（三）同期房颤消融术的能源选择

目前已有的心脏外科手术消融能源包括射频、微波、冷冻、超声、激光。除冷冻能量外，其他绝大多数的能量源都是通过热能来进行消融的（表 1-6）。这些方法的侵入性伤害明显少于 Cox-Maze III 手术，操作简便，降低了并发症率。射频能量最早应用于导管介入治疗心律失常，但目前已成为外科消融手术的最主要的能量源，被称为 Maze IV 手术。热能消融的最佳温度在 50～100℃，射频能量通过细胞和细胞间隙，造成组织产生热阻力并导致细胞破裂，造成永久性的组织损伤和电传导的阻滞，其所达到的温度一般为 60～80℃，试验表明：在心房组织表面以 70～80℃ 消融 1min，可以达到 3 ～ 6mm 的消融深度，通常情况下能够满足透壁和阻断电传导的要求。射频消融手术临床观察结果：Sie 等应用冲洗式射频对 200 例患者进行了消融治疗，消融术式为改良 Maze III，随访 6 年，窦性恢复率 73.4%。Gillinov 等研究观察 134 例患者，应用干式射频消融系统，消融术式为单纯左心房迷宫，术后随访 6 个月，窦性心律的比例为 85%。

表 1-6　不同能量源消融的特性比较

能量形式	心内膜消融	心外膜消融	不停搏消融	微创消融	消融速度	透壁性的判定	对心外膜脂肪垫的穿透性
单极射频	+	－	－	+	慢	－	－
双极射频	+	+	+	+	快	+	+
微波	+	+	+	+	慢	－	－
冷冻	+	+	+	－	慢	+	－
激光	+	+	+	+	慢	－	+
HIFU	－	+	+	+	快	+	+

（四）单极房颤射频消融术

单极射频消融是目前应用最早的外科术中治疗房颤技术。该技术采用的是 CardioblateTM 单极射频消融系统。单极系统为细长的可塑性笔式结构，其能量集中于射频笔尖端，可以集中快速地向心房组织发散射频热能，辅以盐水冲洗，能够有效地穿透心房壁，达到理想的透壁消融效果。

有动物实验表明：单极射频系统消融心房组织 60s，可以达到 3 ～ 6mm 的消融深度，即通常情况下的心房壁厚度，因此能够满足透壁消融和阻断电传导的要求。

单极笔式消融系统的优势在于操作的方便性，技术的易掌握性，学习曲线短，更重要的是能够达到任何需要消融的心房解剖及电生理位点，即消融线的连续性好，不容易形成消融裂隙。此外，还有应用加长单极（20cm）进行微创停搏消融手术的研究报道。

但是对于风湿性心脏病合并的房颤治疗，由于心房组织的病变通常较重，尤其在合并心房血栓的情况下，心房壁的厚度明显增加、甚至合并钙化，此时单极射频消融系统的穿透性受到影响，同时该系统没有消融透壁性的客观监测功能，因此消融的透壁性会受到明显局限，从而对于心房组织病变严重的永久性房颤患者，疗效欠佳。

安贞医院孟旭团队从 2004 年开始，创新性地采用心房内、外膜联合消融技术，可以有效地改善上述单极射频消融系统的缺陷。该技术使用单极射频笔，对同一道消融线采用心房内、外膜两侧消融，方法简单可行，同时对于提高透壁性有着重要意义。相关的病理研究证实：在进行盐水灌洗的条件下，内、外膜联合消融技术在一定程度上可以达到完全透壁的效果。需要指出的是，对于小切口瓣膜手术或者较难分离粘连的二次瓣膜手术可以考虑单极射频消融技术，常规首次瓣膜手术合并房颤消融多推荐透壁性更加确切的双极射频消融技术。

（五）双极房颤射频消融术

双极射频消融系统是目前世界上应用最广泛的外科消融装置。与单极射频系统不同，双极系统为钳式结构，正负电极分别嵌在消融钳的钳头，使用时将目标心房组织钳夹于正负电极之间，然后发放射频能量，在双极系统特有的透壁性监测系统提示下，平均 10s 便可完成一道透壁消融，操作方便、快捷，效果可靠。利用该系统施行射频 Cox-Maze III 手术，平均耗时仅 6min，明显缩短了心肌缺血时间，而且总体疗效约较单极射频系统提高 10%。

双极射频系统有着阻抗感应装置，根据组织阻抗的变化来进行透壁反馈，从而精确判定消融的透壁性；同时在应用双极射频钳进行操作时，该系统仅消融钳夹的心房组织，消融线精细度达到 1～2mm，对周围组织无明显影响，在相当大的程度上避免了左、右心房组织的广泛损伤和瘢痕化，这些都是窦律转复后心房有效收缩恢复的基础。

但是在操作过程中，双极钳的对合要求高，使得自身的灵活性及路线的灵活性可能受到限制；另外由于长度结构所限，双极钳不能达到所有的消融部位，可能要结合单极消融或冷冻消融等共同完成整个操作。目前有数种射频装置可供使用，主要包括 Cardioblate™、Atricure™ 以及 Cobra™ 射频系统。

（六）微创胸腔镜房颤射频消融术

从治疗原则及其所适应患者的角度来讲，房颤总体上可分为两大类：第一类为阵发性房颤和孤立性房颤，即不合并严重器质性心脏疾病的房颤患者；第二类为在器质性心脏疾患基础上并发的房颤。以上述分类为基础，目前房颤的治疗方法可分为两大类。一为导管介入消融技术，其适应人群主要为第一类，即阵发性、孤立性房颤。第二为心脏外科手术消融技术，其适应人群主要为第二类，即合并需手术解决心脏疾病、如瓣膜病、冠心病、先天性心脏病等患者合并的房颤。

长期以来，由于适应人群的不同，上述两种房颤治疗手段一直成并行发展。而对于后者来讲，随着微创心脏外科技术的发展，目前外科治疗房颤的范围正突破原有的适应证，而向着导管介入的主要对象，即孤立性和阵发性房颤的治疗领域进行扩展。目前全球范围内报道的微创消融技术已有 Wolf Mini-maze 消融手术（干式射频，dry radiofrequency）、机器人辅助的冲洗式射频消融（irrigated radiofrequency）手术、微波（microwave）消融手术、高强度聚焦超声（HIFU）消融手术等，这些技术的总体特点是手术切口小，应用先进的消融能源装置，在心脏不停搏的状态下进行心外膜的消融，优势为对患者的损伤小，操作精准而快速，并发症少并且疗效高等。目前就治疗理念、技术难度、临床开展时间、治疗例数、中长期疗效，以及推广应用的可行性等方面来评价，微创消融治疗房颤的代表性技术应当为胸腔镜辅助下的 Wolf Mini-maze 微创手术。

Wolf Mini-maze 微创手术是于 2002 年开始在临床施行并逐渐完善的心脏外科技术，其主要适应人群即为孤立性房颤和阵发性房颤患者。主要特点为快速、有效、方便而且安全。主要操作包括双侧肺静脉的广泛隔离、左心房的线性消融、心外膜部分去神经化及左心耳的切除操作 4 项。

Wolf Mini-maze 微创手术治疗房颤的特点如下。

（1）以阵发性房颤的关键机制为治疗基础，例如双侧肺静脉隔离、左心房线性消融、迷走神经消融等，而这些操作均较导管消融更直观、简便而有效。

（2）切除了左心耳，从根本上消除了因房颤而导致的血栓形成和栓塞风险。

（3）患者无须经历导管消融中长时间的 X 射线显露，无放射性损伤。

（4）患者无须经历传统心脏手术中正中胸骨劈开的痛苦。

（5）在治疗过程中，安全性好，心脏处于正常的搏动状态，无须心肺转流（体外循环），因此对患者的损伤很小。

（6）在直视或监视下进行，消融线路清晰、准确，并且完全可以避免如肺静脉狭窄等并发症的发生，并且与导管消融相比，术后出现房速等心律失常的概率极低。

（7）操作时间整体为 1.5 ～ 4h，手术室内便可拔除气管插管，患者恢复清醒。

（8）术后几乎无疼痛，恢复快，手术感染的发生率极低，平均住院时间仅为 3 ～ 5d。

（9）有效性高。根据国际多中心和国内开展最早的北京安贞医院孟旭团队的报道：以阵发性房颤为主要的治疗对象，并且也包括严格选择的永久性房颤患者，6 个月时，总体治愈率可达到 91.3%，并且患者无服用抗心律失常药物及抗凝药物；术后 2 年的总体治愈率为 80%；而且无术后卒中的发生。

（10）费用低，总体住院花费约为导管消融的 60%。

Wolf Mini-maze 针对孤立性房颤的微创消融效果良好，2004 年安贞医院孟旭团队率先在亚洲首次开展此类技术，近年来已经取得超过 500 例的 10 年随访的经验。上海新华医院梅举团队后尝试单侧打孔微创消融，值得深入研究。

（七）房颤消融术中的电传导标记研究

不管是外科还是内科消融治疗房颤，任何一项房颤治疗的进一步，都离不开对房颤形成的电生理机制的理解。因此对房颤的心房进行电生理标测，探究房颤的起源及维持机制，指导消融成为房颤消融治疗必不可少的环节。传统标测方法是通过直接记录多导心内心电图，根据局部电位的形态、振幅及相互之间的时间关系定位。对于简单心律失常这种方法具有简单、实用和快速的优点，但对复杂的心律失常则常勉为其难。当前心内科主要应用 CARTO 系统和 ENSITE 系统进行术中标测。

CARTO 系统由定位板（体外低磁场发生器）、带有被动传感器的射频导管、中央连接器、磁电分析仪及计算机系统组成。在用 CARTO 导管标测完某一心腔后，通过计算机可以重建出该心腔的三维结构。该系统可以二维或三维形式显示窦性心律或心动过速时电兴奋波传导、播散的方向及激动波传导速度及路径，从而大大地简化了某些复杂心律失常的标测定位。所有标测点的位置均记忆在计算机内，包括标测该处时大头导管所处的位置、导管顶端弯曲形式及所指的方向，局部心电激动的时间、波幅和形态，与参考电极的关系等。

EnSite 3000 标测系统主要由非接触性球囊电极、患者界面单元和带有专用系统软件的计算机工作站三个部分组成。该系统可同时重建某一心腔 3360 个位点的心内电图，以等时或等电势的二维图形显示该心腔，并可同时记录和显示 32 导联心电图。运用大头电极和球囊电极采集某一心腔的心内电激动信号后，计算机系统可构建出该心腔的三维结构模型，并将特殊结构标记在这一模型上。系统在建立几何模型和重建心内膜等电势图后，诱发并记录心律失常，从心动过速的任何一次激动的起始点开始，系统逐渐移动取样点，随着激动时间和电压的变化，三维的等电势图上显示一系列色彩的变化，其中白色代表除极电压最大处。通过观察分析色彩的变化、移行顺序和范围的改变可确定某一心房或心室激动的起始点、传导方向、速度和途径，由此确定心动过速的关键位点。EnSite 3000 系统的标测过程仅需几个心搏甚至单个心搏即可完成标测，因而特别适用于血流动力学不稳定或非持续性心动过速的标测和消融。系统的定位系统可导航大头电极到达标测所拟定的靶点，由于系统直接以三维的立体方式显示心腔的解剖位置并确定了投照角度，因此，操作者无须 X 线的指导即可操纵导管到达消融靶点。系统可同时记录消融靶点在几何模型上的位置、消融导管在靶点时所处的位置和所指的方向，结合该点的心内膜电图的形态、时间和振幅可导航大头导管重新送到曾标测或消融的位点，因而特别适用于导管发生移位时，或发作不甚频繁的室性期前收缩及房性期前收缩等。由于系统的这一特点，使整个标测过程更为快速、安全，并显著降低了 X 线的辐射量。

总体来说，这两类技术优点是电生理标测较为详细，对于导管消融技术有很大的指导作用，但是对于心脏外科来说较为复杂，根据安贞医院孟旭教授团队 2002 年就开始临床研究和尝试，心脏外科手术室器械和设备限制，设备标测时间长和导管不方便心外膜使用等缺点，目前相关的适合心外科应用的心外膜标测系统尚待开发中。

（八）射频迷宫手术的消融径线及技术

国际国内临床和基础研究均证实双极透壁性更优，而且单极射频时间更长。但是在左右心房峡部，双极有时候较难全面钳夹，因此，最佳途径以双极合并单极联合似乎更具优势，国外很多采用双极合并冷冻消融技术，但是由于经济负担因素和冷冻在我国尚未开展，国内国家中心开展单纯双极射频消融也取得了非常满意的治疗效果。下面简单介绍以单纯双极射频消融的常用的房颤消融径线选择。

1. 常见右心房径线

（1）体外循环建立后，阻断上、下腔静脉，右心耳钳夹消融。在右心耳中部行一纵行切口，将界嵴切断，双极射频钳由此切口，钳夹右心房前游离壁，行一道消融线。

（2）小功率电刀锐性剥离与右心耳切口相邻的房室沟组织表面（右心房表面）的脂肪垫，钝性分离出一个层面至三尖瓣环，避免冠脉损伤。用双极钳通过分离出的层面，夹住右心房壁直至三尖瓣环，一定要适当超越三尖瓣环，夹住一部分三尖瓣叶，以防止瓣环处消融裂隙的产生。同样的方法，从右心房游离壁垂直切口的下方，电刀锐性剥离脂肪垫剥离处向下钝性分离出一个层面至三尖瓣环，双极钳在该层面（脂肪垫的下方），夹住房壁，直至三尖瓣环。该技术目前有很多改良和简化方法，还可以通过静脉窦和三尖瓣连接位置做钳夹消融。

（3）静脉窦下后壁钳夹消融。

（4）右心房峡部的消融：钳夹右心房游离壁切口到下腔静脉插管处，经过冠状静脉窦口，向三尖瓣后瓣环进行射频消融。

（5）上腔静脉与下腔静脉：注意消融线一定要深入腔静脉，因此经常需要松开上腔与下腔阻断带，然后双极钳自右心房垂直切口的界嵴端分别夹向上腔、下腔静脉口，完成右心房消融。

2. *左心房径线*　左心房双极射频消融技术。

（1）双侧肺静脉隔离消融：可在不停搏或者停搏状态下进行。①不停搏下的心外膜肺静脉隔离：在心肺转流下进行，首先行右肺静脉隔离，然后行左肺静脉隔离，注意钳夹部位为肺静脉 – 左心房移行处，而不是肺静脉。②停搏下的心内、外膜肺静脉隔离：阻断主动脉，灌注高钾停搏液，心脏停搏。通过标准房间沟切口显露左心房内部。以房间沟切口为右肺静脉的右半隔离线，再行左半的射频消融环形隔离。然后将心脏搬起，行左肺静脉的心外膜隔离消融。

（2）左心房顶部消融：自左心房切口顶端，双极钳朝向左侧肺静脉隔离环上缘，钳夹心房内、外膜，进行左心房顶部消融，注意保证左心房顶消融线与左上肺静脉隔离环上缘相连，并且可以呈放射状进行 2 ～ 3 道消融。

（3）左心房窦部的消融：向二尖瓣环方向延长左心房下缘切口，以保证瓣环处的消融，双极钳由切口最下缘伸向二尖瓣后瓣环的 P3 位置附近，完成窦部的消融。如果左心房较大，难以连接二尖瓣瓣环附近，可以将心脏用左手向术者身体方向牵拉开，显露左心房左侧和后侧，双极钳补充钳夹左心房后壁的连线直接连接到左肺静脉隔离圈。

（4）左心房峡部的消融：双极钳插入左下肺静脉和二尖瓣环钳夹消融，注意避免损伤冠脉。钳夹由切口最下缘伸向左下肺静脉口，左心耳和左下肺静脉口也可以完成钳夹，从而完成左心房峡部消融的补充。

（5）左心房后壁的放射型消融：当心房明显扩大时，可向二尖瓣环方向延长左心房切口，利用双极钳对左心房后壁进行放射状线性消融。

（九）胸腔镜微创外科治疗单纯性心房颤动

1. 术前准备　患者入院后行 12 导联心电图、体表超声心动图、TEE、胸部 X 线、高速螺旋 CT 等检查。同时填写专用的外科房颤治疗调查表，其中包括房颤病史、抗心律失常药物的应用情况，抗凝药物的应用情况，NYHA 心功能分级，既往病史等。

2. 手术技术　Wolf Mini–maze 微创手术使用分离器（Wolf™ 微创分离器）、消融钳（Atricure™ 干式双极微创射频消融钳）、Johnson & Johnson EZ–45G 软组织切缝器、10mm 30° 胸腔镜。主要操作包括双侧肺静脉－左心房移行部的隔离消融、隔离区心外膜起搏隔离检测、左心耳切除、Marshall 韧带离断、心外膜部分去神经化治疗 5 部分。

麻醉诱导后使用双腔气管插管，首先取左侧卧位，右侧垫高 60°，为在第 3 或第 4 肋间腋中、后线之间做约 5cm 的小切口为主要操作切口，在第 6 或第 7 肋间腋中、后线上分别做 2 个约 1cm 的工作切口，由此导入胸腔镜及消融装置。

单肺通气后，首先通过第 6 肋间孔，放入胸腔镜，由胸壁内侧定位第 3 或第 4 肋间隙，于相应体表部位做微创小切口，经肋间隙进入右侧胸腔，定位右侧膈神经，并在其前方约 1cm，平行于膈神经纵行打开心包至上下腔静脉。心包置牵引线固定于胸壁皮肤。于右下肺静脉下方左心房外侧钝性分离入斜窦，由原腔镜口或重新做第 6 或第 7 肋间新工作孔引入 Wolf 分离器，分离器顶端连接橡胶引导条，入斜窦经由右肺上下静脉后方分离，往左侧牵拉上腔静脉，使分离器顶端于右上肺静脉上方，上腔静脉外侧出斜窦。

卸下并留置分离器顶端的引导条，撤出分离器，将引导条尾端与消融钳下支连接，由操作切口牵拉引导条导入消融钳，使消融钳下支入斜窦，绕过右肺上下静脉后方置肺静脉于消融钳两支之间。于肺静脉入口近端左房前庭处合拢消融钳做射频消融，移动消融钳位置，再做重叠消融线 2～3 次。直视下检查消融线，确认消融线完整。用 Medtronic 探测器于消融线内外侧做感知及起搏检测，确认肺静脉电隔离完全。撤出消融钳，恢复双肺通气。胸腔内留置引流管，缝合切口。转患者为右侧卧位，重新消毒铺巾。相应部位做切口，使用相同方法行射频消融线并检测确认肺静脉电隔离完全。另外，用电刀切断 Marshall 韧带。由工作切口导入 Johnson & Johnson EZ-45G 软组织切缝器，切除左心耳。缝合心包，胸腔内放置引流管，缝合切口。

第五节　其他疾病

一、心脏黏液瘤

心脏肿瘤是比较少见的疾病，因其临床症状无特征性，以往常被误诊。自 20 世纪 70 年代后期，超声心动图及其他诊断技术的发展，使得此类疾病能及早得到诊断和治疗。心脏原发性肿瘤中黏液瘤是最常见的肿瘤，多发生于中年，女性多于男性，男女之比例 1：3。近年来有些学者报道，黏液瘤有在家庭中数人发病，认为可能有遗传因素。

各个心腔都可发生黏液瘤，但主要生长在左心房卵圆窝附近，极少同时发生在几个房室腔内。Ribbert 指出心脏黏液瘤起源于胚胎发育期心内膜黏液组织的残余。由于在房间隔卵圆窝周围常有此种组织残留，从而可解释该肿瘤大部分起源于这一特殊部位。黏液瘤瘤体一般都有蒂，呈半透明胶冻状，略带淡黄色或夹有紫褐色血斑，分叶呈葡萄状，易脱落成碎片，可引起动脉栓塞。黏液瘤细胞大多呈不定形黏液细胞，内充满黏液样基质，较多为单个，但可出现多核巨细胞，小血管丰富，电镜下可见瘤细胞表面富有微绒毛或胞质突出、瘤细胞内充满细纤维，是本瘤显著的超微形态学特点之一。基于黏液瘤有复发倾向及局部浸润，从黏液瘤脱落的组织，可在脑血管继续生长，破坏脑动脉血管壁，造成局限性动脉瘤，说明黏液瘤有潜在的恶性倾向。

Carney 综合征为新近描写的综合征类似家族性黏液瘤综合征；包括心脏或皮肤黏液瘤，皮肤病损有色素沉着，分泌过多的内分泌肿瘤和黑色素神经鞘瘤。两种综合征的黏液瘤不同于散发性心脏黏液瘤：有家族史发病早；有多个黏液瘤，特别是累及心室；手术去除后复发的危险较高。

临床表现依肿瘤大小及心脏受累部位而定，有 3 种主要症状：全身症状，栓塞症状，血流阻塞现象。小的可无症状，有的发生栓塞后始发现是心脏黏液瘤。曾有因黏液瘤阻塞二尖瓣孔，误以为二尖瓣狭窄而手术者，另有报道右心室流出道错构瘤曾开始拟诊为肺动脉瓣狭窄，经造影后方被确诊。位于心房或心室壁肿瘤，有时可引起严重心律失常和心力衰竭。

全身症状是多变的，可有发热、关节酸痛、体重减轻、贫血、红细胞沉降率增快、血清蛋白异常等。

X 线及心电图表现特异性不高，超声诊断技术应作为诊断心脏肿瘤的首选方法，其诊断心脏肿瘤的敏感度在90%以上，假阳性率极少。偶尔需要64排CT、MRI等检查。

（一）手术适应证

心脏黏液瘤可因阻塞瓣膜孔导致心力衰竭或心搏骤停，或肿瘤栓子脱落导致脑栓塞等引起死亡，故一经诊断，应立即手术。

（二）手术治疗

在体外循环下阻断心脏血流，心脏停搏下彻底切除肿瘤。经房间沟后切开左心房壁，将肿瘤切除，此种方法显露颇好。多经右心房切口，由肿瘤根部附着的上缘切开房间隔，大多是卵圆窝处，即可见肿瘤组织，将肿瘤及其附着处外周约5mm宽的正常房间隔一并切除；再仔细检查左心房壁及左心室和二尖瓣有无第2处肿瘤存在。生理盐水冲洗各心腔，清除残留肿瘤组织。缺损可直接缝合，缺损大有张力可用心包或涤纶补片修补。如果肿瘤侵及心房壁，将附着处切除，直接缝合或用心包修补。

（三）手术时特殊情况的处理

（1）黏液瘤的特点是肿瘤易碎，多发、复发（5%～14%），随时可发生因瘤体阻塞房室孔，发生心搏骤停。因此在未建立体外循环前尽量避免搬动心脏，切开心包后即肝素化做升主动脉及腔静脉插管。

（2）由于肿瘤易碎及多发性，切开房间隔容易整体取出肿瘤组织，另一方面卵圆窝及瘤蒂附着处的正常房间隔也应切除一部分，同时可使用低能量电刀烧灼以减少复发，也便于检查4个心腔，以防遗留第2肿瘤及残留肿瘤组织。左心房黏液瘤切除术中曾发现在三尖瓣隔瓣上有米粒大小赘生物，病理诊断为黏液瘤。

（3）右心房黏液瘤切除手术操作基本同左心房黏液瘤，不切开左心房，右心房黏液瘤多无蒂或蒂很短。为瘤体后由切开的房间隔缺损探查左侧房室腔。

（4）左心室黏液瘤切除比较困难，瘤体大、瘤组织嵌入肌小梁内者尤甚。由左心房径路进入因二尖瓣瓣膜遮盖显露差，最好在左心尖做平行前乳头肌切口，易将瘤体完全切除。

（四）手术结果

自1954年Crafoord在体外循环下切除心脏黏液瘤取得成功后，目前手术效果极好，术后症状消失，心功能恢复。文献报道肿瘤复发者为数极少，一般因为没有彻底切除，于原发蒂附着处再生长；其他处出现者，则为种植或多源性病灶。

二、肥厚型心肌病左心室流出道狭窄

肥厚性心肌病目前认为是一种以常染色体显性遗传为主的原发性心肌肥厚，又称家族性肥厚性心肌病。可见于任何年龄，但以20～30岁发病率最高。至今尚未明确本病是出生前还是出生后不久即存在的一种先天性心脏畸形，还是在稍长大后呈现的形态学异常。病理特征主要是心室肌肥厚和心肌排列紊乱，病变集中于室间隔，造成非对称性室间隔肥厚和不同程度的心室功能障碍；梗阻通常发生于主动脉瓣以下部位，合并二尖瓣前瓣收缩期异常的前向运动。病理生理改变主要表现为左心室收缩功能增强、舒张功能和室壁顺应性减弱及心律失常。梗阻型，即所谓肥厚性梗阻性心肌病，又称特发性肥厚型主动脉瓣下狭窄，为外科治疗对象。非梗阻性产生心功能不全的原因主要是左心室顺应性下降，而非流出道梗阻，不考虑手术治疗。后者是否会发展为梗阻性，目前尚不清楚。

临床表现主要为劳力性心悸、气短，心前区疼痛，甚至晕厥。晚期常伴有严重的进行性充血性心力衰竭，此常由于并发心房纤维颤动引起。其自然预后不佳，5 年死亡率为 15%，10 年为 25%；以猝死最为常见。严重的室性心律失常，被认为是猝死的先兆。梗阻型患者胸骨左缘和心尖之间可闻及收缩中晚期粗糙的喷射性杂音；心电图出现左心室劳损或异常深的 Q 波，常可提示诊断。二维超声心动图可显示左心室肥厚而扩张，非对称性室间隔肥厚，基部室间隔厚度与左心室后壁的比值可达 1.3 以上，并可通过二尖瓣前瓣收缩期前移的幅度和时限来判断左心室流出道梗阻情况。考虑手术治疗时，术前应进行心导管和心血管造影检查。右心导管检查可显示漏斗部狭窄或肺动脉高压，左心导管检查可测定左心室流出道梗阻的部位和程度。测压时导管尖端必须进到心尖再向后退，测量从左心室到升主动脉的压力和压差。左心室造影尚可显示左心室腔和流出道的形态和特征；为手术提供重要的依据。

肥厚型心肌病由于病变类型和功能影响不同，其治疗方法亦各异：①非梗阻或隐匿型梗阻均宜应用药物治疗，包括钙拮抗药或 β 受体阻滞药等。②梗阻型患者，首先可试用药物治疗，无效时或不能耐受药物副作用者，则应手术治疗。也有学者认为对梗阻性肥厚型心肌病应以手术治疗为首选。

（一）手术适应证

自 1960 年 Cleland 报道采用手术治疗梗阻性肥厚型心肌病以来，目前使用最普遍的手术方法是心室间隔部分肌肉切除术。对此类肥厚性心肌病的外科治疗，所采用的手术方法包括经主动脉室间隔肥厚心肌切除术及心尖 - 主动脉分流术，手术的目的均为解除左心室流出道梗阻。流出道梗阻解除后减轻二尖瓣前瓣收缩期前向运动，减轻二尖瓣的反流。

临床症状明显，内科治疗无效，左心室流出道收缩期压差 > 6.7kPa（50mmHg），二维超声心动图或选择性左心室造影显示室间隔明显突入心腔，以及心功能 Ⅱ 级以上者，均为手术指征。左心室流出道压差在 10.7kPa 或 13.3kPa（80 或 100mmHg）以上，无症状的儿童也应考虑手术治疗。

（二）术前准备与术后处理

术前需进行超声心动图、心导管和心血管造影检查，充分了解左心室流出道梗阻类型和程度，同时了解二尖瓣关闭不全程度，以便正确选择手术方式。40 岁以上患者如有明显心绞痛症状，应行冠状动脉造影术，以了解有无冠心病。

肥厚型心肌病由于左心室明显肥厚，降低了心室的顺应性，在术后监护时必须注意将左心房压力维持在 2.1 ～ 2.4kPa（16 ～ 18mmHg），以保证手术后早期有足够的前负荷。

（三）手术治疗

经主动脉行室间隔部分肌肉切除术已成为治疗梗阻性肥厚型心肌病的标准手术方法。对无合并症病例经主动脉做室间隔肥厚心肌切除术能很好地缓解左心室流出道压差，较经左心室、经左心房或经右心室行室间隔肥厚心肌切除术更为简单和方便。少数病变特殊的病例也可选择应用左心尖 – 主动脉分流术或二尖瓣置换术。

1. 心室间隔部分心肌切除术　一般在中度低温体外循环和心脏停搏下进行手术，左心尖插管引流，加强心肌保护。

（1）经主动脉室间隔肥厚心肌切除术：这是目前常用的一种手术方法。在升主动脉前壁做一斜切口，下端延伸至无冠窦。用拉钩向前牵拉右冠瓣，在右冠瓣的基部即可显露出肥厚的室间隔组织。必要时从右心室外侧压迫心脏，此有助于肥厚室间隔组织的显露。将安装于成角刀柄的 10 号刀片尖端对准左、右冠瓣交界下方，即距右冠瓣瓣环下 2～3mm 处切入肥厚的室间隔组织。切割深度应控制在 15～20mm，刀片插入室间隔并伸向心尖 40mm，向心腔方向切割，第 1 切口完成后，在第 1 切口右方或顺时针方向 10mm 处即右冠状动脉开口下方，应用同样方式做与第 1 切口平行的第 2 个切口，将示指伸入触扪此两切口情况，必要时可用手指加压以加深切口。然后可用刀片或剪刀从右冠瓣下方切除两切口间的肥厚室间隔组织。在操作过程中注意不要掉落细小的肌肉碎块。肥厚肌块切除后，再用手指轻柔地扩大切口，并证实切除的范围已通过肌性梗阻直达前乳头肌平面，使左心室流出道梗阻得到满意解除。冲洗左心室腔，排除左心室和主动脉内积气后，应用 4-0 无创缝线进行连续褥式缝合主动脉切口。开放升主动脉阻断钳，待心脏复苏满意后停止体外循环，按常规关胸。

为便于节除左心室流出道肥厚肌肉嵴，1988 年 Robicsek 介绍了一种切除心肌的新器械，即改良的 Kerrison 咬钳，当切开升主动脉壁后，用一牵开器拉开右冠瓣，用另一压板牵开二尖瓣前瓣，显露肥厚的室间隔，然后将特别的咬钳"颌部"经左右冠瓣交界右侧逆行插入左心室腔，将"颌部"的尖突插入室间隔肥厚的肌肉嵴内，确认其位置适当后，将滑动的切刀下推，被套住的肌块即可被切下，如肌肉组织广泛纤维化而不易套住时，可将咬钳紧紧固定肥厚的肌肉嵴，然后用 15 号刀片切除被固定的肌块。还有应用激光技术经主动脉切口进行室间隔肥厚肌切除术治疗肥厚型梗阻性心肌病的报道。

腔镜瓣膜手术技术的开展，有一些中心尝试结合二尖瓣腔镜入路途径，将二尖瓣前叶小心切开显露对面室间隔肥厚区域，可以更好地接触和显露从主动脉切口难以触及的室间隔下壁位置。缺点是容易损伤二尖瓣，造成瓣膜反流，如果顾及二尖瓣损伤则难以充分显露室间隔区域。

（2）经主动脉和左心室切口室间隔肥厚心肌切除术：先做主动脉根部斜切口，如上所述将右冠瓣牵向前方，显露肥厚的室间隔组织，应用小圆刀片在右冠瓣下方的室间隔肥厚肌肉上做 2 个平行切口，直接向下方延伸，注意不要向右下，以避免损伤 His 束或左束支。向下方延伸切口时，应在直视下进行，如肥厚的室间隔无法显露或显露不清，不要盲目将切口向心室深部延伸。特别是经主动脉切口扪诊发现左心室流出道肌性梗阻较深，或当切除肥厚肌块后下方仍有残余的梗阻，或需要切除乳头肌基部至心尖的肥厚肌块时，都应加左心室切口。

应用纱布垫将左心室抬高，术者以示指经主动脉瓣口伸入左心室腔为指引，选择左心室前壁少血管区和便于显露室间隔的部位做室壁切口。此切口一般位于左心室前壁中下 1/3 交界区并与冠状动脉前降支平行，长约 3cm，在前乳头肌下缘进入心室腔。小心牵拉切口二缘显露心室内部结构，找到二尖瓣前叶，将其牵开到室间隔左方，分别切除左心室前壁切口两侧的肥厚心肌，并从下而上由室间隔前方切除肥厚肌肉，室间隔上要切出一个深的肌肉沟伸向流出道，使同经主动脉做的上方切口相连接。切除肥厚肌块时使用剪刀比较方便。应根据室间隔肥厚程度决定肌块切除深度，一般为 15～20mm。

应用主动脉和左心室切口的优点是能在直视下切除足够的肥厚心肌组织，特别是解除室间隔下方的梗阻更为方便。但左心室切口对术后心功能有一定影响。所以能经主动脉切口充分解除左心室流出道梗阻时，尽可能不加用左心室切口。

（3）经右心室室间隔肥厚心肌切除术：升主动脉根部做一横切口，术者以示指伸入左心室流出道探查，扪清狭窄情况。然后于右心室流出道前壁做一纵切口，显露肥厚的室间隔。在左心室腔内的示指指引和帮助下，由室间隔右心室面均匀地切除肥厚的心肌组织块。操作中注意勿损伤三尖瓣、腱索和乳头肌。室间隔肥厚肌块切除后，室间隔游离度增大，心室收缩时可被推向右心室侧，从而使左心室流出道梗阻得到改善。该手术方法疗效不如经左心切除确切，目前已基本弃用。但对术前有严重右束支阻滞和（或）右心室流出道也有明显梗阻的病例，仍有一定价值。

2. 心尖 - 主动脉分流术　该手术适用于左心室流出道弥漫性梗阻或呈管状狭窄者，或同时合并主动脉瓣环狭窄时。从心尖分流入主动脉部位有 4 处可供选择：①升主动脉；②降主动脉；③腹腔动脉上方腹主动脉；④肾动脉下腹主动脉。其中以腹腔动脉上腹主动脉为首选。其优点是：①延长胸部正中切口至上腹部即可显露此段腹主动脉，且不必进入胸膜腔；②一旦心尖 - 主动脉分流导管内的生物瓣衰败损坏需要再次换瓣时，不必开胸。

做胸部正中切口延伸至上腹部，将心包与腹腔切口相连。切断肝三角韧带，将肝左叶向右牵开，在膈肌和腹腔动脉间显露腹主动脉。用无损伤血管钳部分钳闭腹主动脉，在动脉前壁上做纵行切口，长约 3cm，选择口径与长度适当的带瓣导管与腹主动脉做端 - 侧吻合，一般用 4-0 无创缝线做连续缝合。

建立体外循环，诱导心脏停搏。用圆筒刀于左心室尖部少血管处切除 1 块心肌。3-0 带小垫片的双针缝线沿切口周边做一圈间断褥式缝合，缝线由心外穿过全层心肌，由心尖切口引出，然后分别穿过心尖接管的缝合环相应部分，将心尖插管插入左心室，予以结扎固定。将心尖放回心包腔，开放升主动脉阻断钳。心脏复搏后，用电刀将正对心尖接管部位的膈肌切开，将心尖接管远端穿过膈肌切口，同移植于腹主动脉上的带瓣导管近端对合，用 3-0 无创缝线做端 - 端吻合。排除导管内积气，开放心尖 - 主动脉分流。逐步停止体外循环，按常规缝合胸腹部切口。

3. 二尖瓣成形或置换术　左心室流出道梗阻很多合并二尖瓣前叶脱入流出道形成所谓 SAM 征阳性，因此对于二尖瓣前叶进行处理也可以有效缓解流出道的梗阻。其中缘对缘技术由于可以将二尖瓣前叶和后叶固定订合在一起，限制前叶脱向流出道，因此可以起到缓解梗阻的效果。应该指出的是，二尖瓣前叶脱入流出道有时并不以常见的 A2 区为主，要术前根据食管和三维超声进行明确仔细检查。

Cooley 首先介绍了应用二尖瓣置换术治疗梗阻性肥厚型心肌病，认为切除二尖瓣前叶可解除流出道梗阻，但其疗效不够确切。特别要指出的是此类患者二尖瓣结构基本正常，而且在左心室流出道肥厚心肌切除后往往会恢复其功能，使原有的二尖瓣关闭不全消失或减轻，故对肥厚型心肌病选用二尖瓣置换手术应持慎重态度。具有以下情况时，可考虑置换二尖瓣：①由于严重二尖瓣关闭不全而导致充血性心力衰竭，应用室间隔肥厚心肌切除术未能改善或无法改善其功能；②二尖瓣有器质性病变，包括细菌性瓣膜炎等。此外，由于此类患者瓣膜未增厚，缝合时要特别注意防止瓣周漏的发生。二尖瓣置换技术操作简单，容易推广，而且还有一个优点，可以在远期由于二尖瓣腱索和乳头肌的剪短，可能有利于肥厚型心肌病舒张功能下降的缓解。

（四）手术时特殊情况的处理

（1）要记住肥厚的室间隔位于前方和流出道右壁，术中予以充分显露为保障手术成功的先决条件。为此主动脉切口要够大，在向前拉开右冠瓣的同时，要应用带光源的压板保护二尖瓣前叶。从右心室外侧压迫心脏可使室间隔更易进入手术野。

（2）在左右冠瓣交界下方做肥厚心肌切口时不宜过分偏左，否则可能切穿左心室侧壁和引起大出血。在判断不清时，可用手指在心腔内外进行探查有助于定位。

（3）经主动脉切口进行手术的病例有发生医源性室间隔穿孔的报道，由在非直视下切除过多的室间隔心肌所引起。故当切口向下延伸时要避免盲目切割，必要时可加用左心室切口来完成。

（4）手术时发生完全性房室传导阻滞并不多见。但当术前有完全性右束支传导阻滞，术中又损伤左束支时，亦会产生心脏完全性阻滞。因此手术必须牢记 His 束之行径，其位于膜部室间隔后下缘且紧靠无冠和右冠瓣交界下方分出左、右分支。故切除肥厚心肌最安全的部位应在左、右冠瓣交界处下方和右冠口之间，切口适当偏左，以防损伤传导束。

（5）体外循环前后应常规测量主动脉和左心室压力，以了解左心室流出道梗阻解除程度。术前有二尖瓣关闭不全病例，手术时尚同时应用经食管超声多普勒检测二尖瓣闭合功能。

（五）术后并发症

（1）心脏传导阻滞。完全性房室传导阻滞为一种严重并发症，发生率为 3%～5%。应以预防为主。一旦发生，应及时安置心脏起搏器。至于束支传导阻滞的发生率虽较高，一般对预后无甚影响，无须处理。

（2）医源性室间隔缺损。发生率约为 3%，多见于主动脉切口组，一旦发生应及时应用补片进行修补。

（3）创伤性主动脉瓣和二尖瓣关闭不全。发生率约 5%。手术中注意牵开和加以保护，此类瓣膜损伤即易避免；对严重者需进行心脏瓣膜置换术。

（4）围术期心肌梗死。可偶发于心肌切除部位，患者可无冠心病史。现已很少发生。

（六）手术结果

手术可使左心室流出道压差迅速得到解除，二尖瓣收缩期前向运动消失或减轻，原有二尖瓣关闭不全消失或好转。据 Mohr 对 115 例病例观察，左心室流出道收缩压差可由术前（9.3±5.1）kPa［（70±38）mmHg］下降到术后（1.2±1.5）kPa［9±11）mmHg］，合并的二尖瓣关闭不全有 75% 随着肥厚心肌切除得到明显改善或消失。随着上述血流动力学的改善，90% 病例症状消失或得到不同程度的改善，心功能由术前的（2.3±0.9）级提高到（1.4±1.2）级。

Mayo Clinic 报道手术治疗 115 例，随访 16 年，取得满意的效果，手术死亡率为 5.2%，晚期死亡率为 11%，5 年存活率为 84%±5%。10 年手术存活率为 76%，16 年约为 53%。手术死亡率的高低与术后左心室流出道残余压差 > 2.0kPa（15mmHg）和年龄（> 65 岁）有关，但与术前症状、心功能分级、术前压力阶差或是否合并二尖瓣关闭不全等无关。

死亡原因：早期低心排血量约占 67%，残余二尖瓣关闭不全和慢性充血性心力衰竭各占 17% 左右。晚期死亡中有 42% 为猝死，其原因不明；25% 可能为卒中。

三、肺动脉栓塞

肺栓塞是一种常见病，由于诊断技术水平的提高，越来越多的患者得到了及时诊治，对某些疑难或慢性患者药物或介入治疗无效时手术可能是唯一的治疗手段。Laennec 医师 1819 年首次报道了肺栓塞，他和 Viochow 一起认识到该病与深静脉血栓形成有关，而血管内皮损伤、血流迟缓和血液的高凝状态为血栓形成的三大因素。1975 年 Dalen 和 Alperl 指出美国该病年发病约 630 000 例，是急性心肌梗死的 1/2，脑卒中的 3 倍，年死亡患者 20 万，位于死亡原因第 3 位。Ted1908 年首先开展急性肺栓塞的外科治疗；Allison1958 年在低温、阻断下成功施行了慢性肺动脉内血栓清除术；Snyder1963 年报道了经右胸切口行肺动脉血栓内膜切除术。Castleman1964 年首先在体外循环下进行了此种手术；1984 年 Chifwood 总结全世界手术 83 例，手术死亡率 22%。该病的手术治疗发展迅速，美国圣地亚哥的医师报道了 500 例手术结果，死亡率为 8%~9%，近年来又有所下降。

（一）急性肺栓塞

1. **病理生理** 肺栓塞后，肺血流量会明显减少，当血流量减少 20% 左右时，血流动力学不受到影响，当血流量 > 50% 时可引起心排血量的下降。急性肺栓塞可能不表现为严重肺动脉高压。肺血流减少，可导致过度通气，肺泡表面活性物质减少，肺萎陷，通气血流比例失衡，肺内分流增多。

2. **临床表现** 患者主诉多为呼吸困难和胸痛，但无特异性，实验室检查可以正常，心电图可见 ST-T 改变，X 线胸片可见肺血少或线性肺不张。

3. **手术治疗** 急性肺栓塞手术指征和疗效不明确，手术中多以清除新鲜血栓为主，不做内膜切除，手术经正中切口在体外循环下进行，阻断上、下腔静脉后切开肺动脉，可用镊子、吸引器、球囊导管清除血栓，手术死亡率较高，可达 80%，故急性肺栓塞早期多采用溶栓治疗。

（二）慢性肺栓塞

1. **病理生理** 由于肺动脉慢性栓塞，肺血流减少，肺动脉管腔闭塞或狭窄可致重度肺动脉高压，使肺通气血流比例失衡，肺内血栓可释放缩血管活性物质，使全肺阻力进一步升高，右心后负荷加重可致右心衰竭。在这些患者中可有少数合并凝血系统异常，如蛋白 C 缺乏症等。

2. **临床表现** 患者多有下肢静脉血栓史，临床表现有多种形式，常见活动后呼吸困难，重者为咳嗽、咯血和胸痛。疲劳和气短表明病变处于晚期阶段。体检：可听到背部血管杂音，右心功能不全体征，三尖瓣反流和肺动脉高压征象。X 线胸片可见局部肺血流减少，肺动脉高压征象及右心房、右心室增大。心电图示右心室肥厚，超声心动图示三尖瓣不同程度关闭不全，右心房、右心室增大，可见肺动脉增宽和肺动脉内血栓征象。肺动脉内腔镜、核素肺显像、超高速计算机断层摄影术等检查均有助于诊断，右心导管和肺动脉造影术仍为诊断肺动脉高压和肺栓塞的金标准。

3. **手术治疗原则** ①抗凝和扩张血管药物等内科治疗无效时应积极手术；②手术治疗可降低肺动脉高压，恢复和改善心肺功能；③早期诊断、尽早手术。

4. **手术指征** ①诊断明确，年龄＞15 岁，肺动脉造影示肺栓塞为中心型者。②右心导管检查全肺阻力＞30kPa/（s·L），如为一侧肺栓塞，全肺阻力＜kPa/（s·L）亦应手术。如全肺阻力＞100kPa/（s·L），心功能 IV 级者危险性大。③肝肾功能正常，无手术禁忌证。

5. **术前准备** 与其他心脏手术相同，有条件者通过介入治疗手段，置入下腔静脉伞或滤网，以防再栓塞。

6. **手术方法** 手术应在低温全身麻醉、体外循环下进行，应先行动脉测压。于升主动脉，上、下腔静脉插管后并行循环降温，维持血温与肛温温差在 10℃以内，头部置冰帽。维持静脉血氧饱和度＞0.8，血细胞比容 0.20～0.25，可静脉使用甲泼尼龙 15mg/kg，最大剂量可用至 1g。于肺动脉及左心房插管，用电刀游离升主动脉，上、下腔静脉和肺动脉。要保护隔神经和腔静脉完好。于右肺动脉做切口，切开肺动脉后清除疏松血栓，也要切除肺动脉内膜至肺段动脉分支，仅清除血栓效果不好。部分患者肺动脉中没有新鲜血栓，粗略看去可能是正常的。在鼻咽温度为 20℃时阻断升主动脉，经主动脉根部给停搏液。可以停止血循环，找到肺动脉中层正常平面，彻底清除机化血栓和肺动脉内膜，要分离到亚肺段水平及各个分支。一般可停循环 20min，再灌注 10min，维持鼻咽温 18℃和静脉血氧饱和度 90%。清除右肺动脉血栓及内膜后闭合肺动脉切口，缝合要可靠，再恢复循环。切开左侧肺动脉到左上肺动脉起始处，清除血栓和动脉内膜，左下肺叶血栓及内膜清除常较困难。血栓清除后，开始复温，静脉滴入甲泼尼龙 500mg，也可给血管扩张剂，缝闭左肺动脉切口，切开右心房探查血栓，闭合未闭卵圆孔，对轻度三尖瓣关闭不全者可不予以处理，术后多可恢复正常，可同时做其他手术。常规闭合伤口，心包内引流 5～7d，以防晚期心包渗出。

7. **术后处理**

（1）保持呼吸道通畅，充分给氧和过度通气，维持二氧化碳分压 30mmHg （1mmHg=0.133kPa）左右，必要时吸入一氧化氮，以利于肺动脉压下降。

（2）应用强心利尿药物，预防肺水肿的发生。手术后由于原灌注区域可能发生窃血，缺氧可致肺血管阻力升高，手术后局部肺组织可能发生水肿，因此应于静脉输入白蛋白等，限制液体入量和利尿。

（3）可加用多巴胺、硝酸甘油等血管活性药物，以改善循环。

（4）需要监测凝血活酶时间和进行抗凝治疗，患者出院后也应抗凝治疗。

8. 手术结果　住院死亡率 9% 左右，原因为肺水肿、肺出血、呼吸窘迫综合征、心肌梗死、膈神经麻痹。长期随诊，肺动脉压可明显下降，心功能明显改善，手术疗效显著。

四、慢性缩窄性心包炎

缩窄性心包主要因急性心包炎未经及时妥善和彻底治疗而引起。多数病例起病缓慢和隐匿，在急性期难以发现。常见病因为结核性和化脓性感染，近年来由病毒致病的报道日趋增多；风湿性者少见。此外，外伤性和手术引起的心包积血、类风湿性病变、寄生虫病、纵隔放射治疗后，以及恶性肿瘤侵及心包等也可导致心包缩窄。

心包慢性炎症引起纤维素沉着，瘢痕组织形成，使心包的脏层和壁层融合而致心包腔闭塞。增厚的心包膜围绕心脏使心室舒张期的充盈受限，收缩的瘢痕组织进一步压迫心脏而使心排血量受到限制。病理过程依病因而不同，可经数月至数年不等。瘢痕常增厚到 0.3 ~ 0.5cm，有时可达 1cm 或更厚。在心脏下垂部位和搏动较弱部位纤维蛋白沉积较多，钙盐沉着于心包，有时坚硬如蛋壳甚或坚似骨质。房室沟有明显增厚或钙化时，可出现舒张早中期杂音，酷似二尖瓣狭窄；也有因纤维缩窄带形成而出现与瓣膜病变相似的体征。长期的心包缩窄，使心脏活动受限，心肌可发生失用性萎缩；同时炎症病变侵犯心肌可发生局灶性心肌炎症与纤维化，将使术后心肌功能的恢复受到影响。

缩窄性心包炎的临床症状主要表现为气急、腹胀、心悸、乏力、胸闷等，有时可出现端坐呼吸，劳累性晕厥，静脉压升高而动脉压偏低，脉压缩小，脉搏细速，出现奇脉，颈静脉怒张，肝大，偶可见脾大、腹水和胸腔积液，四肢水肿相对较轻。听诊心音遥远。心脏远达像摄片心影正常或稍大，也可偏小。心脏轮廓不规则、僵直；侧位片可见心包钙化影；上纵隔影增宽，以右上纵隔更为明显，两肺淤血。心电图示 QRS 波低电压，T 波低平或倒置，50% 左右病例 P 波增宽且有切迹。超声心动图可探查出心包增厚和心脏压缩的征象。心导管检查心房压力曲线呈 M 形或 W 形；心室压力曲线呈典型的舒张早期低垂；晚期呈高压波。心血管造影也有助于诊断。CT 或 MRI 示心包厚度 > 5mm 同时有上述血流动力学曲线缩窄性心包炎诊断可肯定。实验室检查显示贫血低蛋白血症征象。

临床诊断一般并不困难，但对不典型病例须排除肝脏病变、心力衰竭和限制性心肌病，偶须与风湿性心瓣膜病相鉴别。

（一）手术适应证

缩窄性心包炎一经确诊，应积极进行缩窄心包的剥脱与切除，此是解除心脏机械性压迫唯一有效的治疗方法。如全身情况差，心肺和肝、肾等重要脏器功能受到严重损害，低蛋白症，需要积极进行内科治疗，待病情稳定后再行手术。危重病例经内科治疗仍不见改善，可考虑进行抢救性手术，但有较大的危险性。对伴有活动性肺结核或全身性结核感染者，应经正规抗结核治疗，病性稳定后再手术。

高龄、患有严重心血管或肺部疾病、病程长且已发生不可逆的肝与肾损害和心肌萎缩者，则不宜手术治疗。

（二）术前准备和术后处理

缩窄性心包炎由于心肌损害严重，心脏收缩力弱，全身情况差，妥善的术前准备和术后处理对于保证手术的顺利进行和术后的康复至关重要。

1. 术前准备

（1）全身支持疗法：加强营养，对白蛋白低、腹水明显者可给予高蛋白、低盐、富含各种维生素的饮食，必要时少量多次输血、血浆或白蛋白等。

（2）保护与改善心功能： 常规给予心肌能量药物，如极化液（GIK）、辅酶 Q10 和肌苷等。术前一般不用洋地黄类药，如心率过快时方可酌情小剂量应用。重症病例术中与术后易发生急性左心衰竭，引起肺水肿，术前可半量洋地黄化，便于术中或术后快速洋地黄化。

（3）抗生素：对不能排除结核性者，术前应进行抗结核治疗数周。其他脏器伴有活动性结核时，宜加强抗结核治疗一段时间，以使病情稳定。

（4）调整水与电解质平衡：术前预低盐饮食。肝大、腹水和周围水肿明显者给予利尿药。如有低钾、低钠，应由静脉适量补充。胸腔积液、腹水多时，则应在术前预穿刺吸液，腹部加压包扎，有利于膈肌活动和呼吸，并可减少因心包剥脱后回心液体过多而造成急性心力衰竭。

2. 术后处理　因心脏长期受压，心肌活动受限以致萎缩无力，术后易致心腔扩大，发生低心排综合征和心力衰竭，故应严密监测血压、中心静脉压、末梢循环、心排血量、心脏指数、心率与心律、呼吸、尿量、血气和电解质平衡等；必须及时发现其变化并采取预防措施。

（1）严格控制液体输入量及速度，防止短时间内过量输入，以免突然增加心脏负担。由于心肌压迫解除后，大量体液自周围组织中间入血循环，输液量应严格控制，使患者处于轻度脱水状态。

（2）术后常规经静脉应用快速洋地黄类药，根据病情调整用量以达到洋地黄化，控制心力衰竭，防止急性肺水肿的发生。对心肌功能不佳的患者，用药剂量应慎重，避免洋地黄中毒。倘若心脏收缩力减低，需以少量心脏正性肌力药物维持。

（3）延长辅助呼吸与吸氧时间，保持呼吸道通畅与良好的气体交换，以防止低氧血症。

（4）继续使用利尿药，排出体内过剩水分。注意补钾。由于长期低盐饮食和应用利尿药，另须注意低血钠，必要时经静脉补充高渗钠盐（2%～5%），防止低钠综合征的发生。

（5）保护肝脏功能，防止肝昏迷的发生。如术后 1～2d 出现黄疸，多数由于心包缩窄解除后血液循环改善之故，多在 1 周后自行消失。临床上须与肝病者加以鉴别。

（6）术后的支持法也很重要，有贫血或渗血较多时应适量输血，蛋白低者应给予补充血浆或白蛋白。

恢复活动应循序渐进，避免过早进行过量活动。对于结核性心包炎应继续抗痨治疗 3～6 个月。

（三）手术治疗

1. **麻醉** 一般采用静脉复合麻醉，选用对心肺功能影响小、排泄快和苏醒早的麻醉药。

2. **切口** 手术切口的选择应根据患者全身状态、心肌受损情况及心脏位置等进行考虑。

（1）双侧开胸横断胸骨切口：虽显露充分，但手术创伤较大，易引起严重的呼吸和循环功能紊乱，故目前已甚少应用。

（2）胸骨左缘弧形切口：过去应用于一般情况较差的患者，对心肺功能影响较小，但显露较差，且须切断多根肋软骨，术后可出现心前区胸壁软化。近年来已基本放弃此种径路。

（3）左胸前外侧第 5 肋床（或肋间）切口：其优点为单侧开胸，对呼吸功能影响少，对心前区和左心室的显露良好，尤其对左心室压缩为主者易于彻底解除。但对下腔静脉显露较差，如下腔静脉有严重缩窄环存在，为使下腔静脉显露满意；必要时可横断胸骨，沿胸膜外延长右胸切口。

（4）胸骨正中切口：目前已普遍应用。对两侧心室及上下腔静脉的暴露可以兼顾，对肺功能影响小，术后呼吸道管理方便；而对左心尖与膈面的显露较为困难，但仍不失为目前较理想的一种切口。

在体外循环下经胸骨正中切口行心包剥脱术，渗血较多，一般不采用。McCaughan 认为仅在心脏外科手术后引起的心包缩窄、心包切除术后复发或并存其他心脏病须同时纠治者，方可考虑在体外循环下进行手术。

3. **手术操作** 经切口显露心包后，探查心包增厚情况。首先于心尖部做心包剥脱切口，因此处为相对无血管区，由于心脏活动最为活跃，心包增厚程度较轻，粘连相对较为疏松。用小圆刀做"十"字切口，逐步切开增厚的心包直至心外膜，此时即见搏动的心脏向外膨出，在心外膜与增厚的心包之间有一层疏松结缔组织，此处乃是剥脱心包的分界面。首先解除左心室的缩窄以防肺水肿的发生。心包切除范围应根据患者全身情况、术前心功能及术中循环功能变化而定。一般而言，心尖部的心包应全部剥脱，包括膈面和心尖后的粘连，外侧面达左膈神经后方的肺静脉根部。左心室剥离完毕，逐渐向右心室流出道剥离以达肺动脉根部。心房壁较薄而易于撕裂，且对静脉回流的影响小，故操作有困难时不必强行剥脱。下腔静脉入口处常形成一瘢痕狭窄环必须予以松解，可从其附近向狭窄环前侧游离以解除其压迫，但操作时必须良好显露，操作仔细，防止下腔静脉破裂，附近游离的心包片不急于切除，以备发生下腔静脉破裂时随时可以覆盖止血。房室间沟如有环形缩窄，也须予以切断。一般而言，上腔静脉与主动脉表面的粘连较轻，无须进行剥离；但在主动脉与肺总动脉间的粘连必须予以松解。

粘连较疏松时，可用花生米钳或手指进行钝性分离，着力点应在心包侧，剥离过程操作要极轻柔。对紧密之粘连，则以锐性分离为妥，一面牵引心包，另一面以手指均匀轻压心脏表面，充分显露增厚心包与心肌交界处的粘连，以弯剪或小圆刀将其逐渐切开。少数病例心包粘连严重，心包与心肌融合体，如经仔细解剖仍无法找到分界线时，宜在另处解剖以寻得正确的解剖分界线。心包内炎性组织机化程度参差不同，机化良好者易于剥脱，有肉芽组织或呈干酪样病变，甚至有形成钙化灶而嵌入心肌之内者，强行剥离易撕破局部心肌，会造成大量出血。此时可将剥离困难的心包孤立地遗留下来。对于心脏表面大片植入性的瘢痕组织和结核性肉芽等确实无法剥离时，可将增厚的心包进行多处交错切开，以改善心脏受压情况。在心外膜与增厚心包之间的局限性积液或脓腔，需将腔内的心外膜层移除，以减少继发瘢痕化的机会，切除所有剥脱的心包后，严密进行电凝止血，以生理盐水冲洗创口后放置纵隔和胸腔引流。

（四）手术时特殊情况的处理

1. **麻醉诱导期低血压** 由于长期循环障碍，心肌功能受损，可因麻醉药对心肌的抑制及麻醉诱导插管过程的不良影响，引起严重低血压与缺氧；一旦发生应立即找出原因所在，及时予以纠正。并争取时间尽快剥除左侧所能显露的心包，待情况好转时再做进一步处理。

2. **心室纤维性颤动和心搏骤停** 缩窄性心包炎患者发生低血压、缺氧和低血钾时，易致室性心律失常。心脏表面的机械性刺激，尤其于分离心尖与膈面的粘连时，需较多地移动心脏，更易发生心室纤颤或心搏骤停。因此操作必须轻柔，避免过分牵拉与移动心脏。如有心室纤维性颤动或心搏骤停发生时，应立即进行心脏按压与电击复律，并静脉滴注利多卡因等药物。

3. **心肌破裂** 病程长、心肌薄和粘连紧密时，易造成心肌破裂；有时植入性钙化斑块深入心肌，剥离时也有进入心腔的危险。如发生心肌破裂，应立即以手指压迫并行缝合创口，或用附近已游离的心包片缝盖破裂处。

4. **冠状血管损伤** 在游离过程中须密切注意冠状血管的解剖，尤应明察其前降支与回旋支的分布情况，如遇其分支或末端出血应予以缝扎止血；如冠状动脉的主支损伤，则需要进行修补，或旁路移植术，防止心肌梗死。

5. **膈神经损伤** 可引起反常呼吸而影响呼吸道分泌物的排出，因此，在剥脱心包之前应将左膈神经连同心包膈动、静脉及部分壁层纤维板一并游离且加以严密保护。

6. **急性心力衰竭** 心包剥脱后回心血量增加，而萎缩的心肌不能适应骤增的负荷，甚至易造成急性心脏扩张和心力衰竭。手术中必须尽量先剥脱左心室部的增厚心包，根据左心剥脱的程度决定右心剥离的范围。心包剥脱后如中心静脉压下降不明显，心脏扩大，收缩无力，此时心包剥脱的范围应适可而止；仅剥脱左右心室面即可。同时应限制液体输入，应用强心利尿药，将过多的水分排出体外，以减轻心脏的负担。必要时宜分二期进行手术，以保证安全。

7. **胸膜破裂** 采用正中切口时，术中应尽量避免胸膜破裂，特别应避免引起双侧面胸膜破裂。裂口小时可予以缝扎闭合，裂开较大且不易缝合时应行胸腔闭式引流术，排出积气和积液，以维持有效的呼吸功能。

（五）手术结果和预后

心包切除术后，近期与远期疗效均甚佳，一般文献报道手术治愈和好转经达

85%～93%，如病程长、心肌严重损伤或伴有心肌病变者，则预后较差。手术死亡率为 5%～14%，近年来已下降到 2% 左右；主要死亡原因为低心排血量综合征，其他为感染、出血、心律失常及呼吸衰竭等。甚少有因复发而须再次手术的病例。

五、左心室超负荷晚期心脏病左心室容积缩减术

多种心脏病，如原发性扩张型心肌病、继发性扩张型心肌病、冠心病、主动脉瓣和二尖瓣关闭不全等，至晚期时均表现为心室腔扩大，尤其以左心室显著。左心室扩大本身为代偿性病变，随着心脏扩大，心室壁张力亦相应增加，心肌耗氧量增加，心室容积超负荷与心室肌收缩力降低互为因果，使之形成恶性循环，加剧心力衰竭。缩减左心室容积以降低心室壁张力，缓解心肌组织耗氧量，增强心肌收缩力便成为左心室容积缩减术的基本治疗机制。

左心室容积缩减术是一种新颖的外科手术方法，核心要点是切除部分左心室肌肉，使过度扩大的左心室容积缩小，故也称左心室部分切除术，该手术由巴西著名心脏外科医师 Batista 于 1984 年首创，也称为 Batista 术。目前对于此术式的确切机制、手术适应证、手术危险因素及远期效果和体液、周围血管效应、心肌病变程度的影响因素均还处于探索和实践之中，因此其临床使用并不多见。

（一）手术指征

1. **手术适应证** ①原发性扩张型心肌病，左心室舒张末期内径＞75mm；②继发性扩张型心肌病，左心室舒张末期内径＞75mm；③主动脉瓣、二尖瓣关闭不全所致左心室扩大，左心室舒张末期内径＞75mm；④冠状动脉病变左心室扩大，左心室舒张末期内径＞75mm；⑤心脏功能Ⅲ～Ⅳ级，射血分数为 10%～30%；⑥终末期心脏病，以左心室扩大为主且舒张末期内径＞75mm，内科药物治疗不佳，已列为心脏移植候选的患者。

2. **手术禁忌证** ①肥厚型心肌病左心室扩大；②严重肺、肝、肾功能损害；③肺循环高压和严重右心功能不全。

（二）手术概述

左心室容积缩减术有关情况：

（1）常规建立体外循环，经右上肺静脉置左心引流管。升主动脉阻断后灌注心肌停搏液，心脏低温停搏后在左心尖部沿冠状动脉前降支左侧约 2cm 处切开左心室直达二尖瓣环约 2cm 处，然后根据需要切除相应大小的左心室肌肉。

（2）左心室肌切除宽度约为 1/4 左心室舒张末内径。术中注意测定前后乳头肌之间的距离，若已够预计切除范围，应尽量保存乳头肌及二尖瓣功能，如若不够切除范围，可切除乳头肌和二尖瓣，同时行二尖瓣人工瓣膜置换术。

（3）左心室切口边缘冠状动脉分支断端应电灼止血，切口两侧对端要采用 3-0 聚丙烯线全层连续缝合，加用二侧毡垫条固定。三尖瓣关闭不全时，要在术中先行三尖瓣成形术；二尖瓣的处理亦可酌情进行二尖瓣成形术。

（4）术中食管超声心动图应作为常规检查，另外，合并冠状动脉狭窄时亦要同时

行冠状动脉旁路移植术。

（5）左心室肌切除后，心包腔将相对空旷，则心包腔引流管应在术后放置 2 ～ 3d，以利于积血、积液的引流。

（6）术后常规正性肌力药物支持心脏功能，并酌情应用主动脉内气囊反搏。

（7）术后血压应注意将收缩压控制在 120mmHg 以下，避免左心室吻合口破裂出血危及患者生命。心律失常出现时要积极治疗，此类患者对心律失常耐受很差。

（8）左心室容积缩减术的手术死亡率为 5%～ 10%，左心室射血分数较术前可明显提高 1 ～ 3 倍，有报道生存患者约 60% 心脏功能可回复至 I 级左右。但仍有部分患者需要施行心脏移植。目前长期手术效果尚有待进一步观察。

六、同种异体动脉血管的制备

同种瓣大动脉是指从人尸取材的带瓣主动脉和带瓣肺动脉，为当前比较好的生物材料。同种带瓣大动脉移植后能保持其活力，较异种生物瓣膜管道远期效果好，管腔不易堵塞，术后也不需要抗凝治疗。

一般应在无菌条件下从脑死亡尸体取材。有文献报道若尸体冷冰保存，24h 内都可采取，热缺血时间越短越好，不应超过 6h。对供体要求是无心血管病、无传染或感染性疾病，年龄在 60 岁以下。在开胸条件下剪开心包，依次离断上下腔静脉、左右肺血管，升主动脉于右无名动脉起始部剪断，将心脏及大血管取出并立即放入无菌冷生理盐水中冲洗，然后置入盛 4℃盐水 200ml 袋内，放入冰壶内迅速运回医院。

在净化室或手术室无菌条件下剥离，去除主动脉和肺动脉脂肪组织，在主动脉瓣下 6mm 处将近心端离断，肌肉缘至少保留 5mm 厚度，以供移植时缝合用。保留二尖瓣前瓣，分别结扎左右冠状动脉开口，再于肺动脉瓣下 10mm 处将近心端离断。将带瓣主动脉和带瓣肺动脉分离开。在分离主动脉和肺动脉时注意不要损伤瓣膜。然后分别向上分离到主动脉弓起始部和左右肺动脉分叉处。

测量主动脉和肺动脉口径，做好标记和记录，包括供者年龄、性别、血型、死亡原因和死亡时间及瓣膜的口径等。最后取少量主动脉壁送细菌和真菌培养。

当前有两种低温冷藏方法，一种是将经消毒处理后的同种带瓣管道浸泡于 4℃的无抗生素的培养基内保存备用。但储存的材料超过 6 周后就不能应用。另一种是冷冻储存法，将同种带瓣管道放入盛有含抗生素的 10% 小牛血清中，并加入少量 10% 二甲亚砜防冻剂，在无菌条件下封口，用两层防冰塑料袋作内包装，最外层一般应用铝箔袋。袋外标好主动脉或肺动脉、尺寸和封装日期。抗生素溶液可参考以下配方：西力欣 1mg/ml，林可霉素 120mg/ml，两性霉素 B 25μg/ml。

将封好口的容器袋放入有孔塑料盒内，先放入 -40℃低温冰箱内，12h 取出，再放入 -196℃液氮罐内储存备用。这种方法可长期保存。

值得注意的是在冷冻初期的降温速度应控制在 1min1℃，至 -40℃后即可直接放入液氮罐内。降温至 0 ～ 40℃时被认为是危险期，降温过快可造成组织损伤。应用时将同种大动脉瓣取出后，可置于手术器械台上复温，应用无菌生理盐水反复冲洗，进一步剥去瓣下肌肉组织，保留心内膜及二尖瓣大瓣，其近端连接于预凝好的人造血管上，人造血管直径应较主动脉瓣环直径大 3 ~ 4mm，应用 4-0 聚丙烯缝线做往返连续缝合。

采用同种大动脉重建右心室－肺动脉通道时同样要注意防止管道扭曲和瓣环变形。由于近心端连有一段人造血管，术后应做 3 ~ 6 个月短期抗凝治疗，以预防人造血管内形成血栓造成梗阻。

同种带瓣肺动脉与主动脉相比较，前者有口径大、管壁薄及总钙含量低的优点。用于矫正复杂先天性心脏病，重建右心室流出道时，可能更合乎生理要求。

第二章

先天性心脏病常见手术

第一节　姑息性手术

先天心脏病姑息性手术又称减状手术，是通过外科手术使一些暂不具备先心病根治术条件（包括年龄、解剖或技术条件等因素）的患儿得到血流动力学上的部分矫治，提高活动耐量和生存能力，赢得后期根治术的时间和条件。通常依目的的不同可分为增加肺动脉血流姑息术和降低肺动脉血流姑息术两类。增多肺血的手术是体-肺动脉分流术及体静脉-肺动脉分流术；减少肺血的手术是肺动脉环缩术、房间隔造口术、Norwood I 期手术等。由于外科整体治疗水平的提高和一些减状手术后的不良结果，多数减状手术的临床应用已日趋减少，不过仍有部分减状手术因效果良好，近年的临床应用反而有所增加。

一、增加肺动脉血流姑息术

增加肺血流的姑息术主要应用于肺动脉血流小，肺动脉发育不良的先天性心脏病，如法洛四联症、肺动脉发育不良、室间隔缺损或单心室伴肺动脉闭锁、大动脉转位伴肺动脉狭窄、三尖瓣闭锁等的前期手术。其手术原则是形成体循环动脉与肺动脉的分流。增加肺动脉血流的先心病姑息手术见表 2-1。

1.Blalock-Taussig 术　Blalock-Taussig 术为体肺动脉分流的经典手术，优点是能有效增加肺循环流量，而较少产生流量过负荷导致肺血管阻塞性改变，远期效果好；充血性心力衰竭、肺动脉高压发生率低于 Central 分流；手术吻合简单，再手术时闭合容易，适用于 2 岁以上患儿。其缺点是损害锁骨下动脉对同侧上肢的供血，以及流量不可调整。术后早期存在舒张压降低，冠状动脉灌注减少，造成术后血流动力学波动，远期存在肺动脉扭曲、管道闭塞等并发症，并且由于分流管道的限制，增加肺血流量和肺血管发育的程度受到限制。术中要注常防止锁骨下动脉起始部和吻合口的过度成角及膈神经、胸导管损伤（图 2-1）。

2. 改良 Blalock-Taussig 术　改良 Blalock-Taussig 术避免了 Blalock-Taussig 术损害锁骨下动脉对同侧上肢的供血，以及流量不可调整的问题。但仍然存在人工血管的血栓形成和远期通畅率降低问题，适用于短期内可行根治术的患儿（图 2-2）。

表 2-1 常见体循环分流手术

手术名称	手术方法
Blalock–Taussig 术（图 2-1）	锁骨下动脉与肺动脉端 – 侧吻合
改良 Blalock–Taussig 术	锁骨下动脉与肺动脉借人工血管吻合
Potts 术	降主动脉与左肺动脉侧 – 侧吻合
Waterston 术	升主动脉与右肺动脉侧 – 侧吻合
Central 术	主动脉根部与主肺动脉间人工血管的吻合
Glenn 术	右肺动脉远端与上腔静脉侧壁的端 – 侧吻合，右肺动脉近端切断缝扎，端 – 侧吻合下方上腔静脉与右房结合部结扎
双向 Glenn 术	上腔静脉切断，远端与右肺动脉行端 – 侧吻合，近端缝扎。有条件时，加行主肺动脉截断及远端与右心耳的吻合，缝扎肺动脉瓣口
一个半心室修复术	双向 Glenn 术加心内修补或双向 Glenn 术加心内修补同时保留房间隔交通
Hemi-Fontan 术	奇静脉结扎切断，肺动脉主干切断，切口向右肺动脉延长，与上腔静脉右心房移行部进行后壁上下缘吻合；人工补片置于右心房的腔房结合部下方形成右心房与上述吻合口间的隔离；人为房间隔切口产生房间隔缺损；同种动脉或自体心包补片完成肺动脉与腔房移行部吻合口前壁修补

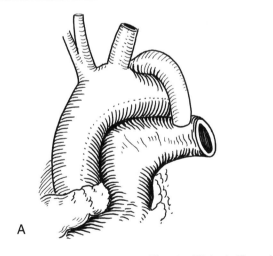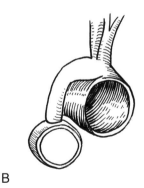

图 2-1 Blalock-Taussig 术

3.Potts 术和 Waterston 术 Potts（降主 – 左肺动脉连接）术和 Waterston（升主 – 右肺动脉连接）术（图 2-3）操作简单，但不易控制肺血流量，吻合口部位扭曲及产生肺动脉狭窄或梗阻的概率相对高，且日后施行根治术时拆除体 – 肺分流吻合口操作难度甚大，因此，近来已很少应用。

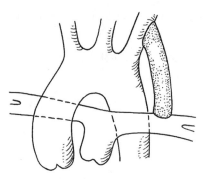

图 2-2　改良 Blalock-Taussig 术

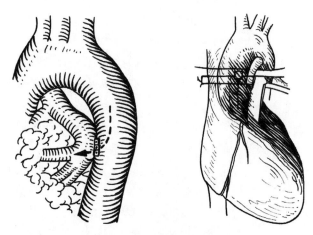

图 2-3　Potts 术和 Waterston 术

4.Central 术　Central 术的目的是为实现两侧肺的均衡分流，由于流量较大，术后充血性心力衰竭的概率较高，远期易产生肺动脉高压（图 2-4）。

5.Glenn 术　Glenn 手术优点是不加重左心室负荷（因左心房回流不随分流改变而改变），也不易产生肺血管病变循环高压。缺点是两肺灌注不均衡，随肺血管阻力增加，上下腔静脉间侧支循环形成，远期分流效果差，加剧低氧血症。6 个月以下的病例手术死亡率较高，且手术造成的左、右肺动脉连续中断，日后的重建手术难度较大（图 2-5）。

6. 双向 Glenn 术　1989 年，Mazzra 等为 18 例有 Fontan 手术高危因素的患者实施此手术无死亡。从此该手术引起了人们的再认识，临床应用也随之增加。Lemes 等认为双向 Glenn 术后，由于减轻了心室的容量负荷和缺氧，使左心室机械功能改善，从而为后期的 Fontan 手术创造了有利的条件。而 1996 年，Miyaji 等报道了双向 Glenn 术加搏动性肺动脉血流即双向 Glenn 加腔房静脉转流术。对有 Fontan 手术高危因素的患者，无论是分期的 Fontan 手术，还是最终的姑息手术，都是有益的。

双向 Glenn 分流术的临床应用，使很多复杂先天性心脏病患者的临床症状得到了明显改善，并作为 Fontan 手术前过渡减状术，降低了二期行 Fontan 系列手术的风险。与经典 Glenn 术相比，上腔静脉与肺动脉端 - 侧吻合后，上腔静脉血转入左右肺动脉，缓解患者发绀效果满意，而且保留肺动脉的正向搏动血流，避免肺内动静脉瘘的形成（图 2-6）。

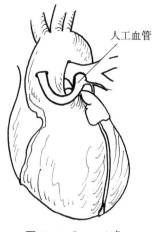

图 2-4 Central 术

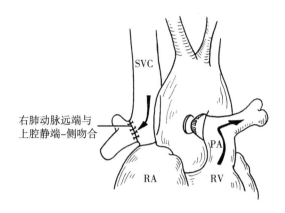

图 2-5 Glenn 术

SCV. 上腔静脉；RV. 右心室；RA. 右心房；PA. 肺动脉

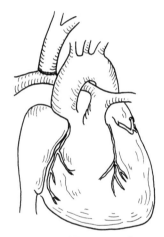

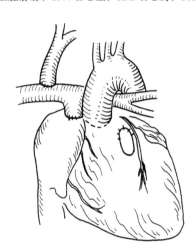

图 2-6 双向 Glenn 术和双向 Glenn 术加腔房静脉转流术

7.一个半心室修复术 一个半心室修复术是在双向 Glenn 术的基础上，加做心内修补，或加做心内修补同时保留房间隔交通。此种术式对合并有右心发育不良的复杂性先天性心脏病提供一种新的选择，降低了此类患者行双心室修复术后右心衰竭的风险，与 Fortan 类（一个心室修复术）手术相比，使搏动性血流进入肺血管，更接近生理状态。

目前，一个半心室修复术的选择还缺乏明确的标准。评价右心室功能是术前重要的工作。有研究认为，三尖瓣 Z 值（Z）和右心室容积（RVV）可以作为判断标准：当 Z > -2、RVV 占预测 RVV 正常值 > 80% 时，可行双心室矫治；-5 < Z < -2，50% < RVV < 80%，可行一个半心室矫治术；当 -10 < Z < -5，30% < RV < 50%，可行一个半心室矫治术同时保留房间隔交通；当 Z < -10，RV < 30%，应行 Fontan 类手术。

此外，从生理方面考虑还须符合以下要求：①肺动脉平均压低于 15mmHg（1mmHg=0.133kPa）；②肺血管阻力 < 3.0Woods/m²；③体循环心室舒张压 < 12mmHg，射血分数 > 45%；④如果有肺动脉高压。肺血管阻力升高，多发室间隔缺损者均为其手术禁忌证。

8.Hemi-Fontan 术　　1991 年，Douville 等最先报道了为 16 例单心室患者做了 17 例 Hemi-Fontan 手术，效果满意。Hemi-Fontan 手术的病理生理基础同双向 Glenn 术，只是手术方法不同。该手术需要做肺动脉重建，但上腔静脉不切断，只在右心房顶加一挡片。Hemi-Fontan 术为双向 Glenn 术的进一步改进，增加了手术适用范围，左心室后负荷解除完全，使后期施行 Fontan 手术的操作更为简便。Hemi-Fontan 术适用于左心室发育不良综合征、单心室、肺动脉闭锁、三尖瓣闭锁、Ebstein 畸形等患者的阶段性治疗。手术并发症可有胸膜渗出、支气管动脉痉挛、上腔静脉阻塞综合征、膈神经损伤等。Hemi-Fontan 术转 Hemi-Fontan 术，只需拆除右心房内隔离补片，在下腔静脉至腔房肺动脉吻合口之间补片建立下腔血流与肺动脉通路（图 2-7）。

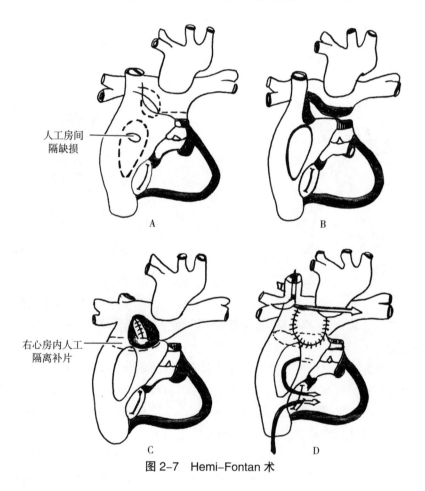

图 2-7　Hemi-Fontan 术

体肺分流术的手术死亡率较低，6 个月以下婴幼儿手术死亡率为 3%～6%，出生后 1 个月内施行锁骨下动脉 - 肺动脉吻合术后症状缓解期可维持 1 年半左右。儿童患者分流术后缓解期则可维持多年。

二、降低肺动脉血流姑息术

此类手术目的为减少肺动脉血流量，以减缓血管器质性病变发展和改善充血性心力衰竭症状。通常用于婴幼儿复杂先天性心脏病畸形的前期处理，如完全性心内膜垫缺损、无肺动脉狭窄的右心室双出口、主动脉肺动脉共干畸形、单心室伴主动脉瓣下狭窄等。

1.**肺动脉缩窄术（Banding 术）** 手术方法是以 Teflon 或其他人工材料束带束紧肺动脉主干，实现肺循环血流量与体循环血流量的平衡。控制标准为使束带远端肺血管压力为体循环压力的 30%～50%；吸入氧浓度为 50% 时，动脉血氧饱和度为 85%～90%。主肺动脉缩窄后通常体循环血压会上升 1.3～2.0 kPa（10～15mmHg）。束带宽度在 4mm 时，如果达到前述要求，其束带在束紧后的周径为患儿体重加 20～24mm。Banding 术后右心室负荷增加，术后常需适量正肌力药支持（图2-8，图2-9）。

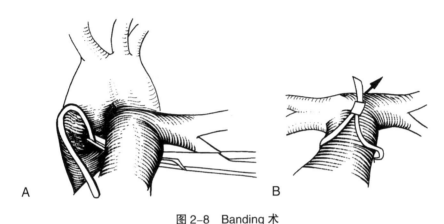

图 2-8 Banding 术

2.**房间隔造口术（Blalock–Hanlon 手术）** 1966 年 Rashkind 首次用球囊扩张卵圆孔未闭造成房间隔缺损治疗完全性大动脉转位，取得了很好的姑息性治疗效果。1975 年 Pack 等用刀片房间隔造口术完善了产生房间交通的姑息性治疗手段。其适应证为：①新生儿期室间隔完整的大血管转位；②右心发育不良综合征、三尖瓣闭锁、室间隔完整的肺动脉瓣闭锁，重度三尖瓣狭窄；③左心发育不良综合征、二尖瓣闭锁或严重狭窄、右心室双出口并限制性室间隔缺损；④完全性肺静脉畸形引流。

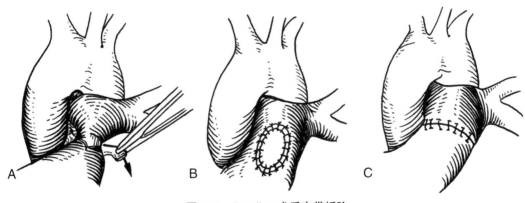

图 2-9 Banding 术后束带拆除

手术方法为经右侧第 5 肋间做外侧切口进胸。右膈神经后方切开心包，游离肺上、下静脉，绕线带，以备阻断血流。用无创伤弯血管钳一个叶片进入斜窦夹住左、右房壁，包括部分房间隔在内。切开右心房壁及左心房壁的右肺静脉入口前沿处，切除房间隔组织约 1.5cm×2.0cm，缝合两心房壁切口。此术易操作，失血少，为多数婴儿所耐受。手术可增加心房之间血液混合，使体循环血氧饱和度增加，改善低氧血症，使患儿存活至手术年龄完成根治手术。

3.Norwood I 期手术　左心发育不良综合征发生率占出生婴儿的 0.016%～0.036%，占先天性心脏病的 1.4%～3.8%。1981 年，Norwood 首先报道了分期手术的经验，新生儿期行主肺动脉与升主动脉吻合，肺动脉远端切口缝合，且与降主动脉间以一人工血管（4mm）接通，呈一共干畸形，12～18 个月后考虑做 Fontan 手术。

目前，Norwood I 期手术（图 2-10）针对主动脉弓成形的方法和体 - 肺动脉分流的形式经历了多次改良，现多采用主肺动脉与升主动脉吻合，再行升主动脉、左肺动脉人工血管（4～5mm）旁路吻合。此手术既可使心室血流绕过主动脉瓣下狭窄进入主动脉，又控制肺血流量，同时促进主动脉与肺动脉的发育。其总的治疗原则是新生儿期做减状手术，6 个月时做部分性 Fontan 手术，12 个月做完全 Fontan 手术。

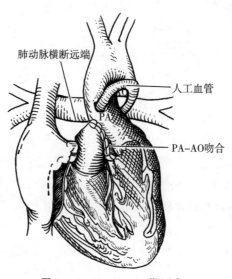

图 2-10　Norwood I 期手术

第二节　单纯狭窄及梗阻性先天性心脏病

单纯狭窄及梗阻性先天性心脏病主要指无心内分流的单纯左、右心室流出道狭窄及梗阻性先天性心脏病变。

一、右心室流出道梗阻病变

这里包括无心脏室间隔缺损的单纯肺动脉瓣狭窄、肺动脉瓣发育不良、肺动脉瓣下肌性狭窄产生的右心室双腔心和肺动脉瓣上血管主干狭窄，占先天性心脏病发病率的 8%～10%。

右心室流出道的梗阻使右心室肥厚，右心室容积减少，右心室压上升，并常伴有房间隔缺损或卵圆孔未闭而产生右向左分流，导致发绀表现，最终发生右心衰竭。

（一）单纯肺动脉瓣狭窄

1. 病理特点

（1）发生率占先天性心脏病的 7%～10%，占右心室流出道梗阻性病变的 80%～85%。患儿自然预后与肺动脉瓣狭窄程度有关，30%～40% 的儿童及成年患者无症状而长期存活，其余患者，尤其是重度肺动脉瓣狭窄者，可在 20～30 岁出现右心功能不全。但 1 岁以内的婴幼儿，中度以上肺动脉瓣狭窄就可因动脉导管迅速闭合，导致严重低氧血症和代谢性酸中毒而出现高的自然死亡率，应特别重视。

（2）本病通常瓣叶发育正常，交界清楚但融合成幕状，15%～20% 的患者继发产生右心室肥厚，其中 50% 的患者属于肺动脉瓣重度狭窄，心室壁肌性肥厚部位多以右心室漏斗部为主。

2. 诊断要点

（1）多数患儿可无临床症状，心脏杂音为主要体征，表现为胸骨右缘收缩期喷射性杂音，第二心音减弱或不能闻及；亦可表现为心悸、活动耐量下降，晚期出现左心功能不全。重度狭窄合并房间隔缺损时因产生右向左分流而有发绀。

（2）X 线检查提示心影增大，以右心室和右心房为主；肺动脉主干有时有狭窄后扩张；两肺野血管减少，尤以外 1/3 肺野显著。

（3）心电图可出现电轴右偏，右心室肥厚和（或）劳损，右束支传导阻滞等。

（4）二维超声心动图示肺动脉瓣膜增厚，开放受限，收缩期瓣体向肺动脉腔内运动，而瓣尖开放受限呈圆弧状凸向肺动脉，形成圆顶征；频谱 Doppler 示瓣上流速增快，根据简化 Bernoulli 方程可计算狭窄部位上下的压力阶差；另外，主要的病理变化为右心室继发性肥厚。

$$压力阶差（mmHg）＝4×［流速（m/s）］^2$$

（5）心脏导管检查：超声技术的发展可准确诊断肺动脉瓣狭窄，如无其他复杂心内畸形，可不行心导管检查。右心导管的重要意义在于可测定右心室压力并进行临床分级：右心室收缩峰压 < 30mmHg 为轻度狭窄；31～60mmHg 为中度狭窄；60mmHg 以上为重度狭窄；> 120mmHg 为极重度狭窄。右心导管检查还可得到右心室 - 肺动脉压力移行曲线，并准确测定压力阶差。

3. 手术指征

（1）临床无症状，心电图及胸部 X 线片无异常，右心室收缩压低于 30mmHg 者不需手术。

（2）右心导管测定右心室收缩压大于 60mmHg，平均压 > 25mmHg，或右心室 - 肺动脉收缩压力阶差在 50mmHg 以上者为手术适应证。

（3）有明显症状，或心电图提示有右心室肥厚劳损者应手术治疗。

（4）当压力阶差小于 50mmHg，外科治疗与内科经皮球囊导管肺动脉瓣成形术治疗效果相仿，但如果存在明显继发漏斗部肌肉肥厚或瓣环发育不良者，则必须手术治疗。

（5）年龄＞45岁者，因长期心肌缺血并广泛心肌纤维化，病理改变不能逆转，应慎重手术。

4. 手术概要

（1）球囊扩张术：目前球囊扩张为单纯肺动脉瓣狭窄的措施。

适应证为肺动脉－右心室压差＞6.7kPa（50mmHg），右心室压接近左心室压力；肺动脉表明肺血管床灌注不良；心脏形态学改变和右心功能不全等临床症状出现，活动后心前区疼痛、气短；重度狭窄且症状危重的新生儿是急症处理狭窄的对象。

肺动脉瓣环过小、肺动脉瓣发育不良、重度三尖瓣反流等为相对禁忌证。

球囊扩张术后1年的再狭窄率约25%，与球囊与肺动脉瓣环比＜120%有关。新生儿肺动脉瓣重度狭窄通常除发绀外，伴有右心室的发育不良，肺血流依靠动脉导管供给，此时应用前列腺素E 1100～400ng/（kg·min）维持动脉导管的通畅和纠正代谢性酸中毒十分重要。动脉导管是维持肺循环血量和影响肺血管组织发育状态的重要因素。但新生儿施行时导丝通过肺动脉瓣口较困难，是介入治疗失败的主要原因。

（2）肺动脉瓣交界切开术：球囊扩张失败及无效为外科手术治疗指征。非体外循环心脏搏动状态下的闭式肺动脉瓣扩张已基本很少应用。多采用非体外循环短时间腔静脉阻断或体外循环直视交界切开的方法，外科术后约90%患儿右心室腔及肺动脉得到较好发育，围术期死亡率＜5%。肺动脉瓣关闭不全为主要的术后并发症。

（3）肺动脉瓣交界切开加右心室流出道疏通术：极重度肺动脉瓣狭窄（压差＞120mmHg）患者和约50%的重度肺动脉狭窄的患者同时合并右心室漏斗部肌性肥厚梗阻，应体外循环下行肺动脉瓣交界切开，漏斗部肥厚肌束切除术。通常采用右心室流出道纵行切口，这样可在必要时向上延长跨过肺动脉瓣环；术中应避免切穿室间隔及损伤左冠脉前降支的第一间隔支；圆锥乳头肌的基部常附着于隔束上不能损伤；右心室流出道疏通后应常规在心脏复苏后测右心室压及肺动脉压力，右心室压力与左心室压力之比＞0.75或右心室肺动脉压差＞50mmHg，原则上应行右心室流出道跨肺动脉瓣环加宽补片解除狭窄，但有时较高的压差与体外循环转流有关，而患者回到监护室12h后可进一步下降，所以术中可采用小剂量普萘洛尔（心得安），对跨肺动脉瓣压差做进一步观察，如压差仍无变化，应考虑右心室流出道疏通不满意而需要再手术矫治。

（二）单纯右心室漏斗部狭窄

1. 病理特点

（1）右心室漏斗部狭窄可单独存在也可以继发于重度肺动脉瓣狭窄，占右心室流出道梗阻病变的1.3%～2.7%。

（2）右心室漏斗部狭窄主要含义是肺动脉瓣下至室上嵴之间壁束、隔束及前壁肌肉肥厚所形成的右心室流出道狭窄。

2. 诊断要点

（1）症状出现较肺动脉瓣狭窄晚，一旦出现常有右心功能不全的表现、颈静脉怒张、肝大、腹水及下肢水肿等；胸骨左缘可扪及收缩期震颤，听诊有收缩期喷射性杂音，肺动脉瓣第二音减弱或消失。

（2）X线诊断学特点：右心室肥厚，侧位像示心前间隙减少或消失，肺动脉段无狭窄后扩张，这与肺动脉瓣狭窄的 X 线表现不同，肺血流减少。

（3）心电图：电轴右偏，右心室肥厚及劳损，部分患者有右束支传导阻滞的表现。

（4）超声心动图：二维超声心动图大动脉短轴切面显示右心室流出道腔径减少，心室壁明显增厚，肺动脉瓣正常，连续 Doppler 可测定狭窄部位流速及估测狭窄部上下压力阶差，但比心导管测定值稍小。

（5）心脏导管检查：不是常规需要，监测时可在右心室内发现压力移行曲线，并通过右心室内不同部位的测压值明确狭窄程度。

3. 手术指征

（1）右心室流出道狭窄段前后压差＞ 50mmHg。

（2）右心室收缩压＞ 80mmHg；有明显右心功能不全症状和体征。

4. 手术概要

（1）体外循环下右心室漏斗部肥厚肌束切除术：切口为右心室流出道纵行切口或横切口，手术切除的范围包括壁束、隔束、室上嵴及右心室前壁肥厚肌束。

（2）术后如右心室收缩压、左心室收缩压＞ 0.75，右心室 – 肺动脉压差＞ 4.0kPa（30mmHg），应加宽右心室流出道。

（三）肺动脉瓣上狭窄

1. 病理特点

（1）肺动脉远端动脉干发育畸形，发生率占先天性心脏病的 2％～ 3％。Lohr 分型：Ⅰ型狭窄位于主肺动脉；Ⅱ型为左右肺动脉分叉部的狭窄；Ⅲ型是单侧肺动脉近端狭窄；Ⅳ型为肺叶、肺段或段以下的血管狭窄。

（2）周围多发性的肺动脉狭窄常为风疹综合征（Rubella syndrome）的一部分。

（3）如狭窄部为膜样组织，常伴有特殊面容，如眼距宽、鼻梁扁平、上唇突出等。

2. 诊断要点

（1）由于通常右心室压力仅为左心室压力的 50％，可较长时间耐受前向性梗阻，使得大多数肺动脉瓣上狭窄的患儿临床病理生理改变进展缓慢，表现为长期无明显临床症状。心脏听诊主要为心前区胸骨左缘上部收缩期喷射性杂音或咔嗒音。

（2）X 线检查：肺野血流量减少，随病程的延长，狭窄可以引起右心过负荷而呈现有右心室肥厚的表现。

（3）肺脏核素扫描：放射性核素锝（^{99m}Tc）扫描示肺血管床灌注不良，如为单侧肺动脉狭窄，DTPA 肺通气显像示肺灌注与通气不匹配。

（4）超声心动图检查：主肺动脉水平的病变在检查时，于动脉短轴切面可见肺动脉瓣上隔膜样组织造成的狭窄或细小主肺动脉段图像；主肺动脉狭窄部分以远血流速度增快。但应该注意如患者主要为远端肺动脉干狭窄，则超声心动图检查常难以明确诊断，必须借助右心导管检查。

（5）右心导管及造影检查：是明确诊断分型及判定手术指征的必需手段，可显示各类肺动脉段狭窄的部位及程度，测定得出右心室压力及狭窄部位的压力阶差。

3. 手术指征

（1）右心室压力接近左心室压力。

（2）临床有右心功能不全表现，伴有右心室肥厚等心脏形态学改变。

（3）肺扫描或造影有明确肺部血管床灌注不良。

（4）Ⅳ型肺内动脉狭窄病变多难以通过常规心血管手术解决，应该认真判别，相应对待，必要时只能以肺移植手术解决。

4. 手术概要

（1）介入导管球囊扩张常为首选治疗措施，改善临床症状的成功率为50%～60%，反复多次扩张治疗有可能使临床有效率有一定增加。

（2）心外手术主要包括肺动脉内狭窄内膜切除、局限性肺动脉狭窄的补片加宽等，对于长段肺动脉血管狭窄累及左右肺动脉时，手术操作过程中可以先行横断主动脉以求手术视野充分显露，再行狭窄肺动脉血管的修复，手术修复用补片材料可用自体心包片、同种血管片或涤纶片，应用时注意补片要裁剪成椭圆形，而不是梭形，这有利于防止手术后血管补片部位挛缩而产生再狭窄。

（四）肺动脉瓣发育不良

1. 病理特点

（1）占肺动脉狭窄的10%～15%。瓣叶增厚、僵硬、狭窄的原因不是交界融合，而是瓣膜黏液样组织增生，使瓣叶动度不良，这是本病与肺动脉瓣狭窄的重要区别。

（2）本病可同时存在肺动脉瓣及瓣窦发育不良，此时常合并Noonan综合征，即翼状颈综合征，指先天性心脏病合并身材短小、短颈、翼状颈、两眼明显分离、眼睑下垂、智力发育迟缓、漏斗胸、睾丸未降等异常。

2. 诊断要点

（1）本病主要应与肺动脉瓣狭窄相鉴别，因为手术处理原则是不同的。由于两者在临床症状及体征上并无明显差别，所以鉴别诊断主要借助物理检查。

（2）胸部X线片：肺野血管纹理减少，但却少有肺动脉干狭窄后扩张影像表现。

（3）心电图：肺动脉瓣发育不全就诊患者多数可以有右心室壁重度肥厚、电轴极度右偏、右心室劳损等表现。

（4）超声心动图是本病的重要鉴别手段，特点为肺动脉瓣极度增厚变形，并可有钙化，瓣叶交界无融合，瓣上流速增快，但无瓣膜交界融合的圆顶征影像。

3. 手术指征　本病造成的重度肺动脉瓣口梗阻，在明确诊断后应行手术治疗。

4. 手术概要

（1）肺动脉瓣切除术：瓣环正常的肺动脉瓣发育不全，单纯行交界切开或瓣膜部分切除易发生残余狭窄，因此只有切除肺动脉瓣方能彻底解除狭窄，而手术后遗留的肺动脉瓣关闭不全患者通常可以耐受。

（2）肺动脉瓣切除术加跨肺动脉瓣环补片术：适用于合并肺动脉瓣环狭窄患者，注意跨肺动脉瓣环补片形状应为椭圆形，因为两端瘢痕收缩时梭形补片可造成再狭窄。术中应常规右心室测压，确认跨肺动脉瓣压差应＜5.3kPa（40mmHg），以保证手术远期疗效。

（五）右心室双腔心

1. 病理特点

（1）发生率占先天性心脏病的1%～2.5%，患儿中80%～95%合并室间隔缺损，

10%～30%合并肺动脉瓣狭窄。

（2）右心室内异常肌束是本病的重要病理特征，产生的梗阻部位在右心室流入道和流出道之间，无漏斗部狭窄和发育不良。异常肌束主要从室上嵴下部近三尖瓣环附近，斜行向下跨越右心室腔，止于右心室前壁、前乳头肌根部和邻近心尖的右心室室间隔上。将右心室分割成近端的高压心腔和远端的低压心腔。

（3）本病右心室内肌性狭窄主要表现为2种类型。①肌隔型：异常肌束在右心室腔内形成环形肌性隔，其边缘组织由于高速血流冲击而形成为增厚的白色纤维内膜，其下右侧为心室漏斗皱襞，左侧为调节束和肥厚的斜束；②肌束型：异常肌束交错成网状与右心室漏斗皱襞形成右心室腔内裂隙，使血液不能顺利通过。

（4）右心室双腔心患者伴有室间隔缺损时，可以产生右向左分流（右心室流出道梗阻重）或左向右分流（右心室流出道梗阻轻）。

2. 诊断要点

（1）本病如合并其他心脏内畸形可早期出现症状，反之则常在查体时发现，合并的室间隔缺损位于高压腔内的严重右心室双腔心可出现发绀。体检在胸骨左缘第2～4肋间可闻及粗糙的收缩期喷射性杂音和触及细震颤，是本病的主要体征。

（2）X线检查：轻者可正常，重者有右心室增大，肺血减少，无主肺动脉干扩张。

（3）心电图：均有电轴右偏及右心室肥厚及劳损等表现。V_1导联R波明显升高，可以在V_1导联呈现正常心电图V_3导联的波形表现。

（4）超声心动图：二维超声图可显示右心室流入道与流出道间异常条带状肌束回声，而漏斗心腔无狭窄；彩色Doppler见收缩期以红色为主彩色血流穿越肌束，交通口处血流速度明显加快。

（5）右心导管检查：肺动脉、右心室漏斗腔及右心室窦部测出不同的压力曲线。通常右心室腔内压差＞1.3kPa（10mmHg）即可诊断本病。

3. 手术指征

（1）右心室窦部与漏斗部或肺动脉之间压力阶差＞5.3kPa（40mmHg）。

（2）临床有发绀或右心功能不全及右心形态学改变。

（3）合并室间隔缺损，左向右分流使肺循环血量(Qp)与体循环血量(Qs)＞1.5∶1。

4. 手术概要 手术治疗的基本原则是清除右心室内肥厚的异常肌束，解除肌性狭窄，同时矫正合并畸形（如室间隔缺损修补）。手术中应注意：

（1）右心室切口纵行或横行，注意避免损伤右心室壁前部的粗大冠状动脉分支。

（2）右心室腔内肌性狭窄在手术中有时会误将肌性狭窄口当成室间隔缺损进行修补，所以要在心脏切口完成后认真进行心内探查，首先应该明确右心室流入道、三尖瓣和右心室流出道的相对位置，必要时应加行右心房切口与右心室切口进行双向探查。

（3）右心室肥厚肌束切除后常规行右心室和肺动脉术中测压，必要时行右心室流出道的扩大补片，以确保手术效果。

手术围术期死亡率＜0.1%，但有时术后低心排血量发生率为20%～30%，部分患者可出现心律失常，其中主要为完全性右束支传导阻滞（75%～80%）、室上性心动过速及室性期前收缩，可以视病情轻重酌情给予治疗。本病手术远期疗效肯定。

二、左心室流出道梗阻病变

本类疾病包括主动脉瓣膜、瓣下、瓣上及复合部位的狭窄。占先天性心脏病发病率的3%～5%。其中瓣膜的狭窄占60%，瓣下狭窄占25%，瓣上狭窄占5%～10%。

（一）先天性主动脉瓣狭窄

1. 病理特点

（1）先天性主动脉瓣狭窄，男性为女性的4～5倍，70%是主动脉瓣叶二瓣畸形，30%为三瓣叶，单瓣畸形及四瓣畸形或多瓣畸形罕见。

（2）患有严重的主动脉瓣狭窄的婴幼儿，早期死亡率为23%，死亡原因为急性左心功能不全。轻到中度的狭窄及未死亡的重度狭窄和得到治疗的重度狭窄患儿进入儿童期后症状有所缓解。1～20岁，先天性主动脉瓣狭窄每年有1.2%的死亡率，到30岁时患者群死亡率约为40%，40岁后自然死亡率约为60%，即仅有40%的患者在40岁时仍存活。死亡原因大多数为致命的进行性心力衰竭，其他15%～20%为不明原因猝死。有症状未治疗的病例多数于5年内死亡，超过5年则表现为肺动脉高压和右心衰竭症状。除此之外，每年还有1%患者可并发细菌性心内膜炎。Ross报道成年患者出现心绞痛或晕厥者，其平均自然生存期约为3年，已经出现充血性心力衰竭患者则平均自然生存期约为1.5年。

（3）患者为二瓣畸形时左瓣常大于右瓣；当两瓣是左右方位时，左右冠状动脉开口分列两侧；少数患者两瓣方位为前后位，在前瓣下有双冠状动脉口。约30%患者是三瓣叶，瓣膜增厚，大小均匀，3个交界融合，但解剖痕迹清楚，为外科手术瓣膜交界切开提供了标志。三瓣叶的主动脉瓣狭窄，其融合狭窄的瓣口多表现呈圆屋顶症状。主动脉瓣上、瓣下狭窄可同瓣膜狭窄并存；心内膜弹性纤维增生症和左心室发育不全是婴幼儿不常见的并存畸形。成人先天性主动脉瓣狭窄常有钙化，可波及瓣环及膜部室间隔，一旦传导束受压，可发生完全性房室传导阻滞。

2. 诊断要点

（1）婴幼儿及新生儿临床表现主要为呼吸困难，充血性左心力衰竭；多数患者在儿童期无明显症状，而至10～15岁以后可以产生晕厥、心绞痛及心力衰竭等症状。

（2）正常心电图预示轻度主动脉瓣狭窄。重度狭窄多伴有异常心电图，主要表现为左心室肥厚及劳损，亦可有双室肥厚、T波倒置和ST段下降（胸前导联）。

（3）二维及M型超声心动图左心室长轴切面可见主动脉瓣膜开放幅度减少，如两瓣间距＜15mm既可判断有主动脉狭窄。通常瓣口开放间隙＜8mm为重度狭窄，＞12mm为轻度狭窄，8～12mm为中度狭窄。连续Doppler显示单峰状高速射流频谱，上升速度变缓，峰值后移，射血时间延长。由于Doppler测主动脉和左心室收缩峰值的压差往往比心导管方法测的数值高，因此必要时可以用心导管测压进行对比。另外，主动脉瓣关闭线偏移，偏心指数＞1.5多提示有先天性二瓣畸形。

（4）心导管检查及造影：无创检查后仍不能明确诊断，怀疑合并主动脉缩窄或其他畸形是心导管检查及造影的指征。左心导管进行升主动脉和左心室同时测压并造影（婴儿可以用肱动脉代替主动脉压），两者差＞3.3kPa（25mmHg）提示狭窄，通常跨主动脉瓣环压差值 3.3～6.7kPa（25～49mmHg）为轻度狭窄，6.7～10.0kPa（50～75mmHg）为中度狭窄，10.0kPa（75mmHg）以上为重度狭窄。心室造影主要表现心脏收缩期的圆屋顶状狭窄瓣口，如同时显示左心室内有广泛的心肌窦状隙时则提示心内膜弹性纤维增生症并存。

3.手术指征 先天性主动脉瓣狭窄治疗方法的选择与患者的年龄及狭窄程度有关，只有明确不同程度狭窄的自然预后，才能选择合适的方法。

（1）新生儿患有严重的先天性主动脉瓣狭窄者，伴有充血性心力衰竭时应急诊处理，首选主动脉瓣膜球囊扩张术治疗；亦可在低温全身麻醉及阻断静脉回流条件下行外科狭窄瓣膜的直视交界切开术。

（2）仅有主动脉瓣膜畸形而无左心室流出道梗阻者，不需要手术，应进行随访；此类患者约 10％在 10 年后发展为轻度狭窄，大部分患者可能终身无症状。

（3）主动脉跨瓣压差在 3.3kPa（25mmHg）以下者可不限制工作和运动，保持正常的生活，每 1～2 年做一次超声心动图检查。

（4）跨瓣压差 3.3～6.7kPa（25～50mmHg）的轻度狭窄者，运动试验正常可自由参加平时生活娱乐活动，随诊观察 10 年，其中有 10％～20％患者可能发展为中或重度狭窄，20 年后 45％患者则可能转为中或重度的狭窄。因此，在轻度主动脉狭窄患者中约有 55％的患者病情可能长期稳定，所以这类患者可定期随诊观察，不必急于手术。

（5）跨瓣压差 6.7～10.0kPa（50～75mmHg）的中度狭窄者，应择期手术治疗，对生活中较强烈的活动应加以限制，当活动后于休息时超声心动图对比有变化和运动试验阳性都应尽早行外科手术治疗；此类患者随诊 10 年约有 60％发展成重度狭窄。

（6）跨瓣压差 10.0kPa（75mmHg）以上的重度狭窄者，虽没有症状，但如心电图有左心室心肌肥厚及 T 波改变则要进行外科治疗，否则随时有猝死的可能性。此外有心绞痛、晕厥症状或没有症状但心电图有左心肥厚 ST-T 改变者，压差不到 6.7kPa（50mmHg）也应行外科手术，因为这部分患者剧烈活动后 50％可能发生猝死。

（7）如出现晕厥、心绞痛、心力衰竭或循环衰竭，无论心电图、压力阶差及年龄大小均应行手术治疗。

4.手术概要 治疗方法有球囊扩张术、主动脉交界切开术、Ross 手术、Konno 手术及瓣膜替换术等。

（1）球囊扩张术：本方法是度过危急期、减少死亡率的临时措施，只适用于新生儿严重主动脉狭窄者；基本条件要求主动脉瓣环直径＞6mm，左心室舒张期容积＞每平方米体表面积 20ml，无严重左心室发育不良。球囊扩张术后由于患儿多数发生主动脉关闭不全和残存跨瓣压差，因此在治疗时要对此并发症的不利因素加以考虑。

（2）主动脉交界切开术：婴幼儿患者可行外科全身麻醉低温阻断静脉回流，心脏放空后，短时间阻断主动脉横窦进行直观瓣膜交界切开。也可以采用深低温停循环手术治疗，而儿童和年龄较大者可在中度低温、体外循环下行主动脉瓣交界切开。原则是切开融合的交界，使主动脉瓣口扩大，瓣叶活动度增加；并注意交界切开的程度，避免主动脉瓣关闭不全，必要时酌情进行主动脉瓣成形修复处理。

（3）Konno 手术：适用于主动脉狭窄合并主动脉瓣环缩小或主动脉瓣下管状狭窄，

必须行主动脉瓣人工瓣膜置换术的患者。手术基本方法是在主动脉瓣环扩大修补基础上进行人工瓣膜置换术，即主动脉斜切口剪向右冠瓣方向，距右冠状动脉 5～7mm 向左下至右心室流出道前壁，沿此口向左于肺动脉瓣下切开右心室流出道显露室间隔；在右冠瓣最低向左切开主动脉瓣环和室间隔用预凝好的涤纶片剪成菱形加宽室间隔切口，直达主动脉瓣环水平；切除主动脉瓣，选择合适的人造瓣膜，后部间断缝于主动脉瓣环，前部间断褥式缝于涤纶片上，其余涤纶片于主动脉连续缝合主动脉切口；为防止室间隔补片向右心室膨出造成右心室流出道狭窄，因此，在闭合右心室切口时因采用自体心包补片加宽右心室流出道，自体心包片的主动脉瓣环下方部分与右心室连续缝合，而自体心包片主动脉瓣环以上与前块补片直接缝合。

（4）新生儿重症主动脉瓣狭窄瓣叶切开术的死亡率仍很高（12%～31%），这与术前病情及左心发育不良有关。而在儿童则早期效果满意，约 1/3 患儿可能在 10 年内出现主动脉瓣再狭窄，需要再次手术或需经皮球囊扩张治疗。

（二）先天性主动脉瓣下狭窄

1. 病理特点

（1）先天性主动脉瓣下狭窄是指其主动脉瓣叶基本正常，而狭窄病变位于主动脉瓣环下方的先天性畸形，男性约为女性的 3 倍，在先天性左心室流出道梗阻的病例中（不包括特发性肥厚型心肌病左心室流出道梗阻）占 3%～8%，仅次为主动脉瓣狭窄。

（2）本病常合并其他心脏畸形如动脉导管未闭、主动脉缩窄、主动脉弓离断、室间隔缺损和主动脉瓣畸形等，以合并主动脉瓣狭窄最多见，比率可达 50%～60%。

（3）病理分型：①局限性瓣下狭窄：包括隔膜样狭窄和纤维肌隔样狭窄，主要表现为局限纤维膜样或纤维肌隔样组织，围绕在左心室流出道出口构成梗阻；狭窄环在左心室流出道内呈前、外、后方向绕行并止于二尖瓣前瓣的两端，常紧邻于主动脉瓣下。②弥漫性瓣下狭窄：是左心室流出道肌肉弥漫性增厚造成的管状狭窄，又称隧道性瓣下狭窄，管状狭窄长度在 10～30mm。③主动脉瓣下狭窄有时亦可是室间隔凸入到主动脉瓣下形成的环形肌肥厚，或流出道心内膜大面积的纤维性增厚。梗阻性肥厚型心肌病的左心室流出道梗阻是室间隔肌肉的不对称增殖肥厚，与先天性主动脉瓣下狭窄病因不同，两者须相鉴别。

（4）主动脉瓣下狭窄同主动脉瓣狭窄一样，由于左心室的腔内高压，可以产生继发性左心室向心性肥厚、心内膜纤维性增生和心肌心内膜下缺血等病理改变。

2. 诊断要点

（1）本病的临床症状与主动脉瓣狭窄相似，体检时可闻及主动脉瓣区收缩期杂音，但少有咔嗒音。

（2）胸部 X 线片可有左心室增大，但通常无主动脉及主动脉结的扩张。

（3）心电图可以正常或有电轴左偏、左心室肥厚或劳损等表现。

（4）二维超声心动图检查可明确本病狭窄的类型，如为局限性狭窄应注意狭窄膜与主动脉瓣的关系，有无与主动脉瓣的粘连；通常主动脉瓣下狭窄中约有 2/3 的患者合并主动脉瓣关闭不全，应在检查时注意诊断和关闭不全程度判定。如为弥漫性狭窄应与特发性肥厚型心肌病（IHSS）鉴别，前者为左心室流出道管状狭窄，后者狭窄则为室间隔局部极度心肌肥厚及二尖瓣前瓣前移 2 个因素共同构成。

3. 手术指征

（1）临床症状明显，左心室流出道狭窄处收缩压力阶差＞6.7kPa（50mmHg），心电图有严重的左心室肥厚劳损。

（2）合并需心外科手术治疗的心脏畸形，以及有继发感染性心内膜炎的本病患者。

（3）无临床症状，无明显 X 线和心电图改变者可以定期随诊观察，但亦有学者认为局限性主动脉瓣下狭窄的病理改变呈进行性加重，随患者年龄的增长，合并主动脉瓣关闭不全的发生率及程度均增加，所以诊断一经确定均应积极行手术治疗。

4. 手术概要

（1）纤维膜样瓣下狭窄切除术：适用于局限性主动脉瓣下狭窄患者，手术在体外循环及中度低温条件下进行，升主动脉前壁做横切口用小拉钩轻轻拉开主动脉瓣，可见瓣下狭窄环。狭窄环围绕左心室流出道，探查首先从左心室流出的室间隔部找出狭窄环前部内侧缘，继续向后外沿狭窄环找到二尖瓣前瓣的抵止点。轻轻提起狭窄组织予以切断，然后，向两侧切除增厚的狭窄环。狭窄环切除时要注意避免损伤传导束及防止造成室间隔穿孔和二尖瓣创伤。

（2）纤维肌隔样瓣下狭窄切除术：基本方法同上，有时凭单纯肌隔切除不彻底，仍有残余压力阶差，则可经主动脉瓣环下在左心室流出道前壁纵行切开室间隔心内膜及肌肉，局限性的楔形切除部分室间隔肥厚肌肉或纤维性增厚狭窄组织，切除后左心室流出道应该可以顺利通过示指。少数患者狭窄环和主动脉瓣相邻或有相互粘连，要注意勿伤主动脉瓣。手术全程应时刻注意避免过度牵拉或创伤而产生主动脉瓣关闭不全。

（3）改良 Konno 手术：适用于主动脉瓣及主动脉瓣正常但为严重的隧道样主动脉瓣下狭窄，经主动脉切口难以解除梗阻的患者。首先在升主动脉根部横切口，检查主动脉瓣；继而于左心室流出道上避开冠状动脉主干做横切口；用示指经主动脉瓣进入左心室流出道顶起室间隔，于室间隔右心室面纵行切开室间隔；拉开室间隔切口剪除部分肥厚肌肉，置入涤纶片间断缝合室间隔切口达到加宽左心室流出道的目的，然后分别缝合主动脉及右心室切口。

（4）Ross-Konno 手术：适合于复杂主动脉瓣下管状狭窄并主动脉瓣环或主动脉瓣狭窄，但年龄小无法行主动脉瓣人造瓣膜置换的患者。

手术方法主要是以 Konno 术扩大主动脉瓣和通过室间隔切开补片扩大左心室流出道，然后用自体肺动脉血管进行主动脉根部的替换移植和冠状动脉移植完成主动脉瓣置换，最后以同种异体肺动脉管道进行肺动脉重建术。

（5）左心室主动脉带瓣人工管道移植术：一般用于升主动脉极其细小又合并主动脉瓣及瓣环有畸形狭窄的患者。即以人工带瓣血管或同种主动脉瓣血管建立左心室与主动脉之间的通道以解除血流梗阻。手术在左心室心尖无血管区做一切口，沿切口全层用 3-0 编织线，间断褥式由内向外穿出心室，穿上人工血管（或同种主动脉）固定结扎，然后将人工外管道血管另一端吻合到降主动脉（在胸内或经膈肌到腹主动脉）。目前此类手术已较少采用。

（三）主动脉瓣上狭窄

1. 病理特点

（1）本病为冠状动脉开口水平以上的先天性左心室流出道梗阻病变，属主动脉远端动脉干的异常，通常不伴有主动脉瓣与瓣环的异常；男性和女性患病率大致相等。

（2）病理分型：①限性狭窄：在主动脉瓣交界平面、Valsalva窦上方局限性狭窄，占全部瓣上狭窄的50%～75%，它包括两种，一种为主动脉外径正常，而在管腔内有紧贴主动脉瓣上方的环形隔膜，称隔膜型，非常少见；另一种为主动脉壁外形呈壶腹状局限狭窄畸形，同时局部管腔为有环形狭窄嵴，狭窄部下主动脉窦有扩张，但狭窄远端无动脉血管扩张，又称沙漏样（Hourglass）狭窄。②弥漫性狭窄：是主动脉窦以上升主动脉发育不全（占25%），它的狭窄长度不等，可以累及头臂血管的起始部，合并有头臂血管发育不全。

（3）本病可因主动脉瓣下隆起狭窄嵴相连，使冠状动脉前向血流受阻，而继发冠状动脉病变。最常发生于左冠状动脉。原因在于受累冠状动脉处于高压状态，导致血管扩张和内膜增厚，继而使患者较正常人提前发生冠状动脉硬化，产生冠状动脉狭窄和阻塞，患者可表现心绞痛等临床症状，甚至猝死。

（4）本病其他合并畸形有主动脉缩窄、室间隔缺损、二尖瓣关闭不全等。

2. 诊断要点

（1）本病症状似主动脉瓣狭窄，但婴幼儿很少有症状，发生症状者多见于儿童，也可迟至20～30岁。以运动后胸痛、晕厥最为常见。本病病情呈进行性发展，一般少有患者可成活至中年；各年龄组均可能发生猝死。婴幼儿期患儿猝死原因可能还与同时合并有肺动脉及分支狭窄相关。

（2）瓣上狭窄导致左心做功增加，使主动脉瓣口排出的血流呈喷射状前行，射血于主动脉弓血管壁上，其能量传导至主动脉弓上的头臂血管，表现为临床右上肢血压可以高于左上肢，称为Conda效应。

（3）主动脉瓣上局限性狭窄患者，常有智力发育迟钝和特殊面容：前额宽，脸面圆满，鼻梁凹陷，鼻孔上翘，唇厚，下颌尖，发育迟缓和婴幼儿高钙血症等，称Williams综合征。体检与主动脉瓣狭窄相似，但无收缩期咔嗒音。

（4）超声心动图：二维超声心动图左心室长轴切面，显示主动脉窦上方的异常隔膜样或肌性回声，胸骨上窝主动脉弓长轴切面可显示弥漫性主动脉瓣上狭窄，整个升主动脉发育不良；连续多普勒检查可有狭窄部位后血液流速加快，并可估测到狭窄段近远端压差。

（5）心导管及造影检查：动脉造影为本病进一步确诊的手段，但注意对于局限性狭窄患者应加做右心导管检查以协助诊断肺动脉狭窄。

3. 手术指征　通常本病一经确诊，同时左心室升主动脉压力阶差＞6.7kPa（50mmHg），均主张积极行手术治疗。

4. 手术概要　手术应根据升主动脉狭窄长度及病理类型决定相应手术。

（1）局限性主动脉瓣上狭窄的手术矫正，1961年Kirklin首次用"泪滴"状补片行主动脉扩大成形术，手术在中度低温体外循环下进行升主动脉纵行或斜切口，上下端越过狭窄部位，剪除膜样狭窄，置同种主动脉或人工血管补片，用 5-Prolene 缝线连续缝合加宽局部狭窄的管腔，有时下端切口可延长至无冠状窦。如有内膜局部增厚时，应尽可能彻底清除膜状隆起的内膜，使血流无阻挡，并保证冠状动脉充分灌注。1977年 Doty 应用"马裤"状补片，切口延长至右冠窦及无冠窦，以求更彻底地解除狭窄。局限性主动脉瓣上狭窄手术治疗原则要求在解除血管狭窄的同时注意保留主动脉根部正常几何形状；剪除狭窄组织，保持修补部位主动脉进一步生长能力，这样才能使手术既有效解除血管狭窄，又降低主动脉瓣关闭不全并发症的发生率。

（2）弥漫性主动脉瓣上狭窄的手术方法较复杂，视病变范围不同而定，主要包括主动脉延长加宽补片成形术、升主动脉狭窄切除人工血管置换和左心室心尖部降主动脉间带瓣管道移植术等方法。

三、主动脉狭窄部缩窄

（一）病理特点

（1）本病为左锁骨下动脉以远与动脉导管主动脉起始部之间主动脉峡部的缩窄，占先天性心脏病发病率的 5%～8%，列常见先心病的第 8 位。男性高于女性。

（2）动脉导管未闭为主要合并畸形，其他还有主动脉瓣二瓣化畸形，室间隔缺损及二尖瓣异常。

（3）病理分型。①导管旁型：主动脉缩窄位于动脉导管处；②导管前型：指动脉导管位于主动脉缩窄远端；③导管后型：动脉导管位于主动脉缩窄的近端，此型血管缩窄部位较长且常伴有主动脉弓发育不良。

（4）本病自然预后不良，婴儿期患儿死亡率约 5%，如合并严重心内畸形则死亡率可高达 80%～100%。主要死亡原因为充血性心力衰竭。本病婴幼儿期以后的存活患者约为 50%；20 岁前自然生存率约 75%，50 岁时约为 50%，60 岁时自然生存率仅2%～3%，死亡原因包括细菌性心内膜炎、主动脉内膜炎及主动脉破裂、左心衰竭和脑出血等。

（二）诊断要点

（1）主动脉峡部缩窄在儿童及成人临床症状较少，主要为体质差、发育迟缓、头痛、眩晕、心悸等；上肢血压较高而下肢血压低是本病的重要体征，表现为患者下肢乏力和间歇性跛行，背部上端可闻及收缩期杂音。

（2）对于主动脉缩窄合并二尖瓣降落伞形畸形、主动脉瓣上环形狭窄及主动脉瓣下狭窄的患者临床上称为 Shone 综合征。

（3）胸片 X 线：上纵隔影可因左锁骨下动脉扩大而增宽；因缩窄的凹陷及缩窄部近远段动脉血管的扩张，而表现为"3"字影；8 岁以上患者可见在第 3～6 肋下缘对称性血管肋骨切迹。

（4）超声检查：二维超声心动图胸骨上窝主动脉长轴可显示主动脉弓结构，通常可看到左锁骨下动脉以远的狭窄嵴；连续多普勒可测出狭窄后最大射流速度，表现频谱峰值后移，射血时间延长，经改良 Bernoulli 公式推算出缩窄段两端的压差。

（三）手术指征

（1）重度缩窄伴有左心衰竭或有动脉导管闭合趋向，合并左向右分流畸形时应为急症手术处理主动脉峡部缩窄指征。

（2）已产生高血压合并症，上下肢压力阶差＞6.7kPa（50mmHg）或伴有明确心内畸形，单纯主动脉弓缩窄而上肢血压＞20.0kPa（150mmHg）均为择期手术治疗指征。

（3）单纯的主动脉缩窄应争取在早期手术（此时主动脉的横截面积达成人的50%以上），主动脉对端吻合术后再狭窄的可能性可以减少。

（四）术前准备注意要点

患儿病理生理变化取决于缩窄的程度、动脉导管开闭状态和心内合并畸形复杂程度。主动脉峡部缩窄使左心室肥厚和产生上下肢的压力阶差（但随着侧支循环的建立，此压差可减少或消失），如伴有动脉导管逐渐闭合，会出现肾缺血性重度高血压。轻至中度缩窄患儿可长期耐受血流动力学变化而无自觉症状，直至左心功能不全，肾性高血压并发症的产生。重度缩窄患者如果伴有动脉导管前的闭合，会迅速产生左心的充血性心力衰竭、肾功能不全的少尿、严重酸中毒。因此，动脉导管的闭合与否和闭合程度及时间，在很大程度上影响患儿病理生理改变的进程，所以尤其对重度缩窄婴幼儿，应使用前列腺素 E_1［0.1～0.4μg/（kg·min）］防止动脉导管闭合，这是一项很重要的基本措施。

（五）手术概要

（1）手术中完全切除局部缩窄主动脉管壁组织（可减少再狭窄概率），同时充分游离血管吻合部位和防止吻合口张力过大，是重要的基本要点。

（2）各种术式均有缺点，要根据患儿年龄、缩窄程度、术者技术水平进行综合考虑，成人采用人工材料进行修补，而小儿多为左锁骨下动脉血管组织瓣直接转移或与主动脉弓下延长切口端-端吻合的方法进行缩窄部血管的扩大修补。前种术式有上肢缺血并发症，后者手术复杂，相对吻合口张力大。

（3）无论何种术式，术后再缩窄是常见并发症，以婴幼儿期更高，一般报道再狭窄率为11%～40%，需再次手术或酌情采用心导管球囊扩张。

（4）较大儿童术后会出现高血压，应予以控制，以防止出血、神经系统并发症产生。

（5）主动脉缩窄切除综合征是术后的一种肠系膜动脉性反应，表现为腹痛、肠梗阻或肠功能紊乱、消化道出血等，控制高血压后可降低其发生率。

（6）患儿可因肋间动脉扩张，术后产生胸腔内渗血，要注意胸腔引流。

（7）手术中注意避免过多离断肋间血管，防止可能产生的术后脊髓缺血性损伤（发生率仅约0.41%）。

（8）本病婴幼儿围术期死亡率约为15%，儿童及成人围术期死亡率约为2%，术后远期随访效果有限。

四、主动脉弓离断

（一）病理特点

（1）主动脉弓离断为升主动脉与降主动脉的连续性中断，后者的血液全部通过动脉导管由肺动脉供应，发生率在先天性心脏病患者中占 1%～4%。

（2）本病自然预后在患儿出生后 1 个月内死亡率为 70%～80%，1 年内死亡率可达 90%，仅约 10% 患儿可进入儿童期。

（3）病理分型：A 型，指主动脉弓离断部位位于左锁骨下动脉以远，占 25%～35%；B 型，主动脉弓离断部位位于左颈总动脉与左锁骨下动脉之间，占 60%～70%；C 型，主动脉弓离断部位位于左颈总动脉与右无名动脉之间，约占 5%。

（4）本病 70%～90% 的患者合并有较大的室间隔缺损，多为干下型，少数为膜周部；其他合并畸形包括动脉导管未闭、主动脉瓣二瓣化、左心室流出道狭窄、房间隔缺损等。

（二）诊断要点

（1）临床表现无特征性，主要为患儿婴幼儿期的充血性心力衰竭及上下半身的差异性发绀；但儿童期患儿由于合并室间隔缺损及重度肺动脉压形成，造成心内双向分流，而使患者下肢脉搏增强及并异性发绀减退。

（2）X 线为心影扩大和肺充血；心血管造影及导管检查是本病诊断的"金标准"。

（3）DiGeorge 综合征是 B 型主动脉弓离断的常见合并症，表现为胸腺缺如、T 淋巴细胞缺失和低钙血症。

（4）二维超声心动图特点：心腔扩大，双侧心室肥厚，主动脉内径窄，肺动脉瘤样扩张，胸骨上窝探查可呈现主动脉弓与降主动脉间的连续中断表现，频谱 Doppler 于离断部位不能探及血流频谱或彩色血流信号是诊断的重要指标。

（三）手术指征

（1）新生儿及婴幼儿应给予前列腺素 E_1 100～400mg/（kg·min），以维持动脉导管的开放。动脉导管的通畅程度是患儿出生后 1 年内病理生理改变的重要影响因素，动脉导管流量的减少甚至闭合，使患儿下半身血液需完全依靠侧支循环支持，可导致肾衰竭和肝衰竭、低心排血量及严重酸中毒，因此，前列腺素 E_1 是患儿出生后的最重要的基本用药。

（2）本病新生儿呼吸困难时要早期建立机械通气，机械通气时，要避免高浓度吸氧，维持 PCO_2 在 5.3～6.7kPa（40～50mmHg），纠正酸中毒时要避免过量 $NaHCO_3$ 应用而导致碱性 pH 出现，这样可防止血管痉挛，维持一定的肺循环流量，减少肺内直接交通血管（短路血管），以支持体循环的稳定。

（3）适量使用镇静和肌松药，酌情给予正性肌力药物。低血钙患儿要注意补钙治疗和免疫学检查。

（4）术前血管造影和超声心动图必须明确病理分型、离断距离、血管径线、左心室流出道及主动脉瓣环径线、合并畸形特点等指标以指导手术治疗方法。

（四）手术概要

目前，绝大多数患者适用于一期一次性根治手术。个别病情危重，无法耐受体外循环的打击，也可以分期手术。

（1）分一期和分期手术：基本原则包括主动脉弓连续性重建和动脉导管切断闭合术，心内合并畸形矫治术。

（2）非体外循环下单纯主动脉弓连续性重建术：适用于单纯主动脉弓离断及分期手术的第一期。手术从左后外切口第4肋间或第4肋床进胸，充分游离大血管，并置降主动脉的阻断带，切断第2～3根肋间动脉，充分游离动脉导管及左锁骨下动脉后，重建主动脉弓连续性。

分为以下几种：

①A型患者可利用左锁骨下动脉与远端降主动脉吻合，称Blalock–Prak手术；②B型用左锁骨下动脉与近端主动脉弓端－侧吻合，称反转Blalocd–Prak手术，或左颈总动脉与远端降主动脉吻合；③C型患者采用左锁骨下动脉与近端动脉吻合；④当离断两端距离较远难以用以上方法吻合时，可以用人工血管替代，将升主动脉与降主动脉吻合（人工血管桥尽可能短以防止扭曲）。

主动脉弓连续性重建后缝扎切断动脉导管，如合并室间隔缺损者应加行主肺动脉的缩窄术，以束带缩窄主肺动脉使肺动脉压力维持于体循环压的40%左右，动脉血氧饱和度在85%以上。

（3）二期手术：主要在于纠正一期手术后遗留的室间隔缺损，通常是在一期手术行主动脉弓连续性重建后2～3个月，再行胸骨正中切口，体外循环下修补室间隔缺损，去除主肺动脉束带。

（4）主动脉弓连续性重建及心内畸形同时完成的一期手术：适用于B型及C型弓离断患者，可以采用胸部正中切口，体外循环建立方法有：①经右心房上下腔插管引流，主动脉及股动脉分别插管。②主动脉插管后，再加行肺动脉经动脉导管的降主动脉插管灌注。体外循环开始后阻断左右肺动脉防止灌注肺，全身降温至鼻咽温度16℃阻断主动脉，在深低温停循环下行主动脉弓连续性重建术；排气后开放升主动脉阻断钳再次循环全身灌注，转流10min再次阻断升主动脉行心内畸形矫治。

术中及术后应注意如下问题。

（1）深低温停循环时间尽量每次不超过45min。

（2）3个月内特别是1个月内患儿在主动脉弓连续性重建手术时不能利用动脉导管组织充当修补材料，应从降主动脉上仔细分离去除导管组织以避免术后吻合部位的再狭窄。

（3）本病患者约30%合并有主动脉二瓣化畸形，患儿需几年后行主动脉瓣病变的相应治疗术。

（4）人工血管重建主动脉连续性时应最好用膨体聚四氟乙烯人造血管，且直径尽量＞1.6cm。

（5）合并DiGeorge综合征的患者应注意低血钙的治疗。

（6）近年来不少学者趋向于一次性手术矫正，不认为围术期死亡率与分次手术相关，即一期手术完成重建主动脉弓连续性、切断缝扎动脉导管和修补室间隔缺损。目前对于分期或一期手术的选择无定论，应该根据患者病情及畸形特点、术者的技术条件相应选择。

（7）手术中应注意充分游离血管周围组织，减少吻合张力，可使远期吻合口狭窄及术后左支气管压迫性狭窄的并发症发生率降低。

（8）术中经食管超声心动图检查，排除残余 VSD，主动脉弓吻合口残存压力差。

（9）本病手术围术期死亡率为 10%～20%，远期生存率在 10 年内为 70%左右，吻合口狭窄是术后远期的主要并发症。

第三节　左向右分流型先天性心脏病

左向右分流型先天性心脏病，亦称"非发绀型先天性心脏病"，是指在心脏左、右心腔间存在异常通道，导致血液出现由左至右的分流，在临床上没有"发绀"表现的先天性心脏病，其中，房间隔缺损、室间隔缺损和动脉导管未闭是最常见的左向右分流型先天性心脏病，分别占先天性心脏病的 10%～20%、12%～20%和12%～15%。此外，比较常见的还有三房心、主动脉窦瘤破裂、心内膜垫缺损和主肺动脉间隔缺损等。当然，所谓"左向右"只是相对而言，此类先天性心脏病如果没有及时正确治疗，最终会出现"右向左"分流。这几种常见先天性心脏病，由于其异常通道所处的水平不同（分别在心房水平、心室水平、大动脉水平），因此，对靶器官的影响程度、主要临床症状的出现、病程发展、预后等均各不相同。

一、房间隔缺损

（一）病理特点

房间隔缺损（ASD）从发生学上分为原发孔型和继发孔型两大类，原发孔型 ASD 属于心内膜垫缺损范畴（参看本书相应部分）。继发孔型 ASD 是由于继发房间隔发育不良或原发房间隔组织吸收过多，第二房间孔不能闭合所致。

左向右分流型先天性心脏病由于异常通道的持续存在，都出现了血液从心脏"高压"系统（左心系统）向相应的"低压"系统（右心系统）持续的异常分流，其分流产生的原因都是由于两系统间的压力差引起的。但是 ASD 是一个例外，因为跨房间隔压力差极小，其分流的原因主要是右心室顺应性较左心室高、并且肺循环阻力较体循环阻力低。这种左→右分流都导致了肺循环血流量增多、左心室和（或）右心室负荷增大，继而顺序出现左心衰竭和（或）右心衰竭，最终导致肺动脉压升高、Eisenmenger 综合征，出现发绀。ASD 虽然其分流量可达体循环的 50%以上，但是由于右心房、右心室代偿性肥厚、扩张，其临床症状出现较晚并且较轻，表现为缓慢进展的心力衰竭症状和肺动脉高压，部分患者甚至终身没有症状。然而 ASD 一旦出现症状，即提示全心功能衰竭，最常见的是劳力性呼吸困难和心悸。据统计未经治疗的 ASD 患者平均寿命较正常人缩短 10～15 年，死亡原因主要为肺循环高压、心力衰竭和心律失常。

继发孔型 ASD 根据其部位可分为以下类型。

（1）中央型（卵圆孔型）：位于房间隔中部，相当于卵圆窝部位，约占继发孔型

ASD 的 70%。

（2）下腔型：位于房间隔的后下方，没有完整的下缘，与下腔静脉口相延续，没有明显的界线。

（3）上腔型（静脉窦型）：位于房间隔的后上方，与上腔静脉相延续，无明显界线。常合并一支或两支上肺静脉异常引流至上腔静脉。

（4）混合型：兼有上述两种以上类型的继发孔型 ASD。

（5）冠状静脉窦型，属于无顶冠状静脉窦综合征的一部分。

（二）诊断要点

（1）多数患儿症状不典型，可表现为由于肺血增多而继发反复出现的呼吸道感染，部分患儿可出现发育滞后于同龄儿。典型的心脏杂音为：心底部（胸骨左缘第2、第3肋间）柔和的喷射样收缩期杂音，伴第二心音固定性分裂，以及胸骨左缘吸气时舒张中期隆隆样杂音。

（2）X 线检查如左向右分流量大，则表现为肺血增多，心脏不同程度增大，可有肺动脉段突出。

（3）心电图多见电轴右偏，不完全性右束支传导阻滞。

（4）超声心动图检查可显示房间隔连续中断，彩色多普勒可显示房水平的彩色分流束。必要时可采用声学造影确诊。

（5）对于合并明显肺动脉高压的患者，应行右心导管检查。以确切测定肺动脉压力及肺血管阻力，确定有无手术指征。右心导管检查时，导管可通过 ASD 进入左心房，从而确定诊断。

（三）手术指征

（1）1岁以上患儿 ASD 自然闭合率很小，一经确诊均应考虑手术治疗。理想的手术年龄在 4～5岁。

（2）成年患者有明确的左向右分流者，不论年龄大小都可行手术治疗，文献中有60岁以上房间隔缺损手术治疗的报道。成人患者病程较长，术前应积极评价肺血管阻力。

（3）若患儿有临床症状，或继发孔房间隔缺损＞7mm。或者胸部 X 线片、心电图等显示有右心室容量负荷过重表现，肺循环 – 体循环血流比率（Qp/Qs）＞1.5 均应早期治疗。

（4）安静时肺／体循环血流量之比＜1.5；肺／体循环收缩压之比＞0.8，有右向左分流，临床出现发绀的患者不宜行手术治疗。

（四）手术概要

传统的治疗继发孔 ASD 的方法为体外循环下心内直视修补术。1953 年 Gibbon 应用人工心肺机在体外循环下，缝合或缝补心房间隔缺损，取得良好疗效，并为各种心脏疾病在直视下进行矫治术开辟新的时代。1976 年 King 等首先报道了经皮穿刺封堵 ASD。随着封堵器的开发及操作技术的日趋成熟，导管介入方法治疗继发孔 ASD 的报道逐渐增多。外科微创 ASD 封堵术即是在此技术的基础上改进与发展而来，并于 2000年用于临床。

1. 体外循环下心内直视修补　目前一般采用胸部正中切口，亦有采用右腋下第 4

肋间、右胸骨旁或腋下切口。

（1）ASD 缝合术：较小的中央型及下腔型 ASD，左心室发育好的患儿，可采用此直接缝合术式。手术时应注意：①ASD 的上下角应确切关闭，以免术后残余分流。上角不宜缝合过深，以免伤及位于右心房壁上端深部的主动脉。②ASD 缝合后不应有张力。③避免损伤冠状窦与三尖瓣环之间的 Koch 三角的心脏传导系统。④左心房血液不要过分吸空（不停搏情况下），闭合 ASD 前应充分排除左心房内气体。

（2）ASD 补片修补术：此方法适用于缺损较大，合并肺静脉畸形引流，左心发育偏小的病例，以及大部分成年患者。补片修复利于减少术后心律失常的发生，远期再通率低（图 2-11）。修补时要注意：①补片应稍小于 ASD 大小，起针时先用双头针无创伤线褥式缝合固定补片，然后可连续缝合；②对于合并肺静脉畸形引流的病例，有时需扩大 ASD 范围，用大补片修补，以免引起肺静脉回流障碍；③对于上腔型 ASD，置上腔静脉阻断带时，位置应靠上，以避免损伤异常的肺静脉；④下腔型 ASD 应仔细辨明房间隔下缘与下腔静脉瓣，一旦疏漏，便有可能造成术后残余漏或下腔静脉引流入左心房等严重后果；⑤修补时注意避免引起肺静脉回流受阻；⑥必要时还应注意右心房切口上部延展扩大、横向缝合或加补片扩大，保证上腔静脉回流通畅；⑦左心室发育差的患者，补片时应适当扩大左心房容积。

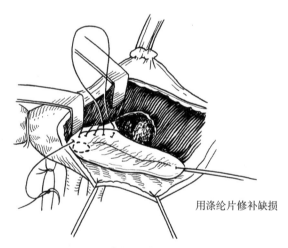

用涤纶片修补缺损

图 2-11 房间隔缺损补片修补术

（3）疗效评价：ASD 的手术效果良好。死亡率低于 0.5%。术后症状消失，心功能明显改善。

2. 外科微创封堵 在气管插管全身麻醉下，经右侧胸骨旁第 3 或第 4 肋间，于胸壁上做一切口，长 2～5cm，进入右侧胸腔，挡开肺叶，打开并悬吊心包。静脉注射肝素 0.5～1mg/kg，于右心房壁上用 4-0prolene 双头针带垫片缝内外两个荷包，在荷包中心打孔，经食管超声引导，置入经肝素处理的封堵器及外鞘管并穿过 ASD。先于左心房内释放左心房伞，回拉左心房伞使其与房间隔左心房面紧密相贴，然后于右心房内打开右心房伞，反复推拉封堵器使两个伞叶对合，紧附于 ASD 四周的房间隔组织上，闭合 ASD（图 2-11）。食管超声鉴定房水平无分流，二尖瓣及三尖瓣功能完好，封堵器打开的形状良好，则表明封堵成功，可撤除鞘管，结扎荷包，止血关胸，无须鱼精蛋白中和肝素，亦无须安放引流管（图 2-12）。

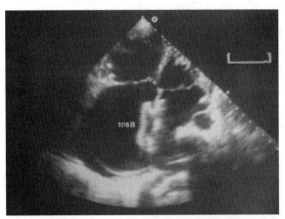

图 2-12　房间隔缺损外科微创封堵术

3. 介入治疗和超声引导封堵技术　在局部麻醉下穿刺右股静脉放置 7F 鞘管后经静脉注射肝素 100U/kg。沿鞘管放入右心导管分别测量右心房、右心室及肺动脉压力，操纵右心导管使其通过 ASD 直接进入左上肺静脉，再沿导管送入加硬交换导丝，更换测量球囊并将其置于 ASD 处，注入稀释造影剂，当球囊出现压迹时记录稀释造影剂量，同时用食管超声观察 ASD 封堵情况，如封堵完全、无残余分流，则退出测量球囊，体外测量 ASD 大小，按比 ASD 测量直径大 4 ～ 6mm 的原则选取封堵器，将其固定在传送器上。沿导丝推送传送鞘管至左心房，再经传送鞘管将封堵器推送至鞘管顶端，并缓慢将左侧盘推出鞘管外，同时后拉传送器，使左侧盘与房间隔左心房面紧密相贴，然后固定传送器而后撤鞘管，使右侧盘释放至鞘管外，可见左、右双盘固定在 ASD 两侧，心脏超声检查证实 ASD 封堵完全、无残余分流、不影响二尖瓣活动时，完全释放 Amplatzer 封堵器，拔出鞘管，加压包扎。在有经验的中心，已经逐渐简化房间隔缺损封堵技术流程，减少了球囊测量和造影过程，直接在超声引导下完成封堵。

外科微创封堵术和导管介入封堵术较体外循环直视修补术最大的优势是创伤小。不需要劈开胸骨和体外循环，操作简单，手术时间短。而且因为抗凝要求较体外循环手术低得多，肝素用量小，因此术后无须鱼精蛋白中和肝素，相应的术中、术后出血量也不多，止血容易，也能缩短手术时间。皮肤瘢痕小且隐蔽，不影响美观，尤其适合于儿童和年轻女性。其中胸壁微创切口封堵技术由于入路距离房间隔缺损距离更近，同轴性更佳，因此操作更为简单，特别对于房间隔缺损较大者或者边缘组织薄弱者成功率更高。而且如果封堵不成功，可以直接延长切口几厘米进行股动静脉插管体外循环下补片修补房间隔缺损。

需要指出的是，近年来我国多个中心开始尝试超声引导下股静脉途径房间隔缺损封堵技术，也获得满意效果，因为其避免射线和全身麻醉等损伤，而成为重要的微创心脏手术技术。该技术对于医师尤其超声医师团队配合要求较高，外科医师对于心脏和房间隔缺损解剖位置的熟悉，以及超声医师了解外科医师的需求是成功的关键。

4. 外科胸壁微创封堵术和导管介入封堵术的比较 导管介入封堵术适应证较窄，且不适宜于 3 岁以下的儿童（因其血管较细）。其操作技术难度大，导管行径长，可控性差，封堵伞往往与房间隔呈垂直位，位置摆放困难。因此不适用于较大的 ASD，也不适用于边缘缺如的 ASD。而外科微创封堵术利用短而直的输送系统取代了内科介入细长弯曲的鞘管，更有利于操控，从而提高了手术的精确性和安全性。因此这种技术的适应证较广，在治疗大型缺损或边缘缺如的缺损时，如 ASD 下腔静脉短边或无边，可以采用外科技术进行心房外缝合固定封堵器，成功率更高。此外，这种手术是在手术室进行，有利于突发情况的处理。并且如果放置失败，可回收封堵器，改用体外循环手术补救，使手术的安全性更有保障。而导管介入封堵术是在导管室进行，一旦出现血管、心脏破裂或封堵器脱落等紧急情况，处理起来非常困难。

5. 外科微创封堵术切口部位 为右侧胸骨旁第 3 或第 4 肋间（根据胸部 X 线片来确定肋间）。之所以选择此部位，原因有二：①房间隔为冠状位，几乎与前胸壁平行；② ASD 患者的右心房通常有扩大，其边缘通常在右侧胸骨缘之外。因此，经此部位切口，到达右心房和 ASD 的距离最短，显露也最佳，便于缝荷包和送入封堵器（几乎垂直送入）。亦有采用胸骨正中下段小切口行外科微创封堵术治疗继发孔 ASD 的。但经此部位有一定的风险，因为切口的正下方恰好是房室结，在送入封堵器时有触碰房室结导致心搏骤停或三度房室传导阻滞等严重心律失常的危险。至于腋下小切口，由于可能要平行于房间隔送入封堵器，因此难以采用。

外科微创封堵术如采用横切口，虽平行于肋间隙，易于操作，但不适用于女性患者，因为有可能会伤及乳腺组织，而且美观度也稍差。而竖切口垂直于肋间隙，操作相对复杂，但不会伤及乳腺组织，美观度也较高。在女性患者，还可以采用右侧乳腺下弧形切口，将乳腺组织推开，并将切口上拉至第 4 肋间进行手术，这样术后切口较隐蔽，但术中操作较困难，而且皮肤由于过度牵拉，可致局部坏死，影响愈合。

外科微创封堵术中一般用肝素抗凝，0.5mg/kg，ACT 维持在 250 ～ 300s 即可。如封堵操作时间超过 30min，则再追加一次肝素 0.5mg/kg。此外，封堵器及鞘管等在进入心脏之前，均用肝素水浸泡。操作结束后，充分止血，无须用鱼精蛋白中和肝素，亦无须安置引流管，手术当天可不必再用任何抗凝药物。从术后第一天开始口服阿司匹林，100mg/d，共服 6 个月。

外科微创封堵器大小的选择，一般是在 ASD 直径的基础上加 4 ～ 6 mm。对于有边缘缺如的 ASD 选择更大一些的封堵器，即在 ASD 直径的基础上加 8 ～ 10mm，个别甚至可加到 12mm，通过大封堵器的推挤作用达到消除分流和固定的目的。

二、室间隔缺损

（一）病理特点

（1）室间隔缺损（VSD）是由于先天性室间隔发育不全造成的左右心室之间的异常交通，产生心室水平左向右分流。

（2）VSD 根据其解剖部位可分为单纯膜部、膜周部、肌部、圆锥部和嵴下部（图

2-13）。

（3）VSD 按其大小与主动脉的比例又可分为大、中、小三型：VSD 口径与主动脉瓣口大小相当为大型，较早出现肺动脉高压；中型又称为限制型，VSD 口径为主动脉口的 1/3 ～ 2/3；小于主动脉瓣口 1/3 的为小型，右心室收缩压无明显增高，肺 / 体循环比＜ 1.75。

（4）VSD 存在的左向右分流，造成右心室负荷加重，右心室收缩压升高，进而引起肺循环高压。长期的动力性肺高压可发展成为器质性肺高压，肺血管阻力升高，最终可导致艾森门格综合征。根据肺血管阻力的大小，肺动脉高压可分为三级：小＜ 7个 wood 单位为轻度；8 ～ 10 wood 单位为中度；＞ 10 个 wood 单位为重度肺高压。

（5）直径＜ 5mm 的膜部 VSD 在 1 岁以内有较高的自然闭合率，可达 30％左右。主要依靠周边纤维化、三尖瓣黏附和局部心肌肥厚的作用。VSD 自然闭合率在 1 岁以后逐年减低，3 岁以后基本无自然闭合。

（6）VSD 的患者并发细菌性心内膜炎的概率约每年 0.3％，常累及瓣膜组织。

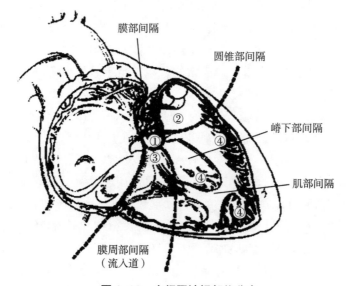

图 2-13　室间隔缺损部位分布

（二）诊断要点

（1）VSD 的症状视其大小及部位而不同。小 VSD 可无症状，仅在查体时发现，大 VSD 出现症状早，婴儿期即可引起心力衰竭。

（2）VSD 典型的心脏杂音为肋骨左缘第 3、第 4 肋间收缩期杂音，第二心音分裂，当其变为单一时，常提示肺血管阻力升高。无肺动脉高压时可有显著的第三心音及心尖部的舒张期隆隆样杂音，提示大量血液通过二尖瓣。

（3）X 线片示肺血多，心影增大并有肺动脉段凸出。

（4）心电图可以是正常心电图，随心室的分流量增加，表现为左心室肥厚和双心室肥厚。

（5）超声心动图表现为过隔血流和间隔回声中断，可明确显示 VSD 的大小及位置。

（三）手术指征

（1）VSD 大而且伴有顽固的充血性心力衰竭的婴幼儿应尽早手术治疗。

（2）有大量左向右分流（肺/体循环比率大于 2∶1）患儿，应在 1 岁内行手术治疗。对于症状明显的室间隔缺损患儿，体肺血流比＞1.5，肺动脉压力增高，肺血管阻力轻度增高，应早期手术，防止肺血管发生不可逆性病变，手术年龄在 1～2 岁为好。

（3）对于肺动脉瓣下型室间隔缺损应早期手术，防止继发主动脉瓣病变的发生。

（4）小的 VSD，无肺动脉高压，可暂时不予手术。若合并细菌性心内膜炎，在感染控制后仍未闭合者，即便是小 VSD。也应手术治疗。

（5）成人 VSD，合并肺动脉高压，肺血管阻力升高，如果肺/体分流率＞1.5，仍有手术机会。

（6）明显的肺动脉高压表现，临床出现发绀、缺氧。心导管检查示全肺阻力＞10wood 单位 /m²，肺/体循环阻力比值＞0.75，肺/体血流量比率＜1.3，均不宜手术。此类患者肺活检显示肺小动脉内膜增生，广泛纤维化，管腔变细甚至闭塞，出现血管丛样表现或发生坏死性动脉炎。但经过正规的肺动脉高压靶向药物诊断性治疗，心脏杂音出现，经皮血氧饱和度正常了，肺小动脉阻力降至正常，也能进行外科手术。

（四）手术概要

目前治疗 VSD 有三种方法，即传统的体外循环下心内直视修补术、外科微创封堵术和导管介入封堵术。

1. 体外循环下心内直视修补术　适用于各种类型的 VSD。手术于低温体外循环下施行，多以正中开胸入路为主，也有进行肋间小切口进行手术者。手术切口以右心房为多，嵴上、嵴内缺损以右心室流出道切口显露较好，干下缺损以肺动脉切口较好，肌部缺损依其部位可行肺动脉或右心室甚至左心室切口。因此，在术中显露心脏后，建立体外循环前，心表震颤部位的探查十分重要。另外，防止传导束损伤和避免缝及主动脉瓣是手术安全操作基本要求。对于不同部位的缺损，手术要点各有不同。

（1）膜周部 VSD：小的膜部 VSD，四周为纤维边缘，可直接缝合，但大多数膜周部 VSD 需补片修补。膜周部 VSD 与传导束关系密切，缝合时应避免损伤。于 VSD 的后下缘进针时，缝线应在右心室侧浅缝，不能穿透室间隔，且远离 VSD 边缘 2～3mm；另外，缝线不能直接穿越三尖瓣隔瓣下的缺损边缘，而应将缝线置于瓣根部距离瓣环 1～2mm 处；缺损后下缘转移针及超越缝合是常用躲避传导束的缝补方法（图 2-14）。

（2）嵴下型 VSD：此类 VSD，三尖瓣隔瓣环及主动脉瓣环可能参与形成缺损边缘。修补时除应注意避开传导束外，还应避免损伤主动脉瓣叶。嵴内型 VSD，边缘都为肌肉组织，远离传导束，缝合修补时较为安全。

（3）干下型 VSD：准确分辨肺动脉瓣的附着部为手术要点。有时主动脉和肺动脉两组动脉瓣之间借一纤维嵴分隔，然而大多数情况下，两组动脉瓣直接相连。所以补片必须置于肺动脉瓣兜的基底部，如缝线置于主动脉瓣环会导致术后主动脉瓣关闭不全。可用双头针带小垫片，由肺动脉窦内部缝合起针，然后主动脉灌注确认主动脉瓣功能，继而缺损其余部分可间断或连续缝合。

（4）肌部 VSD：修补此类缺损时，应首先通过右心房切口探查缺损的确切位置。

经左心室切口修补时，应注意避免损伤冠状动脉及二尖瓣前乳头肌。

（5）缺损修补缝合应确切，防止术后残余分流。初期经验不足的术者建议首先采用间断褥式缝合方法进行 VSD 的补片修补，这样有利于对 VSD 不同的病理类型的认识，也有确实的修补效果，熟练后再采用连续缝合方法。出现三度房室传导阻滞或主动脉瓣反流时，应立即拆除缝线，重新修补。

室间隔缺损修补术手术死亡率＜0.5%，高危患者手术死亡率可达 1%～5%。术后完全性房室传导阻滞发生率＜1%～2%。术后残余分流发生率为 5%，对于残余分流患者如 Qp/Qs＞1.5，应考虑再次手术。

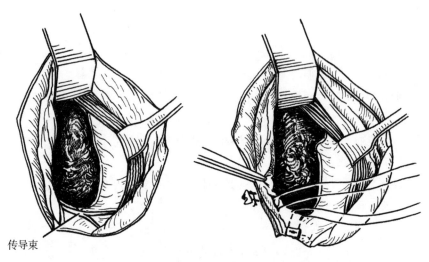

传导束

图 2-14 室间隔缺损补片修补和传导束走行

2. 外科微创封堵术 适用于膜部室间隔缺损和肌部室间隔缺损。在气管插管全身麻醉下，取胸骨下段小切口，长约 5cm，逐层切开，锯开下段胸骨，显露心包，打开并悬吊心包。静脉注射肝素 0.5～1mg/kg，于右心室前壁上震颤最明显处，用 4-0prolene 双头针带垫片缝内外 2 个荷包，在荷包中心穿刺，经食管超声引导，置入导丝，顺导丝送入经肝素处理的封堵器及外鞘管并穿过 VSD。先于左心室内释放左侧伞，回拉左侧伞使其与室间隔左心室面紧密相贴，然后于右心室内打开右侧伞，反复推拉封堵器使 2 个伞叶对合，紧附于 VSD 四周的室间隔组织上，闭合 VSD。食管超声鉴定室水平无分流，二尖瓣及三尖瓣功能完好，封堵器打开的形状良好，则表明封堵成功，可撤除鞘管，结扎荷包，止血关胸，无须鱼精蛋白中和肝素，亦无须安放引流管。

近年来亦有研究尝试进行超声引导室间隔缺损封堵技术，但是和房间隔缺损超声引导封堵技术相比，对患者选择、医师和团队的要求较高。

3. 导管介入封堵术 适应证同外科微创封堵术。

（1）膜部室间隔缺损封堵方法

①建立动静脉轨线：通常应用右冠状动脉或眼镜蛇导管经股动脉、主动脉至左心室，经探查后导管头端经 VSD 入右心室，然后将 0.035in（英寸）（1in=2.54cm）的软头长交换导丝经导管插入右心室并推送至肺动脉或上腔静脉，然后由股静脉经端孔导

管插入圈套器，套住肺动脉或上腔静脉的导丝，由股静脉拉出，以建立股静脉－右心房－右心室－左心室－股动脉轨线。

②由股静脉端沿轨线插入合适的长鞘至右心房与右冠导管相接（接吻式导管技术），将整个递送系统一起沿导丝插至主动脉弓部，后撤长鞘内扩张管，然后缓缓回撤输送长鞘至左心室流出道，由动脉端推送交换导丝及右冠导管达左心室尖端，同时置左心室内的长鞘头端则顺势指向心尖，动脉端换猪尾巴导管，插至左心室，撤去交换导丝。

③堵塞装置安放：通常选择大于室间隔缺损 1 ~ 2mm 的堵塞器连接输送导丝和递送导管，通过递送导管头端与堵塞器的固定装置，使堵塞器维持在不对称位。然后经长鞘插入输送系统将堵塞器送达长鞘末端，在 TEE/TTE 导引下结合 X 线透视，回撤长鞘使左盘释放并与室隔相贴，确定位置良好后，保持递送导管极小张力，堵塞器腰部嵌入 VSD，后撤长鞘，释放右盘。在 TEE/TTE 监视下观察堵塞器位置、有无分流和瓣膜反流，随后做左心室造影确认位置是否恰当及分流情况。

④释放堵塞器：在 X 线及超声检查位置满意后即可释放堵塞器，撤去长鞘及导管后压迫止血。

（2）肌部室间隔缺损封堵方法

①建立经室间隔缺损的动静脉轨线：由于肌部室缺位于室间隔中部或接近心尖，在技术上和膜部室缺封堵术不尽相同，通常建立左股动脉—主动脉—左心室—右心室—右颈静脉（或右股静脉）的轨线。

②堵塞装置的安放：顺向途径，长鞘经颈静脉插入右心室，经 VSD 达左室安置堵塞装置；逆向途径，当肌部 VSD 接近心尖，右心室面肌小梁多或右心室面缺损较小难以顺向途径插入。

注意：外科微创封堵和导管介入封堵在选择患者时均不要选择 16mm 以上的 VSD，因为太大的 VSD 封堵器可导致三度房室传导阻滞或主动脉瓣反流，造成严重后果。

三、动脉导管未闭

（一）病理特点

（1）PDA 为位于左肺动脉起始部与左锁骨下动脉以远的降主动脉之间的动脉交通，一般在出生后 2 ~ 3 周闭合，亦有 12% 的婴儿 8 周后仍未关闭，但大部分于 1 年以内闭合。仅有约 1% 的婴儿存在永久性动脉导管，早产儿动脉导管闭合延迟。

（2）PDA 的肺循环血流量明显增加，并且没有右心室的缓冲调节，早期即可出现肺血增多、反复肺部感染等表现；随着长期的左向右分流，肺血管内膜增厚，肺动脉压力升高。右心负荷随肺动脉压力的增高而加重，一旦高于主动脉压时，便可产生右向左分流，临床表现为发绀，即艾森门格综合征。

（3）PDA 患者的自然死亡率在 2 ~ 19 岁约为 0.49%，30 岁以上每年约为 1.8%，死亡原因主要有细菌性心内膜炎、肺循环高压和充血性心力衰竭。

（4）根据 PDA 的形态可分为管型、漏斗型、窗型和动脉瘤型。其中以管型最多见，达 80% 以上。

（二）诊断要点

Gibson 于 1900 年首次描述了儿童 PDA 的连续性机械样杂音，位于胸骨左缘第 2 肋间。X 线胸片表现有肺血多、肺动脉段凸出。超声心动图检查可确诊。合并有肺动脉高压的患者应做右心导管检查以了解肺血管阻力状况。

（三）手术指征

（1）PDA 一经确诊，在无严重肺循环高压产生右向左为主分流的情况下均应手术治疗。

（2）早产患儿可试用非手术治疗，前列腺素抑制药如阿司匹林、硝酸异山梨酯（消心痛）等对早产儿有效，可促进动脉导管闭合。

（3）出现充血性心力衰竭的患儿应尽早行手术治疗。

（4）合并细菌性心内膜炎的患儿应首先控制感染，感染不能控制或有假性动脉瘤形成时，应及时手术。

（四）手术概要

目前治疗 PDA 亦有 3 种方法，即传统的外科手术（体外循环直视修补）、外科微创封堵术和导管介入封堵术（表 2-2）。

表 2-2　继发孔型 ASD、VSD 和 PDA 三种治疗方法的比较

	外科微创封堵	导管介入封堵	体外循环直视修补
适应证	广	窄	广
治疗方法	封堵	封堵	手术
麻醉方法	全身麻醉、气管插管	局部麻醉	全身麻醉、气管插管
创伤	小	小	大
切口大小	2～5cm	穿刺	15～20cm
手术径路	经胸	股静脉（股动脉）	正中开胸
手术时间	短	短	长
手术地点	手术室	导管室	手术室
安全性	高	相对低	高
体外循环	不用	不用	用
X 线辐射	无	有	无
疼痛	轻	轻	重
术后住院时间	短	短	相对长
费用	低	高	低
瘢痕	小	小	大
美观性	好	好	差

1. 传统的外科手术

（1）PDA 结扎术：多适用于儿童，其手术方法简便、创伤小、经济，但如出现大出血常会导致严重后果。一般管型 PDA，直径＜ 10mm，采取此术式。手术多采用左后外侧切口。目前亦有采用左腋下切口。打开纵隔胸膜后即可探查到动脉导管。我们采用 3 根线结扎，于导管的主、肺动脉端结扎线之间做缝合结扎。①导管组织脆弱，分离时应小心，只有动脉导管上下方分离足够深时才可试图分离其下面。②不宜选择过细的结扎线，以免切割导管引起致命性的出血。结扎时先行结扎动脉导管的主动脉端，另外，可先置一小涤纶卷后再行结扎，以防止丝线切割血管。③避免损伤喉返神经和胸导管。④结扎前应做如下准备：组织足够的血源；选择好血管钳，以备万一出血时用；肯定有效的吸引装置；适当降低血压，以减低动脉导管的张力。⑤在游离动脉导管过程中一旦出血，应首先压迫止血，并且果断建立左心耳或肺动脉与降主动脉之间的体外循环，然后阻断局部血管进行相应处理。

（2）肺动脉内直视修补术：对于粗大动脉导管、成年患者、再通动脉导管、合并细菌性心内膜炎或假性动脉瘤及合并其他畸形的 PDA 患者宜采用此术式。手术方法相对复杂，费用增加，但手术安全性明显提高。采取正中切口，于低温、低流量体外循环下手术。心脏停搏、降温并减低流量后，纵行切开肺动脉，显露动脉导管口。大部分动脉导管可用双头针带小垫片直接缝合。粗大动脉导管，成人动脉导管伴有钙化或再通动脉导管，可采用补片修补。手术时应注意：①心脏停搏前要先行主肺动脉切开，堵住动脉导管口，以防灌注肺；②降温至鼻温 20 ～ 25℃，体外循环流量减至 0.5L/（min·m²），保证术野清晰；③吸引器头不要置于动脉导管口，以防止主动脉进气，同时注意采取头低位。

PDA 是先天性心脏病中手术疗效最好的病种之一，手术死亡率低于 1%。

2. 外科微创封堵术　在气管插管全身麻醉下，经左侧胸骨旁第 2 肋间，于胸壁上做一切口，长 2 ～ 5cm，进入左侧胸腔，挡开肺叶，打开并悬吊心包。静脉注射肝素 0.5 ～ 1mg/kg，于主肺动脉前壁上用 4-0prolene 双头针带垫片缝内外 2 个荷包，在荷包中心打孔，经食管超声引导，置入经肝素处理的封堵器及外鞘管并穿过 PDA。先于降主动脉内释放左侧伞，回拉左侧伞使其与降主动脉壁紧密相贴，然后于 PDA 内打开右侧伞，反复推拉封堵器使其塑形，紧附于 PDA 内和降主动脉壁上，闭合 PDA。食管超声鉴定大动脉水平无分流，封堵器打开的形状良好，则表明封堵成功，可撤除鞘管，结扎荷包，止血关胸，无须鱼精蛋白中和肝素，亦无须安放引流管。近年来，亦有尝试超声引导导管未闭封堵技术，但是对于患者选择更加严格，而且医师和超声医师团队的经验和配合要求更高，难度更大。

3. 导管介入封堵术　在局部麻醉或静脉注射盐酸氯胺酮下行常规右心导管检查，经右股动脉送入 5F 导管，行主动脉弓降部侧位造影，确定 PDA 的位置、形态及大小。将输送导管自主肺动脉侧经 PDA 送入降主动脉。选择比所测 PDA 最窄直径大 3 ～ 4 mm 的蘑菇单盘封堵器，安装于输送导丝的顶端，透视下经输送鞘管将封堵器送至降主动脉。封堵器单盘完全张开后，再将输送鞘管及输送导丝一并回撤至 PDA 的肺动脉侧，使"腰部"完全卡于 PDA 内。10 min 后重复主动脉弓降部造影，证实封堵器形状、位置满意，无或微量残余分流时，操纵旋转柄将封堵器释放，行升降主动脉和左肺动脉测压后撤出导管，压迫止血。

四、三房心

（一）病理特点

（1）三房心是左心房被纤维肌性隔膜分隔成背侧（副房）和腹侧（真房）两腔，并有肺静脉异常引流（即肺静脉不直接引流入真房）的两重畸形。其形式呈多样化，右心房可与两腔之一或同时相通。通常三房心的纤维间隔较硬韧甚至有钙化，有直径 $2 \sim 10mm$ 的开口形成上下左心房腔交通，多合并房间隔缺损。三房心的发病率低，在先天性心脏病总发病率中占 $0.1\% \sim 0.4\%$ 目前有文献报道的仅几百例。

（2）本病按肺静脉与两个左心房的关系分为三型。①A 型：为典型三房心表现，副房接收全部肺静脉回流，真房与二尖瓣及左心耳相通，两心房借纤维隔膜中央的孔道相交通。根据合并 ASD 又将该型分为两个亚型：ASD 与副房相通者为 AⅠ型；ASD 与真房相通者为 AⅡ型。②B 型：是指 4 条肺静脉引流入扩大的冠状静脉窦形成副房，经并发的 ASD 与真房相交通。③C 型：副房内无肺静脉回流，与真房及右心房均有交通。

（3）三房心的病理生理改变特点是有肺静脉回流受阻，表现为肺循环高压及右心室肥厚和功能不全，类似二尖瓣狭窄改变。当 ASD 位于高压左心房腔（副房）与右心房之间时，产生左向右分流，而位于低压左心房腔与右心房之间时，产生右向左分流，临床出现发绀。

（二）诊断要点

（1）临床症状和体征取决于肺静脉回流受阻的程度，肺循环压力和是否伴有分流。患儿可有充血性心力衰竭，反复肺部感染、心悸等，胸骨左缘可闻及收缩期杂音，肺动脉第二音亢进。

（2）心电图：电轴右偏，P 波高尖和右心室高电压。提示右心房扩大和右心室肥厚。

（3）超声心动图：可看到左心房内异常隔膜样回声，肺静脉扩张，左心耳位于隔膜下方，二尖瓣正常，多可确立诊断。

（4）右心导管和心血管造影：可明确显示左心房内部构象，隔膜孔大小，合并 ASD 的大小及位置，还可明确肺循环压力及肺循环阻力。右心导管显示患儿左心房压正常而肺动脉楔压升高，对诊断有重要意义。

（三）手术指征

（1）三房心造成肺静脉回流受阻，引起肺水肿和肺高压，一经确诊即应手术治疗。

（2）若左心房内副房与真房两部分交通好，或副房和真房与右心房有宽广的交通，其症状与大 ASD 相似，可择期手术。

（3）无交通口或交通口≤3mm 的患儿75%在婴儿期死亡，应争取在 1 岁以内手术。

（四）手术概要

（1）手术中应仔细探查心脏畸形，以免遗漏合并畸形；例如，合并有副静脉或中央肺静脉时，在矫正三房心畸形后，应结扎这些异常交通。

（2）彻底切除左心房内隔膜，是解除肺静脉回流受阻及手术成功的关键。

（3）切除隔膜时，应避免损伤左心房壁，造成术后出血。

手术可采用房间沟切口或右心房切口。采用房间沟切口，一般进入副房，可以显露异常隔膜，但看不到二尖瓣及左心耳。采用右心房切口，通过 ASD 或切开房间隔，可以充分显露异常隔膜和二尖瓣，可以安全切除异常隔膜，防止损伤二尖瓣。

三房心发病率很低，文献资料有限。一般单纯三房心手术死亡率＜1％。但危重病例及合并复杂心内畸形者，死亡率较高，可高于 13％，主要原因为术后严重的低心排血量综合征。

五、主动脉窦瘤破裂

（一）病理要点

主动脉窦畸形可以是先天性或后天获得性。先天性主动脉窦瘤破裂占先天性心脏病的 0.3％～3.56％，常局限于一个窦，以右窦为多见，由主动脉窦局限性瘤样膨出而形成。基本病变为紧靠瓣环上的主动脉窦壁变薄膨起扩大，可能是由于缺乏正常弹力组织和肌层所致，最终瘤壁会破裂入心腔产生临床症状。瘤壁破裂 80％在 20～40 岁，多数破入右心室（56.6％～84.2％），其次是右心房（13.3％～35％），也有少数破入心包腔、心室间隔及肺动脉。

（二）诊断要点

（1）患者可以在查体时，或因合并细菌性心内膜炎或由于窦瘤产生压迫症状时，得到主动脉窦瘤诊断。但大多数患者是在 30～40 岁，窦瘤破裂后才被发现，此时于胸骨左缘可闻及连续性杂音，常伴有急性充血性心力衰竭。有个别患者由于窦瘤破入室间隔，则三度房室传导阻滞常是这些患者的主要就诊原因。

（2）超声心动图：可明确显示扩大的主动脉窦，测量出主动脉窦的大小。若窦瘤破裂，彩色多普勒可显示由主动脉窦到破入心腔的五彩分流束。

（3）心血管造影：主动脉窦瘤破裂前显示为扩张的窦瘤，破裂后则主动脉造影显示造影剂由主动脉射入某一心腔。

（三）手术指征

（1）已经破裂的主动脉窦瘤，一经确诊即应手术治疗，以避免可能继发的心脏并发症。

（2）主动脉窦瘤未破裂，但有主动脉瓣关闭不全或合并 VSD。

（3）主动脉窦瘤未破裂，但因瘤体较大，引起明显的右心室流出道狭窄症状。

（4）主动脉窦瘤未破裂，无症状的较小的主动脉窦瘤可随诊观察。暂不行手术治疗。

（四）手术概要

手术于低温体外循环下进行，一般选择由窦瘤破入的心腔切口，有时需同时行主动脉切口显露窦瘤，窦瘤囊壁切除后基部破口用补片或直接缝合修补。

（1）切除窦瘤囊时要辨清界线，不要过度牵拉，以免伤及主动脉瓣环、瓣叶及主动脉壁。

（2）仅有少部分窦瘤破裂，裂口小，可以直接缝合修补，多数窦瘤破裂需用补片修复，以免张力过大而造成撕裂，或主动脉瓣环变形引起主动脉瓣关闭不全。

（3）修补窦瘤时，缝线应置于主动脉瓣环及主动脉壁上，不应置于囊壁上，以免造成术后残余漏。

（4）手术修复时应避免使主动脉瓣变形，从而加重或造成主动脉瓣关闭不全。合并主动脉瓣关闭不全时应同时行主动脉瓣成形或换瓣术。

主动脉窦瘤修复术效果良好，90％的患者术后心功能明显改善。主动脉瓣关闭不全的妥善处理与否是影响手术疗效的主要因素。术后轻度主动脉瓣关闭不全可不予处理，也不会呈进行性加重。严重的主动脉瓣关闭不全则需再次手术行瓣膜替换。本病的远期疗效文献报道均很好。

六、心内膜垫缺损

（一）病理特点

（1）心内膜垫缺损是以各种不同程度的房间隔下部，室间隔流入道部分及房室瓣的发育不全为特征的心脏畸形。约占先天性心脏病发病率的4.7％。在儿童约5％以上伴有Down综合征，如不治疗，约50％死于6个月内，80％死于2岁内。

（2）心内膜垫缺损一般都有二尖瓣畸形，其解剖及功能不同于正常的二尖瓣，其前瓣中部有瓣裂。为了对心内膜垫缺损病变描述得方便，将这类三瓣叶的二尖瓣分为左侧叶、左上叶、左下叶，有前、后及间隔交界，间隔交界相当于所谓的瓣裂。三尖瓣也有3个瓣叶，分别为右上瓣、右侧瓣和右下瓣。根据心内膜垫缺损的解剖畸形分为部分型和完全型：①部分型心内膜垫缺损，为原发孔ASD，其部位在二、三尖瓣上方，血流动力学改变使二、三尖瓣向心室方向移动，并附着在室间隔嵴部，一般没有室间隔存在。根据ASD大小及是否合并房室瓣畸形，可分为三型：一为单纯原发孔ASD，无房室瓣关闭不全；二为原发孔ASD合并二尖瓣和（或）三尖瓣畸形；三为共同心房，整个房间隔缺如，仅残留有房间隔的边缘，均合并有房室瓣畸形。②完全性心内膜垫缺损，表现为左右房室腔共用一组房室瓣，房室瓣开口中央的上方有原发性ASD，下方有VSD。Rastelli根据左上叶腱索附着部位不同，将其分为A、B、C三型。A型为前共瓣完全位于左心室的上方，并与右上瓣叶（前瓣）通过腱索共同附着于室间隔嵴部，前共瓣叶的乳头肌在室间隔的左侧；B型与A型相似，区别在于前共瓣叶骑跨于室间隔上，瓣叶的乳头肌位于室间隔的右侧；C型的特征是前共瓣叶向右移位，并且瓣叶漂浮在室间隔嵴部上方，无腱索附着在嵴部（图2-15）。

（3）心内膜垫缺损的传导系统异常，房室结向下移位，位于右心房后壁，在冠状静脉窦口与室间隔嵴之间。

（4）部分型心内膜垫缺损患者多数伴有轻至中度的二尖瓣关闭不全，在婴幼儿期，其症状较原发孔型ASD的患者症状严重。20％的患者可发生充血性心力衰竭，但也可到40岁以后才出现症状。完全型心内膜垫缺损患者25％有第21染色体三体异常。目前尚无准确的有关自然病史的预后可借鉴，但部分型心内膜垫缺损多数患者的自然病程可能与继发孔ASD相似。完全型心内膜垫缺损的患者，严重的肺动脉病变在出生后第 1 年开始发展，2 岁以后普遍出现。65%的患儿在 1 岁内死亡。

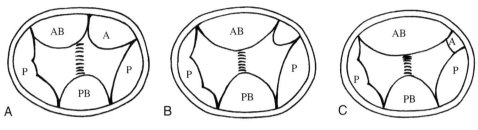

图 2-15 完全性心内膜垫分型

AB. 前共瓣；A. 前瓣；PB. 后共瓣；P. 后瓣

（二）诊断要点

（1）心内膜垫缺损的临床表现取决于分流的大小和方向，房水平和（或）室水平缺损的大小，房室瓣关闭不全的程度及左右心室相对前后负荷等有关因素。部分型心内膜垫缺损：当房室瓣功能尚好时，左向右分流量 Qp/Qs ＜ 2～3 时，患者可无症状，或与单纯的 ASD 相似。完全型心内膜垫缺损，左向右分流量大（QP/Qs ＞ 3）时，患者可出现疲劳，气促或充血性心力衰竭。肺动脉压轻度升高时可无症状，当肺动脉压等于甚至高于体循环压时，肺血管阻力重度升高，可引起右向左分流造成发绀。查体所见与单纯房或室间隔缺损相似。

（2）心电图：心电向量图的典型表现为心脏额面逆钟环，起始向量向下向左。部分型心内膜垫心电图典型表现是 aVF 主波向上，电轴左偏，左心室肥大，P-R 间期延长。

（3）超声心动图：二维超声可明确显示心内膜垫缺损及房室瓣畸形，彩色多普勒可显示房室瓣反流及房室水平的分流，亦可显示左右心室流出道情况。

（4）心血管造影：左心室造影前后位像显示典型的"鹅颈"征，这是由于狭窄且拉长的左心室流出道显影所致。心血管造影电影可动态显示分流及房室瓣反流情况。

（三）手术指征

（1）在部分型和过渡型心内膜垫缺损，由于时间延长，房室瓣组织可能发生继发性病理改变，如裂缺边缘增厚、卷曲，瓣叶扭曲、缩小，以及心室扩张，可能使房室瓣重建更加困难，患儿最好在 1 岁内手术。

（2）对于心力衰竭症状或生长发育受限出现较早的患者，应尽早手术治疗。

（3）完全型心内膜垫缺损，患者大部分有严重的血流动力学异常。婴幼儿期即可出现心力衰竭及肺血管病变，患儿应早于 6 个月内手术，最迟不得晚于 1 岁，因 50%患儿可在 6 个月内死亡，96%患儿在 1 岁时已有肺血管病变。

（四）手术概要

（1）修补部分型心内膜垫缺损：除注意避免传导束外妥善修复二尖瓣关闭不全是心内膜垫缺损手术治疗成功的关键。二尖瓣成形修复前，先行通过二尖瓣口注水，了解瓣膜关闭不全的情况，在褥式缝合二尖瓣隔交界后，再反复注水行左心室充盈试验，检查有无腱索延长或瓣环扩大等并予以矫正。修补时应尽量保留二尖瓣左上和左下瓣叶的完整性；隔交界缝合时应小心操作，避免过度缝合，以免产生瓣扭曲甚至可能造成的瓣口甚至左心室流出道狭窄。不论二尖瓣关闭不全的程度如何，都应闭合二尖瓣隔交界；如二尖瓣畸形严重，应做瓣膜替换术。之后将修剪大小适中的心包片（或其他材料的补片）修补房间隔缺损。术中要常规采用食管超声心动图检查二尖瓣修复效果。

（2）完全闭合房间隔和（或）室间隔缺损：房室结传导组织位于房壁内心脏十字交叉的上方、在冠状静脉窦与左右下瓣叶连接处的区域。缝线应绕着冠状静脉窦的外侧缝合，将冠状窦置于左心房侧，以避开房室结。如冠状窦接受左上腔的血流时，必须将其置于右心房侧，然后沿游离缘修补闭合剩余的原发孔缺损。

（3）完全型心内膜垫缺损：采用常规体外循环辅助技术，所不同的是温度应降低至 $20 \sim 26\,^\circ\mathrm{C}$，并维持心脏停搏期间的低流量灌注。术中必须准确认清左前后瓣叶于室间隔嵴部的对合位置，用1根6-0线缝在此瓣叶对合处以标明分隔共同房室瓣为二尖瓣、三尖瓣的位置。用瓣口测量器分别测量二尖瓣、三尖瓣瓣口的大小并调整缝线。两心室腔内注入盐水，以了解瓣叶的关闭状况，这是手术成功与否的重要步骤。用涤纶片修补共同房室瓣下的室间隔缺损，用另一补片或同一补片修补房间隔缺损完成心内膜垫矫治（图2-16）。

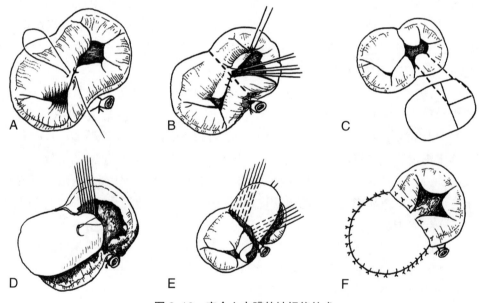

图2-16　完全心内膜垫缺损修补术

A. 褥式对合前后共瓣；B. 沿中线剪开前后共瓣；C. 选择适当大小涤纶补片，确定缝合位置；D. 将补片先行缝合于心室间隔；E. 适当位置共瓣与补片缝合；F. 利用补片的游离部连续缝合完成心房间隔修补

疗效评价：①部分型心内膜垫缺损修补术的择期手术院内死亡率低于0.6%，重症患者可达4%。低心排血量是最常见的术后死亡原因。其他危险因素包括有充血性心力衰竭、发绀、发育障碍、年龄＜4岁及残留有中到重度的二尖瓣关闭不全。外科手术所致的传导阻滞发生率＜1%。本病术后晚期1年存活率为98%，20年为96%。约有5%的患者晚期需要再次二尖瓣手术，主要与术中二尖瓣修复不当，晚期产生重度关闭不全有关。②完全型心内膜垫缺损矫治术：国外报道完全型心内膜垫缺损的手术死亡

率为 2%～13%，且确定小年龄婴幼儿不增加手术危险性。手术危险因素主要包括严重心室发育不良、严重房室瓣关闭不全、心力衰竭、合并心脏复杂畸形等。本病术后10年存活率可达95%。虽然肺动脉病变严重的患者常规列为手术禁忌，但对一些症状重、自然预后差、但年龄较小的患者，有学者仍主张力争做根治术。

七、主、肺动脉间隔缺损

（一）病理特点

（1）主、肺动脉间隔缺损又称为主、肺动脉窗，是指患儿主、肺动脉完整，但由于胚胎期动脉干间隔发育不全，而导致的半月瓣上主、肺动脉之间的异常交通，是一种罕见的先天性心脏畸形，发病率约占先天性心脏病的0.2%。多为单发性畸形，有1/3～1/2患儿伴发动脉导管未闭，主动脉弓中断，室间隔缺损和法洛四联症。常伴有严重的血流动力学改变，未见自然闭合的报道，病程自然发展与大室间隔缺损相似。通常缺损直径＞10mm，患者的自然生存期＜20岁，多数患儿很少存活到幼儿期（2～3岁）。

（2）病理分型有3种。①Ⅰ型：缺损位于主动脉冠状窦水平上方，低于右肺动脉起始水平，右肺动脉正常；②Ⅱ型：缺损位于右肺动脉起始水平，并累及右肺动脉起始部；③Ⅲ型：缺损位于主动脉右后侧壁，范围较大，伴有右肺动脉起始部异位（图2-17）。

（3）主、肺动脉窗通常产生较大的左向右分流，病理生理改变进展快，应注意有无合并主动脉峡部缩窄、主动脉弓离断或动脉导管未闭等畸形。

（二）诊断要点

（1）主、肺动脉窗的血流动力学改变与动脉导管未闭相似，但由于分流位置低，口径往往较大，分流量大，肺动脉血流显著增多，产生动力性肺动脉高压，具有充血性心力衰竭的症状和体征。有水冲脉，脉压增宽。因多合并肺动脉高压，很少有典型的连续性杂音。患儿肺动脉第二音亢进，通常有分裂。喂养困难，生长发育迟缓，反复呼吸道感染是常见症状。除非有非常严重的肺血管病变，一般无发绀表现。

（2）X线：心脏扩大，肺血多，可有肺水肿。

（3）心电图：双心室肥厚，电轴右偏。

（4）超声心动图：二维超声心动图可显示两大动脉间隔处回声缺失，彩色多普勒可显示从主动脉经过缺损到肺动脉干的分流束。

（5）心导管：心导管检查可测定肺动脉阻力，血管造影可见造影剂由主动脉通过缺损流向肺动脉，亦有助于其他心内畸形的诊断。

（三）手术指征

（1）除有严重肺动脉高压而无法手术者，一经确诊即应早期手术治疗。

（2）因本病肺血管疾病的进展难以监测，故新生儿确诊者，亦应3个月以内手术。

（四）手术概要

（1）手术在体外循环下进行，在新生儿或较小的婴儿考虑于深低温停循环下手术。

（2）主动脉切口：此切口可以充分显露缺损，是较常采用的方法，修剪大小适中的涤纶片连续缝合修补。

（3）主、肺动脉窗前缘切口（三明治法）：由缺损前缘切开动脉壁显露缺损，修剪大小合适的补片，用滑线连续缝合缺损后缘，当缝到切口两端时，将主动脉壁、补片、肺动脉壁三者褥式连续一体缝合（图2-17）。

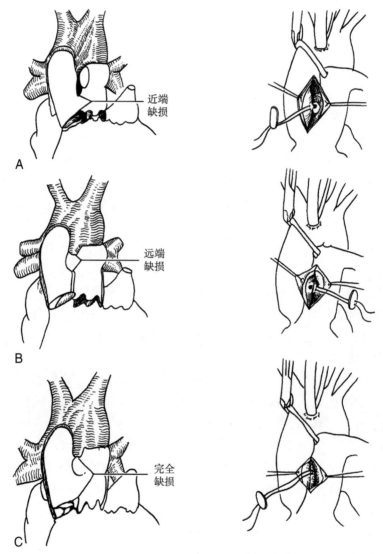

图 2-17　主肺动脉间隔缺损的病理分型和修补示意图

A. Ⅰ型；B. Ⅱ型；C. Ⅲ型

（4）经主动脉切口手术时，升主动脉插管应尽可能高，以利术野显露。

（5）游离及阻断升主动脉时，特别是伴有肺动脉高压的患者，注意勿伤及肺动脉，以免引起大出血。

（6）修补近端缺损时，应辨清缺损下缘与冠状动脉开口和主动脉瓣的关系，避免损伤冠状动脉及主动脉瓣。

（7）修补较大缺损时，应探查辨清右肺动脉口的位置，避免补片修补后造成肺动脉口狭窄。

（8）应确切在主、肺动脉窗上方阻断升主动脉，以免体外循环主动脉灌注血流分流至肺动脉造成灌注肺。

手术死亡率通常＜10％，术中无法控制的出血是常见的手术死亡原因。本病术后存活者远期预后与术前肺血管病变程度相关。单纯主肺动脉间隔缺损修补术后住院病死率低，远期效果满意。伴发复杂畸形的患者预后决定于伴发畸形是否同期纠正完善。在大龄患儿，大的肺动脉间隔缺损术后近期结果主要取决于肺血管阻力增高程度。外科治愈的可能性主要依赖于手术时的年龄和手术时的肺血管阻力。

第四节　右向左分流型先天性心脏病

一、法洛四联症

（一）概述

法洛四联症是最常见的先天性心脏畸形之一，每万次分娩中发现患此症的婴儿3～6例，在先天性心脏病中占12％～14％，在发绀型心脏畸形中则居首位，占50％～90％。1988年Fallot对此症的四种病理解剖和临床特征做了全面的阐述，故后人称之为法洛四联症。目前从婴儿到成人均可采用四联症的矫正手术，手术死亡率为0～5％，晚期死亡率为2％～6％，长期效果满意和良好者80％～90％，姑息性手术仅用于周围肺动脉和左心室发育差的患者。

法洛四联症的诊断仅限于Fallot所提出的四种病理解剖：①肺动脉狭窄；②高位室间隔缺损；③主动脉骑跨；④右心室肥厚。后经许多专家研究，其病理解剖的内涵得到深化，认为四联症的病理解剖定义为由特征性室间隔缺损和肺动脉狭窄所组成的心脏畸形。四联症室间隔缺损的形成存在两种情况：①左肺动脉圆锥发育良好时，室间隔各部（可分圆锥部、窦部和小梁部）发育完整，由于圆锥隔向前移位而与位置较正常窦部室间隔未对拢而形成的间隙，称为嵴下型室间隔缺损；②在肺动脉圆锥发育不全时，则有圆锥隔的部分或完全缺如，称为肺动脉下型室间隔缺损。

（二）病理解剖

四联症有两个主要的病理解剖改变，即肺动脉狭窄（又称右心室流出道阻塞）和室间隔缺损。主动脉骑跨与室间隔缺损的位置有关，右心室肥厚是右心室流出道阻塞的后果。

1.右心室流出道阻塞　关于四联症右心室流出道阻塞的分类尚不统一，根据胚胎学和手术所见，法洛四联症右心室流出道堵塞的病理解剖，有的是胚胎发育畸形，如漏斗部、肺动脉瓣和瓣环、肺动脉干及其分支狭窄；有的则是血流动力学异常所致的继发性改变，如右心室体部异常肉柱、漏斗部和肺动脉瓣下形成纤维环、流出腔内膜增厚和纤维化，以及肺动脉瓣增厚和钙化等。

（1）漏斗部狭窄：法洛四联症的主要标志之一，就是有漏斗部狭窄。在漏斗部狭窄和肺动脉瓣之间往往成流出腔。根据漏斗部的长短，流出腔分为低位、中间位和高位，也有少数形成管状狭窄和在肺动脉下室间隔缺损而无流出腔。

（2）右心室体部异常肉柱：此肉柱是继发的。由于右心室流出道阻塞而产生调节束的增粗和融合而成。成人较重，婴幼儿较轻。重者可产生右心室体部狭窄和限制其舒张，也可与乳头肌融合，往往增加右心室排血的阻塞。

（3）瓣膜狭窄：狭窄多为 2 个瓣叶和 2 个交界融合而成，少数为一个交界融合或为纤维顶状成人瓣膜增厚，有时钙化或瓣口上有赘生物。个别病例肺动脉瓣缺如或瓣叶发育差。

（4）瓣环、肺动脉干和其分支狭窄：瓣环和肺动脉干在婴幼儿＜ 0.7cm，儿童＜ 1.3cm，成人＜ 1.6cm 即形成严重狭窄。此类患者在解除右心室流出道阻塞后，往往需用跨瓣环右心室流出道补片加宽，手术死亡率也相对较高。有瓣膜同瓣环和（或）肺动脉干及其分支狭窄者约占 2/5。

（5）一侧肺动脉缺如：四联症合并一侧肺动脉缺如者，多位于左侧。右侧肺动脉缺如少见。

（6）假性动脉干：是极重型四联症合并先天性或后天性肺动脉闭锁。先天性肺动脉闭锁多位于肺动脉瓣，也有位于肺动脉干或其分支。后天性肺动脉闭锁多位于漏斗部，特别是在分流术后多见。假性动脉干与Ⅳ型动脉干的区别在于，前者有起源于肺动脉闭锁的真正肺动脉系统；而后者则无，肺部血液完全由侧支循环供应。假性动脉干的肺血供应有二：一是动脉导管未闭；另一是丰富的侧支循环，其起源不单纯是由支气管动脉，还有无数小的血管甚至中等或大的血管直接从主动脉发出，而与肺动脉系统某些部分相连接。

2. 室间隔缺损

（1）嵴下型缺损：此型缺损位于主动脉下，较单纯室间隔缺损靠前，而且也较大。其上缘为圆锥隔并邻近主动脉右冠状瓣和（或）无冠状瓣在瓣环上的一段光滑的右心室前壁，后下缘为三尖瓣隔瓣与窦部室间隔。此型缺损由于隔瓣及其腱索与缺损后下缘的关系，又可分为三种亚型。①隔瓣附着于缺损边缘较少，有较长的腱索横过缺损下缘与圆锥乳头肌连接，此型甚多；②缺损后下缘完全由附着的隔瓣所构成；③缺损后下缘为肌肉，而三尖瓣环离缺损较远。后两者较少。心脏传导系统在穿过位于主动脉和二、三尖瓣之间右纤维三角时中心纤维体分为两支，右束支走行于室间隔右心室面心内膜下，而希氏束和左束支位于室间隔左心室面心内膜下。所以缺损后下缘为修复四联症室间隔缺损的危险区，如不穿透三尖瓣环和窦部室间隔，则无损伤希氏束和左束支导致心脏传导阻滞的危险。

（2）肺动脉下型缺损：此型缺损与嵴下型缺损的不同点在于后者为室间隔对位异常而遗留的间隙，室间隔的漏斗部、窦部和小梁部完整无缺，而前者为圆锥室间隔部分或完全缺如而致的真正室间隔缺损。但两者均属对位异常的室间隔缺损，故在肺动脉下型室间隔缺损修复后必须做跨瓣环的右心室流出道补片，否则就会产生严重的右心室流出道阻塞。肺动脉下型缺损亦位于主动脉下，其前缘或是肺动脉瓣环，或者缺损与肺动脉环之间有一条纤维肌肉柱。可分为两种亚型：一为室上嵴发育不全型，其下缘为残余室上嵴，与心脏传导束离开较远；二为室上嵴缺如型，其下缘为窦部室间隔，与嵴下型缺损相同。

3. **主动脉骑跨** 在四联症中，主动脉骑跨包括三种内容：①主动脉瓣顺时针转位，较正常位置转向右侧；②主动脉瓣右侧移位，比正常骑跨于右心室上较多；③圆锥室间隔向右前移位，所以主动脉起源于两心室，骑跨于室间隔缺损之上。如骑跨在90%以上，需做心内隧道，故在心血管外科被列入右心室双出口范围内。

4. **右心室肥厚** 四联症的右心室肥厚是肺动脉狭窄的后果，也可能与右心室压力高和室内分流有关。在婴幼儿右心室肥厚较轻，目前多数主张经右心房切口和（或）肺动脉切口施行四联症矫正手术。年龄愈大则肥厚愈重，甚至超过左心室厚度，应经右心室切口施行手术。在成人右心室肥厚严重，常因长期缺氧和供血不足而变硬和纤维化，即使在冠状动脉灌注心停搏液下也不能松弛，造成心内修复手术的困难。

5. **合并畸形** 最多见的为房间隔缺损或卵圆孔未闭。其次为右位主动脉弓和双上腔静脉，少数合并完全性房室间隔缺损、动脉导管未闭、右位心、左心室发育不全、冠状动脉畸形、冠状动脉肺动脉瘘、主动脉瓣和三尖瓣关闭不全及右心室憩室等。

（三）病理生理

法洛四联症的病理生理完全取决于它的特征性肺动脉狭窄和室间隔缺损两种畸形的相互影响及其后果。其主要表现为两心室收缩压高峰相等、心内分流和肺部血流减少等，以及慢性低氧血症而致的红细胞增多症和肺部侧支循环增多等。两心室收缩压相等是四联症血流动力学的主要特征。

四联症经室间隔缺损的分流方向，取决于体循环血管阻力和右心室射血阻力的比值。大多数四联症患者的右心室流出道阻塞相当严重，心内分流的多少和方向，往往以自右向左分流为主，仅有少数双向等量或以自左向右分流为主。

肺部血流减少主要取决于肺动脉狭窄的严重程度，而与肺动脉狭窄的类型和部位无关。右心室流出道阻塞越重，则肺血流越少，自右向左分流越多，动脉血氧饱和度越低，发绀、红细胞增多症和残疾越重。所以肺动脉狭窄的严重程度对本症血流动力学和临床症状起决定性作用。

慢性低氧血症是四联症血流动力学产生的后果，从而导致供应右心室的冠状动脉粗大、红细胞增多症和肺部侧支循环血管粗。后者在假性动脉干更为突出，全部肺部血流或来自动脉导管未闭，或均由主动脉的侧支循环供应。

（四）临床表现

法洛四联症的临床表现在很大程度上取决于肺动脉狭窄的严重程度，狭窄越重，则临床表现也就越重。

1. **症状**

（1）发绀：是四联症的主要症状。除肺动脉闭锁在出生后立即出现发绀外，大多数在出生后3～6个月动脉导管未闭后出现明显发绀，但也有在儿童或成人才出现发绀。发绀在运动或哭闹时加重，在平静时减轻。

（2）呼吸困难和活动耐力差：多在出生后6个月出现，有时产生发绀或发绀加重和缺氧发作。缺氧发作在发绀型先天性心脏病中，以四联症最为多见，常发生在婴幼儿和儿童期,而又以单纯漏斗部狭窄而肺动脉发育良好无侧支循环者常见。其特点为呼吸困难,发绀加重,晕厥,有时因昏迷、抽搐和心搏骤停而致命。这与体循环血管阻力下降或右心室流出道收缩导致阻塞加重,使肺部血流突然减少有关。

（3）蹲踞:是四联症患者的特征性姿态,在成人罕见。肺部血流下降的任何因素均可引起蹲踞。蹲踞时,发绀和呼吸困难减轻,并可防止缺氧性发作,其发生机制可能与体循环血管阻力和静脉回流增加有关。

（4）其他:临床上很少出现心力衰竭,除非有肺动脉瓣缺如、室间隔缺损的一部分为隔瓣所闭合或发生高血压。高血压在成人四联症比较多见,可能与肾长期缺氧而致的肾素分泌增多有关。

此外,四联症可发生许多并发症,如在缺氧性发作时,因脑缺氧致命或产生脑损害,以及脑脓肿、脑静脉血栓形成、脑栓塞、亚急性细菌性心内膜炎或肺结核等。

2. 体征

（1）生长和发育:一般四联症患者,生长和发育正常。生长发育缓慢主要发生在严重肺动脉狭窄的病例。儿童和成人患者生长发育矮小,往往伴有左心室发育不全。

（2）杵状指（趾）:是四联症常见的体征,多发生于发绀出现后数月至 1 ～ 2 年,逐渐加重。严重程度与低氧血症有关,也可反映肺动脉狭窄的严重程度。

（3）心脏检查:大多数四联症患者的心前区无畸形,沿胸骨左缘扪诊可发现有肥厚右心室的搏动增强。

听诊的特点为肺动脉压低,肺动脉第二心音明显减弱,甚至消失,以及右心室流出道阻塞产生的收缩期杂音。右心室流出道阻塞引起的典型收缩期射血性杂音,常在胸骨左缘第 3、第 4 肋间最响,杂音的高低与肺动脉狭窄的严重程度有关。狭窄越重,则杂音越低、越短。平时杂音响,但在活动后明显减低或消失,多为单纯漏斗部狭窄。在肺动脉闭锁,则无此杂音。如杂音在胸骨右缘最响,应疑为右位心。

3. 化验检查　法洛四联症往往有红细胞计数、血红蛋白和血细胞比容升高,并与发绀轻重成比例。有严重发绀的患者,血小板计数和全血纤维蛋白明显减少,血块收缩能力差,有时凝血和凝血酶原时间延长。但以上凝血检查的异常很少妨碍手术。尿蛋白有时阳性,甚至高到 +++ 和 ++++,多见于成人四联症,特别是有高血压者。

4. 放射线检查　胸部后前摄片显示靴状心和肺部血管细小,是四联症颇有参考价值的资料。心腰陷凹是肺动脉干减小的结果。心腰陷凹愈深和肺部血管纹理愈细,则肺动脉干及其分支发育愈差。心影近乎正常和心左缘肺动脉段突出者,多为仅有漏斗部狭窄的轻或中型四联症,并有流出腔较大和肺动脉发育良好。

5. 心电图检查　均匀电轴右偏和右心室肥厚,常伴右心房肥大。20％有不完全右束支传导阻滞。四联症的心电图特点在于经历多年而右心室肥厚无进展,而单纯性肺动脉狭窄者则有进行性加重。

6. 超声心动图检查　可显示主动脉骑跨、室间隔缺损类型、室内分流的方向、有无合并完全性房室间隔缺损及左心室功能指标和左心室腔大小。但不能直接证实右心室流出道阻塞的部位和严重程度,仅从测量右肺动脉的宽度来推测肺动脉发育情况。此外,还可能显示右心房和右心室增大,而左心室小。

7.心导管术和选择性右心室造影检查　对所有需要手术的四联症患者,都要做心导管术和选择性右心室造影检查。这不仅能确定四联症的诊断,排除类似四联症的疾病,而且能了解室间隔缺损的位置,特别是肺动脉狭窄的部位和严重程度及周围肺动脉发育情况。这对病例选择、手术计划、术后估计等都提供重要的依据。对极少数病例由于缺氧性发作频繁不能进行心导管术和选择性右心室造影时,可根据临床资料,特别是胸部放射线摄片判明肺动脉发育情况,并进行早期甚至急症心内修复手术。

（五）诊断和鉴别诊断

一般诊断不难,如早期出现发绀、呼吸困难和活动耐力差、蹲踞,胸骨左缘有收缩期射血性杂音和肺动脉区第二心音减弱,红细胞计数、血红蛋白和血细胞比容升高,动脉血氧饱和度降低,心脏呈靴状,肺部血管纹理细小,以及超声心动图显示有主动脉骑跨和室间隔缺损等。但有许多发绀型先天性心脏病需与法洛四联症相鉴别。

在婴儿时期与四联症相鉴别的发绀型心脏畸形有以下几种。①大动脉错位,出生后即出现发绀,大血管蒂变窄,心脏较大和肺部血管增多或减少;②三尖瓣闭锁,有特征性心电图,电轴偏左 −30°以上和左心室肥厚;③单心室合并肺动脉狭窄;④永存动脉干有小的肺动脉或无肺动脉;⑤右心室双出口合并肺动脉狭窄。

（六）治疗

1.病例选择

（1）手术时间:根据报道,未治疗的四联症患者预后差,25%死于1岁以内,40%死于3岁以内,70%死于10岁以内;合并肺动脉闭锁或无肺动脉瓣者有50%死于1岁以内,这就要求早期在婴儿施行手术。在婴儿时期施行一期或二期心内修复手术迄今尚有争论。随着体外循环的装置和灌注技术的完善及心肌保护方法和手术技巧的改进,愈来愈多的单位主张对有症状的婴儿施行一期心内修复手术。其理由为:①早期手术的结果能保存正常数量的肺泡和促进肺动脉及其周围肺血管正常生长;②随着年龄的增长,右心室纤维组织迅速增生,可导致心律失常和心室功能障碍及右心室肥厚;③经心电图观察,在婴儿进行心内修复可减少室性心律失常的发生率;④晚期室性心律与手术早晚较与手术本身和残留血流动力学的关系更加密切,心肌内纤维组织可产生微折返环,瘢痕组织产生大折返环。至于症状轻或无症状的患儿,可在2岁左右择期手术。患者缺氧发作伴有心搏骤停时,经复苏后施行紧急手术。有肺动脉闭锁者,应先行姑息性手术,在5～6岁行矫正手术。对右心室流出道狭窄严重且肺动脉远端严重发育不良,或肺动脉缺如伴有较大的体肺侧支,以及婴儿冠状动脉畸形难以实施右心室流出道补片扩大,也不宜施行心外管道或一个半心室矫治者应先行姑息手术,增加肺动脉内血流,待肺动脉发育改善后行二期根治术。

（2）病变情况:McGoon比值能反映肺动脉分叉远端狭窄程度,正常值＞2.0。一般认为法洛四联症患者的McGoon比值＞1.2可考虑一期根治术。另一参考指标是肺动脉指数又称Nakata指数,是心血管造影测量心包外左右两侧肺动脉的横截面积之和除以体表面积。正常值为≥330mm²/m²。患者该指数≥150mm²/m²可考虑一期根治术,＜120mm²/m²提示两侧肺动脉发育不良。在左心室舒张末期容量指数≥30ml/m²,约为正常值60%以上时,法洛四联症根治术才能得到满意效果。临床上McGoon比值

＜ 1.2、肺动脉指数＜ 120mm²/m² 或左心室舒张末期容量指数≤ 30ml/m² 者应慎重选择根治术。严重红细胞增多症、高血压、尿蛋白 +++ ～ ++++ 和心力衰竭不是手术禁忌证，更应提早手术。

2. 术前准备　患者术前应保证足够的液体摄入，避免缺氧发作。年龄小的患儿，如表现为低体重和小细胞低色素贫血者，多为营养不良的表现，其毛细血管通透性也会增加，体外循环术后在炎性介质的作用下易出现渗漏综合征和低心排血量综合征。这些患者应在术前做充分准备，纠正贫血，最大限度地改善患者营养状况。

3. 手术方法

（1）矫正性手术：　四联症矫正性手术是修复此症的两种主要畸形，即妥善解除右心室流出道阻塞和完全闭合室间隔缺损，以及同时处理合并畸形。

①基本方法：儿童和成人的手术过去在中度低温体外循环进行，目前改用常温体外循环、温血心停搏液冠状动脉持续灌注以保护心肌。而婴幼儿的手术多数单位在中度低温体外循环下进行，少数单位在特殊情况时也有先用深低温循环停止和有限时间的体外循环。

②手术方法的选择：单纯心内修复［室间隔缺损的修复及漏斗部切除和（或）肺动脉瓣切开］的适应证为，漏斗部狭窄或漏斗部和肺动脉瓣均有狭窄，且流出腔较大，肺动脉发育良好及嵴下型室间隔缺损。

应用右心室流出道补片加宽的适应证为：多处肺动脉狭窄，包括漏斗部、肺动脉瓣同瓣环和（或）肺动脉干及其分支开口狭窄，全部病例均须用跨瓣环的右心室流出道补片，有时尚需用心包来扩大一侧或两侧肺动脉开口。如肺动脉发育差或在成人瓣膜增厚僵硬、钙化或有赘生物需切除者，则应用带单瓣的右心室流出道补片。流出腔小，实质上是高位漏斗部狭窄，特别是成年人在漏斗部切除后，肌残端可以堵塞肺动脉瓣口，有的需要用跨瓣环作右心室流出道补片。肺动脉下室间隔缺损，由于圆锥室间隔前移和此型缺损无流出腔，所以在室间隔缺损修复和心室切口缝合后可引起严重右心室流出道阻塞，均应做跨瓣环的右心室流出道补片。肺动脉闭锁或一侧肺动脉缺如合并瓣环狭窄者也可用跨瓣环带单瓣的右心室流出道补片。

右心室到肺动脉心外管道的适应证为：合并肺动脉干闭锁；无肺动脉瓣；冠状动脉畸形，特别是仅有一支冠状动脉，其粗大分支横跨右心室漏斗部表面并影响施行右心室流出道补片者。目前证实应用同种带瓣主动脉作心外管道，长期效果良好。

③心脏切口：行单纯心内修复时，采用右心室横切口或平行房室间沟的右心房切口。对于跨瓣环做右心室流出道补片的病例，则多从肺动脉干近端做纵切口直至右心室，在切口通过肺动脉瓣环时应充分显露肺动脉瓣，在二瓣叶或三瓣叶交界融合处切开，但大多数需做肺动脉成形术，即在竭力保存瓣叶完整的情况下，切开瓣叶交界融合，并沿瓣环切开瓣叶至肺动脉切口，将切开的瓣缘与邻近的肺动脉切口做间断褥式缝合，如此可减轻肺动脉瓣关闭不全。在肺动脉干和（或）一侧或两侧肺动脉开口狭窄，则将切口向上延伸，切开一侧或两侧肺动脉开口。在应用肺动脉下右心室流出道补片或右心室到肺动脉带瓣管道时，需做右心室纵切口安放补片或心外管道的近心端。

④单纯心内修复：我们常规应用右心室横切口或斜切口。经此切口寻找漏斗口并

横行切开。对肥厚的隔、壁两束先后缝一粗线牵引，以便成块切除，并切除大部分室上嵴，使室上嵴两端游离和充分下沉。切除隔束时，需在肥厚的隔束与室间隔之间的间隙进行，避免切穿室间隔；往往需要较大块切除肥厚壁束，注意勿伤及主动脉窦壁以及主动脉瓣和瓣环。另外，还要充分切除漏斗部前壁的肥厚部分、流出腔内增厚的心内膜和（或）肺动脉瓣下纤维环，切除或切断右心室体部异常肉柱。在切除右心室体部肉柱时，勿伤及圆锥乳头肌。如有肺动脉瓣狭窄，应将心室切口上缘向上牵引，在瓣膜交界处切开直至瓣环并加以扩张，以解除其狭窄。

对常见的嵴下型室间隔缺损的修复，充分显露十分重要。应用静脉牵开器置于三尖瓣口内，向右下方牵引，另外，两个小扁平牵开器分别置于主动脉瓣口和室间隔左前缘，并各向右上和左上方牵引，则可见到缺损的全貌及主动脉瓣和二尖瓣纤维连续。如此手术野显露清楚，有利于准确的手术操作和除外右心室双出口。将聚四氟乙烯补片剪成圆形，补片一般大于缺损，但主动脉骑跨甚多时，则补片大于缺损。在危险区均用带垫片的褥式缝合，而在主动脉瓣环邻近肌处仅做褥式缝合，每一针褥式缝合均稍加重叠，防止产生残余室间隔缺损。其他边缘包括残留的室上嵴压倒在其下进行双层连续缝合。应用 5-0 涤纶线双头小弯针，第一转移针是从三尖瓣根部转移到主动脉瓣环，一头从心房到心室面缝穿隔瓣根部出针，转移到主动脉环邻近肌肉缝合一针，另一头缝穿隔瓣根部，针距 2～3mm。第二转移针从隔瓣转移到窦部室间隔，一头缝穿隔瓣根部，另一头缝穿隔瓣根部后，转移到室间隔的右心室面，垂直缺损边缘进针和出针，进针距离缺损下缘 5～6mm，出针距离下缘 0.5～1mm，缝过深度约 1mm，针距 3～4mm。在第二转移针到圆锥乳头肌之间右心室面再做一或两个褥式缝合，以后将上述缝针穿过补片边缘。紧靠第一针在主动脉瓣环邻近肌肉做 3～5 个褥式缝合。第三转移针是先缝在主动脉瓣环邻近肌肉一针，再以后前方向穿过室上嵴，而后将缝针穿过补片边缘，推下补片和结扎。其他边缘做双层连续缝合。在成人四联症心肌硬化的病例，其他边缘也是做带垫片的褥式缝合，防止撕裂。如三尖瓣根部附着于缺损下缘，应将 3 个褥式缝合于隔瓣根部，也是从心房面进针和心室面出针的褥式缝合。如三尖瓣离开缺损下缘较远，缺损四周均为肌缘，应在其后下缘的右心室面做带垫片的褥式缝合。

在心内修复后，要将右心室横切口上下缘对齐，进行精细的双层连续缝合。要求缝合面平坦，防止产生阻塞。

为了保护右心室功能，1963 年以后不少专家改进了手术途径，经右心房或加用肺动脉切口施行四联症的单纯修复手术。此手术途径适用于婴幼儿。

⑤右心室流出道补片加宽：应根据肺动脉狭窄的部位和室间隔缺损的类型，选用不同的方法。术中漏斗部切除范围要比单纯心内修复少。

a. 肺动脉下右心室流出道补片：多用于高位漏斗部狭窄。在嵴下型室间隔缺损修复后，应用椭圆形补片加宽右心室流出道。

b. 跨瓣环的右心室流出道的补片加宽：在肺动脉下室间隔缺损的病例，肺动脉瓣多为两瓣叶，做右心室纵切口到二瓣叶交界切直至肺动脉，肺动脉切口长 2～3cm。先修复室间隔缺损，而后施行跨瓣环的右心室流出道补片。在修复该型缺损时，应将补片剪成半圆形其直缘对瓣环,可避免堵塞,补片略小于缺损。如缺损为室上嵴发育不全型,先有肺动脉瓣兜内经瓣环做 3～4 个褥式缝合,以后穿过补片直缘,推下结扎,其他边缘做双层连续缝合。如缺损为室上嵴缺如型,在缺损与肺动脉瓣环之间为纤维肌束,可做连续缝合,其后下缘缝法基本上与嵴下型缺损相同。

在多处肺动脉狭窄的病例中多数有肺动脉干狭窄,应将肺动脉切口延伸至远端,探查并做两侧肺动脉开口的机械性扩张,而后做跨瓣环的右心室流出道补片。有肺动脉瓣同瓣环狭窄者,亦应做跨瓣环的右心室流出道补片。如有肺动脉干局部狭窄者,应在该处切开,并用圆形或椭圆形补片加宽。

在肺动脉瓣发育不良、肺动脉瓣闭锁或瓣膜僵硬或钙化需做部分切除者,应做跨瓣环带单瓣的右心室流出道补片。单瓣上缘应高于患者肺动脉瓣 2～3cm,以减轻肺动脉瓣关闭不全。

左侧肺动脉开口狭窄时,应延伸肺动脉切口通过狭窄至正常的左肺动脉,应用长方形补片修复和扩大肺动脉起始部,而后再做跨瓣环的右心室流出道补片加宽。右侧肺动脉开口狭窄,先将升放动脉向右侧牵引,充分显露右肺动脉起始部,按手术设计切断右肺动脉起始部并用补片扩大,再与肺动脉吻合。

有两侧肺动脉狭窄时,则综合应用上述两种方法。如何妥善解除右心室流出道的阻塞,确切选用跨瓣环右心室流出道补片,是减少手术死亡率和提高治疗效果的关键。汪曾炜等根据国内外经验,结合自己的实践,采用了两个标准:

其一,量切除后右心室流出道的大小。根据中国人身材,结合手术中除做了隔壁两束充分切除外,还做了室上嵴两端的离断和部分切除及右心室前壁的切除。为了保护右心功能,近年来许多医师采用经有房三尖瓣进行右心室流出道疏通,不进行右心室切口;也有学者采用肺动脉瓣保瓣措施,肺动脉瓣环上下分别切开加宽,不切开肺动脉瓣环。

其二,从血流动力学来看,术终测压显示右心室/左心室收缩压比值< 0.50 为满意,0.50～0.75 为良好,> 0.75 为差。比值> 0.90 时,则应做跨瓣环的右心室流出道的补片加宽。

⑥右心室至肺动脉带瓣管道:早年使用的同种带瓣主动脉已经缺失,现多应用牛颈静脉或者牛心包代瓣管道。在肺动脉干闭锁的病例,应用带瓣管道其远端与闭锁上切断的肺动脉端 – 端吻合,其近端与右心室切口吻合。也有在其远端与肺动脉端侧吻合的。在冠状动脉畸形中,特别是一支右冠状动脉,其粗大分支横过右心室漏斗部表面或埋入浅层心肌内,也须做右心室到肺动脉带瓣管道。

⑦假性动脉干的手术:根据降主动脉起始部和侧支先后造影,大多数患者可经胸骨正中劈开切口,在上腔静脉与升主动脉之间显露心包横窦后壁的侧支循环血管;少数经左胸后外侧切口或右胸前外侧切口,先找出侧支循环血管并套以丝线,然后经胸骨正中劈开切口,常规插管,转流后立即结扎侧支循环血管,以后施行四联症心内修复手术。

(2)姑息性手术:在心内修复手术开展和未获得满意效果以前,曾先后应用锁骨下动脉与肺动脉吻合、降主动脉与肺动脉吻合、闭式漏斗部切除、闭式肺动脉切开、上腔静脉与右肺动脉吻合或升主动脉与肺动脉吻合等手术,目的是使肺部血流增多,改善发绀等症状。由于心脏外科的进展，四联症心内修复手术逐年增多，从婴儿到成年人采用心内修复者，均能取得满意效果，而姑息性手术逐年减少，仅适于肺动脉过于窄小，左心室发育不全及婴幼儿四联症合并肺动脉闭锁的病例。后者先施行姑息性分流手术，以后在 3 岁左右做右心室到肺动脉带瓣管道。由于姑息手术后，还需施行心内修复手术，所以在姑息性手术中，最常用的是锁骨下动脉与肺动脉吻合，其他手术很少应用或弃用。

①锁骨下动脉与肺动脉吻合术：此种手术又称标准 Blalock 手术。一般主张在降主动脉下行的对侧做胸部切口。四联症患者的降主动脉大都在左胸下行，所以往往采用右胸前外侧切口。应用右锁骨下动脉与右肺动脉吻合最为理想，不致因牵拉而形成扭曲或锐角，影响血流。吻合口的后面做连续缝合，但在前面必须应用间断缝合，以防止吻合口狭窄。对 12 岁以上的患者应采用左锁骨下动脉和左肺动脉吻合，比较方便。

改良的锁骨下动脉与肺动脉吻合术：此种手术又称为改良的 Blalock 手术。应用 5～6mm 直径的聚四氟乙烯管，其上端剪成斜面与钳闭锁骨下动脉做端－侧吻合，下端与肺动脉端－侧吻合。此手术分离范围小，不受锁骨下动脉口径的限制，也可用于标准 Blalock 手术解剖不满意的病例。

②升主动脉与肺动脉吻合术：此种手术又称 Waterston 手术。1962 年应用于临床，经过改进，适用于出生后几个月内的婴儿，并取得较好效果，但对以后施行心内修复手术造成困难。经右胸前外侧切口，在膈神经前切开心包，显露升主动脉。将上腔静脉向外侧牵引，分离出右肺动脉。应用无创伤血管钳的一叶放在右肺动脉后面，一叶放在升主动脉右侧前面，如此则可部分钳闭升主动脉和完全钳闭右肺动脉。在右肺动脉的远侧用丝线阻断后，于右肺动脉和升主动脉外侧后各做一切口，进行吻合。吻合约为 0.4cm。手术时要特别防止血管扭曲，产生吻合口堵塞。

最近将 Waterston 手术做了改进。经胸骨正中壁开切口，切开心包，钳闭部分升主动脉和肺动脉干，应用 4mm 直径聚四氟乙烯管的一端与升主动脉吻合，另一端与肺动脉干吻合。这在准备做四联症的心内修复时，见肺动脉过于窄小，可选用此手术。

③降主动脉与左肺动脉吻合术：又称 Potts 手术。此手术有吻合口大，造成大量分流而致肺水肿、肺动脉高压和动脉瘤的危险，以及由于在二期心内修复时闭合吻合口困难，目前已被临床上弃用。

④上腔静脉与右肺动脉吻合术：又称 Glenn 手术。该手术将上腔静脉血流直接引至右肺循环，虽然有些患者效果良好，但对以后施行正常血管连接（包括上腔静脉和右肺动脉）的心内修复时，造成极大困难。

⑤闭式漏斗部切除和肺动脉瓣切开术，又称 Brock 手术。此手术很难掌握。解除不足时，无效果；解除阻塞过多时，则经室间隔缺损产生大的自左向右分流量和肺动脉瓣关闭不全。但对周围肺动脉发育差，不适合施行心内修复的患者，用此手术加跨瓣环右心室流出道补片，可减轻发绀等症状。

4. 手术后处理　四联症心内修复手术后至少需要严密监护 24h，有时需要 2～3d，常规应用机械辅助呼吸 4～8h，出现低心排时，则适当延长，定期检查血气，在循环和呼吸稳定后，即可顺利脱离呼吸机。严格记录出入量，根据中心静脉压和动脉压的数值，术后 6h 内补充新鲜血 300～900ml。对严重红细胞增多症的患者，在补足血量使其血细胞比容达到 35%～40%时，则多补充血浆或白蛋白。每小时挤压心包内外引流管，并记录引流血量。留置导尿管，每小时尿量至少 20ml，尿少时给予呋塞米或利尿酸钠。术后常规应用洋地黄和抗生素，适当补充氯化钾、硫酸镁、碳酸氢钠和止血药。加强呼吸道护理，协助咳嗽排痰和雾化吸入，必要时经鼻将导管插入气管吸痰，保持呼吸通畅及水和电解质平衡。

手术后几个特殊问题的处理。

（1）低心排征：四联症矫正手术后此征的发率较高（10%～20%），也是死亡的常见原因。低心排征的产生原因常为灌注技术和心肌保护不满意，心内修复不完善特别是未能妥善解除右心室流出道的阻塞，左心室发育不全及心脏压塞等。如术后出现此征，应严密观察并采取如下措施。①延长机械辅助呼吸时间，有时可达 3～5d；②补充血容量，提高中心静脉搏压为 15～16cmH$_2$O；③如有心脏压塞时，争取尽早开胸止血；④应用小剂量多巴胺或多巴酚丁胺和硝普钠静脉滴注，以改善心功能和周围循环；⑤应用洋地黄和利尿药；⑥注意水和电解质平衡；⑦加强呼吸管理。

（2）残余室间隔缺损：术后产生残余室间隔缺损的发生率为 3%～5%，多因修复缺损不完善或补片撕裂所致。早期有左心衰竭的症状，应尽早再次修复残余室间隔缺损，效果良好。晚期则产生右心衰竭，如经超声心动图证实有明确的左到右分流时，应先治疗心力衰竭，择期闭合残余室间隔缺损。

（3）灌注肺：四联症术后产生灌注肺的常见原因有以下几种。①氧合器和动脉过滤器的微孔滤过没有达到标准；②膜式氧合器应用纯氧，致使混合静脉氧饱和度达90%左右，细胞氧中毒；③血液稀释不足；④术后过早脱离呼吸机，致使低通气量缺氧；⑤丰富的侧支循环等。

（4）出血：术中如能进行细致和严密止血，术后再开胸止血的概率甚小，约为 1%。

（5）心律失常：①室上性心动过速如在早期产生，多因心肌损伤或缺氧所致，应改善通气和应用氯化钾和洋地黄等药物，可以缓解。晚期出现室上性心动过速，则多由右心室严重高压，需再次手术做右心室流出道补片。②室性期前收缩和室性心动过速在早期少见，可采用利多卡因治愈。晚期出现频繁室性期前收缩或室性心动过速，可导致猝死。所以在四联症正手术后要定期随诊，及时治疗室性心律失常。由于瘢痕产生的折返环所引起的室性心律失常，经电生理检查和心外膜标测，切除瘢痕可以治愈，防止猝死。③心脏传导阻滞在过去采用直接缝合或 Robicsek 方法修补室间隔缺损时，术后产生较多。以后经过研究和改进，对于四联症室间隔缺损一律采用补片修复，在危险区缝在三尖瓣隔瓣根部和室间隔的右心室面，则心脏传导阻滞的发生率大为减少，为 0～1.5%。一旦术后出现心脏传导阻滞时，可选用暂时或永久性心脏起搏。

（七）结果

1.根治性手术 国内外对法洛四联症的矫正手术经历了长期基础研究和临床实践，治疗效果不断提高，直至 20 世纪 80 年代末，冷心停搏液用于心肌保护以后，从婴儿到成年人的手术死亡率为 0～5%，主要死亡原因为该症的病理解剖本身，如左心室发育不全、两侧肺动脉和周围肺动脉发育差、一侧肺动脉缺如、肺动脉闭锁、肺动脉瓣缺如及合并完全性房室隔缺损、多发性室间隔缺损和左上腔静脉异常引流至左心房等。晚期死亡率为2%～6%，多由于残留室间隔缺损而致的心力衰竭和心律失常突然死亡。再手术者占2%～5%，多因残余室间隔缺损、右心室高压、心外管道堵塞、严重肺动脉瓣关闭不全及右心室膨出瘤等。术后80%～90%患者长期效果满意。

当前对四联症的根治手术，有症状者应在婴儿时期进行，术后能保持良好的心肺功能，并减少术后心律失常的发生率。无症状者可在2～4岁时手术。如在儿童和成人时期手术者，少数患者在术后可产生心功能不全和室性心律失常，应长期随诊和治疗。

2. 姑息性手术　目前在临床应用的姑息性手术中，以标准和改良Blalock分流术的效果最为理想，便于二期施行心内修复手术，从而得到广泛推广；而Waterston或升主动脉与肺动脉之间应用膨体聚四氟乙烯管旁路移植术或右心室流出道补片加宽很少应用。Potts分流术和Glenn手术已被临床弃用。标准和改良Blalock分流术的手术死亡率为2.5%～10%，2年通畅率为80%～90%，心功能得到改善。

二、室间隔完整型肺动脉闭锁

肺动脉闭锁指肺动脉自肺动脉瓣至肺动脉梢有不同部位、有同范围的不发育、发育不良、中断或闭锁。根据有无合并室间隔缺损，又将其分为室间隔完整型肺动脉闭锁和室间隔缺损型肺动脉闭锁两大类。

室间隔完整型肺动脉闭锁（PA/IVS）指肺动脉瓣闭锁，右心室发育不良，但室间隔是完整的，本症是少见的先天性心脏病，占全部先天性心脏病的1%～3%。未经治疗的患儿50%于出生后1个月内，85%于6个月内死亡，是新生儿期严重危及生命的疾病。

肺动脉一般发育良好，唯肺动脉瓣为纤维膜代替，有的仅见到瓣叶交界的嵴。右心室是发育不良还是心肌增殖至今不明，表现为右心室心肌肥厚，小梁粗大，心腔容量小，甚至只有2～3ml。肥厚的心肌有不同程度的心肌纤维化和心内膜弹性纤维增生。Bull根据32例尸解结果，将右心室病理改变归纳为3种类型：Ⅰ型，右心室的3个部分即流入道（或称窦部）、小梁部和流出道均存在，但心肌肥厚，右心室腔小（占53%）；Ⅱ型，小梁部心肌增殖肥厚长入心腔内，使小梁部心腔消失（占19%）；Ⅲ型，只有流入道，其他两部分因心肌增殖而使该区心腔消失（占28%）。少数病例右心室正常或扩大，甚至室壁薄，或有三尖瓣下移等，本症右心室流入道总是存在，因此三尖瓣都存在而无闭锁，但几乎都有不同程度的异常。不少学者认为可以从三尖瓣瓣环的直径来判断右心室发育情况，即三尖瓣直径越接近正常说明右心室发育越好。三尖瓣可有增厚、交界部分融合或瓣膜与室隔粘连等畸形。因此，瓣本身的病理改变是反流的原因之一。右心室内壁心肌窦状间隙较多，是继发于胎儿严重的右心室高压而未退化。有的窦状间隙呈盲端，有的窦状间隙与右冠状动脉或左冠状动脉有交通支相通。有的近升主动脉的冠状动脉出现狭窄和中断。右心室严重发育不良者，交通支的发生率更高。在血流动力学上，氧饱和度低的血流经高压的右心室—窦状间隙—交通支逆行进入冠状动脉，供应右或左心室心肌。当右心室内的压力降低（右心室减压手术），使冠状动脉血流经交通支进入右心室；或体 – 肺动脉分流术，使舒张压下降，均可产生左或右心室心肌缺血坏死、心力衰竭。肺动脉闭锁，右心室腔高压及三尖瓣异常，引起三尖瓣反流。右心房扩大肥厚。卵圆孔未闭或房间隔缺损的存在使血流逆向进入左心房，以增加左心排血量。左心房可以肥厚，左心室是正常的。由于右心室高压，室隔凸向左侧，有时出现功能性主动脉瓣下狭窄。

患儿出生时即出现发绀、呼吸窘迫和进行性代谢性酸中毒者要高度怀疑本症。动脉导管缩小，卵圆孔关闭或未闭的卵圆孔不够大是导致新生儿期死亡的原因。因此，对这类患者应紧急进行超声心动图检查、左右心室测压及造影以明确诊断。诊断中要了解动脉导管粗细、左右心室压力、未闭卵圆孔或房缺大小、三尖瓣瓣环直径、瓣膜形态、反流程度、右心室腔容量、右心室3个部分发育情况、右心室心肌窦状间隙与左右冠状动脉交通部位、冠状动脉分布有无异常等。这些资料在手术治疗上极为重要。手术治疗原则上采用姑息疗法，使肺动脉血流有适宜供应及右心室腔减压，改善缺氧，促使右心室尽可能发育，待今后再做根治术。

（一）手术适应证

1. 姑息性手术适应证

（1）当右心室3个部分存在仅漏斗部消失者，做体-肺动脉分流术（改良Blalock-Taussig手术）伴肺动脉切开术（或右心室流出道-肺总动脉补片扩大术）。

（2）漏斗和小梁部均不存在者仅做体-肺动脉分流术。

（3）右心室腔发育良好接近正常，仅为肺动脉瓣膜闭锁，可单独行肺动脉瓣切开术。

（4）对于右心室与冠状动脉间有交通，仅做体-肺动脉分流术或心脏移植术。

2. 二期根治手术适应证　姑息手术后右心室得到发育，功能有所恢复，待1~2年后，当三尖瓣瓣环直径已为正常的70%以上，右心室容量＞60%者，可以做解剖纠正术；如果随访中右心室仍发育不良，三尖瓣瓣环甚小，则仅做生理纠正术（改良Fontan手术或全腔静脉与肺动脉连接术）。

（二）术前准备与术后处理

（1）明确诊断后应立即静脉滴注前列腺素 E_1，剂量为 0.1μg/（kg·min），以保持动脉导管开放，改善缺氧和代谢性酸中毒。对姑息术时动脉导管未结扎者，术后继续应用该药。

（2）术前有严重的代谢性酸中毒者用4%~5%的碳酸氢钠来纠正；呼吸窘迫者宜用低浓度氧（40%）的呼吸机支持。

（3）对于较小的未闭卵圆孔者在做心导管检查同时做房隔球囊扩开术，以利提高左心排血量。

（4）患儿置暖箱，减少寒冷引起的代谢率升高。

（5）用经皮氧饱和度仪持续监测患儿缺氧纠正情况，及时处理。

（6）多巴胺类药物静脉滴注，维持良好心排血量。剂量为 5~10μg/（kg·min）。

（三）手术治疗

1. 姑息手术

（1）肺动脉瓣切开术

①经肺总动脉切开术：常温下经胸骨正中切口进胸。剪开肺动脉表面心包显露总

动脉及其分叉和右心室流出道。用 Potts 钳阻断肺总动脉近分叉处。纵行切开肺总动脉，用尖刀切开闭锁的肺动脉隔膜，继用剪刀剪除隔膜，并用中号血管钳扩开肺动脉瓣环，立即用无损伤侧壁钳钳闭肺总动脉切口，缝合切口。动脉导管保持开放。

②经右心室前壁闭式肺动脉瓣隔膜扩开术：胸骨正中切口，显露心脏及大血管，于右心室前壁无血管区做一带垫 "U" 形荷包牵引线，以尖刀刺入荷包缝线内心肌，继用直径 2～3mm 克氏钢针经切口进入右心室腔和漏斗部导向肺动脉瓣隔膜，并刺破隔膜。然后，以直径 3～5mm 子宫扩张器相继逐个扩大肺动脉隔膜破口。完成手术后，用心导管测右心室压力及肺总动脉压力，经皮动脉血氧饱和度以示疗效。

（2）体动脉肺动脉分流术：目前均采用改良 Blalock-Taussig 分流术。取膨体聚四氟乙烯人造血管置锁骨下动脉（或无名动脉）与左或右肺动脉间架桥。

（3）中央型分流术：胸骨正中切口，做升主动脉、肺动脉干间架桥。

（4）右心室流出道肺动脉干补片扩大术：常温体外循环下用自身心包作补片做右心室流出道肺动脉干补片扩大。

2. 二期根治术

（1）解剖纠正术：在低温体外循环下，解剖结扎或切断缝合原有的体肺动脉分流管，心停搏下切开右心房，经房间隔缺损或未闭卵圆孔置左心减压管，纵行切开右心室流出道及肺总动脉（或原补片处），彻底切除该区内的梗阻肌束和残余肺动脉隔膜，再以膨体聚四氟乙烯补片扩大修补之。最后做房间隔交通的关闭（直接缝合或补片修补）。术前应先做右心导管及造影，观察右心功能。用球囊导管阻塞房间交通处，以观察右心的功能是否能耐受解剖纠正术。

（2）生理纠正术：当患者的右心室经姑息术后仍发育不良，可做改良 Fontan 术或全腔静脉与肺动脉连接术。

（四）术后并发症

本症术后主要是低氧血症，原因是肺血不足或右心室减压不充分。其他并发症如肺部炎症、失血等。用膨体聚四氟乙烯人造血管者术后造血管周围浆液性囊肿亦有报道，原因不明。

（五）手术结果

PA/IVS 的右心及其附件发育程度不一，患者术后生存率差异很大。

三、肺动脉闭锁伴室间隔缺损

室间隔缺损型肺动脉闭锁（PA/VSD）是复杂心脏畸形。据报道 1000 位活产婴儿中有 0.07 例患者 PA/VSD，占先天性心脏病患儿的 1%～2%。包括不同范围的右心室流出道、肺总动脉、左右肺动脉分叉（左右肺动脉共汇或称中央共汇）及远端左右肺动脉的闭锁，肺动脉的血流必须来自心外的体动脉支。常见由动脉导管和主动脉分支供应。以前曾将本症称为Ⅳ型永存动脉干、假性永存动脉干或肺动脉闭锁型四联症。PA/VSD 在解剖、治疗上与永存动脉干、四联症有较大区别，因此目前将此症另归一类。

PA/VSD 的心内解剖比较简单，大多有右心室流出道闭锁。大型膜部缺损位于主动脉瓣下而有别于永存动脉干和四联症。右心室肥厚，主动脉不同程度右旋。本症的关键是肺动脉不同部位发育不良与闭锁，在肺实质内的肺动脉亦可分布不均匀及心外血管供应肺动脉无明显规律性。

根据肺动脉的畸形，将 PA/VSD 大致分成 6 种类型：①肺动脉各部位均发育良好，唯右心室流出道和肺动脉瓣闭锁。此为胚胎时肺动脉干隆起发育异常所致。②肺动脉总干闭锁，而左右肺动脉及其中央共汇发育良好。此为胚胎时动脉干分割后肺动脉干发育受阻。③情况同②，但肺动脉均发育不良，肺血管直径较细。④左右肺动脉发育良好，但无中央共汇。左右肺动脉中央共汇是由胚胎时第 6 动脉弓发育而来，其范围包括肺总动脉分叉部至动脉导管连接处的肺动脉。当发育异常引起该部发育不良、闭锁或缺如。⑤肺动脉分布如④，但左右肺动脉远端，包括肺门处肺动脉直径较细，尚有肺实质内血管分布不均匀，或仅有某肺叶或某肺段有肺动脉分布。此为胚胎时，肺芽的腮弓后肺血管丛发育不良所致。⑥肺动脉总干及一侧肺动脉发育良好（一般右侧），而另一侧动脉缺如。这些类型中有肺动脉中央共汇者占 67%，无中央共汇的占 19%。

肺动脉闭锁是右心室与肺动脉连续中断，因此肺动脉必须有外来的体动脉支供应，患者方能生存。体动脉分支的粗细、数量均不等。最常见的来自动脉导管和降主动脉。更为复杂的是体动脉支只供应肺的某一叶或某一节段；或数根体动脉支供应几个肺叶（节段）；甚至数根体动脉支供应一个肺叶或某个肺节段；有的外来体动脉数支供应各个肺叶，仅在肺叶间裂隙处形成共汇而无肺门处肺动脉共汇。40%～60% 的病例，体动脉支与肺动脉连接处有明显狭窄，此对肺动脉有保护作用。从组织学上观察到这此体动脉支的内膜呈增殖性改变，并有进行性发展的可能。体动脉支与肺动脉在组织学上的区别是明显的。

患者的临床表现类似重症法洛四联症，呈发绀气促，活动受限制。症状的严重程度取决于心外体动脉支供应肺动脉血流的多寡，以及肺血管在肺实质内的分布。少数患者体动脉分支发自升主动脉，其分支粗大，与肺动脉连接处无狭窄，则症状上表现为轻度发绀或无发绀，有的甚至出现充血性心力衰竭和肺动脉梗阻性病变。本症未经治疗，50% 在 1 岁内缺氧死亡，不少患儿夭折于出生后第 1 个月，有未闭动脉导管者 3 年内死亡率为 75%，92% 在 10 年内死亡。

PA/VSD 因肺血分布、体动脉支供应的规律性不强，给精确的诊断带来了困难。诊断上，一般先用超声心动图初步明确右心室流出道、肺动脉瓣、肺动脉总干及中央共汇是否存在，继用选择性升主动脉造影、肺静脉嵌顿逆行造影以明确体动脉支的来源、走向、数量分布及肺动脉各支分布。如果为单根体动脉支供应肺动脉者，需估计其分流量和肺动脉阻力。如果为多根体动脉支供应者，则给肺血流动力学测定带来困难，其结果必然影响疗效。

根据 PA/VSD 的不同类型，采取增加肺血流或限制肺血流的姑息手术，建立肺叶间、肺门直至中央共汇等姑息手术，最终为建立右心室与肺动脉的连续，关闭室间隔缺损，中止体动脉与肺动脉连接的根治手术。

（一）手术适应证

1. 根治术适应证

（1）除肺动脉瓣闭锁外，肺动脉总干至肺各叶、段分支的分布发育良好，或至少有一侧肺内的分支正常。

（2）肺动脉总干消失，但左右肺动脉及中央共汇存在，或虽发育不够理想，但左右肺动脉截面积之和至少是正常的80%以上，或左右肺动脉截面积之和＞1/2膈水平处主动脉截面积；肺内动脉分布正常或分支累积相当拥有一侧肺的分支总数。

（3）仅有肺门处正常肺动脉，其一侧在肺内分支至少正常或接近正常。

（4）单侧肺动脉闭锁，健侧肺动脉及其在肺内分布均良好。

2. 姑息手术适应证

（1）有肺动脉在中央的共汇及其远端分支，但发育不良，左右肺动脉分支的截面积之和在正常的50%～80%或以下，这类病例有1/4～1/3其肺动脉在肺内分布不完全。

（2）无肺动脉中央共汇、左右肺动脉、肺门处的肺动脉存在但不存在发育不良。

（3）肺动脉发育不良，血管造影时未见到肺动脉。这类病例只能左或右侧剖胸探查，如能发现肺门或叶间肺动脉共汇，并有适当直径者才能行姑息术。

（二）术前准备与术后处理

术前准备与术后处理与 PA/IVS 相似。唯术前体动脉支、肺动脉分布需反复造影，精确估计及定位，做好手术计划。根治者，术后密切注意监测左心室压力和维持右心功能。姑息术者，术后密切注意肺血流供应是否满意，动脉氧饱和度和发绀是否改善等。

（三）手术治疗

1. 根治手术 包括建立右心室至肺动脉的连续，室间隔缺损修补，中断心外供应肺动脉的体动脉分支。

患者平卧，常规体外循环插管。体外循环建立前或常温体外循环下先游离出动脉导管或体动脉供应肺动脉的侧支，并结扎或暂阻断。供应肺实质的唯一分支应保留，粗大者术毕应环缩，以免引起肺坏死或术后肺血管梗阻性病变的发展。体动脉供应支根据术前造影的定位，大多可在胸膜腔内肺门和胸主动脉段处找到。当侧支循环丰富，由一般低温改为深低温体外循环（20～22℃）甚至暂停循环下进行部分手术操作。经右上肺静脉置左房引流管以保护左心，使手术野清晰。

肺动脉的处理：肺动脉及其分支充分解剖游离直至左右肺门。当有良好的肺总动脉及其分支者，将肺总动脉于肺动脉瓣环上0.5cm处横断，其后壁向右心室切口靠拢，用连续缝合或带垫间断褥式缝于右心室切口的近端或右心室流出道表面（右心室切口近端与肺动脉瓣环间）；建立右心室与肺动脉后壁的连续；其前壁用自身心包或膨体聚四氟乙烯补片以连续缝合余下的右心室切口和肺总动脉远端。

仅有肺动脉中央共汇及肺动脉左右分支，则取同种带瓣主动脉管道或带有生物瓣的涤纶管道，置右心室切口与肺动脉中央共汇间，完成右心室与肺动脉的连续。管道远端与肺动脉中央共汇切口连续缝合：管道的近端剪成斜面，与右心室切口连续缝合。婴幼儿管道采用直径13～15mm，儿童宜16～18mm直径。总之其直径以尽量粗又不被胸骨压迫为原则。

无肺动脉中央共汇者，开胸后先游离左右肺门处肺动脉及其分支，继用膨体聚四氟乙烯人造血管在升主动脉后建立左右肺门动脉的连续，即形成中央共汇。然后以带瓣管道如上述建立右心室与肺动脉中央共汇的连续。

室间隔缺损的修补：采用聚四氟乙烯或涤纶补片以间断或连续方式做室间隔缺损修补。其方法与修补膜周围型室间隔缺损相似。

2. 姑息手术　其目的使肺动脉发育，为 1 ～ 2 年后建立右心室与肺动脉连续根治术做准备。

（1）体 – 肺动脉分流术：采用改良的锁骨下动脉与肺动脉分流术，两者间置直径 5 ～ 6mm 的膨体聚四氟乙烯管。有的体动脉分支至肺动脉连续太粗，应予以中断，再用上述分流术，以免肺动脉梗阻病变的发生和发展，又能使肺动脉发育。若为两根体动脉支在肺门处分别供应上下肺叶的肺动脉，但肺门处无共汇形成。应先用人造血管在肺门处建立一侧肺门肺动脉共汇，体动脉供应支结扎，用人造血管架于锁骨下动脉与肺门的肺动脉共汇处建立分流术。因此，姑息术往往是多次，切口一般采用左或右第 4 ～ 5 肋间前或后外侧切口进胸，或胸骨正中进胸探查左右肺门。

（2）姑息性右心室 – 肺动脉（中央共汇）建立连续，但室间隔缺损保持开放或部分开放一般用中颈静脉带瓣管道，亦使用不带瓣的人工管道或心包补片置入。Gill 认为无瓣的右心室 – 肺动脉连续，血流脉压宽，肺血管更易发育。

（四）手术结果

1. 根治术结果　Olin Alfieri 分别报道了根治术后早期死亡率为 10% 和 16%。术后 4 ～ 5 年带瓣管道梗阻、瓣膜钙化需再手术者占 5%，再手术死亡率很低。根治术早期或后期死亡的原因主要是继发于肺动脉发育不良，末梢血管狭窄，血管床减少或肺动脉梗阻病变，因室间隔关闭引起右心室高压，最后右心衰竭死亡。为此特别强调术后左右心室的测压。术毕右心室压 / 左心室压（收缩压）< 0.75 是安全的；< 0.64 无死亡。

2. 姑息术结果　经体 – 肺动脉分流术后，肺血流增加，肺动脉直径扩大，有的增加 2 倍以上。有的细小肺动脉也能发育扩大。临床改善，表现为血红蛋白下降，动脉氧饱和度上升。只要肺动脉条件允许做体 – 肺动脉分流术几乎无手术死亡。姑息性右心室 – 肺动脉连续术者，早期死亡率为 8% ～ 10%。生存者术后 1 ～ 2 年可做姑息术，其允许根治的表现为左向右分流占优势，动脉低血氧饱和度症已消失。当根治术后右心室压力 / 左心室压 > 1 时，再做室隔完全或部分开放。

四、三尖瓣闭锁

三尖瓣闭锁是一种较少见的先天性心脏畸形，其病理解剖特征为三尖瓣和或三尖瓣口缺如，从而右心房不能通过右侧房室瓣至同侧心室。该畸形在心脏血流动力学上是一种特殊类型的单纯左心室，仅在左侧二尖瓣介于左心房和左心室之间，左心室肥厚和二尖瓣发育增大及右心室发育不全。绝大多数病例为心房正位和心室右祥，并合并室间隔缺损和房间隔缺损或卵圆孔未闭。极少数为心房反位和心室左祥。心室和大动脉可以一致和不一致。其发病率在先天性心脏病尸解组中占3%。临床组中占1.3%；在常见的发绀型先天性心脏病中居第3位（占5%），仅次于法洛四联症和大动脉错位。早在1945年Blalock和Taussig，此后Potts和Waterston先后做体循环动脉和肺动脉分流术治疗有发绀的三尖瓣闭锁患者，使其症状改善。1958年Glenn应用上腔静脉与右肺动脉吻合来专门治疗三尖瓣闭锁。1971年Fontan应用Glenn手术，并在右心房到肺动脉和下腔静脉口分别安放同种带瓣主动脉和主动脉瓣治疗3例三尖瓣闭锁成功。此后Krentzer、Bjork和Fontan本人对原有手术做了改进，弃用Glenn手术和下腔静脉口安放瓣膜，从而称为改良的Fontan手术。由于三尖瓣闭锁有右心房增大和肥厚，该心房能起到肺循环血泵作用，所以目前仍用改良Fontan手术，但也有采用全腔静脉与肺动脉连接。

三尖瓣闭锁由于室间隔与房室管在一定程度上对位异常，室间隔右移并堵塞右心室流入道致使右心室窦部缺如（肌型）或使流入道呈管型状，即形成此种畸形。此畸形本身在解剖上分为肌肉型、膜型、瓣型、Ebstein型和房室管型5种。其中以肌肉型最多，其特征为右心房底部有一中心纤维陷窝。Keith观察和分析143例的病理解剖，根据Edward和Burchell的分类法将三尖瓣闭锁分为8种类型。首先按大动脉互相关系分为Ⅰ型、Ⅱ型和Ⅲ型。其次根据有无肺动脉闭锁或狭窄等分为Ⅰa型、Ⅰb型和Ⅰc型，Ⅱa型、Ⅱb型和Ⅱc型，以及Ⅲa型和Ⅲb型8种亚型。Ⅰ型的特征为大动脉关系正常，在三尖瓣闭锁中占60%～70%。左心室通过室间隔缺损经漏斗部到肺动脉。升主动脉直接起于左心室。漏斗部内部光滑，囊状，有20%肺动脉瓣为二叶瓣。冠状动脉分布和心脏传导系统基本正常，但由于增大的左心室而致左冠状动脉前降支向右移位；传导束穿过异位中心纤维体到室间隔左心室面，在室间隔缺损后下缘分支，右束支在室间隔左心室面沿缺损下缘到漏斗部。Ⅰa型为肺动脉闭锁，在Ⅰ型中占10%，其肺血流来自动脉导管未闭或主动脉到肺动脉的侧支动脉。其漏斗腔仅为一裂缝，无室间隔缺损。Ⅰb型为肺动脉狭窄，在Ⅰ型中占75%，最常见的肺血流堵塞部位在漏斗口，也可以在室间隔缺损或整个漏斗部，有5%的患者有周围肺动脉发育不良。Ⅰc型为肺动脉正常，在Ⅰ型中占15%，室间隔缺损较大，无漏斗部狭窄，从而肺血流正常或增多，Ⅱ型和Ⅲ型在三尖瓣闭锁中占30%～40%，Ⅱ型的特征为右侧大动脉转位，左心室通过室间隔缺损到右心室漏斗部和主动脉，肺动脉直接起源于左心室，也可分Ⅱa型：肺动脉闭锁；Ⅱb型：肺动脉狭窄；Ⅱc型：肺动脉正常。Ⅲ型的特征为左侧大动脉转位，主动脉起于右心室，肺动脉起于左心室，Ⅲa型为肺动脉瓣或瓣下狭窄，Ⅲb型为主动脉瓣下狭窄。合并畸形有冠状静脉窦部分无顶、左上腔静脉、主动脉缩窄或主动脉弓离断。

血流动力学有两个显著特点。

其一，由于右心房的血液只能通过房间隔缺损到左心房，从而左心房就成为体、肺循环静脉血液的混合心腔，因此所有患者均有不同程度的动脉血氧饱和度降低，其降低程度取决于肺血流堵塞的存在和严重程度。在肺血流堵塞的病例，如Ⅰa、Ⅰb、Ⅱa、Ⅱb和Ⅲa型，肺静脉回心血量减少，则产生动脉血氧饱和度低下，在临床上出现严重或中度发绀。在肺血流正常或增多的病例，肺静脉回心血量正常或增多，则动脉血氧饱和度较正常稍低，临床上可无发绀或轻度发绀。如房间隔缺损小，出生后即可出现严重体循环静脉高压和右心衰竭。

其二，由于右心室发育不全，左心室几乎完全承担两循环动力的血泵工作。在Ⅰc和Ⅱc型三尖瓣闭锁，常有肺血流增多，左心室由于慢性容量负荷加重，舒张末期容量增加和心脏收缩能力减退，则产生继发性左心室心肌病。如有主动脉缩窄或主动脉弓离断（如Ⅱc和Ⅲb型）时，可出现左心衰竭。此畸形如不及时施行手术，多数夭亡。

有发绀的婴幼儿和儿童，如心电图轴左偏和左心室容量负荷加重，应高度怀疑此症。此畸形有肺血流减少者应与四联症、肺动脉闭锁、单心室和右心室双出口合并肺动脉狭窄等相鉴别。确定诊断有赖于超声心动图和心血管造影。一旦诊断明确，应根据三尖瓣闭锁的解剖分型和血流动力学，先用姑息或纠正手术。

（一）手术适应证

三尖瓣闭锁的预后极差。Keith复习111例未经手术治疗的三尖瓣闭锁的死亡年龄，几乎有一半（49.5%）死于出生后6个月以内，66%死于1年以内，90%死于10岁以内，仅10%活到10岁以上。预后与其解剖类型，特别是肺血流情况有密切关系。有严重肺血流减少（Ⅰa和Ⅱa型）和严重肺血流增多（Ⅱc型）的患儿，多在出生后3个月内死亡。肺血流接近正常或因室间隔缺损变小而肺血流从增多而得到改善的病例生存时间较长。Ⅰb型平均寿命为11个月，Ⅱb型为7年4个月，Ⅰc型为8年，曾有1例Ⅱb型活到56岁的报道。

婴儿在出生后头3个月内，如临床上出现缺氧、呼吸窘迫和右心衰竭，心电图见有高耸的P波，胸部X线片显示右心房大及测定右心房与左心房压力差＞0.7kPa（5mmHg），提示房间隔缺损小，心房内分流少，应在心导管术诊断的同时做带囊导管的房间隔撑开术，在此手术后如有肺血减少（多为Ⅰa和Ⅱa型），应做锁骨下动脉与肺动脉吻合。如有肺血流增多，有顽固性心力衰竭（Ⅱc型），应做肺动脉环缩术。Ⅰc型多无心力衰竭，可随诊观察，以后大多数患者因室间隔缺损缩小而变为肺血流减少，适当时做改良Fontan手术。在婴儿时期施行姑息手术后，在2～3岁时要及时施行改良的Fontan手术。

Choussat间对改良Fontan手术病例选择制定10条标准：①年龄在4～15岁；②窦性心律；③腔静脉引流正常；④右心房容量正常；⑤平均肺动脉压力≤2.0kPa（15mmHg）；⑥全肺阻力≤4wood/m²；⑦肺动脉和主动脉比值≥0.75；⑧左心室功能正常（射血分数≥60%）；⑨无二尖瓣关闭不全；⑩过去的分流术无不良后果，如肺动脉高压等。

总之，对三尖瓣闭锁预后差的类型（如Ⅰa、Ⅱa、Ⅱc和Ⅲb型），应在婴儿早期甚至新生儿期施行姑息手术；对预后较好的类型（如Ⅰb、Ⅰc、Ⅱb和Ⅲa型），可择期施行改良Fontan手术。

（二）术前准备与术后处理

三尖瓣闭锁的矫正性手术的术前准备基本上与体外循环下发绀型先天性心脏病如四联症心内修复手术相同，其术后处理在停止体外循环辅助转流后，立即应用多巴胺或多巴酚丁胺连续静脉滴注，待血压稳定后加用静脉滴注硝普钠。在补充血液达到血细胞比容 45%～50% 以后补充大量的血浆或白蛋白，在术后第 1 天维持中心静脉压在 2.0～2.5kPa（20～25cmH$_2$O）。回监护室后，患者上半身抬高 45°，下肢 30° 2～3d；持续机械性辅助呼吸 10～21h，尿少时应用静脉滴注入利尿药。一般在术后第 2 天中心静脉压有所下降，血压平稳，四肢温暖，尿量满意。有时一侧或两侧胸腔积液，须做胸腔穿刺或胸腔闭式引流排液，并适当补充血浆或白蛋白。术后 1 个月内应用洋地黄和利尿药治疗心力衰竭。其他处理按体外循环心脏手术常规，如注意排痰、抗生素应用及保持水和电解质平衡等。

三尖瓣闭锁 3 种姑息手术的术前准备和术后处理，则分别与四联症分流术、室间隔缺损合并严重肺动脉高压的肺动脉环缩术及大动脉错位的带囊导管的房间隔撑开术相同。

（三）手术治疗

三尖瓣闭锁的外科治疗分为生理性矫正手术和姑息手术两种。

1. 生理性矫正手术 三尖瓣闭锁矫正手术的目的是将全部腔静脉血引至肺，从而在生理上恢复正常循环途径，而不是进行解剖上的矫正。三尖瓣闭锁的右心房增大和肥厚能起到肺循环的血泵作用，目前仍以改良 Fontan 术为主。但在 Ⅰb 型的漏斗腔太小或合并肺动脉瓣及其瓣环狭窄以采用全腔静脉与肺动脉连接术为宜。

三尖瓣闭锁的矫正手术在幼儿到成年人应采用中度低温（25～26℃）体外循环下施行。应用冷心脏停搏液冠状灌注和局部心脏降温，以保护心肌。

患者仰卧位，在气管插管静脉复合全身麻醉下，做胸部正中切口，锯开胸骨，切开心包并缝合固定于胸骨切口边缘。经升主动脉插入动脉灌注管，在上腔静脉近心段和靠近膈肌的右心房处插入腔静脉管，但在全腔静脉与肺动脉连接术，上腔静脉还要向上游离直至无名静脉，在奇静脉上方插入上腔静脉管，均经右肺上静脉插入左心减压管。

（1）改良 Fontan 术：现在应用的改良 Fontan 术有两种，即右心房与右心室连接术和右心房和肺动脉连接术。

①右心房与右心室连接术：Bjork 对 Fontan 手术做了改进，应用于大动脉关系正常的三尖瓣闭锁，漏斗腔内光滑，无肺动脉瓣及基瓣环狭窄，多为 Ⅰb 和 Ⅰc 两型。在右心耳和右心室漏斗部分另做"["和"]"形切口，经右心耳切口切除其肌小梁，并探查房间隔缺损的大小和有无多发缺损，并经房间隔缺损测试有无二尖瓣关闭不全，确定三尖瓣的闭锁类型及用小直角钳探测是否有冠状窦无顶综合征等。经漏斗部切口显示肺动脉瓣及其瓣环正常及室间隔缺损大小等。应用补片修复房间隔缺损，缝合严密以防止术后残余缺损而产生发绀。以带垫片的褥式缝合或补片修复室间隔缺损，缝合均在室间隔的右心室面进行，防止心脏传导阻滞。将右心耳切口的左缘和右心室漏斗部切口左缘对拢做严密连续缝合。术前准备好的大块心包片或预凝的涤纶血管片，其 4 角各缝 1 针，每针与相应的切口 4 角缝在一起结扎，此时心包或涤纶血管片已铺盖于右心耳和右心室漏斗部切口上面，以后用连续缝合将心包或涤纶血管片缝于切口边缘。

②右心房顶部与肺动脉连接术：此手术最适用于 Ⅱb 和 Ⅲa 两型。在设计右心房顶部横切口与肺动脉纵切口时，要使两切口后缘在缝合后达到铺平状态，右心房顶部

切口要延伸到上腔静脉，肺动脉干切口到右肺动脉，如此右心房与肺动脉间吻合口够大。经右心房切口应用补片修复房间隔缺损，经肺动脉切口缝闭肺动脉瓣口，而后做右心房顶部与肺动脉切口的吻合，后缘做连续缝合，前缘则用间断缝合。

（2）全腔静脉与肺动脉连接术：此手术适用于Ⅰb型而漏斗部肌肉肥厚或有肺动脉瓣及其瓣环狭窄者，要广泛游离肺动脉干和两侧肺动脉。在上腔静脉切断后，将其远心段与右肺动脉做端-侧吻合。在肺动脉根部切断后并缝闭其近心端，将肺动脉干从升主动脉后方牵引至其右侧，缝闭肺动脉干的大部分，并将其开口扩大到右肺动脉。经右心房斜切口，应用同种主动脉或膨体聚四氟乙烯片与右心房静脉窦部做心内隧道连接下腔静脉口至上腔静脉，以后将上腔静脉近心段与肺动脉切口吻合。

2. 姑息手术

（1）锁骨下动脉与肺动脉吻合术：其目的是在肺血流减少（如Ⅰa、Ⅰb、Ⅱa、Ⅱb和Ⅲa型）的病例中，增加向肺细血管灌注较多血氧未饱和的血液。所以有明显动脉血氧饱和度低下的患儿，在此手术后肺血流可以提高到满意的水平，发绀消失。

（2）扩大房间交通手术：目的在于解除右心房和腔静脉高压，使适当的血流通过房间隔缺损到左心房，从而使右心衰竭得到缓解。

（3）肺动脉环扎术：目的地在于控制婴儿时期由于左向右分流引起肺血流太多所致的顽固性心力衰竭，以保护并防止肺内小血管发生堵塞性病变。

（四）手术时特殊情况的处理

锁骨下动脉与肺动脉吻合与四联症的分流术相同。

改良 Fontan 手术要注意如下几点。

（1）要尽可能保持右心房在解剖和功能上的完整性，使之成为术后有效的肺循环动力血泵，以及降低心律失常发生率。为此，应注意：①经上腔静脉近心段和下腔静脉插入腔静脉管；②在右心房顶部或右心耳做切口，经此切口闭合房间隔缺损，以保护心房肌肉及其供血；③保存下腔静脉瓣。

（2）应用补片严密闭合房间隔缺损，防止术后残余缺损而致的右到左分流和发绀。

（3）右心房与右心室连接术和右心房与肺动脉连接术的吻合口要足够大，以保证正常的肺血流。

（4）弃用心外导管，特殊病例如下腔静脉缺如等可应用全腔静脉与肺动脉连接术。

（5）术终测压，如右心房压力超过 3.3kPa（25mmHg）和心排血量低于 2L/m^2 时，应做上腔静脉与右肺动脉吻合，使右心房减压。

（6）术终常规要安置心外临时起搏导线。

（五）术后并发症

改良 Fontan 手术的并发症如下。

（1）注意术后低心排血量综合征的预防和处理。在体外循环辅助转流停止后，立即输血使血细胞比容达到 45%，以后补充输入较大量的血浆或白蛋白，使中心静脉压维持在 2.0～2.5kPa（20～25cmH$_2$O）。常规应用小量多巴胺或多巴酚丁胺的剂量，并补充碳酸氢钠。

（2）心律失常最常见的为室上性心动过速，可应用洋地黄等药物治疗，并适当补充氯化钾。有频繁室性期前收缩者，可应用利多卡因静脉滴注。出现心脏传导阻滞时，要放临时性心脏起搏器。

（3）对少数有严重肾衰竭的患者需做透析。

（4）术后中心静脉压超过 3.4kPa（35cmH$_2$O）合并右心衰竭时，应考虑再手术，加用上腔静脉与右肺动脉吻合。

（5）治疗慢性心力衰竭，术后常规应用洋地黄和利尿药 1 个月。

（六）手术结果

Danielson 为各种复杂先心病行 Fontan 手术 183 例，三尖瓣闭锁的死亡率为 5%，手术组最后连续 31 例无死亡。汪曾炜等报道 19 例，3 例做了全腔静脉与肺动脉连接，16 例行改良 Fontan 手术。早期死亡 1 例，晚期死亡 2 例。其余 6 例随诊 3 个月到 12 年，心功能Ⅰ级 14 例，Ⅱ级 2 例。苏肇杭等的 13 例，死亡 1 例，随诊 5 个月至 7 年情况良好，能适应日常活动，认为影响疗效的主要因素是肺功能和心功能。

五、Ebstein 畸形

三尖瓣下移畸形于 1866 年首先由 Withelm Ebstein 所描述，所以又称 Ebstein 畸形，是较少见的先天性心脏畸形。据国内外统计，其发病率在先天性心脏病中占 1‰左右，约占住院的先天性心脏病患者的 1%。各种病理改变的程度变化很大，主要是三尖瓣隔瓣叶和后瓣叶的基部不附着在正常的房室瓣环（三尖瓣环）上，而是呈螺旋形向右心室尖部下移，附着在心室壁的内膜上。后瓣叶较隔瓣叶下移更多，甚至可以接近右心室尖部。下移的瓣叶发育不全，部分缺损，菲薄而透明，甚至黏着在心室的心内膜上。与瓣叶相连接的腱索和乳头肌也变细缩短，甚或缺如。前瓣叶常发育良好，附着正常，没有移位。三尖瓣环可能扩大，且因隔瓣叶和后瓣叶下移和发育不全，不能与前瓣叶密切闭合，造成三尖瓣严重关闭不全。在下移的隔瓣叶和后瓣叶的近侧（心房侧），有很大一部分的右心室成为右心房的延续部分，这部分右心室壁变薄如心房壁，且缺乏收缩功能，称为"房化心室"。当右心房收缩时，房化心室不同步收缩，而呈反向扩张，吸收了部分血流，使功能右心室充盈减少。具有正常收缩功能的右心室，由于隔瓣叶和后瓣叶的下移而明显减少，加上合并存在的三尖瓣关闭不全，导致右心房的极度扩大和右心室排血量显著减少。右心房内常有附壁血栓形成。在少数病例中，其隔瓣叶和后瓣叶仍可能附着在正常的三尖瓣环上，但均发育不全，或与畸形的腱索，乳头肌联结而紧密贴在心室内壁上，因各瓣叶不能相互闭合，导致三尖瓣严重关闭不全。本病有 85%～90% 的病例合并有房间隔缺损或卵圆孔未闭，合并其他畸形如动脉导管未闭或室间隔缺损者较少见。少数病例还可能合并有预激综合征，在临床上反复出现心动过速的症状。

三尖瓣下移的主要功能障碍为三尖瓣关闭不全和房化心室。少数未合并房间隔缺损的患者仍可正常发育至成年，症状不多。但大多数患者往往有心悸、气急、颈静脉怒张、肝脾大和腹水等严重右心衰竭的表现。内科治疗常不能控制其病情发展。合并有卵圆孔未闭或房间隔缺损者，因三尖瓣关闭不全产生右向左分流而出现发绀，但右心衰竭的表现则相应较轻。

临床上除三尖瓣关闭不全的体征外，胸部 X 线检查可见心影呈球形扩大，主要为右心房扩大。心电图可出现各种心律失常，如房性期前收缩、心动过速、心房纤颤及右束支传导阻滞，但无右心室肥大的表现。有 30％ 的三尖瓣下移畸形患者伴有预激综合征。心血管造影显示巨大的右心房与右心室自由沟通，则可明确诊断。超声心动图可显示瓣叶下移和附着的情况，完全可以替代心血管造影术。

（一）手术适应证

大多数患者自幼即有乏力、心悸、气急、心律失常、发绀和心力衰竭等症状。在心房水平没有右向左分流的病例，其右心衰竭尤其严重和顽固。反之，在合并有卵圆孔未闭或房间隔缺损的病例中，则因右向左分流而出现明显发绀；虽然右心衰竭症状较轻，但活动能力仍显著受限。上述有右心衰竭或发绀的三尖瓣下移的病例，皆为手术适应证，一经明确诊断，即应施行手术治疗。

（二）术前准备与术后处理

（1）术前应先进行积极地强心、利尿等内科治疗，以减轻肝大和腹水等右心衰竭症状。

（2）患者往往因肝功能损害而凝血酶原时间延长，术前应用维生素 K 和凝血酶原复合物加以纠正。

（3）术后控制心律失常。合并预激综合征病例手术后易发生心动过速，争取同期手术切断异常传导束，术中常规安置心外临时起搏导线。

（三）手术治疗

1. 三尖瓣置换术　建立体外循环后切开右心房，探查房间隔和三尖瓣畸形情况。如有卵圆孔未闭或房间隔缺损，立即予以修补缝合。将三尖瓣叶组织连同腱索、乳头肌一并切除，特别注意将紧紧黏附在心室壁上的隔瓣叶和后瓣叶组织剪除干净。先在前瓣叶的瓣环上置间断褥式缝线。为避免损伤传导系统，可将人造瓣膜缝合圈的后方缝合在冠状静脉窦开口上方的心房壁上，使冠状静脉窦开口移向瓣膜的心室侧。这些心房壁上的褥式缝线都带有涤纶垫片，以免撕裂脆弱的心房组织。两头带针缝线的进针方向可由心室缝向心房，将垫片置于心室侧。尽量选用大号的生物瓣膜，其内径应在 30mm 以上，方能保证良好的功能。在瓣膜缝合妥善后，缝合右心房上的切口。

在三尖瓣下移的病例中，由于右心房极度扩大，血流缓慢，容易形成血栓。在此种情况下生物瓣较机械瓣有更多的优越性。生物瓣为中央血流，血流动力学功能也较机械瓣为好。由于右心室收缩期压力不高，置于三尖瓣部位的人造生物瓣膜较为耐久。因此，在三尖瓣下移的病例，生物瓣是首选的人造瓣膜。因三尖瓣瓣膜置换后并发症较多，目前已较少应用。

2. 三尖瓣重建术

（1）Hardy 手术：Hardy 认为三尖瓣下移的主要血流动力学改变在于巨大的房化右心室和三尖瓣关闭不全，他在 1964 年和 1969 年先后提出手术目的主要为消除房化心室和缝缩三尖瓣环。在三尖瓣前瓣叶较大且活动功能良好的病例，用双头针褥式缝线将隔瓣叶和后瓣叶根部缝在固有的纤维瓣环上，在隔瓣叶和后瓣叶上安置缝线时针距较短，而在纤维瓣环上针距较宽，结扎缝线时将瓣叶提高到纤维瓣环上，从而消除房化右心室，同时也将扩大的瓣环缩小，使前瓣叶单独承担关闭三尖瓣的功能，可以改善三尖瓣关闭不全。

（2）Danielson 手术：以前的三尖瓣重建术传导阻滞发生率和手术死亡率均较高。Danielson 认为隔瓣处折叠缝合有害无益，从 1972 年开始应用了一种新的三尖瓣重建术。其基本思想是利用三尖瓣前瓣做三尖瓣的单瓣重建。Danielson 手术是将房化心室的右室游离壁部分折叠，三尖瓣环向后部成形及缩小右心房。Danielson 手术的要求是要有一个大的前瓣叶，前瓣叶太小影响手术效果。目前 Danielson 手术已成为纠正三尖瓣下移最常用的术式。

（3）Carpentier 手术：将三尖瓣前瓣叶及其相邻的后叶从瓣环和心室附着处切下，纵形折叠房化心室和相邻的右心房，以重建右心室缩小右心房。再将前叶和后叶缝到三尖瓣环。最后用人工环加固三尖瓣环。Carpentier 认为纵形折叠既消除了房化腔又保持了右心室的高度，有利于右心室功能。

3. 三尖瓣瓣环缝缩术　在三尖瓣前瓣叶增大，附着在固有瓣环上，且其功能良好，房化右心室不大且无反常舒缩运动的病例，可按 De Vega 方法或用带垫片褥式缝线缝缩后瓣叶和部分隔瓣叶的瓣环，利用增大的前瓣叶恢复三尖瓣的关闭功能。临床上也收到较好的疗效，但此手术仅限于前瓣叶增大的病例。又因本手术不能消除房化右心室，在巨大房化右心室的病例中不宜应用。目前多与 Hardy 手术和 Danielson 手术同时应用。

4. 上腔静脉 – 肺动脉吻合术　是一种姑息性手术。对于有严重发绀，不宜施行根治手术的婴幼儿，此手术的术后近期效果尚好，但远期疗效不佳，患者常因心律失常而死亡。近年来已很少应用。

（四）手术时特殊情况的处理

（1）合并有卵圆孔未闭或心房间隔缺损的病例，在开放主动脉钳，恢复冠状循环前，应注意排尽左心和主动脉根部的空气，防止脑血管空气栓塞。

（2）三尖瓣置换术中，仍有可能损伤传导系统，产生完全性房室传导阻滞。当手术结束、心搏恢复后，如果心室率过缓，即应在心肌表面安置临时起搏导线以备应用。

（3）术中成形后三尖瓣瓣环小，应积极加做双向 Glenn 手术。

（五）术后并发症

（1）患者在术前即已有严重的右心衰竭，术后仍须积极进行强心和利尿等治疗，以控制心力衰竭。患者在术后对内科治疗的反应迅速，肝缩小，腹水很快消失。应密切观察血清钾、钠、氯化物的测定和心电图改变，防止低钾等电解质紊乱。

（2）术前因右心衰竭等致肝功能损害，术后易发生伤口感染。又因凝血酶原时间延长，术后易发生出血的并发症。因此，术前应用维生素 K 和凝血酶原复合物，以纠正凝血酶原时间；术中应特别注意止血；术后注意保持引流管通畅，防止胸骨后聚集凝血块而导致伤口感染。发现有活动性出血时，应及时剖胸止血。

（3）当胸内引流停止，即可开始抗凝治疗。虽然生物瓣的血栓栓塞发病率远低于机械瓣，但在三尖瓣下移病例，其右心房极度扩大，血流缓慢，有的患者可出现顽固性心房颤动，不能转律，这些因素均可能促使血栓形成，因此术后应长期抗凝治疗。

（4）三尖瓣下移病例在手术后较多发生心律失常，最常见者为房室传导阻滞、心房颤动、室性期前收缩或室性心动过速及心室颤动等。因此手术时应注意防止损伤传导束，合并有预激综合征病例在术后更容易发生心动过速，应争取同期阻断异常传导束。在三尖瓣下移病例，术时应常规放置临时起搏导线。

（六）手术结果

阜外医院自 1996 年 1 月～ 2002 年 12 月共收治三尖瓣下移 65 例，其中男性 37 例，女性 28 例，年龄 0.75 ～ 55 岁（平均 17 岁）。按 Carpentier 分型，A 型 13 例，B 型 43 例，C 型 4 例，D 型 5 例。18 例术前有发绀；5 例兼有预激综合征（4 例 B 型，1 例 A 型）。65 例中 5 例施行了三尖瓣置换手术，其余行三尖瓣成形术。全组死亡 2 例，术后生存的病例已随访 1 ～ 74 个月，超声心动图显示三尖瓣反流消失 16 例，轻度反流 30 例，中度反流 12 例，重度反流 5 例。

第五节　复杂性先天性心脏病

一、Van Pragh 命名法

1975 年 Van Pragh 提出了三段字母符号法，即以拉丁字母表示心房、心室、大动脉段位置关系，较好地表述了复杂性先天心脏畸形并至今仍被心脏外科界普通采用。具体内容如下（图 2-18）。

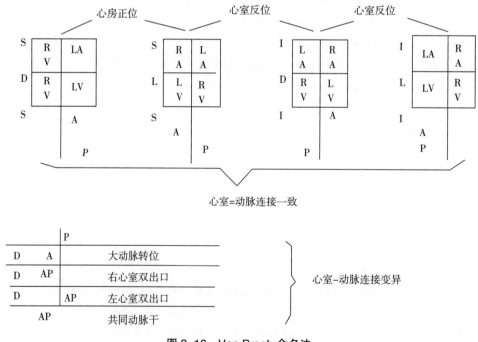

图 2-18　Van Pragh 命名法

RA. 右心房；LA. 左心房；RV. 右心室；LV. 左心室；A. 升主动脉；P. 肺动脉

1. 心房段　S（situs solitus）——心房正位：右心房在右，左心房在左。

I（situs inversus）——心房反位：右心房在左侧，左心房在右侧。

A（situs ambiguous）——心房不定位：左、右心房关系不肯定。

2. 心室段　D（D—loop）——心室右襻，即心室正位，右心室在右侧，左心室在左侧。

L（L—loop）——心室左襻，即心室正位，左心室在右侧，右心室在左侧。

3. 动脉干瓣段　S（situs solitus）——正位，即主动脉瓣在肺动脉瓣的右后下方。

L（L—ttransposition）——左转位，主动脉瓣在肺动脉瓣的左侧。

D（D—transposition）——右转位，主动脉瓣在肺动脉瓣的右位。

I——反位，即主动脉在肺动脉的左后方。

A（A—anterior）——前位，即主动脉在肺动脉正前位。

P（P—posterior）——后位，即主动脉在肺动脉正后位。

二、右心室双出口

通常来讲，一支大动脉的全部与另一支大动脉（多为主动脉）的大部（≥75%）共同起自右心室，而室间隔缺损是左心室的唯一出口，即称之为右心室双出口。经典右心室双出口的基本病变包括以下几种。

（1）主动脉、肺动脉均全部出自形态右心室。

（2）室间隔缺损为形态左心室的唯一出口。

（3）两组半月瓣下均有肌性圆锥（双圆锥）。

（4）两组半月瓣位于同一高度。按 Van Pragh 命名法，常见四种类型：S.D.D，S.L.L.,I.D.D., I.L.L.。根据室间隔与大血管关系，可分为：①主动脉瓣下型；②肺动脉瓣下型（Taussig-Bing）；③两大动脉型；④远离两大动脉型。后两者的自然史同室间隔缺损。右心室双出口病例房室关系大多一致，不一致者少见。病理解剖上两支大动脉与心室之间均有漏斗部肌性组织分隔，两大动脉瓣在同一水平，并且与房室瓣无纤维连接是右心室双出口的重要特点。本病发生率约占先天性心脏病的 1.67%。

（一）诊断要点

（1）自幼出现心慌、气短、易患上呼吸道感染，生长发育受限，有发绀及杵状指（趾）。

（2）患儿发绀、杵状指（趾），胸骨左缘第 3、第 4 肋间隙收缩期杂音，并可触及细震颤。有漏斗部或肺动脉瓣狭窄者，类似法洛四联症，无肺动脉狭窄者，类似大型室间隔缺损伴肺动脉高压症。

（3）X 线在无肺动脉狭窄时表现为心脏增大和肺血增多；而肺动脉狭窄者，则肺血减少。

（4）超声心动图显示主动脉位置前移，一支大动脉全部及另一支大动脉大部起自右心室，较大的室间隔缺损为左心室的唯一出口，大动脉与房室瓣之间无纤维连接。

（5）心血管造影表现：左、右心室压力相等，无肺动脉狭窄者，肺动脉压升高，右心室造影主动脉和肺动脉可同时显影。侧位 X 线片显示主动脉瓣和肺动脉瓣在同一平面，并可确定室间隔缺损位置，是确诊右心室双出口的重要手段。

（二）术前准备注意要点

（1）超声心动图检查时还应注意有无各瓣膜功能异常。

（2）术前尽可能行右心导管和右心造影，可明确诊断，还应注意有无合并主动脉缩窄畸形存在，了解心腔压力，这些对于保证手术顺利进行十分重要。

（三）手术指征

右心室双出口明确诊断后均需手术矫治，但应注意如下情况。

（1）右心室双出口合并肺动脉狭窄者，如需采用心内或心外管道修补，故宜在 4～5 岁时手术，以避免管道口径过小而术后早期随患儿生长发育限制肺血流量。

（2）小婴儿无肺动脉狭窄，伴有肺动脉高压者，可选肺动脉环扎术作为第一期手术以减轻肺动脉高压；而伴有肺动脉狭窄严重者，可做体 - 肺动脉分流术。也可根据医院的团体水平选择一期手术。

（3）大婴儿及年龄较大的患儿，如肺动脉阻力 < 10wood 单位，或肺、体循环压力比 < 0.85，均行一期根治。在严重肺动脉高压和肺血管不可逆病变，肺、体循环阻力比 > 0.8；左心室发育不良，左右肺动脉及远端肺动脉发育不全等则不宜采用常规心脏手术矫治。

（四）手术概要

（1）对于肺血流量增多的患儿（如肺动瓣瓣下型或部分主动脉肺动脉瓣下型），如无一期手术的可能，应考虑先期行肺动脉缩窄术。

（2）严重发绀患儿多提示存在有肺动脉明显狭窄（如主动脉瓣下型），如左右肺动脉发育差，McGoon 比 < 1.5 或 Nakarta 指数 < 250ml/m²，可先期行改良 B-T 分流术以促进肺血管发育和维持血氧水平。

（3）房室关系一致的右心室双出口

①主动脉瓣下 VSD：如无肺动脉狭窄，按巨大型 VSD 的手术治疗处理。如有肺动脉狭窄，治疗同法洛四联症患儿，即心室内补片修补建立内隧道；切除漏斗部肥厚肌束，扩大成形流出道，严重者应用带瓣外通道行右心室 - 肺动脉旁路移植术。

②肺动脉瓣下 VSD：如无肺动脉狭窄，常行心室内补片使 VSD 与主动脉构成内隧道，并施行右心室 - 肺动脉外通道移植术（Rastelli 手术）。目前更倾向于治疗同完全性大动脉转位，即闭合室间隔缺损，使病变形如大动脉转位，然后做 Switch 手术。其他手术方法有心室内通道，REV 手术。如有肺动脉狭窄，心室内补片构成 VSD 与主动脉的心室内隧道，同时施行流出道扩大成形术或 Rastelli 手术。

③大动脉双关型：常使用心内挡板技术，即使用心包片，将主动脉隔向左心室。

④无关型室间隔缺损（VSD）根治术亦可参照以上各型予以纠治。或做 Fontan 手术，加用心外管道将肺动脉与右心室流出道相连。也可通过使用心包作心内挡板及跨三尖瓣心肌片的再植入，将左心房血通过室缺 - 心内通道导入主动脉。

（4）三尖瓣环与肺动脉瓣之间的距离大于主动脉瓣环直径，是选择心内通道补片矫治右心室双出口，避免产生左心室流出道狭窄的一个重要指标。通常主动脉瓣下圆锥间隔越长，三尖瓣与肺动脉瓣之间的距离越短（图 2-19）。图 2-19B、C 中均不能采用心内通道矫治右心室双出口，主要见于肺动脉瓣下型和主动脉肺动脉瓣下型室间隔缺损的右心室双出口。

（5）采用心内通道补片修补技术时，补片应该较大，室间隔缺损较小时要进行扩大后再修补，而肌性圆锥过大应予以部分切除以保证左心室流出道通畅，在心内通道补片后应常规行右心室流出道跨肺动脉瓣环补片。

（6）对于三尖瓣与肺动脉瓣间距离小于主动脉瓣环直径者采取如下处理方式。

①冠状动脉走行正常，可采用 Rastelli 矫治术，即采用心内通道补片，将主肺动脉和主动脉开口均隔入左心室（形成左心室双出口），使左心室血液经心内通道引入主动脉，继而切断主肺动脉根部，采用人工血管或同种动脉带瓣血管（以后者为佳）进行右心室 – 主肺动脉外通道修复术。此术式适用于任何伴有肺动脉瓣下狭窄或肺动脉瓣环发育不良而无主动脉瓣下狭窄及冠状动脉分布异常的右心室双出口。有时伴有主动脉瓣下狭窄者也可采用此术式，但要切除部分圆锥肌充分疏通左心室流出道（图 2-20）。

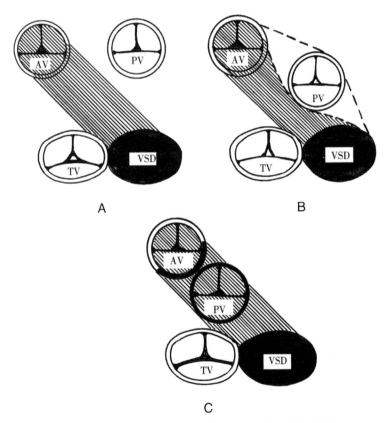

图 2-19 三尖瓣环及肺动脉瓣间距离与手术方法的选择

A. 心内通道补片可行；B. 心内通道补片可致左心室流出道狭窄；C. 需 Rastelli 术矫治

AV. 主动脉瓣；TV. 三尖瓣；PV. 肺动脉瓣；VSD. 室间隔缺损

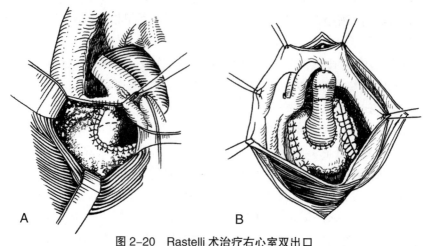

图 2-20　Rastelli 术治疗右心室双出口

②冠状动脉分布异常（冠状动脉走行于右心室流出道表面），主动脉瓣环与室间隔缺损过远时，可施行 Switch 矫治术，即通过右心房切口，补片修补室间隔缺损且将主肺动脉隔入左心室，继而切断主动脉和肺动脉，二者远端相互交换与近端吻合（主动脉远端与肺动脉近端吻合），游离左、右冠状动脉开口并移植于肺动脉根部。此术式要求无肺动脉瓣下狭窄及无肺动脉瓣环发育不良。

（7）对于一例心室发育不良，主肺动脉位于主动脉后，右心室流出道严重狭窄，上述各种手术方法均不理想者，可考虑 Fontan 手术或心脏移植。

（8）房室关系不一致的右心室双出口（DORV）的治疗：无论 VSD 的位置如何，以及有无肺动脉狭窄，其纠正方法均可经右心室关闭 VSD，缝闭肺动脉瓣口或结扎肺动脉近端，然后行右心室 – 肺动脉外通道移植术。

（9）手术常见并发症是房室传导阻滞、室间隔缺损补片残余分流和右心室肺动脉通道不畅。因此术中食管超声心动图和右心室及肺动脉压力检测十分重要。

（10）右心室双出口手术死亡率为 6%～ 30%；远期效果因病理类型和手术方式而异。但基本都与肺动脉压相关。主动脉瓣下型和主动脉肺动脉瓣下型远期效果好，Taussig-Bing 综合征如在婴儿期行 Switch 手术，则效果良好，否则效果不佳。

三、单心室

单心室又称共同心室，双入口心室，是指心脏的一侧或两侧心室窦部和（或）室间隔缺如，仅有一个心室腔，有或无流出腔（右心室漏斗部的残余部分），一个心室腔通过 2 个房室瓣口或共同房室瓣口同时接受心房血。本病占先天性心脏病的 1.5%～ 3.0%，男女之比为（2～ 4）∶1。发病率占先天性心脏病的 3%，男女之比为（2.5～ 4.0）∶1。自然生存率 1 年约 57%，5 年约 47%，10 年仅 4%。

临床上将单心室分为四型。① A 型：左心室型，其心室为左心室形态并残留右心室腔，占 78%；② B 型：右心室型，单心室腔为右心室形态，残留左心室腔，占 5%；

③C型：中间型，其心室腔具有左右两心室的结构，但无室间隔，占7%；④D型：左右心室窦部及室间隔均为发育，占10%。

每种类型又根据两大动脉的位置关系分为三种亚型：Ⅰ型两大动脉位置关系正常，Ⅱ型为大动脉右转位（即主动脉位于肺动脉右侧），Ⅲ型为大动脉左转位（即主动脉位于肺动脉左侧）。临床最为常见的类型见图2-21。

单心室患者心脏传导系统在肺动脉右后位时，走行于心室腔前上方，肺动脉位于左前位时走行于心室腔后下方。这一病理特点对于术中的操作有重要意义。约40%患儿伴有肺动脉狭窄，其他畸形包括主动脉瓣下狭窄，房间隔缺损、动脉导管未闭、房室瓣异常等。本病患儿80%～85%呈现有大血管转位，从而临床表现复杂。

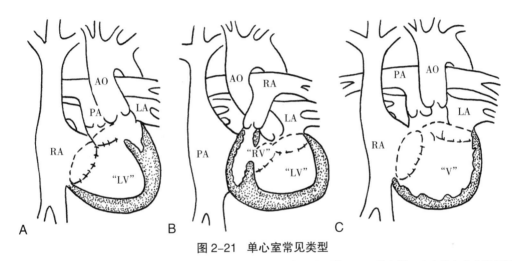

图2-21 单心室常见类型

A. 心室反位伴功能左心室双流入道；B. 心室正位伴功能左心室双流入道；C. 双流入道，心室腔内完全无间隔

AO. 主动脉；LV. 左心室；RV. 右心室；V. 心室；RA. 右心房；LA. 左心房；PA. 肺动脉

（一）诊断要点

（1）临床症状主要取决于体-肺两循环之间血流的均衡性。均衡者生长发育正常，几乎无发绀等症状。新生儿如有严重肺动脉流出道梗阻，则在动脉导管闭合后出现重度发绀。无肺动脉流出道梗阻者最初可无症状，出生后数天或数周内肺血管阻力下降，则逐步产生充血性心力衰竭症状，由于在房和室水平体、肺循环回血流的混合而致中度发绀，随着年龄增长，在2岁以后肺血管阻力升高，可产生阻力型肺动脉高压，并出现晚期严重发绀。约50%有心力衰竭病史。部分患儿肺阻力小，则体肺静脉血心室内混合少，发绀较轻甚至无发绀，但因肺血多而出现肺高压和肺血管病变，患儿多会因早期充血性心力衰竭而死亡。

（2）体征：心前区有粗糙收缩期杂音，伴有震颤（肺血较多的患儿则可能杂音轻且多不伴震颤）。如有肺动脉狭窄，可有收缩期杂音，如有肺动脉高压，可有肺动脉第二心音亢进。

（3）X线可有心影增大，如左心缘上方呈"肩征"样改变，提示大血管转位的存在。

（4）心电图：胸前导联出现左心室占优势而电轴右偏或右心室占优势而电轴左偏，或在 $V_1 \sim V_6$ 出现固定型 QRS 波群。

（5）超声心动图：左、右心房通过二尖瓣和三尖瓣，或共同房室瓣进入一个心室腔，无室间隔组织。

（6）心血管造影：可判定大血管位置、单心室和房室瓣结构和功能，为手术方式选择提供重要依据。

（7）鉴别诊断：应与法洛四联症、室间隔缺损、大动脉转位、右心室双出口、永存动脉干、三尖瓣闭锁等相鉴别。鉴别主要靠超声心动图和心导管。

（二）手术指征

（1）对心功能极差，发绀严重的婴幼儿，应采用姑息性手术挽救生命，并为今后二期手术打下基础。对有肺动脉发育不良者，应采用体－肺动脉分流术；对无肺动脉狭窄、肺动脉压力与阻力升高者，应采用肺动脉"束带术"（banding procedure）。

（2）心室间隔重建手术适应证：主要适用于 A 型及 C 型患者，对前者易致传导阻滞，对后者成功率较高。具有两个独立的房室瓣的患者才适用此种手术。适用于：单心室腔大小为相应正常左心室径线的 2 倍；左心室型伴有大动脉转位，有完整的两对房室瓣而其他畸形并存。

（3）双向 Glenn 手术：适用于不能行心室分隔术，且无条件行 Fontan 的患儿。

（4）改良 Fontan 和全腔静脉肺动脉连接术适应证：①年龄 2 ~ 15 岁，窦性心律，右心房大小正常；②平均肺动脉压 ≤ 2.0 ~ 3.3kPa（15 ~ 25mmHg），全肺阻力 < 4wood 单位 /m²；③主肺动脉直径为主动脉直径的 70% 以上，左心室射血分数 > 60%。

（三）手术概要

1. 姑息性手术

（1）无主动脉瓣下狭窄，肺血流量增多者要先行肺动脉环缩术。但无论有无主动脉瓣下狭窄，目前多推崇先期采用 D-K-S 术加行腔静脉－肺动脉转流术，后期施行改良 Fontan 术（图 2-22）。

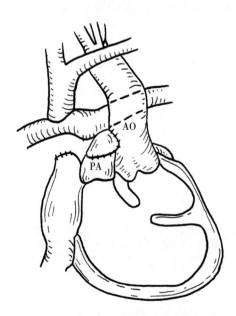

（2）肺动脉狭窄、肺血流量低时，应先期行改良 B-T 分流术，后期施行半 Fontan 术或改良 Fontan 术。

2. 心室间隔重建术　即采用涤纶片等材料将单一心室腔分隔成左右 2 个心室腔。补片应从二组房室瓣之间的后半部开始，沿心室后壁向前，向心尖，再向上与二组房室瓣之间的前半部汇合，可采用间断或连续缝合法。进针深度要掌握好，既不要太浅而影响牢固，又不要太深而致冠状动脉分支及传导束组织损伤。其补片应小于心室前后实际径线的 10%。

图 2-22　D-K-S 加双向 Glenn 分流术

3.双向Glenn手术　根据解剖畸形,可行右上腔静脉-右肺动脉和(或)左上腔静脉-左肺动脉（如有且必要）吻合。吻合口用可吸收的线（PDS）缝合较好,并且吻合口应尽可能大,必要时可用心包补片以扩大吻合口,以尽可能避免吻合口可能的狭窄。如果需要在左侧行吻合,应尽能去除PDA周围的血管,用心包片修补缺损后再做左上腔静脉-左肺动脉的吻合。上腔静脉的近心端用Prolene线连续缝合关闭。

4.Fontan术　手术虽不如分隔术之更近于正常解剖状态,但可减少施行分隔手术所带来的并发症。其手术要点为切开右心房,关闭房间隔及右侧房室孔（可用聚四氟乙烯或涤纶织片）,切断肺动脉干起始部,近心端予以缝闭,然后将右心房与肺动脉干直接吻合或做外通道吻合。

5.全腔静脉-肺动脉连接术　即闭合肺动脉,缝合其近心端;切断上腔静脉,其远端与右肺动脉吻合,心房内补片使上下腔静脉连通后将上腔静脉近心端与主肺动脉远心端或靠近主肺动脉的右肺动脉吻合。可在心房内挡板上打孔,直径＜5mm,虽术后血氧饱和度有一定的下降（＜5%～10%）,但有利于度过围术期。此小孔一般没有血流动力学意义。如必要,以后可行伞堵（图2-23）。

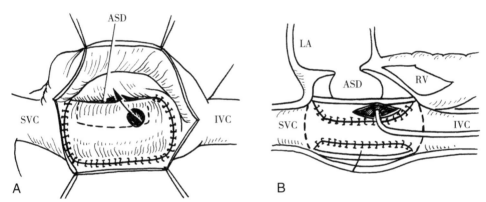

图2-23　改良Fontan术,先期保留心房内补片小侧孔,后期再行导管小侧孔伞堵

ASD.房间隔缺损；SVC.上腔静脉；IVC.下腔静脉；LA.左心房；RV.右心室

Fontan术后,中心静脉压应注意控制在2.0～2.4kPa（15～18mmHg）（过高会导致腹水和胸腔积液）,机械通气要大潮气量、短吸气相,避免使用PEEP,病情稳定后早期拔除气管插管。注意大量胶体的补充。术中可在双侧胸腔留置引流管。

6.单心室矫治手术死亡率与手术方式和合并畸形密切相关　心室分隔重建术的手术死亡率为16%～40%,改良Fontan手术死亡率为5.9%～28.6%,全腔静脉-肺动脉连接术手术死亡率较低。

四、完全性大动脉转位

（1）占先天性心脏病的7%～9%,发绀型先天性心脏病占第2位。完全性大动脉转位主要表现为主动脉发自解剖右心室,肺动脉发自解剖左心室的动脉错位畸形。90%病例有主动脉瓣下圆锥肌,肺动脉瓣下无圆肌而与二尖瓣有纤维连续。绝大多数患者主动脉位于肺动脉的右前方，少数位于肺动脉正前或左前方。心房与心室连接大多正常。常见两大合并畸形，包括室间隔缺损（20%～30%）和左心室流出道狭窄（10%）。心脏内传导系统的分布基本正常。

（2）冠状动脉的起始和分布在此畸形中变化多样，对于解剖矫治手术（如 Switch 或 Rastelli 术）十分重要（图 2-24）。

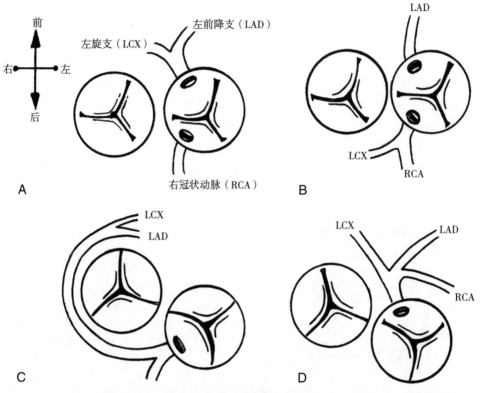

图 2-24 冠状动脉起始和分布

A. 左冠状动脉发自主动脉根部左前方冠状窦内，右冠状动脉发自右方毗邻的冠状窦内，此类型约占 65%；B. 左旋支作为分支发自右后方的右冠状动脉，走行于肺动脉的后方供应左侧房室沟；前降支单独发自左前方冠状窦。此型约占 20%；C. 单独右冠状动脉开口，分出右冠状动脉、左旋支和左前降支，此型约占 45%；D. 单独左冠状动脉开口，分出左旋支 . 前降支和右冠状动脉，此型约占 1.5%

（3）患儿的生存取决于体、肺循环血流通过室间隔缺、房间隔缺损或未闭动脉导管等交通的双向分流程度，若无分流存在，患儿多在出生后第 1 天死亡。任何使肺内血流量降低（如肺动脉狭窄、动脉导管的闭合）和（或）分流进入体循环血流量的减少（如房间隔缺损过小、功能右心室容量过负荷）等因素均可产生严重的低氧血症、发绀、酸中毒，导致患儿的死亡。左心室承担的是低负荷的肺循环，则收缩力较正常明显降低。

（4）大动脉转位患儿自然生存率出生后第 1 个月约 50%，12 个月内仅约 10%，则 50% 以上患儿需在出生后第 1 个月内手术治疗。

（一）诊断要点

（1）症状：临床严重发绀，自出生即很明显。在合并动脉导管未闭时，由于肺循环血流经此分流入降主动脉可表现上半身发绀重于下半身。除有严重肺动脉狭窄外，通常较少有缺氧发作、喜蹲踞等表现。

（2）体征：随心内合并畸形而异，一般常可听到心前区收缩期杂音。

（3）X线片，心脏阴影扩大常呈蛋形。肺动脉段平直，心底部狭小，肺血多。少数患者因伴有肺动脉狭窄而显示肺血减少。

（4）心电图改变决定于两个并行血循环间的交通，如分流小为右心室肥厚，如分流大则可呈双心室肥厚。

（5）超声心动图见两大血管错位，肺动脉瓣与二尖瓣直接相连，主动脉与右心室间有流出道。

（6）心血管造影及心导管对明确诊断十分重要。要进行两心室的选择性造影，最好能有冠状动脉显影，包括后前位和侧位，心导管要明确肺血管压力和阻力及心内分流，婴幼儿在行此检查时可酌情同时做气囊房间隔成形术。

（二）手术概要

1. 概述　婴幼儿出生后即有严重发绀，或并发充血性心力衰竭，应首先考虑本病，应边进行紧急治疗，边准备进行心导管及心血管造影检查。检查中，为缓解症状，可行球囊房间隔成形术（balloon atrial septostomy，BAS）。但现在强调一旦诊断应尽早手术。一般2周以内的新生儿可一期手术。主要根据超声心动图四腔水平室间隔的位置和术中左右心室测压的结果决定是一期手术，还是二期手术。

2. 姑息性手术

（1）增加房内分流：如BAS及Blalock–Hanlen房间隔造口术，均适用于发绀缺氧严重，心内代偿性分流不够的患儿。目前不常用。

（2）肺动脉环缩术（肺动脉Banding）：对TGA伴肺血增多及肺动脉高压患者如TGA+VSD，为阻止肺动脉高压继续进展及防止肺血管病变，即适用本手术，为以后行根治手术创造条件。目前更多应用于分期手术的第一次手术。即当术中测压左心室压力较低时，行此手术，以使左心室压/右心室压>0.75，以便锻炼左心室，为下次行根治手术创造条件。

（3）体–肺分流术：目前较多应用于分期手术的第一次手术，当行肺动脉束带术后，如血氧饱和度较低，可同时加此手术，以利动脉血氧饱和度的提高。另外，如TGA合并严重肺动脉狭窄，也可采用本手术类的某种术式，最常用的是Blalock手术，以促进肺动脉的发育。

3. 矫正性手术　现在应用较少。

房内改道手术

（1）Mustard术：主要是切除房间隔，利用自体心包或人造补片在心房内补片使上下腔静脉血液在补片后方经二尖瓣进入（解剖）左心室，再经肺动脉入肺循环；而肺静脉血液在补片前方经三尖瓣入右心室，再经主动脉入体循环，从而达到血流动力学的矫正。手术围术期死亡率约为3.6%，但晚期并发症高（10年约50%），主要包括解剖右心室功能不全、心律失常、体肺静脉系统阻塞和三尖瓣关闭不全（图2-25）。

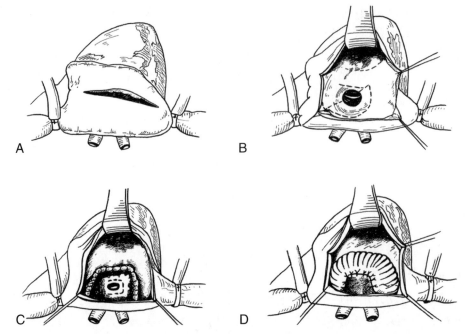

图 2-25　Mustard 术

A. 右心房切口；B. 房间隔切除； C. 房间隔切除缘连续缝合开放冠状窦口后壁冠状窦血流入左心房；
D. 人工补片使肺静脉血在补片前方经三尖瓣口入右心室，上下腔静脉血在补片后经二尖瓣入左心室

（2）Senning 术：利用自体右心房游离壁下半部形成上下腔静脉血液汇集管道。使体静脉血经房间隔缺损进入左心房，左心室和肺动脉；同时在左心房内缝置补片。使肺静脉血液在补片后方，经过右侧房间沟的左心房切口引出，进入由右侧心包组织与右心房游离壁上半部吻合形成的腔道，转入三尖瓣和右心室入体循环。手术围术期死亡率为 4.6%～ 10%，晚期并发症与 Mustard 术相似（图 2-26）。可减少 Mustard 手术后腔静脉梗阻及房性心律失常的发生率。但术后顽固性心律失常及腔静脉梗阻率的发生率仍较高。

（3）目前有医师做上腔静脉 - 右肺动脉吻合加下腔静脉的使用自体心包 / 牛心包的 Mustard，有助于减少术后心律失常和静脉梗阻的发生。现已倾向做以大动脉调转术（Switch 术）为代表的动脉水平的矫治。

4.Switch 术（ASO）　手术适应证是 TGA 无左心室流出道狭窄的患儿。不伴有室间隔缺损的年龄在 2 周内应手术防止左心室退化，有室间隔缺损的最好 6 个月内手术。主要原则是在主动脉和肺动脉根部水平互换位置重建左心室与主动脉、右心室与肺动脉的正常解剖关系，并移植冠状动脉。新生儿围术期死亡率约在 5% 以下，2 年生存率及非二次手术率约为 90%。

此手术是通过大动脉水平的转换（arterial switch）及采用 Lecompte 手法将肺动脉移到新的主动脉前方做大动脉调转，使左心室 - 主动脉、右心室 - 肺动脉相连，并通过冠状动脉移植实现病理生理与病理解剖的彻底矫正。最适合于出生 2 ～ 4 周的婴幼儿，因此时患儿左心室条件对本手术实施有较好适应。合并室间隔缺损时，同时修补，应尽量采用经心房或主肺动脉修补，减少心室切口对心功能的影响。

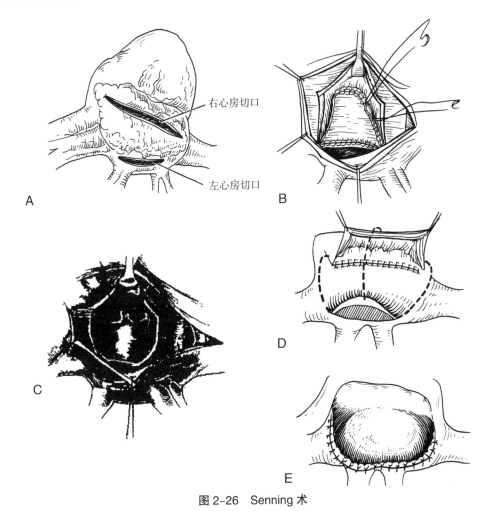

图 2-26 Senning 术

A. 切口；B. 房间隔切除后显露左肺静脉；C. 补片将全部肺静脉开口隔在下方；D. 右心房切口右侧房壁组织瓣向左包绕与房间隔切口左缘对合缝合形成腔静脉血回流通道前壁，静脉血经此入二尖瓣口及左心室，进入肺动脉；E. 右侧心包片向左侧包绕与右心房切口左缘对和缝合，引起左心房切口内肺静脉血向前绕腔静脉通道前入三尖瓣口及右心室、进入主动脉

　　术前做超声心动图时，如有室间隔向左心室偏，预示左心室压力明显低于右心室，同时术中测压示左心室压：右心室压 < 0.5 ：1，则可先做肺动脉束带术，使左心室压为右心室的 75%，必要时加体 – 肺静脉吻合（B–T shunt）以提高动脉血氧饱和度，促使左心室射血阻力增加，锻炼左心室，为日后大动脉转换创造条件。术后每天做床旁超声心动图，了解室间隔情况和左心室心肌质量。一般 5 ～ 7d，室间隔居中和右偏，即可行 Switch 手术。也有术者认为肺动脉束带术术后处理非常困难，只要患儿年龄 6 个月以内，均一期行 Switch 手术，术后加强心脏支持。

　　如患儿年龄较大，有室间隔缺损且合并肺动脉高压，有学者仅行大动脉调转术而保留室间隔缺损，术后死亡率较高，远期疗效有待观察。

　　5.Damus–Stansel–Kaye 术　横断主肺动脉主干使近端与升主动脉行端 – 侧吻合，将左心室血液导入主动脉；右心室切开修补室间隔缺损，以中颈动脉代瓣血管接连心室和横断的主肺动脉远端，将右心室血液导入肺动脉。吻合后由于主动脉内压力增高，使右心室上方的主动脉瓣处于关闭状态。此术式较 Switch 术相对简单，不必移植冠状动脉。缺点是远期可能会有主动脉瓣反流和局部血栓形成，现已少用。

6.Nikaidoh 手术　TGA 合并左心室流出道狭窄，可行此术。即横断连接右心室的旧主动脉，将旧主动脉连同瓣膜和冠状动脉完整从右心室剜出，然后横断与左心室连接的旧的肺动脉，沿左右瓣膜交界处剪开瓣环及左心室流出道室间隔，直达室间隔缺损的上部，以扩大左心室流出道。然后将前面准备好的带瓣的旧主动脉移植到左心室处，形成新的主动脉。修补室间隔缺损，然后将旧的肺动脉远心端与右心室相连，形成新的肺动脉，其前壁缺损可用心包片（可带瓣膜）补（图 2-27）。主动脉移植过程中如冠状动脉张力大，可采用 Switch 手术方法，将 1 个或 2 个冠状动脉做移植。可避免 Rastelli 术后外通道受压及远期更换问题，远期疗效满意。

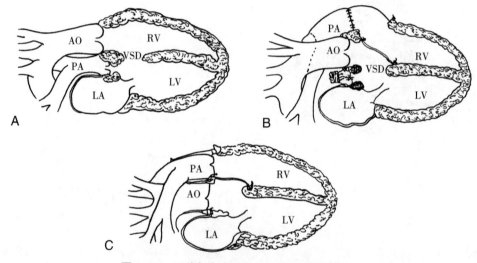

图 2-27　三种复杂先天性心脏病手术示意图

A. TGA+LVOTS；AO. 主动脉；PA. 肺动脉；LA. 左心房；VSD. 室间隔缺损；RV. 右心室；LV. 左心室。
B. Rastelli 手术结果示意图。C. Nikaidoh 手术结果示意图

7.Rastelli 术　主要适用于大血管转位室间隔缺损，伴有左心室流出道狭窄的患儿。方法是利用心内补片使主动脉经扩大的室间隔与左心室交通，闭合主肺动脉端，以同种主或肺动脉带瓣血管管道进行右心室肺动脉外通道移植。

8.放置心房双临时起搏导线和心室双临时起搏导线　大动脉转位手术矫正后，应常规放置心房双临时起搏导线和心室双临时起搏导线，有利手术后心律失常的诊断和治疗。

9.强调早期手术　在可能的条件下，尽早手术。

五、矫正性大动脉转位

矫正性大血管转位可以理解为完全性大血管转位基础上又有心房的反位。即右心房的体静脉血流经过功能三尖瓣（解剖二尖瓣）入左心室到肺动脉，左心房含氧血流经功

能二尖瓣（解剖三尖瓣）到右心室至升主动脉，从而在生理上达到血液循环的生理矫正。

若无合并畸形，患者可无临床症状，在 40 岁以后约 40％病例可出现左侧解剖三尖瓣（功能二尖瓣）的异常，另外约 40％患者可出现完全性房室传导阻滞，平均时间约每患者年率 2％；而且功能左心室（解剖右心室）因长期负担体循环而会逐渐产生进行性心力衰竭。

本病 95％为 SLL 型，即心房正位，心室右祥（右心室位于右侧）和大动脉左转位（主动脉位于肺动脉左侧）；5％为 IDD 型。冠状动脉也呈反位。右侧冠状动脉（左主干）发出前降支、回旋支，左侧冠状动脉（右冠状动脉）发出后降支。80％矫正性大动脉转位合并室间隔缺损，50％合并肺动脉瓣下狭窄，20％合并房间隔缺损。其他合并畸形可有右动脉导管未闭、主动脉缩窄、房室瓣关闭不全、传导阻滞和预激综合征等。有心内结构异常患者其房室瓣功能异常、传导阻滞和心功能不全等症状可以早期出现。

本畸形中传导系统走行异常，特别注意为希氏束（房室束）横过肺动脉流出道前面沿心室游离壁下降，若有室间隔缺损，则沿缺损上缘和前缘之解剖左心室面下行，故修补室间隔缺损时，其前上缘缝合应在解剖右心室面进行。

（一）诊断要点

（1）症状：取决于是否伴有其他心脏畸形。如合并 VSD、PS 等，则有相应的症状。

（2）体征：合并室间隔缺损者在胸骨右缘第 2 肋间闻及收缩期杂音；较大室间隔缺损时患儿早期病程中可有心力衰竭、肺血管阻力增高表现。肺动脉狭窄时患儿有发绀。

产生房室传导阻滞者心动过缓，易有心律失常、阿 – 斯综合征发作等，甚至可突然死亡，应注意及时治疗。

（3）心影左上部升主动脉阴影饱满，正常主动脉结影消失。肺动脉结部位为平直的左位升主动脉，心底部较窄小，左心房常增大。

（4）心电图 QRS 波形与正常相反，即右心前导联出现 Q 波，而左心前导联无 Q 波。房室传导延迟随年龄增长而延长明显。

（5）超声心动图、心导管和心血管造影是判断畸形性质及毗邻关系，确定诊断的重要检查方法。

（二）手术指征

（1）矫正性大动脉转位无合并畸形时不需手术治疗。

（2）合并肺动脉狭窄需行心外管道移植患儿应在 5 岁以后手术，以便获得良好的远期效果。

（3）合并室间隔缺损和严重肺动脉狭窄，出现进行性发绀，动脉血氧分压＜ 10.6kPa（80mmHg），血红蛋白增高时可先行改良 B–T 分流术，以后根据病情及年龄再行进一步矫治。

（4）解剖矫治手术适应证：两个心室和半月瓣无解剖梗阻；心室比例平衡（右心室容积大于 75％左心室容积）；两心室能够分割，无房室瓣骑跨，形态左心室压力大于 75％右心室压力，且功能良好；冠状动脉可移植。

（三）手术概要

（1）室间隔缺损修补重要的问题是易产生传导束损伤，发生率可达 10％～

40％。希氏束通常位于缺损前上方，手术时切口通常可以在心房或主动脉根部进行，补片前上缘的缝线要置于缺损的解剖右心室一侧，后下缘缝于解剖左心室面（图2-28）。

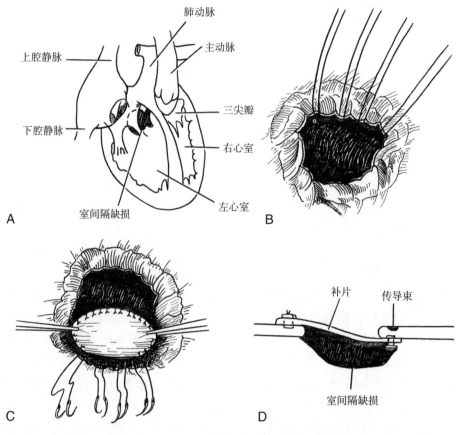

图2-28　矫正性大动脉转位室间隔缺损的修补

（2）肺动脉瓣下狭窄矫治时，由于毗邻传导束和房室瓣，直接疏通易产生两者创伤；可采用Rastelli术式，即补片修补室间隔缺损至肺动脉根部，继而横断肺动脉，闭合近端，采用同种动脉或人工材料管道移植连接主肺动脉远端和解剖左心室（图2-29）。也可采用Double Switch术。

（3）Double Switch术（双Switch术）：传统的室间隔缺损修补，使患者仍是以解剖右心室负荷体循环和解剖左心室负荷肺循环，远期出现前者功能不全和房室传导阻滞，Double Switch术，能获得较好远期疗效（图2-30）。主要方法包括：①右心房切口，切开房间隔施行Senning术或Mustard术或上腔静脉的Glenn＋下腔静脉的心包片的Mustard术；②做Switch（见前文）；③Rastelli术，解剖右心室切口，补片修补室间隔缺损并将主动脉隔入解剖左心室；闭合肺动脉瓣，以同种动脉管道建立解剖右心室与主肺动脉的连接。

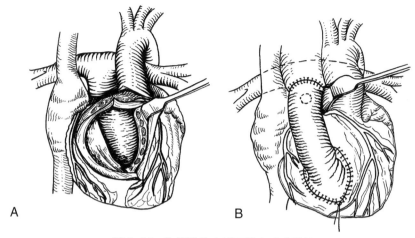

图 2-29 外管道治疗矫正性大动脉转位

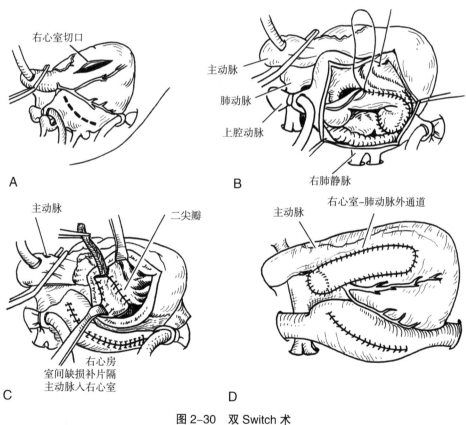

图 2-30 双 Switch 术

（4）矫正性大血管转位合并畸形矫治的手术死亡率约为 10%，死亡原因主要为传导阻滞和心力衰竭。术后 15 年的远期生存率为 50%～ 80%，取决于右心室和三尖瓣的功能状态。8 年再手术率约为 40%，主要包括瓣膜置换、安放起搏器、更换外通道等。

六、完全性肺静脉异位引流

（1）完全性肺静脉异位引流是指左、右全部肺静脉与左心房均不相通，而是直接或间接与右心房相通，使肺静脉的血液进入右心房，形成左向右分流。占先天性心脏病的 2%～5%。表现为肺静脉血液汇集通过一个共同静脉干回流于体循环静脉系统的畸形。

（2）此类患者均伴有房间隔缺损，也可伴有动脉导管未闭。右心房明显扩大是临床上的一个体征之一。

（3）房间隔缺损较小或共同静脉干有狭窄（主要可见于心上型和心下型）可产生患儿肺充血、水肿、发绀及低氧血症明显加剧。

（4）根据肺静脉异位引流途径不同，分为以下几种。①心上型：左、右肺静脉汇合于心后形成总干不与左心房相通，肺静脉血流经左侧上行的垂直静脉，通过左无名静脉入右上腔静脉而后进入右心房，部分血流再通过房间隔缺损入左心房，此型最常见。约占 45%。②心内型：两侧肺静脉汇集于共同肺静脉直接进入冠状静脉窦达右心房，冠状静脉窦明显扩张。此型比率约为 35%。③心下型：左、右肺静脉与下行静脉相通、肺静脉血流进入门静脉系统，再由下腔静脉回流至右心房，部分血流通过房间隔缺损入左心房。此型较少见。约占 15%，其发生异位静脉干血管狭窄的比率最高。④混合型：为上 3 种类型的混合搭配，更为罕见，仅占 5%。

（5）本病自然生存率与有无肺静脉回流梗阻和肺动脉高压程度有关。伴有肺静脉梗阻的患者在出生后几天内就可出现严重的发绀和充血性心力衰竭。伴有肺动脉高压的患者一般出生后 6 个月发生心力衰竭。

（一）诊断要点

（1）多数患者有发绀，发育迟缓，因右心室肥大而使心前区隆起。胸骨左缘可闻及收缩期杂音，P2 亢进。

（2）X 线显示肺血多，肺静脉淤血，肺动脉段突出，心上型患者由于扩大的垂直静脉使心影呈 "8" 字形特征。在房间隔缺损不大或心下型患者，肺静脉淤血尤为突出。有梗阻者，肺野有弥漫的斑点网状阴影，由肺门向周围放射，心缘常被浓密阴影所模糊；肺野上部的肺静脉影增粗，下部外围可见扩张的淋巴管影（Kerley B 线）。

（3）心电图示右心室肥厚或 RBBB。

（4）超声心动图可探查出患儿肺静脉开口情况，并有助于了解心功能。

（5）鉴别诊断：弥散性肺炎、胎儿肺水潴留、胎粪吸入、心肌炎、二尖瓣狭窄等。

（二）手术概要

（1）手术指征：本病随年龄增长会引起肺动脉高压或肺静脉梗阻性肺血管病变，故一旦确诊，尽快手术。新生儿和婴儿如并发肺炎，心力衰竭，可以在抗炎和纠正心力衰竭的同时行急诊手术。

（2）不可逆性肺血管病变，全肺阻力 / 体循环阻力＞0.75，不适宜常规手术治疗。

（3）房间隔缺损小、右心房压力明显高于左心房，要先施行球囊房间隔缺损扩大术，增加左心回流，促进左心发育。

（4）手术宜在低温体外循环下进行，婴幼儿亦可在深低温停循环技术下进行手术。基本原则是切断肺静脉和右心房的异常连接，重建肺静脉和左心房的连接并使它们的交通口足够大，闭合房水平分流。手术的关键是要使吻合口和左心房有足够大小。

（5）心上型：手术入路有 3 种。①心上途径：在左心房顶部将肺静脉共同腔与左心房顶部和部分心耳部用 PDS 线吻合。②心内途径：是将左心房后壁横切开直到左心耳处，必要时左心耳可部分剪开，有时左心房右侧需切至右上、下肺静脉入口之间，然后用 5-0Prolene 线（大年龄患儿）和 PDS 线（小年龄患儿）将肺静脉总干及左心房切口吻合，吻合径不宜小于 3.5 ～ 4cm。③心后途径：将心尖抬起，从心脏后面做吻合。目前最后的手术途径使用较少。

（6）心内型：矫正术的主要手段是切开右心房，显露扩大的冠状静脉窦开口，如开口欠大需剪开窦上侧与肺静脉的间隔，或剪开冠状静脉窦和房间隔缺损之间组织（注意避开传导束），以达到足够肺静脉回流口径，以补片修补房间隔缺损时将冠状静脉窦开口隔入左心房，矫正异位回流（图 2-31）。

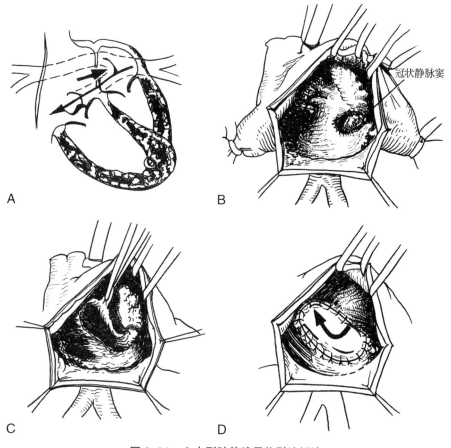

图 2-31　心内型肺静脉异位引流矫治

（7）心下型：病例畸形变异较大，肺静脉干与左心房的沟通需视解剖情况而个别设计。但仍遵守 TAPVC 手术纠治的基本原则。矫正术的基本点是托起心脏，切开后侧心包腹壁层，在膈肌水平结扎异常下行的静脉干，行左心房后壁（切口要延长至左心耳）与共同静脉干吻合。为防止术后吻合口再狭窄，目前多采用"无线"（sutureless）缝合术。

（8）完全性肺静脉异位引流手术矫正效果较好，围术期死亡率＜10％，术后常见死因：急性/亚急性心力衰竭和肺动脉高压危象。主要与患儿年龄过小、共同静脉左心房吻合口较小或有肺内静脉狭窄等因素有关。术后肺静脉系狭窄发生率为5％～15％，如为吻合口狭窄必须再次手术治疗。

（9）术后肺动脉压和肺阻力在早期仍然较高，应注意对症处理，使用PGE、PGI、NO吸入及瑞莫杜林静脉应用等靶向药物降低肺动脉高压。

七、共同动脉干

（一）病理特点

1. 共同动脉干　亦称永存动脉干，表现为体、肺和冠状动脉循环血流均由发自心脏底部、骑跨于两心室之上的单根动脉提供的先天心脏畸形。本病为体肺循环混合血流，动脉血氧饱和度主要取决于肺循环血量和肺血管阻力，通常为85％～90％。

共同动脉干半月瓣环与二尖瓣环的纤维连续正常，其瓣叶65％为三叶，25％为四叶，5％为二叶，另5％为五或六叶，常伴有瓣叶反流。发病率占先天性心脏病的0.4％～4.0％。

约96％的病例合并室间隔缺损，10％～20％伴有主动脉峡部缩窄或B型动脉弓离断，约50％伴冠状动脉分布异常。

2. 分型

（1）Collett/Edwards分类法（图2-32）

Ⅰ型：主动脉和肺动脉干均从动脉干上发出。

Ⅱ型：左、右肺动脉均从动脉干背侧邻近部位发出，且开口很近，几乎成一个开口。

Ⅲ型：左、右肺动脉分别从动脉干两侧壁发出。

Ⅳ型：肺动脉缺如，由支气管动脉供血到两肺。

（2）Calderl分类法

Ⅰ型：左右肺动脉通过一个共同的肺动脉干起于共干。

亚型A：肺动脉无狭窄；亚型B：肺动脉狭窄。

Ⅱ型：左、右肺动脉分别从永存动脉干发出。临床上Ⅰ、Ⅱ型有时不易区别。

亚型A：肺动脉无狭窄；亚型B：肺动脉狭窄。

Ⅲ型：只有一侧肺动脉从永存动脉干发出，另一侧肺动脉缺如，肺血由迷走肺动脉供给。

根据左肺动脉或右肺动脉起源于主动脉不同部位分为A、B、C、D 4种亚型。

Ⅳ型：没有肺动脉从永存动脉干发出，即肺动脉缺如，由迷走肺动脉供血到两肺。

根据左肺动脉和（或）右肺动脉起源于主动脉弓/支气管动脉分为A、B、C、D 4种亚型。

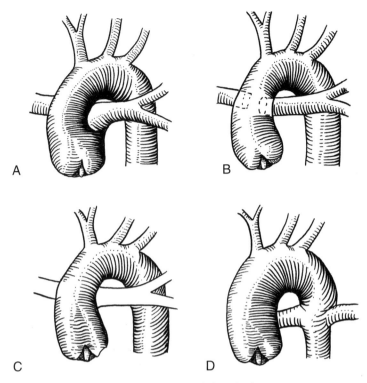

图 2-32　共同动脉干分型

A.共同动脉干Ⅰ型（肺动脉呈一较短的主干发自共同动脉干左侧起始处）；B.共同动脉干Ⅱ型（左右肺动脉在共同动脉干后壁相邻位置分别发出）；C.共同动脉干Ⅲ型（左右肺动脉在共同动脉干两侧相同或不同水平分别发出）；D.共同动脉干Ⅳ型（肺动脉缺如，肺循环由发自降主动脉的支气管动脉或未闭动脉导管提供，此型又称假性动脉干）

（3）患儿早期即可发生肺血管不可逆性阻塞性病理改变。出生后死亡率第 1 个月约 50%、3 个月 70%，1 年内约 80%。6 个月前死亡原因主要是充血性心力衰竭，1 岁后肺血管阻塞性病变则是重要致死因素。

（二）诊断要点

（1）90%患儿出生后 3 个月内出现充血性心力衰竭、肺部感染、体重不增加等症状；如有肺动脉狭窄或肺血管阻塞性病变则发绀显著，反之则发绀较轻而呼吸困难明显。

（2）患儿发绀、杵状指（趾）；肺动脉瓣区单一的第二心音，胸骨左缘第 3、第 4 肋间粗糙收缩期杂音。

（3）心电图：常显示双心室肥厚。

（4）X 线心脏远达平片：肺纹理增多或减少，双心室增大，以左心室为主，左心腰凹陷，主动脉阴影增宽。约 20%患者为右位主动脉弓。Ⅳ型者肺门影小，肺内可见侧支环影。

（5）超声心动图示单根大血管干骑跨于室间隔，半月瓣只有一个，且常增厚和发育障碍；左心明显扩大，有高位室间隔缺损。二维超声心动图检查：动脉干骑跨于室间隔缺损上方，无右心室流出道及单独肺动脉。肺动脉发自动脉干。

（6）心导管和心血管造影，右心导管由右心室或经室间隔缺损到动脉干，不能直接进入肺动脉，右心室和左心室内压力与动脉干压力相等。造影见造影剂注入右心室可显示动脉总干瓣下的室间隔缺损，扩大的左和右心室，永存动脉干及肺动脉在动脉总干上的起源，根据起源不同，可将本病归入不同的类型。

（7）心脏大血管 CAT：明确肺动脉的起源，确定共干分型，进一步了解体肺侧支血管的分布。

（三）手术概要

（1）本病一经确诊后，无论其年龄、体重大小均应早期手术纠正，通常手术治疗在婴儿期 1～6 个月施行。如患儿有心力衰竭要在积极治疗心力衰竭后立即行手术治疗。

（2）体质极差，肺血流量过大，无条件做根治术的婴幼儿可以采用姑息性手术——肺动脉束带术。

（3）条件稍好的患者宜采用根治性手术：目前认为，Ⅳ型永存动脉干尚无理想根治性手术。可先行肺动脉融合术（会聚手术）。Ⅰ、Ⅱ、Ⅲ型可以通过以下步骤进行根治：①补片闭合室间隔缺损，使共同的动脉干单独与左心室相通；②分离出肺动脉，重建右心室至肺动脉血流（图 2-33）。根据肺动脉在永存共同动脉干上的起源方式可选择不同的手术方式。

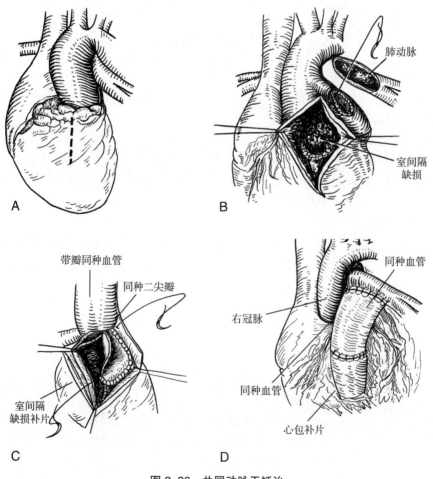

图 2-33　共同动脉干矫治

Ⅰ型：将肺动脉于动脉干起始处切断，切断时应注意与之相邻的左冠状动脉开口，缝合动脉干切口，用带瓣外通道行肺动脉与右心室通道的重建。也可直接将肺动脉主干与右心室流出道直接相接，如前壁缺损，可用心包片修补。

Ⅱ型：将左右肺动脉起始部分别或共同自永存共同动脉干上切除游离，动脉干缺损行补片闭合术，右心室与肺动脉间行 Rastelli 手术。也可充分游离左右肺动脉，将其断端先部分吻合，采用 Lecompte 手法，将肺动脉移到主动脉前方，然后将肺动脉与右心室流出道直接相接，前壁缺损部分可用心包片修补。

Ⅲ型：原理同Ⅱ型手术。尽量找出迷走肺动脉，Rastelli 手术采用带分叉外通道，接肺动脉于右心室流出道之上。

（4）对于有共同动脉干瓣膜功能异常时，则在手术中在共同动脉干根部同时进行同种带瓣牛颈静脉或心包代瓣管道血管的的根部置换术和冠脉移植术，术中可以利用同种主动脉血管的二尖瓣前叶进行室间隔修补（图 2-34）。

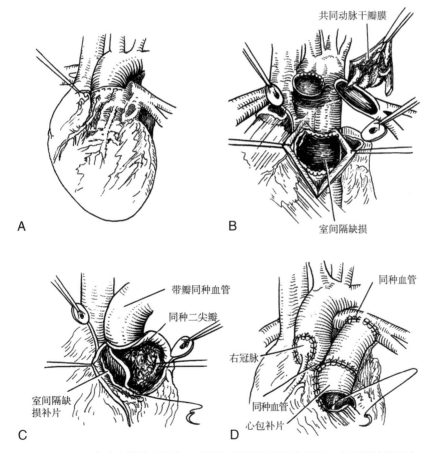

图 2-34 同种动脉带瓣血管主动脉根部置换及共同动脉干、室间隔缺损矫治

（5）围术期死亡率为 8%～30%。术后应防止肺动脉高压危象的发生。死亡原因大多是急性心力衰竭和肺动脉高压危象。死亡与合并主动脉狭部缩窄，主动脉弓离断、患儿年龄、共同动脉干瓣膜功能、肺血管阻力及有无冠状动脉异常等多因素有关。

晚期死亡率约 9%；一般术后 2～4 年可能需要再次手术更换新的直径较大的心脏外管道，以适应生长发育的需要。

八、左心发育不良综合征

（一）病理特点

（1）左心发育不良综合征（hypoplastic left heart syndrome，HLHS）并无严格界限，因其左心系统有较多复合畸形，但通常指患儿主动脉闭锁或严重狭窄，升主动脉和弓发育不良，严重二尖瓣狭窄和发育不全或闭锁，同时伴有发育不全的小的左心室。本病占先天性心脏病的 1.4%～3.8%；在三尖瓣闭锁、右心室双出口伴二尖瓣闭锁和单心室等先天性心脏畸形中是较为多见的表现形式。约 60% 的患者伴有二尖瓣狭窄或发育不良，约 40% 有二尖瓣闭锁，左上腔静脉者 2.5%～4.3%，右心室双出口和大动脉关系异常约 10%。目前分为 4 型。

Ⅰ型：主动脉狭窄，二尖瓣狭窄。

Ⅱ型：主动脉闭锁，二尖瓣闭锁。

Ⅲ型：主动脉闭锁，二尖瓣狭窄。

Ⅳ型：主动脉狭窄，二尖瓣闭锁。

（2）本综合征患儿右心房、右心室、主肺动脉、三尖瓣环均明显扩张；上、下腔静脉与右心房解剖连续正常，肺静脉与左心房连接亦正常；右肺动脉通常位于距肺动脉瓣环较远的主肺动脉后壁发出，多有较大的卵圆孔未闭或原发性房间隔缺损。冠状动脉起始与分布正常。

（3）患儿左心房有氧血液必须经房间隔缺损与体静脉血液混合，然后经右心室、肺动脉和未闭的动脉导管进入主动脉。因此，心房水平的分流和动脉导管通畅是患儿的基本生存条件。体、肺循环阻力相互平衡点的改变决定了体、肺循环各自血流量的多少。增加肺循环血流量可改善体内氧合状况，但却导致体循环血流量减少；反之提高肺循环阻力虽可增加体循环血流量，却使肺循环血流量减少而易引起低氧血症。

（二）诊断要点

（1）出生后 1～2d 出现呼吸困难及窘迫。

（2）心动过速、发绀、胸骨左缘闻及收缩期杂音，心尖部闻及舒张期杂音及肝增大是常见临床表现。

（3）X 线胸片：心脏略大，肺血多。

（4）心电图以右心房扩大和右心室肥厚为主。

（5）超声心动图可明确左心发育不良的解剖病理待征，是重要的检查和诊断方法。

（6）心导管：尽量避免，以免刺激 PDA，导致不良后果。

（三）手术指征

（1）对于严重三尖瓣或肺动脉瓣关闭不全、右心室功能不全、多脏器功能衰竭、严重染色体异常畸形等除外，左心发育不良综合征诊断确定均应手术治疗。

（2）术前注意尽量保持 PDA 通畅，术前应用前列腺素 E_1（PGE_1）保持动脉导管通畅，硝普钠静脉滴注减少体循环阻力，吸入气体中加入 $1\% \sim 4\%$ CO_2 提高肺循环阻力等治疗维持体 – 肺循环血流比，避免吸高浓度氧或纯氧，但也应避免低氧血症，注意纠正代谢性酸中毒，注意其他对症处理。

（四）手术概要

即 Norwood 手术。过去分 2 期手术，Ⅰ 期为解除主动脉梗阻，保证右心室供血至全身；Ⅱ 期为 Fontan 或全腔静脉 – 肺动脉吻合术。现在一般在 Ⅰ、Ⅱ 期之间插入半 Fontan 手术或双向 Glenn 手术，以右心室功能锻炼为主。

（1）一期手术通常在新生儿期施行，手术方法同时包括 3 个方面：①进行房间隔切开或卵圆孔扩大，保证心房水平的良好交通；②采用改良 B–T 分流术，提供一个适量的肺循环流量；③成形主动脉，建立以主动脉为基础的体循环体系，促进主动脉发育，为后期 Fontan 术打下基础。

Norwood 术基本操作包括：①横断主肺动脉分叉部，缝闭远端切口；②缝扎动脉导管；③纵行切开发育不良的升主动脉及主动脉弓，用同种动脉壁补片与升主动脉、主动脉弓、主肺动脉近端后壁吻合连接，共同形成扩大的主动脉后壁，解除主动脉的梗阻；④体 – 肺动脉分流：再以同种动脉壁补片与主肺动脉近端前壁一同形成扩大的主动脉前壁，从而借助主肺动脉近端和同种动脉壁补片完成主动脉成形和建立主动脉为基础的体循环（图 2–35）；⑤对于升主动脉发育严重不良时，也可采用同种主动脉血管直接使主肺动脉近端与主动脉弓连接。

（2）二期手术通常在一期手术后 6 ～ 12 个月时进行。采用深低温停循环方法，行双向 Glenn 或半 Fontan 术。基本步骤为：①闭合 B–T 分流；②双向 Glenn，肺动脉切口扩大后与上腔静脉吻合；③或施行半 Fontan 术，即将右肺动脉和右心房上腔静脉做侧 – 侧吻合，同时补片封闭右心房 – 肺动脉的通道。并保留房间隔缺损，使上腔静脉血入肺动脉，下腔静脉血入体循环，以改善心室顺应性，降低容量过负荷，继续维持肺内血管发育（图 2–36）。

（3）三期手术即改良 Fontan 术可在二期手术 6 个月后施行。如 Ⅱ 期行双向 Glenn，可先做右心房 – 肺动脉吻合，然后做右心房内板障；或在二期 Hemi–Fontan 术基础上，将封闭右心房 – 肺动脉补片切开，扩大，开发右心房 – 肺动脉通道，再做右心房内板障。心房内补片使下腔静脉血上行在补片右侧经上腔静脉近端与右肺动脉的吻合口入肺循环；而左心房有氧血经房间隔缺损在右心房内补片左侧入右心室，经改建的主动脉入体循环（图 2–37）。必要时，心房内板障打孔（见前文）。

Norwood 术后体肺循环血量取决于体、肺循环两者间阻力的平衡程度。

术后早期肺循环阻力升高使肺血流下降，可产生低氧血症，呼吸机应维持轻度呼吸性碱中毒环境 [PCO_2 $2.7 \sim 4.0$ kPa（$20 \sim 30$mmHg），pH $7.5 \sim 7.6$]，如 $PO_2 < 4.0$kPa（30mmHg）要提高 FiO_2 水平。肺循环阻力下降，肺血流增加，但会使体循环阻力上升，心排血量减少，引起少尿、心肌缺血、代谢性酸中毒，甚至心搏骤停。因此肺循环阻力和肺血流量控制必须适当。一般以动脉血氧饱和度（SaO_2）维持 $75\% \sim 82\%$ 为佳，高于此值提示肺循环血量过多，会产生体循环血量不足。当 $PO_2 > 6.7$kPa（50mmHg），

$SaO_2 > 85\%$ 时应提高肺血管阻力，降低肺血流量，减低 FiO_2 水平；也可适量通入 CO_2 气，使 PCO_2 升至 5.3kPa（40mmHg），避免碱中毒发生。

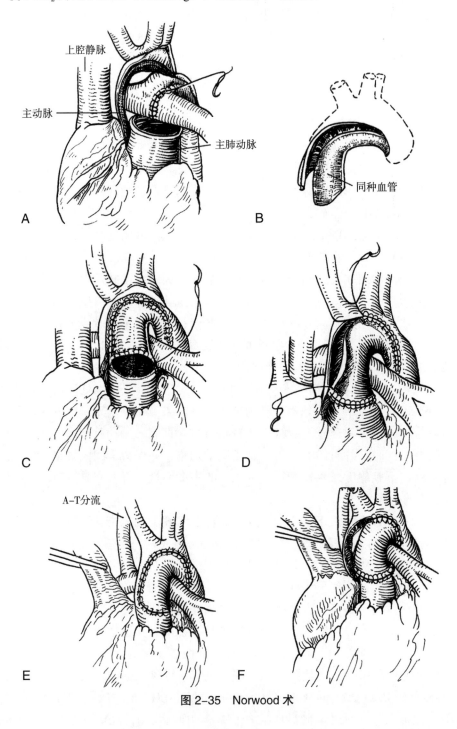

图 2-35　Norwood 术

　　Norwood 术后右心功能不全主要为容量或压力过负荷所致，常伴三尖瓣关闭不全，如使用正性肌力药物反而会加剧症状，应以利尿药和调整肺、体循环阻力平衡进行治疗。

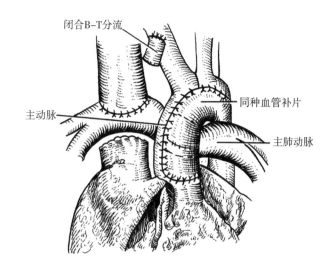

图 2-36 左心发育不良综合征二期矫治

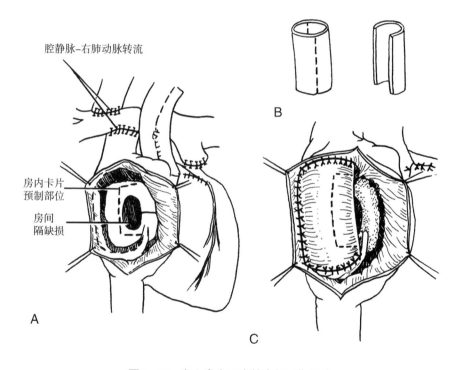

图 2-37 左心发育不良综合征三期矫治

Norwood 术中如房间隔缺损不够大，会产生肺静脉压力升高，要注意避免。术后如有房间隔缺损过小，可用心导管气囊扩大。

术后注意降低体循环阻力，适当提高肺循环阻力，必要时吸入少量二氧化碳（1%～4%）。死亡与肺动脉扭曲，心房内分隔技术和体外循环时间有关。晚期并发症主要是三尖瓣和肺动脉瓣功能异常。

（4）心脏移植。

（5）先做 Norwood Ⅰ期手术，然后根据病情，注意参考心功能指标，决定选择 Norwood Ⅱ期／Ⅲ期或心脏移植。

（6）左心发育不良综合征矫治术总体围术期死亡率为 $10\%\sim41\%$，有报道可高达 54%。因此若条件允许，此类畸形通常也可考虑行心脏移植。

第三章

心脏外科围术期基本管理

第一节　术前注意事项

对拟行心脏外科手术的患者 , 正确和全面的疾病诊断，合理有效的术前治疗，是制订妥善的手术方案，保证手术安全，争取较好治疗效果的基本前提。除常规治疗及检查外，根据心外科的特殊性应注意以下方面的问题。

一、病史和体检

1. 凝血机制、抗凝药物用药史　病程较长的心脏病患者，患者有酗酒史或其他原因产生的肝功能异常，住院前仍在服用诸如阿司匹林、华法林等抗凝药物，合并有血液系统疾病等，这些问题的明确对于正确判断患者围术期出血可能性及采取适当处理十分重要。术前应相应调整肝脏功能，治疗血液性异常。术前根据指南调整或停用抗凝药物。

2. 吸烟史和肺功能　吸烟患者术后呼吸系统并发症可达非吸烟患者的 4 倍，术前应至少戒烟 2 周以上。长期心脏病史尤其是瓣膜病变、慢性呼吸道病变产生阻塞性肺疾病（用力呼气一秒量＜ 1.0L）、肺循环高压、高龄、肥胖等患者，术前应进行肺功能检查及进行呼吸锻炼、咳嗽训练，预防及治疗肺部感染。术后要重视此类患者呼吸机脱管指征。

3. 糖尿病病史　应根据患者病情制订适宜的围术期糖尿病治疗方案，包括饮食疗法，如何调整糖的摄入，胰岛素应用剂量，血、尿糖水平测定。此类患者采用双侧乳内动脉旁路移植会明显增加术后胸骨感染可能性，应为相对禁忌。

4. 神经系统检查　术前必要的神经系统检查对于术后早期脑部并发症判断有重要意义。患者短暂性脑缺血发作或脑卒中病史、体检有颈部血管杂音，都是围术期脑卒中产生的重要先兆因素，尤其是颈部血管杂音，很可能提示合并颈动脉狭窄，是脑卒中产生的重要病因。

5. 活动性感染　包括皮肤、尿路、口腔、眼及五官等任何部位的炎症均可能是引起术后感染的感染灶，尤其对于可能采用人工材料植入的手术（如人工瓣膜或血管置换）。可能会引起严重后果。要认真治疗和控制感染后才能进行手术。

6. 上下肢血压　双侧上肢血压不同，可能提示一侧锁骨下动脉狭窄，则为乳内动脉旁路移植手术禁忌；下肢血压低，股、足背动脉细弱，要考虑大动脉病变的可能（如夹层动脉瘤），而为主动脉内气囊反搏术禁忌。另外，注意冠状动脉旁路移植术患者下肢大隐静脉情况，以便确立术中静脉桥选取部位。

7. 消化道出血病史　人工瓣膜置换术患者考虑术后仍可能有消化道溃疡时，应警惕术后因抗凝治疗引起出血的可能性，并做相应预防性处理。

8. 营养状态　患者术前营养状态与术后呼吸道并发症、伤口愈合不良、术后感染发生率等明显相关，要注意加强术前的营养支持。

二、辅助治疗

（1）年龄＞50岁或冠心病危险因素者，术前均应常规施行冠状动脉CT或造影检查。

（2）瓣膜或大血管病变仍有诊断疑点时（如瓣膜反流量、心房血栓、动脉瘤范围或内膜破裂部位不明等）可考虑加行经食管超声心动图检查。

（3）CT和磁共振检查对许多心血管病变有诊断意义，对于再次手术患者、X线胸片检查对于确定心脏与胸骨后关系、固定钢丝情况很重要。必要时准备术前股动脉插管。

（4）缩窄性心包炎患者术前应行右心导管和周围静脉压测定，有利于明确手术指征，预计术后效果。

三、术前用药

（1）术前应用抗心绞痛和抗高血压药物应持续应用至手术当日，有利于手术麻醉的平稳过渡。

（2）利尿药可酌情应用至手术前一晚上，伴低钾患者术前麻醉诱导前，在手术室建立中心静脉后，可经中心静脉予以适当补充。

（3）心房颤动等患者胺碘酮或美托洛尔等抗心律失常药物术前就可以继续口服，多项研究证实可以预防和降低术后心律失常风险，但应注意酌情减量，以减少其对心脏术中复苏的影响。

（4）必须应用华法林的患者，一般术前3～4d停药，当PT化验低于14s或INR＜1.3时，改为肝素静脉应用直至手术开始前4h。

（5）胰岛素依赖型糖尿病患者，术前尽量调整血糖基本稳定达标，手术日胰岛素可给1/2常规用量。

（6）抗生素主张采用第一、二代头孢类预防，在手术切皮前应用，可有效预防革兰阳性菌感染，手术时间较长时，术中要追加应用1次。青霉素过敏患者，可应用氨基糖苷类或万古霉素。

四、手术危险因素

心脏外科手术前风险评估非常重要，当然也与具体医院和医师的经验相关，欧美国家很多中心采用 EuroScore 和 STS 评估系统，网络就可以简单填写进行评估，应用方便，可以反映手术的大体风险和难度。但因心脏手术的特殊性及各类评估系统尚不完善，比如缺少虚弱指数等指标，因此只能作为临床手术策略的参考。

（1）65 岁以上老年人各脏器功能、代谢效应下降，术后发生各种并发症的可能性较年轻患者明显增加。尤其应该重视肺功能检测和锻炼。

小儿代谢率快，体温控制机制不完善，受环境温度影响大，咳嗽反射差，呼吸肌发育不完善，分泌物易滞留；肾功能尚未发育完全，循环血量稍多，即可导致心力衰竭，而且免疫力差，容易发生感染。

（2）术前营养不良影响抗体产生及抗感染能力，影响伤口愈合，且外周循环渗透压低，容易产生组织水肿，呼吸运动和排痰能力差，术后呼吸道并发症多。过度肥胖（指体重超过正常 15%）者除易合并有动脉硬化和糖尿病外，其呼吸储备减低，脂肪沉积使胸部顺应性下降，易有呼吸困难，通气血流比下降（血流多坠积在活动较差的肺下部，肺部动静脉分流增加），容易发生急性呼吸衰竭。

（3）严重心脏功能不全，包括左心室严重扩大，射血分数（EF）< 30%，大面积陈旧性心肌梗死，或术前心功能需要静脉正性肌力药物支持的患者。术后心脏功能需要积极维护，可能需要心脏辅助装置如 IABP、ECMO 等的应用。

（4）长期心脏疾病产生肝、肾等多脏器功能不全。

（5）合并有糖尿病、高血压、神经系统病变、慢性呼吸道疾病等，使患者对创伤应激能力、抗感染抵抗力下降。

第二节　术后 ICU 基本检测

一、气管插管及呼吸机连接

在全身麻醉心外术后，患者神志清醒前，机械通气是保证机体各脏器组织氧合、血流动力学及内环境稳定、促进各器官功能恢复、平稳度过围术期的重要基础。

（1）呼吸机的基本设定见表 3-1 所示。

表 3-1　呼吸机的设定

项目	数值
潮气量	8 ～ 10ml/kg
呼吸频率	10 ～ 12 次 / 分
FiO_2	初为 0.8 ～ 1.0，血气正常时调至 0.4 ～ 0.5
PEEP（呼气末正压）	0 ～ 0.7kPa（0 ～ 5mmHg）

（2）目前普遍使用的呼吸机以定容式呼吸机为多。呼吸机的潮气量和呼吸频率的乘积为每分通气量，以 100 ～ 120ml/kg 为宜，对于慢性阻塞性肺部疾病患者，可酌情

降低呼吸频率，提高潮气量，使之有足够的呼气时间，减少呼气末气体潴留；而对于限制性肺疾病患者，可酌情降低潮气量，提高呼吸频率，利于维持理想的通气/血流比值。

（3）PEEP对防止肺不张有益，但在右心功能不全、应用有血管扩张剂同时伴有低血容量时，要慎重使用。PEEP可增加心脏负荷。

（4）呼吸机治疗应维持患者 $PaO_2 > 80mmHg$，$SaO_2 > 95\%$，$PaCO_2\ 4.7 \sim 5.3kPa$（$35 \sim 40mmHg$），pH $7.35 \sim 7.45$ 的水平，在此条件下要调整 FiO_2 在 0.4。长时间高浓度给氧，可产生肺泡毛细血管损伤、肺泡萎陷、弹性降低等氧中毒反应。

（5）呼吸机与气管插管连接后，要常规听诊呼吸音，观察胸部运动；每4小时及改变呼吸机设置时要检查血气一次。

（6）呼吸机报警而一时不明原因时，应首先以气囊手动通气，待故障排除后再重新连接呼吸机。

（7）呼吸机机械通气建立后，要常规行床旁X线胸片检查，观察气管插管位置（正常应在胸椎 $2 \sim 4$ 水平）、两肺膨胀情况、胸腔有无气和液体、纵隔影像亮度等。

（8）气管插管内分泌物过多要及时清除，但注意频繁吸引会产生明显的气管内膜损伤。

二、心电图监测

（1）床旁心电图监测通常以标准肢体导联为基础（图3-1）。

（2）患者入监护室后，在常规心电图监测同时，术后早期每日要常规进行标准12导联心电图检查，以获取全面准确的心电图资料。

（3）心表起搏电极。心外手术中在右心房和（或）右心室表面放置心脏临时起搏导线，可有效控制心率，防止由于心动过缓引起的不良后果，减低术后正性肌力药物用量，有利于围术期治疗。

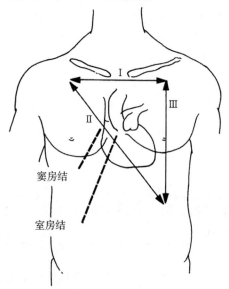

窦房结

室房结

图3-1 心电图导联示意图

三、有创动脉压监测

（1）有创动脉压导管通常置于患者的桡动脉或股动脉，患者血压经连于导管上的压力感受器输入监测仪而显示血压。因此导管所连肢体的位置、导管通畅情况、管路及传感器内空气、仪器零点校对的准确性均影响所测血压。零点是使传感器与大气相通，以大气压力为零而获得。

（2）有创动脉压监测管路要连有肝素液（$1 \sim 2U/ml$）冲洗装置，通常肝素液的输入速率为 $3 \sim 6ml/h$。应随时注意肝素液的入量和监测管路的通畅情况。桡动脉血压导管滞留3d以上，管路血栓形成和感染的概率明显增加。

（3）有创动脉压监测值通常要略高于体表袖带血压测量值，在有创血压监测时应常规定时进行体表袖带血压测量，经常对比观察，有助于准确判定患者血压状态。

（4）有创动脉压监测的撤除，应在患者生命体征平稳、血气正常、拔除气管插管以后进行。

四、中心静脉压监测

（1）中心静脉管通常经颈内静脉、锁骨下静脉或股静脉置入右心房内，具有监测和治疗双重用途。中心静脉压力是了解心功能和血流动力学状态的常用指标，正常值为 0.8～1.2kPa（8～12cmH$_2$O）；中心静脉通路同时又是快速输液、给药、采取血液标本的方便途径。

（2）正常中心静脉压（CVP）波形。a 波，右心房主动收缩形成，位于心电图 P 波根部。c 波，三尖瓣在心室等各收缩期膨入右心房而产生，位于心电图 QRS 波群后。x 波，心房舒张、房压下降。v 波，心房被动充盈，三尖瓣关闭，位于心电图 T 波之后。y 波，三尖瓣开放，右心房血液进入右心室。

（3）某些心脏病理状态下的中心静脉压波形有其待征性改变，可用于临床病理诊断。

（4）采用中心静脉压标尺监测中心静脉压时，标尺零点应与右心房位置处同一水平，因此患者体位改变时要注意纠正零点位置。

五、Swan-Ganz 导管监测

（1）Swan-Ganz 导管可用于监测右心房压、肺动脉压、肺毛细血管楔压（PCWP）、心排血量（CO）、混合静脉氧饱和度（SvO$_2$）等指标；也可用于患者血流动力学指标计算和临床给药的途径。Swan-Ganz 导管一般用于病情较重，心功能差或手术复杂，术后需详细心功能及血流动力学监测的患者。导管经颈内或锁骨下静脉置入右心房后，充盈导管末端气囊，借助血液流动的漂浮作用并通过观察监护仪压力波形变化，可确定导管通过右心室、肺动脉、最终嵌顿于肺毛细血管的位置。

（2）三腔导管在体外部分一般有三个接口，蓝色（近端）接口用于中心静脉压测定及液体、药物的输注；黄色（远端）接口用于肺静脉压、肺毛细血管楔压等测定，需要连接压力传感器和监护仪，不能用于给药；红色接口为三通接口并连有注射器，用于导管末端气囊的充放。Swan-Ganz 管应持续与监护仪、传感器连接，以随时了解导管末端所在位置。

（3）导管末端气囊每次充气测量时间不要超过 2 个呼吸周期，对肺循环高压患者充气量要小，充气过程柔和，避免肺血管创伤。如有导管致肺血管创伤出血，X 线胸片显示导管末端周围肺组织血肿影，应及时回撤导管，在机械通气情况下，辅用 PEEP 治疗出血。持续出血患者则需酌情应用气管镜甚至外科手术治疗。

（4）患者病情稳定、无须正性肌力或血管活性药物等支持时，应及时拔除 Swan-Ganz 导管。需要长时间导管监测时，每 4～5 天应更换新导管，以减少感染机会。

（5）Swan-Ganz 导管血流动力学监测项目计算公式

① CO（温度稀释法）＝ V（T–T1）K₁K₂/T（t）dt（正常值 4～8L/min），其中 V 为冰盐水注入量，T 为血温，T1 为冰水注入温度，T（t）dt 为单位时间内血温变化值，K₁K₂ 为计算常数。

② CI（心排指数）＝ CO/ 体表面积 [正常值 2.5～4.2L/（min·m²）]。

③ SV（心脏每搏输出量）＝ CO/ 心率（正常值 1ml/kg）。

④ SVI（心脏每搏指数）＝（CI/ 心率）×1000（正常值 40～60ml/m²）。

⑤ SVP（体循环阻力）＝（MAP–CVP）/CO×80[正常值 700～130（dyn·s）/cm⁵]，MAP 为平均体动脉压。

⑥ PVR（肺循环阻力）＝（PAM–PCWP）/CO×80[正常值 20～1600（dyn·s）/cm⁵]，PAM 为平均肺动脉压，PCWP 为肺毛细血管楔压。

⑦ LVSWI（左心室做功指数）＝（MAP–PCWP）×SVI×0.0136 [正常值 45～60gm·m/（m²·次）]。

⑧ RVSWI（右心室做功指数）＝（PAM–CVP）×SVI×0.0136[正常值 5～10gm·m/（m²·次）]。

六、左心房测压

（1）左心房测压管是在心外手术中经右上肺静脉置入左心房，压力波形与中心静脉的右心房压力波形相同，直接反映左心充盈压力。正常应维持在 1.6～2.0kPa（12～15mmHg）。左心房测压管一般仅用于心功能差，术后需严格控制容量负荷，并有可能需要左心转流的患者。实际临床实践中较少应用。

（2）左心房测压管要经常检查通畅情况、冲洗管路要确保无空气或血栓存在，管路要常规安放空气滤清器。

（3）拔除左心房测压管要在拔除胸腔、纵隔引流管之前，以便局部渗血能及时引流和观察。

七、胸腔及纵隔引流管应用

（1）胸腔及纵隔引流一般采用闭式引流装置，亦可联接负压装置，吸引压力控制在 2.0 kP（20cmH₂O）为宜，过大的负压可增加胸内出血并引起患者疼痛。

（2）管路以透明管为好，以利引流量观察，接口应严紧以免影响引流效果及防止感染。

（3）管路经常挤压，避免血液凝集阻塞引流管，引流量每小时记录 1 次，可疑活动性出血应每 20～30 分钟记录 1 次。

（4）心外术后 12～24h，引流量每 8 小时＜100ml，则可拔除胸腔纵隔引流管。

引流管早期撤除可缓解患者因留置引流管而产生的疼痛和浅短呼吸运动。

八、其他

（1）术后应留置导尿管，应随时记录尿量，且每30～60分钟计1次总量，患者清醒、病情稳定，在拔除气管插管后，应尽早撤除导尿管。

（2）有临时起搏导线时，要检查其与起搏器连接的可靠性，常规试行起搏，观察使用效果。发现问题及时解决。

（3）动脉血氧仪是通过红外吸收原理测定流过毛细血管血液氧合状态的仪器，可以置于肢体的末端（指、趾端）或耳朵、鼻尖等部位，显示脉率、血氧饱和度，具有方便、无创和连续监测的优点。在静脉使用甲基蓝和使用超长或红外波治疗仪、高频电刀时监测值准确性会受到影响。

（4）血气分析检测非常重要，严重体内环境紊乱，诸如酸中毒高血糖等状态，应该增加血气分析监测次数，可以及时发现和监测矫正体内离子紊乱等。

第三节 术后患者早期的病理生理特点

一、机体温度管理

（1）术后复温不足、环境温度较低、机体循环灌注不良、全身温度不均衡等因素，常使术后早期患者存在有短时间的体温下降过程，表现在进入ICU病房时，体温在35℃以下。

（2）低温可导致：①诱发室性心律失常；②体循环血管阻力升高，加重心脏后负荷，使复温更加缓慢，并且可因血压的升高，掩盖机体低血容量实质；③患者寒战，周围组织的氧耗和CO_2生成增加；④明显抑制凝血机制的瀑布效应进程，导致术后引流量增加。

（3）血管扩张剂（如硝酸甘油、硝普钠等）的早期应用，在改善心脏后负荷、改善周围组织灌注、促进体温恢复及克服上述不良病理生理过程等多方面均是十分有益的。在体温达到37℃左右或更高时，要注意调整血管扩张剂用量，及时酌情补充血容量，防止低血容量性低血压的发生。

（4）电热毯、暖水袋、呼吸机湿化器也可有助于术后早期体温的恢复。

二、凝血环境（状态）不良

1. 出血倾向　体外循环后血小板功能改变、凝血因子消耗、纤溶系统激活、残余肝素效应、术前不良用药、外科止血不彻底、低体温及高血压等多种因素，可导致患者术后早期有明显的出血倾向。较常见的多为非手术止血因素的纵隔、胸腔引流量增加，表现为术后数小时引流量1～2ml/（kg·h）。

2. 对于有出血倾向患者的处理 应注意以下几点。

（1）保持引流通畅，避免心脏压塞。如出现 CVP 逐渐上升、血压下降或左心充盈压上升、心排指数下降等情况，提示有心脏压塞的可能。

（2）多次床旁胸部 X 线，进行各次结果对照，观察纵隔宽度患者体内参照物有助于心脏压塞的诊断。

（3）鱼精蛋白中和肝素后，仍可有肝素反跳产生，多见于体外循环中肝素用量较多的患者。鱼精蛋白本身便具有抗凝、使 PT 延长的作用，因此应避免鱼精蛋白的盲目追加。

（4）体外循环后，血小板计数下降 30%～50%，如血小板计数 $< 50 \times 10^9/L$，可予以血小板成分输血（每 10kg 体重 1 个单位）。血小板于 4℃可以储存 5d，室温下只能储存 6h。

（5）PT 延长者，多表明凝血因子的消耗，可输注冷冻新鲜血浆予以改善。

（6）保温，给予血管扩张药和镇静药控制血压及寒战；输血治疗。

3. 输血治疗

（1）外术后，血细胞比容（HCT）一般较低，术后足够的血量补充无论从维持生命体征、组织代谢及各脏器功能恢复、凝血状态的改善都是必要的。

（2）红细胞成分输血，1 单位用量可使 70kg 体重患者 HCT 提高约 3%。

（3）输注血液要事先温育，短时间入血较多时，要酌情应用氯化钙。大出血的库血输入过多要警惕输血性肺损伤等严重不良反应。

4. 手术开胸止血指征 ①血量 3ml/（kg·h），持续 4～6h；②引流量 12h 内达 1500ml；③引流量突然增加 300～500ml；④心脏压塞趋向，即随呼吸变化出现低血压、脉压变窄，右心房压、肺毛细血管压和左心房压相近，纵隔影逐渐增宽，心动过速或节律异常，心电图低电压。

活动性出血的早期及时手术处理，可避免心脏压塞的严重后果，并可减少输血量和降低伤口感染率。

三、呼吸机机械通气

1. 心外手术及麻醉因素可引起肺功能性残余通气容积降低，小肺泡气道阻塞，产生通气量降低和肺排淤功能降低，加之肺内血管充血、血管内皮损伤、肺组织水肿，使患者需要机械通气的辅助。

2. 术后早期寒战、情绪紧张和肺部病变，使呼吸做功的氧消耗大为增加，呼吸肌的氧利用可达机体氧利用的 50%（正常时呼吸肌氧利用仅为 2%～5%），而使其他器官和组织处于相对低氧和代谢性酸中毒。呼吸机机械通气是改善呼吸做功的重要手段。

3. 呼吸机机械通气有助于术后可能出现的来自麻醉、体外循环、手术或心脏本身一些紧急病情变化的观察和处理，所以通常心外术后患者几乎全部在 ICU 接受至少 6～8h 的机械通气治疗。

4. 熟悉氧离曲线意义和 PaO_2 与 SaO_2 的关系是重要的基础（图 3-2）。

（1）PaO_2 8.0～9.3kPa（60～70mmHg）以上，是通常组织氧合的安全范围，<8.0 kPa（60mmHg）提示呼吸功能不良。

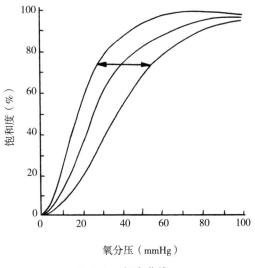

图 3-2　氧离曲线

（2）某些慢性肺疾病患者可以在较高的 FiO_2 和 PEEP 状态下，仍表现 8.0～9.3kPa（60～70mmHg），既所谓肺内"固定性短路"现象，此时如 SaO_2 > 90% 无须特殊处理。盲目增大 FiO_2 和 PEEP，只能促进不良并发症产生。

（3）组织对氧的获得取决于 SaO_2 和心排血量两方面因素，二者不能相互替代。低心排血量状态下，即使 SaO_2 满意，但实质上仍存在组织灌注性的组织氧合不良。

5. 术后早期的轻度呼吸性碱中毒 $PaCO_2$ 4.0～4.7kPa（30～35mmHg）有利于缓解代谢性酸中毒，无须处理。但 PCO_2 < 4.0 kPa（30mmHg）可诱发低血钾性室性心律失常，氧离曲线左移致组织氧释放减少，应酌情降低呼吸频率〔通常 10% 潮气量滞留可提高 PCO_2 约 0.7kPa（5mmHg）〕，同时注意维持有效潮气量 > 8～10ml/kg。

6. 机械通气时出现高 PCO_2，主要与潮气量不足、代谢性碱中毒、寒战、气管插管位置过深、气胸、患者自主呼吸与呼吸机对抗等有关，要对症处理。

7. 自主呼吸与呼吸机对抗（不同步）的原因：①机体缺氧；②意识不清、谵妄（如有术后脑并发症时）；③个别镇静药的不良反应引起的躁动；④膈神经麻痹；⑤自主呼吸恢复不适应过高 PEEP；⑥精神紧张、伤口疼痛。处理时应首先确认呼吸机通气及供氧功能正常，明确无机体缺氧原因后，可酌情应用镇静药及选用更合适的通气模式（如同步指令呼吸、正压呼吸等）。

四、心脏功能创伤

（1）心脏手术创伤及体外循环的心脏缺血再灌注损伤过程，术后体内环境改变，周围血管阻力改变及患者术前本身的心脏病理改变，均决定了术后早期心脏功能处于脆弱和不稳定的状态。

（2）术后早期在体温、血管阻力、有效循环血量、通气状态、药物应用等方面是一个不断变化和调整的过程，并也影响心脏功能的恢复，所以心脏功能的调整是综合性治疗过程。

（3）早期心脏功能调整的基本目标为维持 CI ＞ 2.0L/（min·m^2），收缩血压 13.3 ～ 17.3 kPa（100 ～ 130mmHg），心率 80 ～ 100 次 / 分。

五、组织水肿和低循环血量

（1）心外术后血液的稀释、胶体液的丢失、毛细血管膜通透性增加产生的"毛细血管漏出综合征"等因素，使患者表现组织内的钠水潴留和有效循环血量不足。

（2）患者有效循环血量不足，常会由于各种因素产生的周围血管收缩而被掩盖，CVP、左心灌注压、体循环收缩压可以在正常水平以上，但当体温恢复、心功能改善、血管扩张药应用后，低血容量问题会迅速显现。

（3）术后早期低血容量矫正，应补充血浆及成分输血，就根据手术出血量、术后引流量和已补充的血容量，计算术后输血所需量。通常在出、入血平衡时，考虑一些误差因素，成人得酌情多增加 400ml（儿童 100 ～ 200ml）的输血。晶体液的补充可以按 1ml/（kg·h）计算，然后给予所得总量的 2/3 酌情输注。

（4）补液的速度和量应参照心功能、肾功能、皮肤温度、外围血管阻力及血细胞比容等指标综合考虑，注意血红蛋白、血细胞比容结果常受温度、血液稀释度等因素影响不能正确反映体内液体分布状况。注意控制入液总量和速度，监测静脉压和胸部 X 线片等。

（5）术后早期组织钠水潴留是液体再分布的结果，而非体内总液量的过剩，可通过自身调节和整体综合治疗缓解。但是在心脏瓣膜手术等体外循环手术者，特别是心脏功能较差者，术后前几天一般都要求量出为入，或者每日负出一些来，对于缓解组织水肿和心肌损伤具有较好的作用。

（6）心室较小、室壁肥厚明显、心室顺应性较低者，应注意掌握输液量和速度，酌情辅以血管活性药物及正性肌力药物。

六、多尿

（1）一些患者可以由于以下因素在术后早期表现异常多尿：①使用小剂量多巴胺调整心功能，因多巴胺肾血管扩张作用致肾灌注增加产生尿量增多；②术中因少尿或高钾，用过较大量利尿药；③高糖产生的渗透性利尿。

（2）患者异常多尿可产生血压下降，心脏充盈压和心排血量的降低，不利于有效循环血量的调整，应该酌情补充胶体和晶体液；考虑多巴胺肾血管效应时可更换多巴酚丁胺；高血糖者要监测血糖，给予适量胰岛素。

（3）多尿患者要注意电解质平衡紊乱的纠正。

第四章

呼吸系统的管理与并发症处理

第一节　呼吸系统并发症产生的基础

呼吸系统并发症在外科手术后一般发生率为5%～15%，而在心脏体外循环手术后发生率可近15%～60%，小儿体外循环后呼吸障碍发生率基本高达67.4%，并可能成为致死的主要因素，因此呼吸系统并发症的临床预防与治疗应该引起足够的重视。

一、呼吸道组织解剖特点

（1）呼吸道走径长，窄而纡曲，从气管到肺泡共有23级分支，异物易吸入而不易排出。

（2）气管及支气管黏膜有很多腺体，腺体分泌有冲洗异物作用，但因受刺激分泌过多不能有效排出时会阻塞气道。

（3）小支气管壁上平滑肌发达，环纵行肌互相交织，当受刺激而产生痉挛时，可将分泌物及感染物封闭，在其远端导致感染。

（4）肺泡有3亿～4亿个，横断面积大，约合70m^2，一旦发生支气管炎，毒素吸收面积大，易发生中毒性休克。外肺泡壁薄，其内气体与肺胞壁上毛细血管距离仅0.25～0.35μm，利于气体交换和吸收。

（5）肺毛细血管是全身最密集的毛细血管网，且肺内淋巴丰富。正常进入组织间隙的液体除毛细血管吸收外，淋巴系统亦可以200ml/min的速度再吸收，以保证肺组织不发生水肿。

（6）正常肺内含血量为500～600ml，即使肺动脉突然阻塞，肺内血仍可供左心室两次排血之用，而具有储血功能。

（7）支气管动脉供应大气道至终末小气道的营养，即肺的通气部分由支气管动脉供应；而肺动脉提供呼吸小支气管，肺泡管和肺泡营养，主管肺的气体交换部分。

（8）肺表面活性物质是由肺泡II型上皮细胞分泌的一种脂蛋白，调节肺泡表面张力，避免泡萎陷，稳定大小肺泡内压力，防止肺毛细血管内液体渗漏至肺泡内。

（9）生理无效腔不参加气体交换，主要包括两部分：①解剖无效腔，从呼吸道开口处到肺泡与小支气管交界处的气道容积，其平均值约每千克体重22ml，点潮气量的30%；②肺泡无效腔：正常静息状态时很小，而在肺栓塞、出血、休克及慢性肺部疾病时增加。

二、肺部血液循环特点

（1）肺动脉平均压为1.6～2.0kPa（12～15mmHg）。当病理情况下肺循环血量减少，肺动脉压进一步降低［临界值约为0.8kPa（6mmHg）］，可引起肺小动脉及毛细血管闭合，而增加生理无效腔。

（2）肺动脉血管随局部通气及局部肺泡内氧分压的改变而收缩或扩张，以维持适宜的通气/血流比例和组织氧张力的内环境稳定。

（3）正常生理情况下吸入气体和肺血流为不均匀分布，广泛呼吸道炎症或肺部疾病，常加重此不均匀分布，使通气/血流比例失衡，产生低氧血症。

（4）左肺动脉血液流量较右肺为多，而左肺通气为全肺的45%，右肺为55%，则两肺通气/血液比存在肺间差异。正常静止时肺泡通气量为4L，心脏排出量为5L，则全肺总通气/血流为0.8。

（5）两肺上叶通气/血流比高达3.3下通气/血流比约0.55，二者相差6倍，则在某些状态下显著低通气区，通气/血流比过低而产生低氧血症，而显著高通气区，其血氧饱和度达到100%，饱和后不能再升高，故两个区域血液混合后仍可为低氧血症。

（6）正常情况下，未参加肺内气体交换的血液生理分流总量约占心排血量的2%，但在病理情况下可显著增加，产生低氧血症。主要生理分流包括支气管静脉，胸膜静脉，异常动静脉短路，通气/血流比分布不均匀。

三、心脏外科手术对呼吸系统的影响

（1）体外循环使机体血流与广大异物面接触并经受剪切力作用，致使红细胞、血小板和血浆蛋白受到损伤，以及凝血物质消耗，使出血量和感染可能性增加。

（2）心外手术使内源性血管物质释放，而致肺毛细血管及小动脉痉挛收缩，肺循环阻力升高，血流淤滞。

（3）体外循环和吸引器使用致血液有形成分破坏，产生微栓。

（4）肺毛细血管损伤使通透性增加，加之输液不当而致肺间质发生水肿，肺泡透明膜形成。

（5）长时间体外循环，使肺表面活性物质明显减少，导致肺不张。

（6）麻醉药物可以抑制呼吸，影响纤毛上皮细胞及气管黏膜功能；肌松药则可使肌肉麻痹和支气管痉挛。

（7）某些心脏畸形得到手术矫正后可使肺血流突然增加而诱发肺水肿和呼吸功能不全。

（8）手术创伤及心肌保护不当产生左心功能不全，可加重肺淤血和水肿。

（9）手术对肺及胸膜的刺激，膈神经损伤，胸腔气、液积存，伤口疼痛，可导致呼吸功能下降。

（10）体外循环后可使气道阻力增加 20％ ~ 25％，肺泡动脉氧并增加 20％ ~ 25％，静态肺顺应性下降 10％。

第二节　机械通气在呼吸功能不全时的治疗作用

一、呼吸机的工作方式

呼吸机的作用在于产生患者上呼吸道与肺组织之间的压差，将空气流按一定频率输送给肺组织，最常应用的呼吸机类型包括 2 种。①定压呼吸机：患者吸入气体是在设定压力下，进行肺 – 气道 – 呼吸机的气体循环；即吸气压力恒定，而吸入气体容量随气道阻力、肺组织顺应性产生变化，例如哮喘患者肺顺应性低，气道阻力高，则吸入气体容量便会减低；对于阻塞性肺疾病患者，恒定的吸入压力和随气道阻力改变的气体容量可变性，可以防止肺组织过度充气和气体滞留，消除自身性呼气末正压的不利影响。②定容呼吸机：工作方式表现为吸气压力随肺组织运动状态变化，使每次吸入气体容量维持恒定。即呼吸机随气道阻力升高或降低，改变其输入的压力升高或降低，保持气体按机器设定容量进入肺组织。此类呼吸机是目前普遍应用的机型。

呼吸机的常见工作模式有以下几种：

1. CMV（控制性通气）　无论患者自主呼吸状态如何，呼吸机动性完全代替患者呼吸，以持续的固定频率输送气体。此工作模式适用于麻醉、镇静状态或中枢神经系统损伤无自主呼吸运动者，不适于撤除呼吸机前的过渡呼吸（图 4-1，图 4-2）。

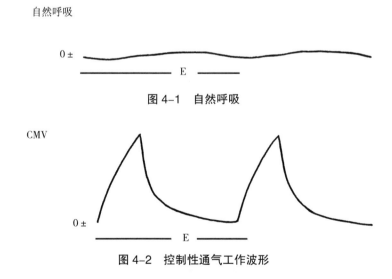

图 4-1　自然呼吸

图 4-2　控制性通气工作波形

2. AMV（辅助控制指令通气）　患者无自主呼吸时，呼吸机按设置的频率工作；当患者自主呼吸出现时，依靠患者产生的负性吸气压力触发呼吸机按患者的呼吸频率"辅助"通气，触发辅助通气的负性吸气压力值，要按患者情况设定，通常为 –6.4 ~

–0.2kPa（–4～–2cmH$_2$O）。缺点是某些情况下如预置通气量过大或患者呼吸频率过快，可产生过度通气及呼吸性碱中毒（图4–3）。

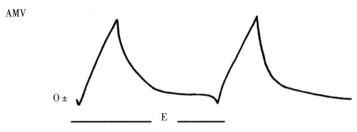

图4-3　辅助控制指令通气工作波形

3. IMV（间歇指令通气）　呼吸机按固定频率间断工作传送常规正压通气，机械通气周期之间允许患者进行自主呼吸，而不触发机械通气，主要用于撤除呼吸机前的呼吸过度。缺点是机械通气周期可能出现在患者自主呼吸周期的任何时相，产生二者的不同步，使患者感到不适和紧张（图4–4）。

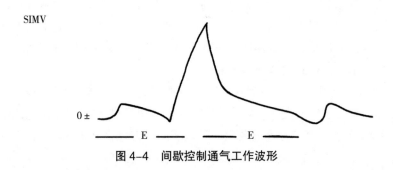

图4-4　间歇控制通气工作波形

4. SIMV（同步间歇指令通气）　呼吸机按设置频率工作，如在一段时间内应该由患者自主呼吸触发一个机械通气过程而没有时或潮气量不足时，呼吸机将自主提供一次同步机械通气（图4–5）。优点是允许患者自主呼吸触发机械同步通气，避免了机械通气与自主呼吸不同步的对抗问题。

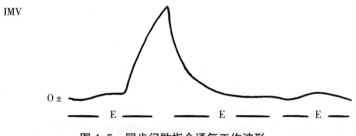

图4-5　同步间歇指令通气工作波形

5. PSV（压力支持通气）　呼吸机设定呼吸正压，患者自主呼吸触发呼吸机送气，而吸气流速、吸气时间、呼吸频率随患者的呼吸能力决定。患者吸气时，呼吸机提供正压送气，吸气末气道正压消失，允许患者自由呼气。即呼吸机只在患者吸气期间施加恒定压力，患者自己决定流速方式，呼吸深度，吸气时间和呼吸时间。患者潮气量由患者呼吸能力、呼吸机设定压力及呼吸系统阻抗三因素决定，潮气量在每次呼吸周期中随三因素不同关系改变而改变，通过设定呼吸机输送压力调整呼吸机机械辅助的程度，使机械通气，帮助患者克服吸气阻力和扩张肺，减少呼吸用力又与患者有更好的同步适应性。使用 PSV 通气主要调整两个参数，触发敏感度 [−0.2kPa（−2cmH$_2$O）] 和压力支持水平 [0.5 ～ 3.0kPa（5 ～ 30cmH$_2$O）]。此模式不适用于无自主呼吸、气道漏气患者（图 4-6）。

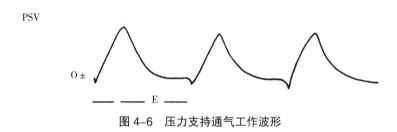

图 4-6 压力支持通气工作波形

6. CPAP（持续气道正压通气） 患者自主呼吸基础上，维持患者吸气和呼气期间均为正压力水平的通气方式。作用是增加功能残气管，维持整个呼吸周期肺泡通畅，改善通气/血流比。主要适合于婴儿呼吸机撤除前的过渡治疗，还可以用于打鼾导致夜间呼吸睡眠暂停者和急性心力衰竭的抢救。

7. BiPAP（双水平正压通气） 分别设置和调整吸气压（IPAP）和呼气压（EPAP）。IPAP 和 EPAP 之间的压力差即压力支持（PS），是保证足够潮气量的基础。通过增加压力差来增强吸气力量支持和肺泡通气量，从而降低 CO$_2$ 水平，同时减轻呼吸肌负荷。EPAP 可维持上气道开放、消除阻塞型睡眠呼吸暂停、增加功能残气量、防止肺泡萎陷。IPAP 初始值 6 ～ 8cmH$_2$O，5 ～ 20min 逐步增加至合适的水平，最大不宜超过 25cmH$_2$O，以免胃肠胀气及气压伤。EPAP 一般设置为 4 ～ 6cmH$_2$O，Ⅰ型呼吸衰竭时需上调。优点在于增加肺泡通气量，减少患者呼吸做功，维持上气道开放及有效功能残气量。

8. IRV（反比通气） 是呼吸机吸气时间大于呼气时间，即吸呼比＞1 [通常为（1.5～4）∶1] 的通气方式。作用主要在于增加功能残气，使气体在肺内交换时间延长，利于氧合，改善通气/血流比失调，防治肺的微小萎陷，增加肺泡的复张。可以用于呼吸窘迫综合征或哮喘持续状态的治疗。

二、人工机械通气的应用指征

1. 心脏呼吸停止或呼吸浅慢，频率＜ 8 次/分，临床有缺氧性发绀。

2. 呼吸频率＞ 35 次/分，表现有发绀、烦躁、甚至意识模糊、循环功能不稳定。

3. 出现下列监测指标变化。

（1）潮气量（VT）＜ 5ml/kg，是反映肺扩张及顺应性的指标。

（2）最大吸气负压（MIF）＞ −2.0kPa（−20cmH$_2$O）是判断呼吸机功能的常用指标。

（3）第 1 秒时间肺活量（FEV_1）＜ 10ml/kg，意义同 MIF。

（4）无效腔指数（VD/VT）＞ 60%，反映有效通气的程度，见于呼吸道梗阻和气管插管不适宜等。

（5）动脉二氧化碳分压（$PaCO_2$）＞ 6.7 ～ 7.3kPa（50 ～ 55mmHg），反映了肺通气的状态；注意 $PaCO_2$ 降低使脑血管收缩，反之脑血管扩张。正常情况下，脑处于高顺应性状态，即使血容量波动大，颅内压不变，而脑低顺应性时 [通常 $PaCO_2$ 在 3.3kPa（25mmHg）]，血容量很小的改变可产生很大的颅内压力变化。

（6）动脉氧分压（PaO_2）＜ 8.0kPa（60mmHg），反映组织缺氧程度的指标。

（7）混合静脉血气（PvO_2）＜ 4.7kPa（35mmHg）。

（8）肺泡 – 动脉血氧差 [P（A–a）O_2 ＞ 4.7kPa（35mmHg）（FiO_2=1.0 时）。

三、建立人工机械通气的注意事项

（1）建立人工机械通气过程中可产生如血压下降和心律失常等心血管系统功能不稳定，其影响因素包括：①气管插管刺激；②气管插管操作时间延长；③插管前应用肌肉松弛剂或镇静药的影响。

（2）缺氧、高碳酸血症、酸中毒及患者情绪焦躁等呼吸功能不全表现使交感神经张力明显增高，而一旦人工机械通气建立，则使上述病理改变得以矫正，交感神经张力随即下降，使动静脉血管扩张，继而产生血容量相对不足，体液来不及重新分布而表现血压下降。

（3）人工机械通气使胸腔内压力增加，而心脏静脉回流下降，心脏排血量减少，因此尤其在低血容量状态下，要注意静脉补充容量，并使患者下肢抬高 20º ～ 30º，也可以适当延长吸气以减轻相对静脉回流的影响。

（4）呼吸机使用前，应注意检查呼吸机工作状态是否正常，管道连接是否正确，连接气管插管后要加强呼吸音和生命体征观察，防止气管插管脱位、打折、位置过深、套囊松脱、分泌物气道阻塞等。

（5）呼吸机应用常见并发症和处理见表 4–1。

表 4–1 呼吸机应用常见并发症及处理方法

并发症	表 现	处理和预防
气管插管过深	X 线见气管插管超过隆突，如进入一侧主支气管可造成相对应侧呼吸音减低，两侧呼吸动度不对称	酌情外拔插管并固定
气囊漏气	呼吸机呼出气量低限报警，气囊测压下降，呼气末 CO_2 浓度升高	更换气管插管应及时，暂时增加通气量或改为压力控制通气
气管插管内阻塞	吸气峰压高限报警	注意气管湿化，清除管腔内异物和痰痂

并发症	表现	处理和预防
气管软化	增加气囊内注气量，X线见气管膨出	定时松解气囊放气，采用低压气囊，气囊内注气量不过度
呼吸机回路漏气	呼气量和吸气压低限报警	检修回路
吸入气湿化不足	气道分泌物黏稠	注意湿化器液平面和温度（应为32℃）。注意湿化器工作状态
触发灵敏度过高	呼吸频率过高，吸气压降低，呼气末CO_2浓度下降	减低触发灵敏度
通气过度	通气量高限报警，$PaCO_2$压下降，呼吸性碱中毒	降低预置通气量
通气不足	$PaCO_2$升高，呼吸性碱中毒	增加预置通气量
张力性气胸	气管移位，患侧呼吸音消失，叩诊过清音，PaO_2降低	患者胸腔穿刺抽气及留置引流管
自主呼吸与呼吸机不同步	患者不安，烦躁，呼吸机低压报警	短时间增加通气量，酌情改换适宜通气方式，酌情应用镇静药

四、呼吸机基本参数的意义及基本设置

1. 频率及潮气量　有效通气量是减去无效腔量后，由潮气量和呼吸频率两个变量决定的，频率慢便于气体分布，但同时潮气量（VT）增大会使功能残气量上升，频率过快和潮气量的下降，则可能使气体分布不均匀，交换减少，肺内分流增加，通常成人频率以 12 ～ 14 次 / 分；儿童 20 ～ 24 次 / 分；潮气量 8 ～ 10ml/kg 为宜，维持 $PaCO_2$ 值在 4.7 ～ 6.0kPa（35 ～ 45mmHg）水平。FiO_2=1.0。

2. 吸气流速　常用吸气流速婴儿 4 ～ 10L/min，成人 40 ～ 80L/min，通常吸气流速越大，气道肺压和胸内压越高，潮气量增大，利于气体交换，但另方面，短时间内肺泡充盈使肺泡量过度膨胀，气体分布不均，气压伤发生可能性增加。

3. 呼吸时间比（I：E）　①吸气相长：气体分布好，肺泡 - 动脉氧差小，功能残气量增加，胸内压增加，使回心血量减少；②呼气相长：二氧化碳呼出增加，功能残气量小，对心功能影响小。

通常呼吸比为 1：1.5，对于阻塞性肺疾病为 1：1，限制性肺疾病 1：2 为宜。

4. 吸气峰值（peak pressure）　为压力型呼气机提供气体压力的设置值，用以驱动气体克服气上呼吸道阻力，保证必需的潮气量，通常成人为 1.0 ～ 2.0kPa（10 ～ 20cmH_2O）。吸气峰值的增加可以使胸内压上升，影响静脉回心血量，亦容易产生泡或肺大疱破裂。因此仅在肺顺应性差及高气道阻力（如哮喘状态等）时提高吸气峰值 [3.0 ～ 4.0kPa（30 ～ 40cmH_2O）]。

5. 吸气停顿压（pause pressure） 指吸气与呼气活瓣皆关闭时的气道压力，其大小影响吸入气体的肺内分布和呼吸无效腔程度，以调节在吸气峰值的70%～80%的为宜，并参照 $PaCO_2$ 水平和心功能状态。

6. 气道平均压（mean pressare） 以保持在低水平为佳 [＜ 1.0kPa（10cmH$_2$O）]，可以通过增加呼吸频率，缩短吸气时间，降低潮气量，增加肺顺应性来改善。

7. 呼气末正压（PEEP） 呼气末正压可以增加肺泡容量，膨胀萎陷的肺泡，改善血氧含量，减少肺泡渗出；另一方面呼气末正压使胸腔及气道压力上升，静脉回心血流受阻和肺循环阻力增加，产生右室舒张末压升高而影响心排血量。通常以 0.3～0.5kPa （3～5cmH$_2$O）为宜，可在不影响心脏功能和不产生气胸及气太损伤情况下增加 PEEP，以改善 PaO_2，但不宜超过 1.5～2.0kPa（15～20cmH$_2$O）。

第三节　呼吸机的过渡和撤除

一、停用呼吸机的指征

（1）在 FiO_2 ＜ 0.5、PEEP ＜ 0.5kPa（3～5cmH$_2$O）条件下：PaO_2 ＞ 9.3kPa（70mmHg），SaO_2 ＞ 90%，$PaCO_2$ ＜ 6.0kPa（45mmHg），pH 7.35～7.45。

（2）自主呼吸潮气量＞ 5～6ml/kg，或自主呼吸持续 3～5min 无疲劳感，咳嗽反射正常有力。

（3）负性吸气力＞ 2.0kPa（20cmH$_2$O）。

（4）自主呼吸频率＜ 25～30min。

（5）神志清楚，无神经系统的严重损害。

（6）血流动力不状态稳定（即使是在主动脉气囊反搏下也可以），肢体温暖，各项生命体征正常。

（7）无活动性出血或短时间再次开胸手术征象。

二、呼吸机过渡和气管插管拔除

（1）采用呼吸机 IMV 或 SIMV 加 PSV 的工作模式过渡，每 1～2 小时降低呼吸机设定辅助频率 2 次，直到减至机械辅助通气频率在 4～5 次 / 分，观察过渡效果和患者生命体征，询问患者是否疲劳，是否有气促反应，如病情稳定，血气化验结果满意，则在认真清理呼吸道后，撤除呼吸机，拔除气管插管。此种过渡方法可能会使患者自主呼吸做功，氧耗增加，因此可以表现患者拔除气管插管后的 PaO_2 值反而高于患者的呼吸机过渡状态的 PaO_2 值。

（2）另一种过渡方法是直接将呼吸机与患者气管插管脱开，鼻导管及面罩吸氧，完全由患者进行自主呼吸运动，根据病情不同可观察 30～90min，血气结果满意、生命体征平稳，便可拔除气管插管。

（3）停止呼吸机过渡，重接机械辅助通气的指征：①动脉收缩压在呼吸过渡时提高 2.7kPa（20mmHg）以上；②心率每分钟比原有频率增加 20 次以上或 > 120 ～ 140 次 / 分；③呼吸频率每分钟较原水平升高 10 次以上或 > 30 次 / 分；④ PaO_2 < 8.0kPa（60mmHg）或 $PaCO_2$ > 6.7kPa（50mmHg），pH < 7.30。

三、拔除气管插管后的管理

（1）面罩或鼻导管继续给患者 40％～ 70％的湿化氧 1 ～ 2d，酌情应用利尿药改善患者可能存在的钠水潴留。

（2）胸部手术创口使患者疼痛，胸廓顺应性下降，而有胸部重负感，浅快呼吸，恐惧咳嗽，应耐心向患者解释，帮助鼓励床上运动（翻身，坐位）酌情给予雾化吸入治疗。这样有利于减少肺部并发症，促进呼吸功能的改善。

（3）酌情应用小剂量吗啡[2.5 ～ 5.0mg，静脉滴注，每 2 小时 1 次，或 0.015mg/（kg·h）持续静脉滴注] 或芬太尼 [4 ～ 8μg/（kg·h），2.5mg/250ml 以 50 ～ 200μg/h 速度静脉滴注] 等给予镇静镇痛治疗。

（4）纵隔和心包引流管如引流量 6h 内 < 100ml，无活动性出血，凝血机制良好时，尽早拔除，减轻其对患者的疼痛刺激和解除其对患者的活动限制。

（5）每 4 ～ 6 小时视病情查血气，仔细观察心肺功能及生命体征变化。

四、气管插管的早期撤除

（1）气管插管早期撤除通常指术后 6 ～ 12h 停用机械通气，拔除气管插管，恢复自主通气的过程。其优点在于：①有利于静脉血回流，降低左心后负荷，增加左心室充盈，提高心排量；②减少心脏，肺部的术后并发症；③缩短患者监护室停留时间，并从心理上给患者以安慰和鼓励。

（2）气管插管早期撤除要考虑患者年龄、术前肺功能状态、左心功能情况、所经历手术的难易、体外循环时间和心肌缺血时间的长短、麻醉用药情况、术中气管插管是否顺利等因素进行综合判断。

（3）年龄 < 65 岁，左心功能良好，无阻塞性肺疾病，体外循环时间 < 150min，麻醉为吸入或短效用药，符合前述气管插管拔除指征，均可考虑早期拔管。对于不符合条件的患者，应采用机械通气治疗 24 ～ 48h，根据病情变化和监护治疗效果，逐渐呼吸过渡和拔除气管插管。

第四节　急性呼吸功能不全

急性呼吸功能不全主要指患者在呼吸机机械通气或气管插管拔除早期，表现有 PaO_2 < 8.0kPa（60mmHg）和（或）$PaCO_2$ > 6.7kPa（50mmHg），其发展可产生组织缺氧及脏器功能衰竭的病理生理过程。

一、急性呼吸功能不全的原因

（1）呼吸机设置不合理（包括 FiO_2、潮气量、呼吸频率、呼吸方式）或呼吸机故障。

（2）气管插管气囊漏气，位置不当或管道被分泌物阻塞。

（3）低心排综合征或贫血使氧传递障碍。

（4）肺部病变：①心源性肺水肿（左心室功能不全）；②非心源性肺水肿（血胶体渗透压降低，肺毛细血管损伤）；③肺不张；④肺部感染；⑤肺阻塞性疾病；⑥严重支气管痉挛；⑦肺部小血管的微栓；⑧液气胸；⑨呼吸肌收缩功能不全。

（5）某些药物抑制了肺毛细血管自身调节机制（如血管扩张使肺毛细血管不能在低氧状态时收缩部分血管维持通气/血流比）。

二、急性呼吸功能不全的临床表现

（1）低血氧刺激化学感受器及呼吸中枢产生代偿性过度通气，呼吸浅快，呼吸频率＞30次/分。

（2）当还原性血红蛋白＞50g/L，可出现中度性发绀；但在贫血时，血红蛋白含量低时则无发绀。

（3）交感神经活动使儿茶酚胺水平升高，表现为血压升高，心动快速。

（4）呼吸道阻力增加和肺顺应性减低可致呼吸困难，高碳酸血症早期可使皮肤潮红而出汗，当 PCO_2＞10.7kPa（80mmHg），可出现抽搐。

（5）缺氧产生中枢神经系统性的烦躁不安，意识模糊，神志不清。

（6）感染性急性肺水肿，肺功能不全可继发全身性中毒症状。

（7）CO_2积聚和缺氧，以及酸中毒抑制循环功能，则出现四肢末梢湿冷、低血压、心律失常、少尿、消化道出血及昏迷。

（8）血气检查出现异常的意义见表4-2。

表4-2　血气异常的意义

项　目	意义
$PaCO_2$ 升高	肺泡通气不足
PaO_2 低为主伴 $PaCO_2$ 下降	肺泡通气血流比例失调
PaO_2 低 $PaCO_2$ 升高	肺泡弥散功能障碍
无效腔通气比率（VD/VT）＞0.6	肺微循环障碍，肺灌注不足
动–静脉血氧含量差 [（a-v）O_2]	低心排使末梢灌注不足

三、急性呼吸功能不全的治疗

（1）已拔除气管插管患者应立即再次气管插管建立机械通气；正在应用机械通气

患者，可先行手动气囊高浓度给氧通气；检查呼吸机工作状态（包括基本设置和触发敏感度等）和有无气管插管问题，如无异常便连接呼吸机行机械通气，酌情短期增加吸气流速或潮气量。

（2）检查血气和胸部 X 线片，进行呼吸系统体检（听诊、叩诊）。

（3）液气胸患者应及时进行胸穿抽液或胸腔闭式引流。

（4）改善心功能，治疗心源性病因（见循环系统管理），稳定机体血流动力学状态。

（5）提高 PEEP 以改善肺泡萎陷，组织氧合和 PaO_2 值，并可以使 FiO_2 调整至 0.45 左右。① FiO_2 的升高可以使 PaO_2 值升高，但同时也使肺内"短路"增加，如肺部"短路"达到 20% 以上 FiO_2 增加便丧失其提高 PaO_2 作用。② PEEP 初起值可加至 0.5kPa（$5cmH_2O$），如 PaO_2 值不满意，可再酌情提高 PEEP 0.2 ～ 0.5kPa（2 ～ 5cmH_2O），以不严重影响心功能和获得较好的 PaO_2 为基准。③患者有低血容量时，PEEP 的提高可降低静脉回流，增加肺血管阻力和右心室后负荷，继而产生心脏排出量降低。则应用 PEEP 时要注意先行纠正低血容量，但同时还要注意补液过量产生右心功能不全。④对于严重肺阻塞性疾病患者，应避免应用高 PEEP，其可产生肺泡过度膨胀，毛细血管灌注下降，致生理无效腔增加和通气／血流比失调，反而加重低氧血症。⑤高 PEEP 可导致肺大疱破裂，产生气胸、气栓。另外还使 CVP、肺动脉压、左心房压监测值升高，则要注意监测结果的分析。⑥ PEEP 不能缓解肺水肿。

（6）酌情应用镇静药和肌松药，有利于改善呼吸机的通气效果。

（7）其他辅助治疗：①控制补液量，晶体液以第一个 10kg 体重为 2ml/（kg·h），第二个 10kg 体重 1ml/（kg·h），其余按 0.5ml/（kg·h）计算输注；②酌情输注新鲜全血或血浆（HCT ＞ 45%），改善贫血和组织氧合；③应用利尿药缓解肺间质水肿，改善肺部气体交换功能；④肺毛细血管通透性损害严重时，采用低分子右旋糖酐对提高胶体渗透压，改善微循环和减少肺水肿比白蛋白和血浆更不效，同时应配合激素治疗；⑤应用抗生素治疗肺部炎症，分泌物培养和药敏试验可指导临床用药；⑥保持呼吸道通畅，应用呼吸机患者要定期吸痰，维持良好的吸入气湿化和温度；无气管插管者要鼓励拍背咳痰；⑦支气管扩张药或雾化吸入治疗；⑧严重肺不张，常规治疗效果不佳，应及时考虑支气管镜治疗。

第五节　慢性呼吸功能不全

慢性呼吸功能不全主要指心脏手术后机械通气 48 ～ 72h 或以上难以脱除呼吸机治疗的状态，其发生比例占术后患者的 10% 左右。

一、慢性呼吸功能不全的原因

慢性呼吸功能不全主要见于术前就有严重的肺组织氧弥散障碍或通气功能不全疾病及术后出现心脏、肺部、脑部和肾脏等重要器官并发症的患者，主要包括：

（1）低心排综合征或充血性心力衰竭，使机体血流动力学状态不稳定，导致其他重要脏器的功能障碍，产生低氧血症和高碳酸血症。

（2）肺间质性水肿、肺部炎症、小气道阻塞和成人呼吸窘迫综合征，除与术前肺部病变有关外，常与手术和体外循环，以及术后早期的综合治疗不当有关，是产生低氧血症的重要原因。

（3）中枢神经系统并发症，严重低钾、低钙等电解质紊乱，双侧膈肌麻痹，全身营养状态不良，过度肥胖等使患者自主呼吸能力不良，另外全身性严重感染或脓毒血症、高热、寒战及分解代谢增加使机体二氧化碳产生增加等，均可妨碍有效通气功能的完成。患者多表现在过渡呼吸时，因顽固的高碳酸血症而难以脱除机械通气的辅助。

二、慢性呼吸功能不全的治疗

治疗原则是改善各重要脏器的功能加强自主呼吸能力，逐步减少患者对机械通气的依赖。

（1）调整各脏器功能：①用正性肌力药物和利尿药改善心功能，减轻肺水肿；在循环稳定时，停用硝普钠、硝酸甘油等血管扩张药，避免其抑制肺部小血管自身调节机制，增加肺内分流的不良作用。②维持呼吸道通畅，清理分泌物，应用支气管扩张药，甚至可更换大管径气管插管，减低气道阻力。③脑损害患者，及早注意低温、镇静、脱水等治疗，维持生命体征的平稳；肾功能不全时控制入液量，减少药物性肾损害，维持电解质平衡。④注意患者营养物质补充，努力改善全身状况。⑤应用抗生素控制机体感染。

（2）合理的呼吸治疗：①选用合适的呼吸机工作模式，减少患者呼吸做功，逐渐培养自主呼吸能力。初起可结合病情应用适量镇静药物，采用控制性或辅助控制性通气几日，使患者主要依赖机械通气，同时得以病理和营养状况的调整和改善，之后改换为同步间断指令性呼吸，鼓励和培养患者自主呼吸能力。②在患者全身状态好转，自主呼吸恢复下，要考虑压力支持性通气（PSV），可有效地减低患者呼吸作功。在指令性通气和压力支持通气共用时，呼吸过渡的过程中要先减少间歇指令性通气的频率设置，达到 $4 \sim 5$ 次/分后，再行减低 PSV 压力调协［每 $12 \sim 24$ 小时，下调 $0.2 \sim 0.4 kPa$（$2 \sim 4 cmH_2O$）到 $0.6 \sim 0.8 kPa$（$6 \sim 8 cmH_2O$）］。患者在低 PSV 状态下 12h，病情稳定，予以撤除呼吸机，拔除气管插管。

（3）慢性呼吸功能不全患者的呼吸过渡；采用间歇指令性呼吸（IMV）的过渡方法为宜；呼吸过渡观察时相一般为每 $10 \sim 12$ 小时减低指令呼吸频率 2 次，直至达到设定频率 $< 4 \sim 5$ 次/分，酌情停呼吸机拔除气管插管。重症患者可在白天减低间歇指令频率，夜间恢复到较高设定频率，保证患者夜间有较好的休息，避免和缓解呼吸肌的疲劳。

（4）新型的呼吸过渡方法：横膈电活动控制的神经调节辅助通气模式（NAVA），利用横膈电活动（EAdi）为原动力触发和终止辅助通气。EAdi 信号通过食管插入胃中的鼻饲管（内腔可作为胃管使用，能用来灌食流质或进行负压吸引）上安放的电极能够充分的感受和测量横膈电活动。NAVA 吸气峰压由经过处理的 EAdi（μV）乘以增益因子（"NAVA 水平"，其单位为 $cmH_2O/\mu V$）确定。参数设置为 EAdi 触发敏感度 $0.5\mu V$，一般维持 EAdi 峰值在 $5 \sim 15\mu V$ 范围，EAdi 峰值 $< 5\mu V$，提示支持过强，抑制膈肌电兴奋，应降低 NAVA 水平；EAdi 峰值 $< 15\mu V$，提示支持强度不足，膈肌负载增加，应提高 NAVA 水平。EAdi 下降到峰值的 40%～70% 时，吸气向呼气转换。NAVA 水平通常设置为 $0.5 \sim 3.0cmH_2O/\mu V$，每次更改 NAVA 水平在 $0.1 \sim 0.2cmH_2O/\mu V$。初始 PEEP 设置可沿用前期通气模式下 PEEP 水平。当 NAVA 水平 $\leqslant 0.5cmH_2O/\mu V$ 时可以考虑撤机。其临床优点为：①缩小出发延迟，改善人机协同性；②非保护和降低呼吸机相关肺损害；③保持呼吸方式的生理学多变性；④对心血管功能影响较小。

（5）气管切开：①气管切开是适用于需要较长时间呼吸治疗患者的一项较为安全的治疗措施。其优点在于：可减低气道阻力和气道无效腔，改善呼吸做功；有利于呼吸道分泌物的清理；允许患者进食、活动、促进全身状况及心理情绪改善；方便于机械通气与自主呼吸的转换，患者可较安全地逐渐减少对机械通气的依赖。②对于机械通气持续 2～3 周或以上，仍不能脱除呼吸机拔除口内气管插管的患者，应进行气管切开。但术后 1 周，根据患者术前心肺功能状态，术中情况和术后早期呼吸功能表现已提示患者可能需要较长时间呼吸机治疗，且几次呼吸过渡失败时，可考虑在术后 3～10d 早期气管切开，有利于减少并发症和促进患者早期康复。过长时间持续口内气管插管呼吸机治疗，患者多可有营养状态的迅速恶化和感染、呼吸肌功能不全、气管软骨萎陷、气管内膜损伤等并发症发生率的增加，反而不利于后期气管切开的治疗。因此，气管切开的指征，应是权衡各种利弊的综合判断。③气管切开的并发症主要包括伤口感染、纵隔感染、慢性气管炎、气管狭窄等。近年来气管穿刺技术的普及使得气管切开的合并症和风险明显降低。

第五章

循环系统的管理与并发症处理

第一节　循环系统的几个基本概念

一、心脏前负荷

（1）心脏前负荷是指在收缩开始前由充盈心房的静脉回流产生，舒张期进入心室的容量负荷。心脏的前负荷主要涉及左心室的舒张末期心肌纤维的长度或心室内容积。

（2）左心室充盈压、左心室舒张末期容积或舒张末期张力可用来估计左心室前负荷。心脏外科手术后心脏前负荷不能直接测得，主要依靠反映左心室的充盈状况的间接指标来评估，这包括左心房压、肺毛细血管楔压、肺动脉舒张压等指标。

（3）心脏体外循环手术后早期可以产生明显的肺间质水肿、肺循环阻力升高和心肌水肿、心室顺应性的改变及患者手术前内在的肺部疾病（如肺动脉高压、阻塞性肺病变等），这些因素使临床上通常难以用肺毛细血管楔压、肺动脉舒张压指标反映左心室的前负荷。

（4）左心房压是临床上唯一可以真确反映左心充盈状况和左心前负荷的指标，重症患者应争取留置术中左心房插管，用以指导围术期的治疗。左心房压正常的平均值为 5 ~ 8mmHg。术后监护室多采用中心静脉压监测反映心脏前负荷指标。

二、心脏后负荷

（1）心脏后负荷指心脏收缩开始后，左心室收缩面对的负荷，也是左心室射血时室壁的张力。后负荷增加意味着需要增加心室内压才能打开主动脉瓣及维持随后的心室射血，升高的室内压亦使心室壁张力增高。收缩期室壁张力反映后负荷的两个主要成分，即动脉血压和动脉顺应性。当严重的动脉硬化、系统性高血压时，动脉顺应性下降，后负荷增加。临床上如果没有主动脉瓣狭窄和动脉顺应性的改变，动脉血压可以作为非常近似的后负荷测定指标。

（2）临床上主要用体循环血管阻力反映心脏后负荷的变化，体循环血管阻力（SVR）可以通过心排量（CO）、中心静脉压（CVP）和平均动脉血压（MAP）用公式计算得出：

$$SVR = \frac{(MAP - CVP) \times 80}{CO}$$

SVR 的正常值为 770 ~ 1500（dyn·s）/cm^5。

（3）心脏后负荷还受血管活性药物、血管内血容量变化及正性肌力药物的影响。

三、心肌收缩力

（1）心肌收缩力是心脏在一定的前、后负荷状态下心肌的内在收缩强度。心肌收缩力和心肌收缩功能是两个概念，二者有相近之处，但不能混淆。

（2）心脏的前、后负荷状态、心律变化和交感神经和副交感神经张力及正性肌力药物是影响心肌收缩力的主要因素。而具有负性肌力作用的抗心律失常药物、镇静药物等也对其有一定的影响。

（3）现还没有一个绝对的心肌收缩力测量方法，即还没有一个金标准。现有的许多收缩功能指标可被分为三类：等容收缩指标、射血期指标、从左心室压力－容积相关线导出的指标。等容收缩期心肌收缩力指标中，心室压力上升最大速率（dp/dt$_{max}$）较常用，其对心肌收缩力的改变很敏感，可经导管或超声心动图等测得。但是其个体间较大的变异及其明显的前负荷依赖性降低了其在测定基础收缩力中的使用价值。射血期指标包括每搏量、射血分数（EF）、短轴缩短率这些射血程度指标；和缩短的平均速度和高峰速度（V$_{cf}$）这些射血速率指标。这些射血期指标即受收缩力又受负荷的影响，每搏量前负荷依赖性明显，而 EF 消除了这个因素，但其对后负荷的变化仍然敏感，最好将其看作收缩功能而不是收缩力的指标。EF、短轴缩短率被应用得更多，也更精确些。左心室压力－容积关系图导出的指标评价心肌收缩力理论上和实践上都有一定的困难，临床上应用较少。

四、循环供氧量

（1）循环供氧量指单位时间内（min）体循环可提供给组织利用的氧量，主要由心排量、氧合血红蛋白浓度和动脉血氧饱和度三个因素决定。循环供氧量 = CO（Hb×SaO$_2$）×1.39+PaO$_2$×0.0031。

（2）循环血液中每克血红蛋白可携氧 1.39ml，而每毫米汞柱（mmHg）的 PaO$_2$ 只能使血液溶解 0.0031ml 的氧，因此血红蛋白浓度是影响组织供氧量的重要因素。

（3）心外科手术后早期的患者除有心功能改变外，突出的表现有血细胞比容可以较正常水平降低 30%~ 40%。这样即使 SaO$_2$ 水平满意，但由于血红蛋白总量不足，仍会使循环供氧量较正常水平下降约 50%，这说明在调整心功能和采用机械通气的情况下，通过输血提高血红蛋白水平是维持组织氧供给的重要措施。

五、混合静脉血氧饱和度

（1）混合静脉血氧饱和度（SvO$_2$）是指肺毛细血管床血液的氧饱和度，用以反映心排血量、组织微循环的灌注状态及组织的氧利用情况。SvO$_2$ 是一项反映危重患者心肺功能状况的重要指标。

（2）混合静脉血氧饱和度的计算公式为：

$$SvO_2 = \frac{动脉氧含量 - 静脉氧含量}{Hb \times 1.39 \times CO} \times 10$$

其正常值为 73% ～ 85%。$SvO_2 < 60\%$ 是代偿的开始，$SvO_2 < 50\%$ 则出现无氧代谢和乳酸性酸中毒，$SvO_2 < 40\%$ 意味着机体代偿能力已达极限，$SvO_2 < 30\%$ 提示患者濒临死亡。

（3）SvO_2 值下降，说明在 CO、SaO_2 和 Hb 三者之间可能有一个或几个因素的改变，或者提示组织氧耗量的增加。SvO_2 值的升高多表明组织摄氧的减少（如低温、脓毒血症时）。

（4）寒战、高热或低温、贫血、呼吸机 FiO_2 变化、肺泡气体交换有效性等影响氧供需平衡的因素也同时影响 SvO_2 监测值，分析结果时必须加以考虑。

六、心脏主要血流动力学指标之间的关系和意义

（1）左心房压或肺毛细血管楔压（PCWP）与心排指数的关系见图 5-1。

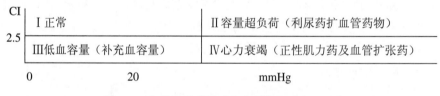

图 5-1　左心房压或肺毛细血管楔压（PCWP）

（2）动脉血压、左心房压、心排血量、全肺阻力之间变化的意义见表 5-1。

表 5-1　动脉血压、左心房压、心排血量、全肺阻力之间变化的意义

血压	左心房压或 PCWP	CO	PVR	意义（和要采取的措施）
↓	↓	↓	—	低血容量（补充血容量）
↑	↓	正常	—	低血容量（补充血容量）
↑	↑	↓	↑	外周血管阻力过高（血管扩张药）
正常	↑	正常	↑	右心容量过负荷（利尿、静脉血管扩张药）
↓	↑	↓	—	心肌收缩无力（正性肌力药）
↓	↑	↓	↑	充血性心力衰竭（正性肌力药、血管扩张药、IABP）
↓	正常	正常	↓	低外周血管阻力（缩血管药）

第二节　心血管常用药物及其特点

心血管用药应以微量输液泵输注为主，外周静脉为辅，这样可以保证输注药物剂量的精确，并且有利于液体入量的控制调整。

一、正性肌力药及血管活性药

（一）多巴胺（dopamine）

（1）治疗低心排的一线用药，具有 β 受体和 α 受体兴奋作用，具有强心、缩血管升压效应，并可改善肾前性少尿和肾功能不全；初量从 2μg/（kg·min），开始酌情可逐渐增加至 20μg/（kg·min）。多巴胺不能与碱性药物合用。外周静脉应用时，注意浓度不应太高。

（2）剂量 2 ～ 3μg/（kg·min），产生多巴胺受体效应，选择性扩张肾动脉，增加肾血流。

（3）剂量 3 ～ 8μg/（kg·mg），除上述作用外，表现出较强的 $β_1$ 正性肌力作用，血流量和尿量；轻度 $β_2$ 受体效应降低周围血管阻力，可提高心率。心脏收缩力增加。

（4）＞ 8μg/（kg·min），正性肌力作用增加，并出现 α 受体效应，使体循环阻力、动脉血压、心肌氧耗增加。＞ 10μg/（kg·min）时易诱发心律失常，主要为窦性心动过速；在快心室率房颤时须慎用。必要时与洋地黄类药物联合应用。用量＞ 15μg/（kg·min）时，肾血流量下降。

（二）多巴酚丁胺（dobutamine）

（1）低心排治疗的一线药，用药指征和方法与多巴胺相同。

（2）较强的 $β_1$ 受体正性肌力效应，轻度 $β_2$ 受体效应；与多巴胺相比，强心、降低 PCWP 的作用更强，对心率和周围血管的 α 受体效应较小。

（3）对心律影响弱于多巴胺。

（4）改善心肌氧的供需平衡作用好于多巴胺，很适合二尖瓣、主动脉瓣反流患者的术后治疗。

（三）肾上腺素（epinephrine）

（1）$β_1$ 受体效应强，为低心排治疗的二线用药，有时也是在其他正性肌力药物效果不佳时的最有效的药物。也用于支气管痉挛，过敏反应、心搏骤停抢救等。

（2）1mg/250ml 配制，初量 0.015μg/（kg·min）或 1μg/ min，逐渐增量为 0.15μg/（kg·min）或 10μg/min，甚至更高。

（3）＜ 2μg/min 具有 $β_2$ 效应，轻度扩张外周血管，且对心律影响较小。

（4）＞ 2μg/min 表现出 α 受体效应，明显提高血压，增加血循环阻力。

（5）有致心律失常可能。

（四）氨力农（amrinone 或 inocor）和米力农（milrinone）

（1）为双吡啶类药物，磷酸二酯酶 – Ⅲ抑制药，抑制 cAMP 在心肌细胞和外周血管的降解，增加心肌细胞内环磷酸腺苷的浓度。具有正性肌力和扩张血管作用，增加心排血量，降低体、肺循环阻力，其扩张血管作用可能是直接松弛血管平滑肌的结果；并具解除支气管痉挛作用，对心率影响不明显。适用于避免心率增加和体、肺循环阻力增加的左、右心功能不全患者的治疗。

（2）成人氨力农初始应用负荷量 0.5～0.75mg/kg，生理盐水稀释后，2～3min 静脉缓推，继而以 5～15μg/（kg·min），静脉输注维持。必要时 30min 后再静脉注射一次；每天总剂量以不超过 10mg/kg 为宜。儿童静脉给药时，负荷量以 3.0～4.0mg/kg 分次给予，维持量新生儿为 3～5μg/（kg·min），婴儿为 10μg/（kg·min）。米力农的效力约为氨力农的 10 倍，典型的负荷剂量为 50μg/kg，10min 内给予，并以 0.25～1.0μg/（kg·min）的滴速静脉维持。

（3）此药对心率影响小，但左心充盈压和动脉血压有轻－中度的降低，常辅助 α 受体兴奋药物维持血压（辅助用 α 受体药物时，注意血压变化）。

（4）较少增加心肌耗氧，围术期心肌梗死发生率低。

（5）氨力农静脉注射 2min 起效，5～10min 达高峰，持续 1～1.5h，药效维持时间长，则停药后应留有一定的观察期。米力农的半衰期为 2～3h。

（6）氨力农 10%～20% 发生血小板减少，应每日监测血小板计数；而米力农则较少发生血小板减少。

（7）与多巴酚丁胺或肾上腺素等合用，有较好的提高心排血量的协同效果。

（8）氨力农应用生理盐水稀释后使用，不能用葡萄糖液稀释，否则降低药效。与呋塞米混用可立即产生沉淀。米力农亦与呋塞米混合产生沉淀，配液时可与 0.45% 的生理盐水或 5% 的葡萄糖稀释。

（五）异丙基肾上腺素（isoproterenol）

（1）较强的 β_1 受体效应，增加心肌收缩力，适合于心功能不全伴心动过缓和支气管痉挛等患者的治疗。

（2）液体配制 1mg/250ml，初量为 0.5μg/min，可增至 10μg/min。

（3）中度增加心肌收缩力，明显增加心率。

（4）有明确的 β_2 受体效应，降低肺循环阻力和右心室后负荷，适合于二尖瓣手术伴肺动脉高压的患者，也可使周围血管扩张，减低左心室后负荷，使左、右心室舒张末压都下降，改善心内膜下血液供应。

（5）不适合于冠脉膀路移植术后的患者，因为其会降低外周动脉血管阻力，使舒张压降低，不利于冠状动脉的灌注和心肌的代谢。

（六）去甲肾上腺素（norepinephrine）

（1）具有较强的 α 受体效应，亦有 β_1 受体正性肌力作用。适用于低外周血管阻力性低血压、心功能不全患者和心搏骤停的急救治疗。

（2）可按 4mg/250ml 配制，初量 1μg/min，酌情加量至血压上升满意。

（3）提升血压作用明显，但同时减少各脏器血液灌注量。可引起脏器缺血，患者尿量减少。

（4）对心率影响弱于上述药物。

（5）常与血管扩张药如酚妥拉明、硝普钠等合并应用以改善心排血量。

（七）新福林（phenylephrine）

（1）以 α 受体激动占主导地位，常用于低外周血管阻力而心排血量满意的低血压患者，其作用持续时间较短，为 5～10min。

（2）可按 10mg/250ml 配液，初量 10μg/min，最大量可至 500μg/min，静脉应用。

（3）增加外周循环阻力，有改善心脏冠状动脉灌注的效应。

（4）可产生反射性心率减慢，有时在手术中静脉注射用于严重的快速型心动过速的治疗。

（八）氯化钙（Calcium chloride）

（1）通过提供钙离子，增加心肌收缩力，并使外周血管阻力增加。常用于体外循环手术后期血压的提升或心功能的支持。也可用于高血钾、钙通道阻滞药毒性反应和低钙血症的治疗。

（2）常用剂量为 0.5～1g，静脉缓慢推注，可短暂的改善心室功能，此药可重复应用。

（3）对心率无影响。

（4）不应常规用于心搏骤停的急救。

（5）术中要在心脏复苏完全，心律规整后一段时间后再酌情应用，避免复苏早期钙离子的心肌再灌注损伤效应。

（九）毛花苷 C（西地兰）

适用于心脏扩大、收缩功能降低、心房颤动伴快心室率者。禁用于洋地黄中毒、严重低血钾、心肌梗死初始 24h 内者。用法为每次 0.2～0.4mg，稀释后缓慢静脉推注，必要时可重复应用；注射后 10～30min 起效，1～2h 达最大效应，作用维持 3～6d，总量一天不超过 1.0～1.6mg。

（十）地高辛

亦属于洋地黄类强心药物，适应证同毛花苷 C，以口服用药为主。分为速给法和维持量法两种；速给法的给药剂量为，先给予 0.5mg 口服，然后间隔 4～6h 给予 0.25mg，24h 内给药总量达到 1.0～1.25mg，然后以 0.25mg/d 口服维持。维持量法为每天口服 0.25mg，约经过 7d 达到稳定的血药浓度。

（十一）麻黄碱、间羟胺

都属于具有间接作用的拟交感神经药，对 α、β 受体也有程度不同的直接作用，但效能不及具直接兴奋作用的拟交感神经药。麻黄碱常在低血压原因尚未明确时的临时措施应用。用量为 15～30mg 皮下注射或肌内注射。

二、血管扩张药及抗高血压药

心外科手术后外周血管收缩麻痹或高血压十分常见，[动脉收缩压 > 18.7kPa（140mmHg），MAP > 14.7kPa（110mmHg）]，可导致心脏的后负荷增加，心肌的耗氧及缺血增加、纵隔的出血量增多、心率减缓、脑卒中的发生率上升，因此应该予以认真对待。

（一）硝普钠（nipride 或 solium nitroprusside）

（1）可按 50mg/250ml 配制，要避光应用，静脉初始剂量为 0.1μg/（kg·min），逐渐增量，至动脉收缩压维持在 100 ～ 120mmHg，有时剂量可达 10μg/（kg·min）。

（2）松弛动脉平滑肌作用强，亦有静脉血管扩张作用而使前负荷降低。用药应注意血管容量和心功能状态，酌情调整用量。

（3）多用于控制高血压，与正性肌力药联用改善心功能及用于降低肺动脉压的治疗。

（4）其扩张冠脉阻力血管会产生"冠脉窃血综合征"，并产生舒张期冠脉灌注下降，应最好避免用于缺血性心脏病。

（5）药物起效快，几秒钟后开始起效；停药后 1 ～ 2min 药物作用消失。

（6）可以产生反射性心率增快和心肌收缩力的加强。

（7）药物代谢产生氰化物，在肝功能不全，8 ～ 10μg/kg 应用持续数日时，可以产生氰化物中毒，表现为组织摄氧减少、代谢性酸中毒和混合静脉血氧分压上升。

（8）氰化物在肝内代谢生成硫氰酸盐，经肾排出；肾功能不全时，硫氰酸盐水平 > 50mg/L 会产生呼吸困难、恶心、头晕、头痛、情绪异常，甚至意识障碍、癫痫等硫氰酸盐中毒的表现。

（9）应掌握硝普钠的最大应用剂量，以不超过 0.5mg/（kg·h）或 8μg/（kg·min）为宜。氰化物、硫氰酸盐中毒可通过应用亚硝酸盐产生正铁血红蛋白，中和氰化物进行治疗，配制 3％亚硝酸盐 10 ～ 15ml，先以半量 2.5mg/min 应用，观察效果后酌情追加用量。

（二）硝酸甘油（nitroglycerin）

（1）作用以静脉容量血管扩张为主，降低回心血量，使 LVDEDP 及肺血管压下降，适用于心肌缺血、冠状动脉痉挛、肺动脉高压的治疗。用法同硝普钠。

（2）应用时应避免使用聚氯乙烯材料的输液管，聚氯乙烯可吸收 80％的药物，从而明显降低临床用药的效果。

（3）大剂量可以产生动脉血管扩张，形成硝普钠类似的血流动力学反应，应用剂量应根据血压调整。

（4）剂量 > 10μg/（kg·min）持续应用数日或严重肝、肾功能不全者可引起正铁血红蛋白性贫血（代谢性产物亚硝酸盐蓄积）。表现为血液标本呈巧克力样，PaO_2 高、SaO_2 降低；治疗为 1％亚甲基蓝液 1mg/kg，静脉滴注。

（三）钙通道阻滞药

（1）通过阻滞钙通道而松弛血管平滑肌，产生包括冠状动脉在内的血管扩张；另外此类药物具有负性肌力、降低窦房结自律性和延缓房室传导的作用，但其作用程度依各药的不同而互有差异。

（2）多用于心功能满意，而表现为有高血压、心动过速、快速室上性心律失常、冠状动脉痉挛患者的治疗。

（3）常用的钙通道阻滞药的特点见表 5-2。

表 5-2　常用的钙通道阻滞药

	心肌	心率	AV 阻滞	SVR	冠脉血管	剂量	备注
硝苯苄胺啶	0	↑ 0	0	↓ ↓	↓ ↓	2 ~ 4mg/h, 静脉滴注	安全高，半衰期 40min, 无改变肺血管阻力作用
伊拉地平	0	↑ 0	0	↓ ↓	↓ ↓	0.3μg/(kg·min)	对动脉平滑肌钙通道的亲和力强于心肌钙通道
硝苯吡啶	0 ↓	↑	0	↓ ↓	↓ ↓	10mg，每日 3 次，口服	较强的冠脉扩张作用和强的降压作用
硫氮唑酮	↓	↓ ↓	↓ ↓	↓ ↓	↓ ↓	每次 0.3mg/kg	严密观察心电图变化，剂量追加至间隔 15min
维拉帕米	↓ ↓	↓	↓ ↓	↓ ↓	↓ ↓	每次 5 ~ 10mg，静脉注射	间隔 15min 可重复 1 次，2 次无效后停用

（四）前列腺素 E_1（PGE_1，prostaglandin E_1）

（1）具有体循环、肺循环血管的直接扩张作用，并有抑制血小板聚集的作用，可扩张外周血管和冠脉血管，扩张肾血管，增加肾血流量。主要用于肺动脉高压伴顽固性右心功能衰竭的围术期治疗，以及全肺阻力升高的二尖瓣、心脏移植手术后的治疗。

（2）可按 5mg/250ml 配液或输液泵配液输注，初量为 0.03μg/（kg·min），可逐渐增量至 0.1 ~ 0.2μg/（kg·min）。

（3）最好以中心静脉给药，则可缓解体循环血压的下降。

（4）剂量＞ 0.1μg/（kg·min）会产生体循环血压的下降，必要时需辅用升压药物。

（五）前列环素（PGI_2，prostacyclin）

（1）具有抑制 ADP、胶原、花生四烯酸等诱导的血小板聚集和血管活性物质释放的作用，具有较强的血管扩张作用，静脉注射后可以使血压下降。

（2）用于肺动脉高压、冠心病心绞痛发作、心肌梗死等。

（3）PGI_2 的静脉注射剂半衰期为 2 ~ 3min，因此应持续应用，其对肺血管的选择性优于 PGE_1，用量为 2 ~ 16ng/（kg·min）静脉注射。一般不超过 30ng/（kg·min），有人曾用到 62ng/（kg·min）。在严密观察下，可逐渐增加剂量，直至出现恶心、头痛、颌部痛、下肢痛、足痛、呼吸困难、心动过速过缓或体循环压下降＞ 10mmHg 时。其静脉注射剂为依前列醇（epoprostenol）。

（4）其另有吸入剂伊洛前列素（iloprost），半衰期 20 ~ 25min，吸入速度为 2 ~ 50ng/（kg·min），最大可达 250 ~ 500ng/（kg·min），每天雾化吸入 6 ~ 12 次，每次量为 2.5 ~ 5.0μg，平均用量 30μg/d。口服剂为贝拉普罗（beraprost）80μg/ 次，日口服 4 次。皮下注射剂曲前列尼尔（treprostinil）1.25 ~ 22.5ng/（kg·min），持续皮下注射给药，皮下注射半衰期为 58 ~ 83min，不良反应为部分患者注射部位疼痛。

（六）一氧化氮（NO）和波生坦（bosetan）

具有舒张血管，降低血压，抑制血管平滑肌和血小板黏附作用；对肺血管选择性高，起效快，作用时间短，仅数分钟。一般吸入剂量为 20 ～ 40ppm。波生坦为内皮素 –1 受体拮抗药，降肺动脉压效果明显，对肺血管壁的增生性变化可部分逆转，但费用昂贵，用量为 125mg，每日 2 次口服。

（七）酚妥拉明（phentolamine）

（1）具有明显的 α 受体阻滞效应，扩张动脉血管，降低外周阻力。

（2）药物作用的持续时间较硝普钠长，半衰期为 0.5 ～ 1h，常用量为 0.5 ～ 1µg/（kg·min）静脉输注。也可以肌内注射或静脉注射，5 ～ 10mg/ 次，20 ～ 30min 后可重复应用。

（3）较少单独应用，常引起心率加速等反应，多为某些可能引起外周阻力升高的正性肌力药或血管活性要的辅助用药。

（八）乌拉地尔（urapidil）

（1）具有外周和中枢降压的双重作用。在外周其主要为阻断 $α_1$ 受体，降低外周血管阻力而降压；中枢作用则主要是通过激活 5- 羟色胺 –1A 受体，降低心血管中枢的交感反馈性调节而降压，同时抑制反射性的心率加快。其能使血压明显下降，对心率影响较小，不影响心、脑、肾的血液供应。应用时应注意补充血容量，防止出现严重的低血压。

（2）可静脉注射用于各种高血压急症、高血压危象、围术期高血压及充血性心力衰竭等的治疗。

（3）首先以 10 ～ 50mg 缓慢静脉推注，并注意血压变化。如需要可 5min 后重复给药一次。静脉注射半衰期约为 2.7h，可酌情静脉滴注维持，一般滴速为每分钟 100 ～ 400µg，剂量最高可达 1.5 ～ 2mg/min。

第三节　低心排综合征

低心排综合征：当心排血量降低到一定程度、持续一段时间，并出现相应的临床表现时被称为低心排综合征；其可以被理解为血泵、血管、血容量和血流之间动态平衡的丧失，既具有血流动力学的改变，又有组织灌注不良和交感神经兴奋的临床表现。低心排综合征时心排指数（CI）< 2.0L/（min·m^2）。

一、产生低心排综合征的相关因素

产生低心排综合征的相关因素见表 5–3。

二、低心排综合征的临床表现

1. 皮肤湿冷，面色苍白，可出现周围性发绀，毛细血管再充盈缓慢，少尿 [< 0.5ml/（kg·h）]，生命体征不平稳，心率代偿性加快或心律失常，意识改变。

2. 收缩压 < 10.67kPa，CI < 2.0L/（min·m^2），左心房压、肺毛细血管楔压（PCWP）> 2.7kPa（20mmHg），CVP > 1.5kPa，SVR > 1500（dyn·s）/cm^5。

3. 低心排患者混合静脉血氧饱和度、氧张力均下降，动静脉血氧差加大。可有代谢性酸中毒导致 pH 降低。低心排综合征血流动力学改变顺序通常为左心功能不全→左心房压或肺毛细血管楔压升高→心脏每搏量下降和心率上升→外周血管阻力上升→体循环血压下降。

表 5-3 产生低心排综合征的相关因素

低心排综合征	左心前负荷下降	低血容量（出血、复温或血管扩张药引起的血管扩张、尿量过多、补液不足）
		心脏压塞
		呼吸肌压力过高，PEEP 应用压力过高
		肺动脉高压、肺阻力过高、右心衰竭
		液气胸
	左心后负荷增加	外周血管收缩（低温、缺氧、缩血管活性物质）
		容量过负荷
	心肌收缩力减弱	术后心肌缺血再灌注损伤、冠脉痉挛、心脏病变矫正不彻底
		心肌缺氧、酸中毒、高碳酸血症、高血钾
		心肌炎症、水肿、肥厚、梗死
	心律失常	心动过速（使心脏充盈不足）
		心动过缓（使心脏过度充盈、前负荷过大）
		室性或室上性心律失常（使每搏输出量减少）

三、低心排综合征的治疗

1. 全面分析低心排发生的主要原因　处理血气胸、心脏压塞、低温、电解质紊乱、酸中毒等非心源性的因素。出血量较多者应积极采取止血措施。

2. 保证患者通气和组织氧合　低血容量者补充充足的血容量，贫血患者酌情输注新鲜血。

3. 治疗心肌缺血和冠状动脉痉挛　应用扩张冠状动脉和冠脉解痉挛药物。

4. 稳定心率，治疗心律失常　维持术后心率 100 次 / 分左右。

（1）心动过缓者，必要时应辅以临时起搏器。

（2）低血容量、低血钾、疼痛、紧张是心动过速的原因之一，并应该注意与心功能不全所致的心动过速相鉴别。前者可补液、补钾和应用镇静药治疗；后者要注意心脏压塞、心肌缺血、心功能不全的代偿性心动过速，针对病因处理。通常术后 24h 内心率 130 ～ 140 次 / 分，可暂不处理而认真分析原因，排除内环境和离子紊乱等，可慎重应用 β 受体阻滞药、钙通道阻滞药治疗心动过速，以先行应用胺碘酮或洋地黄类药物治疗。

（3）冠状动脉旁路移植术后的心动过速，要考虑是否有冠脉桥血流不畅的原因。

5. 调整心脏最佳前负荷

（1）前负荷调整以左心房或肺毛细血管楔压 2.0～2.4kPa（15～18mmHg）为准。

（2）前负荷调整应与后负荷、心肌收缩力调整综合进行。

（3）心脏顺应性较差（心肌肥厚）、心室腔较小、左心房或肺毛细血管楔压可以略高，要注意控制调整心率不过快。

（4）心室腔较大患者，左心充盈压以 1.6～2.0kPa（12～15mmHg）的较低水平为好；应注意降低外周循环阻力和提高心肌收缩力。

（5）过高前负荷会导致左心室室壁张力增加，心肌氧耗增高和心肌灌注不良，明显抑制心肌收缩力。

6. 降低心脏后负荷

（1）当外周循环阻力，SVR > 1500（dyn·s）/cm^5 时，选用血管扩张药。

（2）动脉血压水平不是制定心脏后负荷的单纯指标，而是心排血量和外周血管阻力状态的综合结果（BP=CO×SVR）。

（3）血管扩张药与适量正性肌力药联合应用是较好的改善心功能的方法。较满意的左心前负荷和适当的心肌收缩功能，是应用血管扩张药降低心脏后负荷，达到改善心功能目的的基础。

（4）高左心充盈压、高 SVR 和高血压以硝普钠应用为主，高左心充盈压或心肌缺血性改变以硝酸甘油为主。

（5）外周末梢皮肤温度可以协助判断后负荷，外周循环阻力大往往合并末梢湿冷。

7. 改善心肌收缩力

（1）心排指数 < 2.0L/（min·m^2）应该应用正性肌力药物。

（2）纠正低心排的一线用药以多巴胺、多巴酚丁胺、氨力农为主。外周血管阻力不高以多巴胺为主，高外周血管阻力以多巴酚丁胺为主，并联合应用氨力农。

（3）心动过缓患者给予异丙基肾上腺素，同时改善心率和心肌收缩力。

（4）应用极化液有利于心肌能量的合成，降低游离脂肪酸水平，提高心肌细胞的糖原储备，稳定细胞膜。配制50%葡萄糖液，每5g葡萄糖加1U胰岛素及0.3%氯化钾，每小时每千克体重1ml静脉输注。

（5）低心排治疗效果不理想，应早期考虑应用主动脉球囊反搏。

低心排治疗的过程中应注意把握先调整心率，然后顺序调整心脏前负荷、后负荷，最后增加心肌收缩力的程序，这也是改善围术期心功能的重要治疗原则。

第四节　心搏骤停

心搏骤停是突然发生的心脏停搏或未能预测的循环完全停止，从而迅速引起机体严重缺氧和二氧化碳潴留，如无及时或有效复苏措施，生命则将终止。临床表现为患者意识丧失，同时无颈动脉搏动，继而可发现自主呼吸消失，心音不能听及，瞳孔扩大，全身发绀、血压不能测得。应强调确定的颈动脉搏动消失，就可以诊断心搏骤停，并果断开始复苏，而不要等待心电图检查。心搏骤停原因与两方面因素相关，即通气或换气量不足的机体严重缺氧；心肌缺血或心肌应激性增强产生的严重心律失常。主要包括：①麻醉诱导用药剂量不当，心血管系统抑制，引起低血压，心率过缓、冠脉灌注不足，进而心脏收缩无力，产生心室颤动和心搏骤停；②手术中对心脏迷走神经和心脏本身机械性刺激产生反射性心搏停止或心室颤动，另外术中心脏的搬动和移动可影响腔静脉回血，使血压急剧下降；③术后血容量不足，酸碱平衡失调，电解质紊乱；④严重心律失常，如三度房室传导阻滞、室性心动过速、室性早搏出现于 T 波顶峰附近、多源性室性期前收缩；⑤呼吸功能衰竭或呼吸功能不全伴低血压、心律失常时，在反复吸痰或一次吸痰时间过长而刺激诱发心搏骤停；⑥急性静脉回流受阻，如张力性气胸、心脏压塞等；⑦血管活性药物、正性肌力药物应用时滴速不当；⑧心肌缺血，如术后冠状动脉空气栓塞（多发生于术后 48h 内）、冠状动脉痉挛。

（一）紧急气管插管，建立机械通气

（1）气管插管施行过程中，同时开始心脏按压。

（2）气管插管成功，采用两肺听诊确认插管效果。

（3）手动气囊连按 100% 纯氧通气，15 ～ 20 次 / 分。

（4）及时清理呼吸道，保证气道通畅。

（5）心脏复苏后，改手动通气为呼吸机的机械通气，采用控制性通气方式并调整呼吸机设置。

（二）建立静脉通路和监测

（1）及时建立静脉通路，尤其是建立中心静脉通路。

（2）建立血压、心电图等基本监测，观察心律状态。

（3）消毒皮肤，准备现场胸内心脏按压手术器械。

（4）准备除颤设备、急救药品、心脏起搏器。

（三）心脏按压

（1）心脏按压频率应达到 100 次 / 分，血压 > 9.3kPa（70mmHg），心脏按压和放松时间比例以 1：1 为宜，使末梢血管易于开放。

（2）胸外心脏按压后血压 < 9.3kPa（70mmHg），应立即开胸行胸内心脏按摩；后者具有心排指数大，平均循环时间短，动脉流量增多，心脏充盈及排空完全的特点。

（3）胸外按压时，可腹部加压和抬高下肢，增加回心血量及颈动脉和冠状动脉血流量。

（4）心脏按压应注意避免损伤冠脉桥、人工瓣膜、心室壁组织、胸骨等。

（四）心脏复苏

（1）心脏电击除颤，胸外除颤按 200、300、360J 递增进行，胸内除颤为 10、20、30J。顽固性室颤时可以心室内直接注射 1% 普鲁卡因 5ml 或利多卡因 100mg 以减低心脏应激性，提高电除颤效果。

近年来胺碘酮在心肺复苏电复律的作用非常重视，逐渐升高为一线用药，提高电复律的成功率。胺碘酮是多通道阻滞药，可表现出 I ～ IV 类所有抗心律失常药物的电生理作用，在心室颤动或无脉室速的抢救时效果要优于利多卡因。具体表现为：胺碘酮存活率比利多卡因高；胺碘酮负性肌力作用小不恶化心功能；胺碘酮静脉注射不影响室内传导；胺碘酮基本无促心律失常影响。具体用量为静脉负荷：300mg，用5%葡萄糖稀释，10min注入。10～15min后可重复150mg。静脉维持：1mg/min，维持6h；随后以0.5mg/min维持18h，第一个24h内用药一般为1200mg，最高不超过2000mg，第2个24h及以后的维持量一般推荐720mg/24 h，即0.5mg/min，维持量的用法要根据病情行个体化调整。

（2）连接心脏起搏器，进行心房和（或）心室心脏起搏。注意起搏信号与心脏搏动信号鉴别。

（3）肾上腺素1mg以生理盐水稀释5～10倍后静脉推注，可每3～5分钟反复追用；还可加入气管插管内推入。

（4）利多卡因首量1～1.5mg/kg静脉推注，然后每次按前次剂量加0.5～0.75mg/kg递增用量，每5分钟应用1次，至总量3mg/kg；继而3～4mg/min静脉滴注维持。

（5）利多卡因无效，改用可达龙静脉推注或静脉滴注。室颤控制后300mg/100ml静脉滴注维持。

（6）硫酸镁1～2g/50ml静脉滴注，有助于顽固室颤矫正。

（7）碳酸氢钠的碱性作用会产生脑血流量下降和细胞内酸中毒，而抑制脑、心肌功能，还可使氧释放减少、儿茶酚胺类药物失活；在心脏复苏早期应避免应用，心脏复苏后，依据血气检查结果，酌情应用。

（8）氯化钙在心搏骤停时应用，可产生心室激惹、冠脉痉挛、窦性停搏、加剧心肌缺血，只能在明确低钙血症、高钾血症如钙通道阻滞药毒性反应时酌情应用。

（9）阿托品1mg静脉推注，每3～5分钟追加应用0.5～1.0mg，至总量0.04mg/kg，有助于心脏复苏。

（10）心内注药显效快，效果直接，但需暂时中断心脏按压，且通过肋间穿刺也易损伤肺泡产生气胸，药物被注入心肌可形成心肌灶性坏死出血，而形成异位兴奋点等缺点。气管内给药为心脏复苏的应用新途径，药物显效较静脉快，因药物在小气道内潴留则作用时间长，气管内给药最好经导管或气管内插管，紧急时亦可以从环甲膜穿刺注入给药，同时应尽可能的越深入越好（表5-4）。

表5-4　可经气道应用的急救药物

药物	成人剂量	儿童剂量（mg/kg）
肾上腺素	1.5～3mg	0.02～0.03
利多卡因	2mg/kg 或 50～100mg	1～2
阿托品	0.5～2.0mg	0.01～0.015
纳洛酮	0.8mg	0.01
尼可刹米	0.56～0.75g	8.5

（五）心髓复苏后处理

（1）注意脑组织保护，头部置冰袋。心脏复苏后，呼吸机通气量不宜过高，避免脑血管过度扩张。酌情应用脱水剂防治脑水肿。

（2）呼吸机 FiO$_2$ 在心脑复苏后逐渐下调；复查血气和床旁 X 线胸片，迅速纠正缺氧和二氧化碳积聚。

（3）应用多巴胺、儿茶酚胺类药物维持血压平稳，但同时应注意药物对心率的影响。

（4）酸中毒是心脏复苏后的常见表现，酌情给予碳酸氢钠治疗。

（5）观察尿量变化，注意保护肾脏功能。

（6）术后心搏骤停常见原因多为严重通气不良或缺氧、严重心律失常、心脏压塞，针对可能的原因进行相应治疗。

第五节 急性心脏压塞

心脏直视手术后急性心脏压塞（心包填塞）的发生率为 0.56％～ 1.6％，多发生在手术后 36h 内。前者指心包腔内积液或积血压迫心脏，引起心脏低心排，甚至造成心搏骤停；后者指心包敞开，而因纵隔组织水肿、积血、凝血块压迫心脏产生心脏排血功能障碍。

心包腔为纤维浆膜囊腔，弹性较低，一般心包腔内液体在 80 ～ 120ml 时多可耐受，若再快速增加 50 ～ 100ml，则可能引起严重心脏泵功能衰竭，而如心包腔内液体慢性增长，则心脏可耐受多达上千毫升的心包积液。

心脏压塞使静脉回心血流受阻，静脉压上升，左心室充盈压和冠状血管血流下降，另外心脏舒张受限和顺应性减低，心搏出量降低，最终可产生心搏骤停。

（一）心脏压塞的原因

（1）心脏切口或纵隔创面止血不彻底，存在组织活动性出血，特别应注意发绀患者机体侧支循环丰富或二次开胸手术，粘连剥离面较大的术后患者。

（2）凝血机制障碍，如肝功能不良、术中鱼精蛋白中和肝素不当、血小板减少等。

（3）纵隔、心包腔内有凝血块压迫局部心表面。

（4）纵隔及心包引流管堵塞不畅。

（5）纵隔组织水肿，胸腺肿大或出血常导致右心室流出道压迫。

（6）心脏扩大下心包缝合过紧。

（7）抗凝药物应用不当，常是延迟性心脏压塞的重要原因，化验多有凝血酶原时间过长。

（8）心包表面起搏导线或左心房测压管拔除产生出血。

（二）心脏压塞的临床表现和诊断

（1）纵隔及心包引流量持续增多，或引流量增多时突然中止并伴有心功能不全表现，补充血容量后低心排症状不改善，并继续加重。

（2）患者气急、烦躁、面色灰白、末梢循环不良、四肢冰冷。

（3）心率加快，伴有颈部静脉怒张，中心静脉压逐渐上升。

（4）动脉血压逐渐下降，脉压减小，并有尿量减少甚至无尿。还可以观察到有创动脉血压随呼吸运动，其波形及数值水平有明显的差异性改变。

（5）血压下降时，应用正性肌力药物反应不佳。

（6）延迟性心脏压塞多发生在术后1周至1个月，患者先行有胸闷，气短，继后出现低心排症状，不能平卧；X线示纵隔影扩大，心胸比较术前明显增加，超声心动图见心包腔内较大液性暗区。

（三）心脏压塞的处理

（1）引流管阻塞不畅，应撤除引流管，分离切口下端，探查心包腔放出积血，酌情放入新的引流管。

（2）有活动性出血要酌情尽早手术心包切开探查，清除积血彻底止血。

（3）延迟性心脏压塞，可在超声下定位，采用心包穿刺或置管引流和减压。

（4）心脏压塞一经诊断，应尽早急救处理，如在心搏骤停或少尿，肾功能不全前便采取有效措施治疗，预后通常良好。

第六节　心律失常

（一）常见抗心律失常药物

常见抗心律失常药物的电生理特性见表5-5。

表5-5　常见抗心律失常药物的电生理特性

传导性								自律性			
心室		希氏束		房室结		心房		后电位延长	心室异位节律点	窦房结	抗心律失常药分类
ERP	CV	ERP	CV	ERP	CV	ERP	CV				
↑	↓	↓	↑	-	-	↑	↓	-	↓	-	Ia　钠通道阻滞药
↓	↓	↑	↓	-	-	-	-	↓	↓	-	IB
↑	↓	↑	↓	↑	↓	↑	↓	↓	↓	-	IC
-	-	↑	-	↑	↓	-	-	↓	↓	↓	II　β受体阻滞药
↑	-	-	-	-	-	-	-	↓	-	-	III　钾通道阻滞药
-	-	-	-	↑	↓	-	-	↓	-	↓	IV　钙通道阻滞药

注：ERP. 有效不应期；CV. 传导速度

（二）心律失常的相关因素

1. 心脏

（1）心肌缺血或梗死。

（2）地高辛或血管治疗药作用。

（3）心脏收缩无力或负荷过大。

（4）心包炎。

2. 呼吸

（1）气管插管刺激或位置不当。

（2）高或低碳酸血症。

（3）供氧不足。

（4）液气胸。

3. 电解质代谢紊乱

（1）低钾、低镁、酸中毒。

（2）尿毒症、甲状腺功能亢进。

4. 外科手术

（1）心室切口。

（2）心脏传导系统创伤。

（3）手术畸形矫正不满意。

5. 其他

（1）心脏内导管刺激。

（2）吸入性麻醉药使心肌对儿茶酚胺的敏感性增加。

（3）高热、疼痛、紧张。

（4）纵隔引流管负压吸引过强。

（5）胃肠道积气膨胀。

（三）心律失常的治疗

心律失常的治疗见表 5-5。

围术期急性心肌梗死心电图改变见表 5-6。

表 5-6 围术期急性心肌梗死心电图改变

心电图变化的导联	提示心肌梗死部位	相应病变冠脉
$V_1 \sim V_4$	心室前间壁	左冠前降支
$V_4 \sim V_6$, I, aVL	前侧壁	左旋支、边缘支或左前降支
$V_3 \sim V_6$	广泛心室前壁	左冠前降支、对角支
II, III, aVF	下壁	右冠脉
$V_7 \sim V_9$	后壁	右冠脉或左冠脉后降支

第七节 心脏外科术后心肌缺血与梗死

（一）围术期心肌梗死

（1）围术期心肌缺血和梗死多见于冠脉旁路移植术后患者。冠脉旁路移植术后约 40% 患者可有不同程度心肌缺血，心肌梗死发生率为 5%～20%。

容易产生心肌梗死的因素包括：①左冠主干或三支血管以上病变；②不稳定型心绞痛；③低心排综合征，左心室舒张末压＞2.0Pa（15mmHg）；④左心室肥厚；⑤冠脉内膜剥脱术；⑥术中主动脉阻断时间长，心肌保护不良；⑦冠脉手术吻合口或"桥"本身血流不通畅（气栓、血栓、血管受压）；⑧术前潜在未发现的心肌坏死灶。

（2）心电图是临床心肌缺血或梗死的重要指标，应是术后早期每日的常规检查，并逐日对照分析。围术期急性心肌梗死心电图变化包括：①突然出现的 T 波倒置；② ST 段抬高；③新产生的 Q 波（宽度 > 0.04s，幅度 > QRS 波群的 1/3）；④ T 波倒置及 ST 压低要考虑心内膜下心肌梗死可能。

（3）肌酸激酶（CK）> 1000U/L，伴同工酶 CK-MB > 80 ~ 100U/L，结合有心电图改变，是心肌严重坏死存在的辅助指标，但不与心肌坏死范围正相关。CK 及 CK-MB 受手术切口创面、心肌再灌注损伤等因素影响。

（4）锝 99m 心肌扫描，超声心动图室壁运动观察也是心肌梗死检查和诊断的常用方法；较严重的心肌梗死则同时表现室性心律失常、低心排综合征等。

（5）围术期心肌梗死治疗原则包括改善心肌缺血、支持心室功能、防治心律失常，患者应在 ICU 监护条件下接受治疗，注意血流动力学和心排量监测。

①面罩给氧。

②静脉应用硝酸甘油（10μg/min，逐渐加量可至 100μg/min）。

③控制动脉收缩压在 10.7 ~ 12.0kPa（80 ~ 90mmHg）范围。

④静脉应用吗啡（2 ~ 5mg 静脉推注）。

⑤注意血容量调整，避免心室过负荷；HCT < 30% 酌情输血。

⑥纠正电解质紊乱，维持血钾 > 4.5mg/L，血镁 > 1.8mg/L。

⑦有低心排时，以考虑氨力农和多巴酚丁胺支持为主，避免心动过速，增加氧耗而加剧心肌缺血。

⑧治疗严重心律失常，但注意窦性心动过速常为心功能不全的代偿反应，过度药物抑制会加剧低心排。

⑨术中可疑冠脉"桥"或吻合口不通畅，产生心功能不全时，要考虑立即手术矫正。

⑩部分小面积心肌梗死患者可表现心排量正常，而外周血管阻力低，动脉血压低，可考虑酌情少量 α 受体药物维持血压数日。大面积心肌梗死或产生心肌梗死并发症（室间隔穿孔、急性二尖瓣反流），单独药物治疗效果不满意，要尽早建立 IABP 支持和酌情再次手术治疗。对于心电图、CK 和 CK-MB 明确心肌梗死诊断，但无临床症状及血流动力学异常，应严密观察，暂不考虑特殊治疗。

（二）冠状动脉痉挛

（1）冠脉旁路移植术后冠状动脉痉挛发生率约为 2.5%，但是术后患者突然死亡的重要病因。

（2）冠状动脉痉挛临床上不易预测，患者多突然血压下降心电图的 ST 段迅速升高，继而产生严重室性心律失常和心源性休克。

（3）术后冠状动脉痉挛的病因不清，认为与钙剂输注、低血容量、α 受体效应增加、血小板血栓素 A 释放等相关。

（4）术中出现冠状动脉痉挛，应立即硝酸甘油冠脉"桥"内注入，可加用心痛定稀释后静脉推注，并停用可产生血管收缩的药物。

（5）术后冠状动脉痉挛患者要立即按心搏骤停急救原则准备和处理，保证供氧，纠正酸中毒，应用硝酸甘油、硝苯地平（心痛定）或维拉帕米（异搏定）；心搏已出现骤停，要开胸进行心脏按摩，冠脉"桥"内应用硝酸甘油、维拉帕米等药物。

（6）有报道，术前适量钙通道阻滞药，有利于预防术后冠状动脉痉挛的发生。

第八节　心脏辅助

为了支持虽经正规药物治疗但仍不能维持足够心排血量的衰竭心脏，临床一直寻求一种外源性机械力量以维持机体循环需要，这样一种装置就叫心脏辅助装置，目前已成为心脏外科 ICU 内必需的抢救设备。

心脏辅助装置应能达到以下治疗要求。

（1）维持足够的主动脉血压和流量以支持机体消除心泵衰竭所造成的生理紊乱，同时足够的舒张压提供心肌足够的灌注血流，逐步恢复心脏搏血的正常生理功能。

（2）降低心脏后负荷，减少心肌做功，促进心肌正常收缩功能的恢复。

（3）降低心脏前负荷，纠正肺、肝、肾等器官因循环障碍所产生的生理功能异常。

（4）较少血液成分破坏及不干扰正常生理。

（5）较少诱发感染。

目前心脏辅助装置多用于药物治疗无法控制的心源性休克或复杂心脏手术后无法脱离体外循环支持的危重患者。它的使用是临时性的，通过一段时间的辅助或使心脏恢复正常功能，或为终末期心脏病患者移植心脏争取一段准备时间，这是心脏辅助装置区别于永久性人工心脏的基本特点。心脏辅助装置种类很多，常见的有主动脉内球囊反搏（IABP）、体外膜肺氧合（ECMO）、左心或右心辅助装置（LVAD，RVAD）、双心辅助装置（DVAD）及完全性人工心脏（TAH）。现就 IABP、ECMO 和 LVAD 加以介绍。

一、主动脉内球囊反搏

（一）原理

将一与外界气源相连通的气囊置于降主动脉近心端，于心脏收缩、主动脉瓣开放前迅速减压萎陷，造成主动脉内瞬间减压，降低了主动脉瓣开放压和左心室搏血阻力心脏后负荷降低和排血量增加也导致前负荷（左心房压）降低。舒张期主动脉瓣关闭同时气囊迅速充盈向主动脉远、近两侧驱血，则主动脉舒张压上升可增加心肌灌注，开放侧支循环，逆转无氧代谢损伤。

（二）IABP 指征

（1）缺血性心脏病，心源性休克及严重并发症（急性二尖瓣关闭不全、室间隔穿孔等）。

（2）难以脱离体外循环或预计术后严重心功能低下的高危心脏围术期患者。

（3）围术期顽固性低心排，药物治疗难以奏效者。

（4）终末期心脏病等待安置人工心脏辅助装置或心脏移植患者的短期心功能支持。

（5）具体血流动力学指标如下：①动脉收缩压＜ 12.0kPa（90mmHg）。舒张压 ＜ 8.0kPa（60mmHg）；②肺毛细血管楔压＞ 2.1 ～ 2.4kPa（16 ～ 18mmHg）；③心脏指数＜ 2.0L/（min·m²）。

（三）IABP 禁忌证

（1）主动脉病变或创伤，如主动脉瘤、主动脉夹层动脉瘤、主动脉外伤等。

（2）严重主动脉瓣关闭不全。

（3）心源性或非心源性终末期患者。

（4）不可逆转性脑损伤患者。

（5）严重动脉粥样硬化病变（主动脉、周围血管）。

（四）基本管理

（1）气囊反搏导管型号主要为 4.5 ～ 12.0F，气囊容积为 2.5 ～ 40.0ml。通常成人采用 8.5 ～ 9.0F，气囊容积为 40.0ml 的导管。使用前先行检查气囊有无漏气。

（2）连接心电图以获得最大 qRs 触发波及最小干扰信号为准。安置动脉有创测压并确保其通畅。

（3）常规抗凝，置管前静脉给肝素 5000U，以后每 4 ～ 6 小时按 100U/kg 追加，维持凝血时间 1.5 ～ 2 倍于正常人，不适于用肝素者静脉给予低分子右旋糖酐按 10 ～ 20ml/h，最大量每天不超过 10ml/kg，维持抗凝。

（4）气囊反搏导管以股动脉切开或经皮股动脉穿刺的方法，将气囊送至主动脉左锁骨下动脉以远、肾动脉以上的部位（图 5-2）。

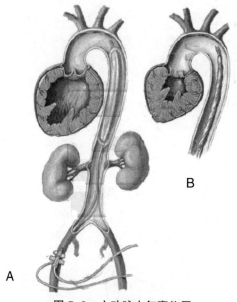

图 5-2　主动脉内气囊位置

A. 舒张期气囊充气；B. 收缩期气囊放气

气囊反搏管的触发工作方式包括：

①心电图触发：为常用的触发模式，气囊充气设在心电图的 T 波峰上，即心脏收缩期末、主动脉瓣闭合时，气囊放气位于心电图的 R 波其始或其波峰上。以患者胸骨角至股动脉穿刺点的距离为导管置入预计长度。有疑问时可拍床旁 X 线片确认气囊位置。心电图触发对心电图要求如下：R 波电压 > 0.3mV；控制台能精确读出心率；每一次 R 波可启动触发指示灯。

②主动脉压力波形触发：适用于临时术中反搏，不便安置心电电极；肌电干扰大，妨碍心电触发；压力信号清晰，脉压 > 2.0kPa（15mmHg）。气囊充气位于主动脉重搏波形的切迹上，气囊放气位于主动脉波形起始之前。此模式要求主动脉收缩压 > 6.7kPa（50mmHg）。

③机内触发：为气囊反搏机的自身机内触发模式，适于心排血量很低，血压 < 6.7kPa（50mmHg），无理想动脉波形的患者。由操作者设定工作频率。

（5）气囊反搏状态是否与心脏搏动周期同步，可通过监测屏的动脉波形进行分析，予以调整（图 5-3）。

（6）气囊反搏效能体现主要为：①收缩压下降；②舒张压升高，一般应大于收缩压；③舒张末压下降 0.7 ～ 1.3kPa（5 ～ 10mmHg）。

（7）心率 > 150 次 / 分，机器驱动气囊放气速率不能与之匹配，会影响反搏效果，应将反搏比从 1∶1 调至 1∶2。心律失常亦明显干扰反搏效果，应给予适当治疗。

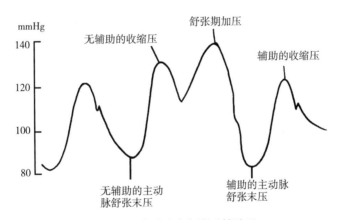

图 5-3 主动脉内气囊反搏波形

（8）经常检查各接口，气囊等有无漏气现象，气囊破裂时血液会出现于气道管路中，要及时拔除气囊导管。

（9）并发症主要有血管穿通伤、夹层动脉瘤形成、血栓形成及脏器栓塞、血小板减少，但以远端肢体缺血最常见（发生率为 5% ～ 10%，多见于股动脉较细的女性患者），可考虑换位置、小型号导管等措施予以改善。感染时酌情应用抗生素。

（10）肝素抗凝，控制 PT 于正常值 1.5 倍范围。

（五）IABP 的撤除

（1）撤除指征：①心排指数 > 2.0L/（min·m²）；②动脉收缩压 > 12.0kPa（90mmHg）；③左心房和右心房压 < 2.7kPa（20mmHg）；④心率 < 100 ～ 110 次 / 分；

⑤尿量＞ 0.5 ～ 1.0ml/（kg·h）；⑥无正性肌力药支持或用量＜ 3 ～ 5μg/（kg·min）（如多巴胺或多巴酚丁胺）。

（2）有下肢缺血患者应适当考虑条件，酌情早期撤除 IABP。

（3）撤除 IABP，要先行正性肌力药减量，血流动力学稳定后，每 2 ～ 4 小时，将反搏比从 1∶1 分别减为 1∶2、1∶3、1∶4，病情无变化时，拔除气囊反搏导管。拔除导管时要先调整患者的凝血机制，拔出导管瞬间，应允许部分血液冲出创口，带出小血栓，然后进行压迫止血。

二、体外膜肺氧合

（一）简介

体外膜肺氧合（extracorporeal membrane oxygenation，ECMO）又称体外维生系统，最早于 1972 年开始应用于临床，现在已成为重症心肺疾病患者一种有效的治疗手段。其原理为通过插管引流患者的静脉血至体外，经气体交换后，再通过动脉或静脉将氧合血送回患者体内。它与传统的体外循环有相似之处，但仍有很大的不同，见表 5-7。

表 5-7　ECMO 和体外循环（CPB）的区别

	CPB	ECMO
使用场所	手术室	手术室、ICU、病房、急诊室、院外急救等
目的	心脏手术时暂时替代心肺功能	短期支持心肺功能，直到心肺功能恢复或转成长期心脏辅助，或接受器官移植
静脉血储血槽	有	无
管路连接	复杂	简单
ACT	＞ 600s	生理值 -200s
自我再输血	是	否
低体温	常用	少用
溶血	多	较少
动脉过滤器	需要	否
形式	静脉—动脉	静脉—动脉 或 静脉—静脉
运输	不便	方便
使用时间	一般＜ 8h	可达 1 周

（二）ECMO 的功能

1. 对心脏而言

（1）减轻已衰竭心脏的工作量。

（2）增加组织灌注，改善循环。

（3）减少强心药的用量。

（4）降低心脏前负荷。

2. 对肺而言

（1）取代肺气体交换的功能，供应氧气并排除体内的二氧化碳。

（2）减少对呼吸机的要求，避免长期高浓度氧吸入和高气道吸入压所致的肺损伤，让肺得以休息和恢复。

（三）ECMO 适应证

任何需要暂时性心肺支持的患者，皆为 ECMO 可能的使用对象。

1. 心脏适应证 急性心力衰竭，无法以药物或主动脉内球囊反搏维持足够的循环时，可考虑使用 ECMO。

（1）心脏手术后心源性休克：多由再灌注损伤引起的心肌顿抑所致。若无其他心脏结构异常或心肌梗死，单纯的心肌顿抑尽管暂时功能很差，都能在 4～6d 恢复。

（2）急性心肌炎：多为暂时性，是应用 ECMO 的良好指征。

（3）急性心肌梗死后心源性休克：可在 ECMO 辅助下行内科支架（PTCA）或外科旁路移植（CABG）。

（4）心肌病：可在 ECMO 辅助下过渡到安装心室辅助装置或心脏移植。

（5）急性肺栓塞引起的右心衰：可先用 ECMO 稳定患者，再给予溶栓药，或手术去除肺动脉内的血栓。

2. 肺适应证 急性呼吸衰竭，无法以传统呼吸器，甚至高频呼吸器维持时，可考虑用 ECMO 取代肺功能，维持足够的换气，并降低呼吸器设定，减少过高的呼吸器设定直接对肺的损伤。

（1）新生儿肺部疾病：吸入性胎粪肺炎症候群；透明膜病；先天性膈疝；新生儿顽固性肺高压。

（2）急性呼吸窘迫综合征。

3. 其他

（1）肺移植。

（2）某些神经外科手术，如基底动脉瘤手术等，需要应用体外循环时，可考虑使用 ECMO。因为 ECMO 只用较少的肝素或甚至不用肝素，出血并发症较少。此外，ECMO 在股动静脉插管，相较与开胸手术建立传统的体外循环，伤口较小，而且建立、撤除所耗费的时间也短。

（四）ECMO 的禁忌证

（1）外科手术或外伤后 24h 内。

（2）头部外伤并颅内出血 72h 内。

（3）缺氧致脑部受损。

（4）恶性肿瘤患者。

（5）成人呼吸窘迫综合征并慢性阻塞性肺疾病者。

（6）在应用 ECMO 前已有明显不可逆转之病况。

（7）持续进展之退化性全身性疾病。

（五）ECMO 支持的心脏参考标准（密歇根大学）

（1）心脏指数：＜ 2L/（m^2·min）。持续 3h。

（2）代谢性酸中毒：BE ＞ –5mmoL。持续 3h。

（3）MAP：新生儿＜ 40mmHg；婴幼儿＜ 50mmHg；成人＜ 60mmHg。

（4）少尿：＜ 0.5ml/（kg·h）。

（5）术后：停机困难（基于确切手术）。

（六）心脏病患者 ECMO 与其他治疗方法的关系

见图 5-4。

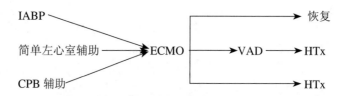

图 5-4　心脏病患者 ECMO 与其他治疗方法的关系

（七）ECMO 支持的肺参考标准

1. 新生儿使用 ECMO 的标准

（1）怀孕期满 34 周，出生体重不低于 2kg。

（2）评估肺部疾病在 1 ～ 2 周可恢复。

（3）排除以下可能疾病：颅内出血，其他严重内出血，无法矫正的严重先天性心脏病，严重先天畸形，经证实的脑血管疾病或无法治愈的重大疾病。

（4）合乎以下呼吸衰竭指标：氧合指数（OI）≥ 40，或 $AaDO_2$ ＞ 600，12h，或 PaO_2 ＜ 40mmHg 12h。

2. 急性呼吸窘迫综合征

（1）氧合指数（OI）≥ 40，或 $AaDO_2$ ＞ 600/12h。

（2）Osp/Qs ＞ 30%（肺内右向左分流），正常＜ 5%。

（3）气道峰压＞ 45cmH_2O。

（4）TSLCS（静态全肺顺应性）＜ 30ml/cmH_2O。

（5）ARDS：典型的 X 线胸片或 CT 扫描。

（6）FiO_2：1.0，PEEP ＞ 5cmH_2O，PaO_2 ＜ 50mmHg。

（7）传统机械通气 24h 无改善。

（八）工作模式

（1）V—V（静脉—静脉）模式：适用于肺功能损伤，对心脏无支持作用。

（2）V—A（静脉—动脉）模式：对心肺同时进行支持。

见图 5-5。

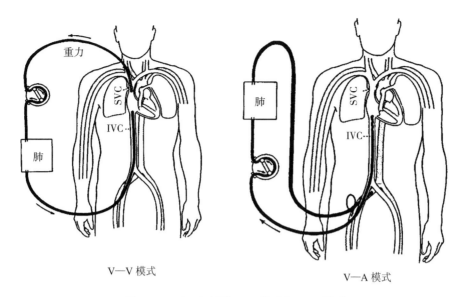

V—V 模式　　　　　　　　　V—A 模式

图 5-5　ECMO 辅助 V-V 模式和 V-A 模式

SVC. 上腔静脉；IVC. 下腔静脉

（九）插管位置

（1）股动脉 – 股静脉或股静脉 – 颈静脉。

（2）胸腔内的近心端大血管（右心房 – 升主动脉）。

（3）新生儿或低体重婴幼儿可选择颈部动、静脉插管（V-V 或 V-A 管道）。

（十）ECMO 部件

1. 血液泵

（1）离心泵：安全性高，不易产生气栓和微栓，不易甭脱。引流为负压主动吸引。

（2）滚压泵：适合长期使用，小儿使用可做小流量精细调节，做脱离训练比离心泵方便。较离心泵易产生气栓和微栓，易崩脱。引流为重力吸引。

2. 氧合器

（1）有孔型膜式氧合器：①抗血浆渗漏技术（3 ~ 4d）；②肝素涂抹技术；③预充量小，排气容易，预充较快。

（2）无孔型膜式氧合器：①硅树脂膜式氧合器，无肝素涂抹技术，抗凝要求较高；②支持时间更长，无血浆渗漏；③预充量大，且排气困难。辅助时间 ≤ 5d，可选用离心泵和中空纤维膜肺。辅助时间 ≥ 10d，可选用滚压泵和硅胶膜肺。

3. 加热器（水箱）　可以对患者体温进行调节。

4. 监测器　包括动静脉血氧饱和度和血细胞比容监测器，流量监测器，温度计，负压监测器，跨膜压监测器。

5. 空氧混合器

6. 插管　ECMO 流量大小，最主要的决定因素是静脉插管的大小，故尽量选择较大的静脉插管。动脉插管的选择要考虑远端供血问题。

7. 管道及接头　管路越简单越好，接头越少越好。

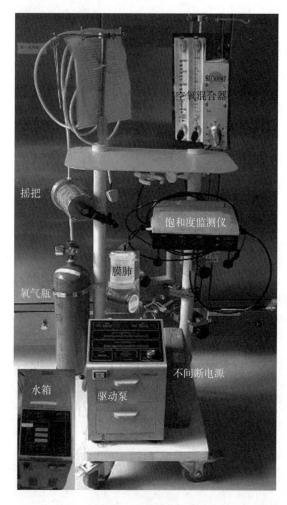

图 5-6 ECMO 部件

ECMO 部件及管路连接见图 5-6 及图 5-7。

（十一）呼吸机设定

目的是使肺部得以休息。呼吸机次数根据血气二氧化碳分压调整，PEEP 使肺部扩张防止塌陷。定时翻身拍背排痰，观察气道压力。

（十二）ACT

（1）生理值 90 ～ 120s。

（2）无活动性出血，维持 160 ～ 200s。

（3）有活动性出血，维持 130 ～ 160s。

（4）高流量辅助、脏器出血或胸液进行性增多，ACT 可维持在低限水平。

（5）辅助流量减低时、或已有肉眼可见血栓块时需维持 ACT 在高限水平。

（十三）并发症

（1）出血。

（2）感染。

（3）溶血。

（4）血栓。

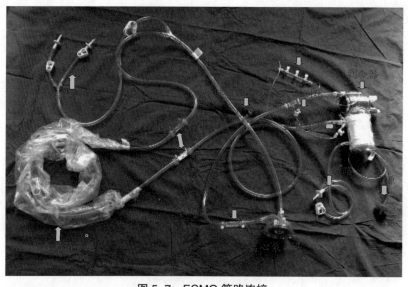

图 5-7 ECMO 管路连接

（5）末端肢体缺血。

（十四）ECMO 的撤除

ECMO 脱机指标如下。

（1）肺恢复：清晰的 X 线，肺顺应性改善。$PaO_2\uparrow$，$PaCO_2\downarrow$，气道峰压$\downarrow$。

（2）心脏恢复：强心药剂量低，$SvO_2\uparrow > 70\%$以上，脉压$\uparrow$，超声心脏左心室 EF 值$> 40\%$。$CVP \leq 12mmHg$。

（3）V–V：停止气流时血氧饱和度和血气分析检测结果无变化。

（十五）爆发性心肌炎

爆发性心肌炎（FM）患者应用 ECMO 较应用 VAD（心室辅助装置）有以下几点优势。

（1）FM 的患者通常在 2 周内恢复，而短期支持正是 ECMO 的优势，ECMO 较 VAD 容易撤机，而且随时可改为 VAD。

（2）FM 的患者通常双室受累（约超过 70%的患者右心也受累），因此在右心衰竭的程度不能精确估测的情况下，应用 ECMO 可能是一个适宜的选择。

（3）ECMO 的恢复期较 VAD 要短，因此，ECMO 在理论上的对左心室的不全压制，不会对 FM 患者的左心室恢复产生负面影响。

（4）每天的肌钙蛋白水平的测定是心肌恢复，撤除 ECMO 的良好指标，但不能应用于 VAD。

（十六）ECMO 的创新使用——ECMO 代体外技术

北京安贞医院自 2005 年开始于重症心脏患者中创新应用 ECMO 代体外技术，即术中应用 ECMO 装置代替体外循环装置进行体外循环，待体外循环结束后再转为 ECMO 辅助，简称 ECMO 代体外技术。该技术的优点在于：①在体外循环结束后立即转为 ECMO 辅助，有助于重症心脏患者术后脱离体外循环，缩短体外循环时间，减轻体外循环对机体的不良影响，此外还可在术后减轻心脏负荷，让心肌得到休息，促进心脏功能的恢复，从而降低重症心脏病患者的死亡率；②可省去一套体外循环装置的费用，可减少重症心脏病患者的住院费用。

目前北京安贞医院应用此技术的适应证主要是四类患者。①巨大左心室：术前左心室舒张期末径$> 80mm$；②小左心室：术前左心室舒张期末径$< 38mm$；③射血分数（EF 值）$< 35\%$；④巨大室壁瘤。

那么，符合上述条件的患者是否一定要应用 ECMO 代体外技术呢？这是目前关于该技术争论较多的问题。针对这个问题，我们正在开展相关研究，主要是通过回顾性分析以往住院死亡的重症心脏病患者的资料，并建立数据库，经过统计学分析，找出相关的风险因素，制订一个评分系统，根据评分结果决定是否应用 ECMO 代体外技术。

见图 5-8，图 5-9。

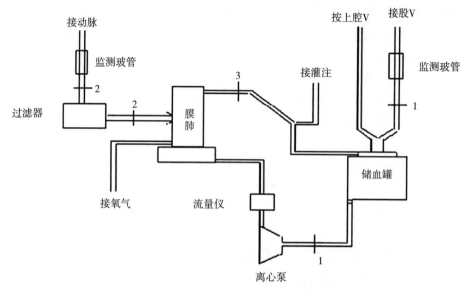

图 5-8　心脏术中应用 ECMO 装置进行体外循环管道连接示意图

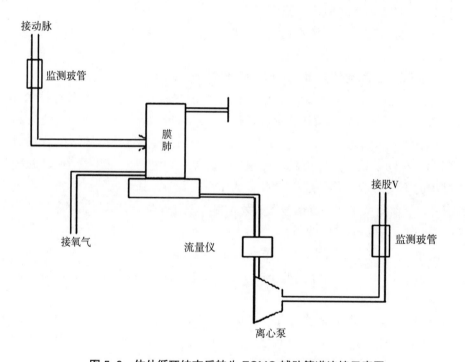

图 5-9　体外循环结束后转为 ECMO 辅助管道连接示意图

（十七）国内外 ECMO 治疗效果

见表 5-8。

表 5-8　2010 年体外生命支持组织（ELSO）统计的四组患者使用 ECMO 的结果

分组	病例数	撤机率	长期存活率
新生儿呼吸衰竭	15055	12907（86%）	11807（78%）
儿童呼吸衰竭	1801	1118（62%）	988（55%）
新生儿和儿童心力衰竭	2930	1559（53%）	1149（39）
成人病例	779	368（47%）	335（43%）
合 计	20565	15952（78%）	14279（69%）

三、左心辅助装置

左心机械辅助的概念在 20 世纪 80 年代初期已为临床所普遍接受，各种不同类型的左心机械辅助装置在 20 世纪 80 年代中期相继制成并投入临床试用，常见的品牌有美国的 ABIOMED BVS 5000（已获得 FDA 批准进入商业使用），Thoratec，HearMate 及 Novacor 等早期均由管道接外部气源提供搏动血流动力，现多发展为经皮电磁感应传导能源的电机搏动泵。此举实现了左心辅助装置的全置入化，同时高能电池微型化也改善了能源的便携性，前者控制了感染的发生，后者改善了患者的生活质量，依靠左心辅助装置存活 6 个月以上的患者已不罕见。以后部分患者左心功能恢复而脱离辅助，部分患者在配型适当的条件下接受心脏移植。对心力衰竭的患者，左心辅助装置还是一种实用的治疗手段，应予以了解和掌握。

（一）左心辅助装置的特点和适应证

左心辅助装置不同于 IABP，后者仅能促进已存在的循环能力，而前者是一个可以提供动力的血泵。其效能较 IABP 高 6～8 倍，能有效代替心脏工作能力的 80% 以上，泵血能力可达到 10L/min。

（1）左心室辅助是将左心房或左心室血流引入辅助泵体，经泵体驱动血流进入主动脉，完成替代心脏的泵功能。左心室辅助后，左心室张力可降低 80%，氧需求降低 40%，是纠正顽固重症心力衰竭和心脏移植前的理想治疗手段。

（2）临床非心脏移植过渡治疗为目的情况下，左心室辅助指征是在心外科已完成满意的畸形或病变手术矫正，代谢紊乱和心肌电生理下异常已控制在较满意水平的前提下，心脏前后负荷调整及正性肌力药应用无效，IABP 禁忌或无效时，表现为：①心排指数＜ 1.8L/（min·m^2）；②体循环收缩压＜ 10.7kPa（80mmHg）；③左心房压、肺毛细血管楔压＞ 2.7kPa（20mmHg）；④体循环阻力＞ 2000（dyn·s）/cm^5；⑤尿量＜ 20ml/h。

常用的左心室辅助装量分为搏动式、轴流式和离心式三大类，2009～2014 年美国每年心脏移植和 LVAD 住院例数及死亡率见图 5-10。

（3）对危重心脏手术患者，在足量药物治疗下，如体外循环机流量少于 0.8L/（min·m^2）时，患者难以维持正常循环则预示应使用左心辅助装置。

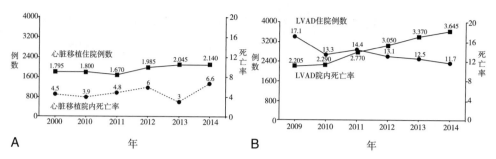

图 5-10　2009 ～ 2014 年美国每年心脏移植（A）和 LVAD 住院例数（B）及其院内死亡率
引自：JACC Heart Fail，2018.05，65（5）

（二）临床置入和使用

1. 左心辅助装置需在体外循环支持下置入。目前全置入式左心辅助装置血泵常置于腹腔左腰部，控制器埋于腹直肌外，感应线圈埋于左上腹皮下，便携式电池及外部感应线圈悬挂于腰带。

需置入左心辅助装置的患者行正中胸腔联合切口，常规建立体外循环，降温至30℃；将装置输出涤纶管缝于升主动脉右外侧壁或肾动脉以下的腹主动脉上，阻升主动脉，心脏停搏后，用全层褥式缝合将装置有聚四氟乙烯固定环的接口缝于左心室心尖部，用特制环形刀将环内心肌切除，插入输入管，将管上缝环与固定环严密缝合。输入、输出管穿过膈肌以快速衔接环（quick connector）连接于左心辅助装置血泵，驱除气体，连接控制器及感应电源输入线后即可待机启动。

2. 临床使用

（1）用体外电感应线圈传递控制信号，通过置于腹直肌外的内部控制器调节LVAD辅助泵血，维持左心房压 1.3 ～ 2.0kPa（10 ～ 15mmHg），体循环阻力 1000（dny·s）/cm^5。

①慢速非同步搏动：启动 LVAD 血泵以 35 ～ 45 次 / 分的频率开始非同步搏动，同时逐步减少体外循环流量，增加 LVAD 血泵搏动次数以达到用 LVAD 逐步取代人工心肺机维持循环的作用。

②同步反向搏动：在心率为 60 ～ 120 次 / 分时，使血泵排血量达到 2.5 ～ 3.5L/min，患者血压可稳定在 17.3/10.7 ～ 11.3/6.7kPa（130/80 ～ 85/50mmHg），然后以心电信号触发控制器以达到 LVAD 与左心室反向同步搏动（左心室收缩，血泵舒张；左心室舒张，血泵向主动脉泵血）的状态，在同步反搏状态开始24h内争取达到左心室压最低、LVAD 血泵每搏血量和每分钟搏血量最大的较理想状态，在这种辅助状态下维持到左心功能恢复或行心脏移植手术。

（2）辅助时须注意纠正低血容量和右心功能不全，必要时酌情应用适量正性肌力药，亦可少量 α 受体类药物提高体循环阻力，使动脉平均压＞ 8.7kPa（75mmHg）。

（3）抗凝治疗初起为肝素，使 ACT 达到 100 ～ 200s（流量＜ 1.5L/min，ACT 为200 ～ 250s）后期可改为口服抗凝药物。

3. 脱离 LVAD 辅助：部分患者在 LVAD 辅助下左心功能可逐步恢复，可在 LVAD成功辅助后 2d 试停用 LVAD，脱离过程至少需 6h，方法有三种：

（1）降低同步反搏每搏输出量，转泵做功为左心室做功，随心脏功能的恢复，可每6小时减少辅助流量25％，至辅助流量为1L/min时，观察患者血流动力学稳定在12h以上，可考虑在手术室撤除左心辅助装置。

（2）调节控制器改变心电－泵触发比率，做间断同步反搏，增加心室独立泵血机会，比率可从1∶1降到1∶10。

（3）以上两种方法合并应用直到非同步辅助最低频率和LVAD血流最小流量。试停阶段应全身肝素化以防止血栓形成，确认左心室功能恢复后手术取出LVAD。

（三）心脏辅助装置的临床应用

围术期的终末期心力衰竭患者，即使最大剂量使用了内科药物治疗，仍旧处于低心排，此类患者的心功能很差，甚至已有心源性休克。不管是为了最终恢复心脏功能，还是等待心脏移植，外科唯一急症处理的措施就是使用心脏辅助装置或者说循环机械支持系统。

这里介绍的是外科经常使用的各种心脏辅助装置。

1.ABIOMED BVS 5000 ABIOMED BVS 5000（ABIOMED Cardiocompany, Danver, Massachusette, USA），是一种体外搏动式单心室或者双心室辅助装置系统。该系统由一个控制台和两个轻便血泵构成（图5-11）。每个泵都有一个靠引力作用收集血液的高位腔室和一个排出血液的低位腔室。两个三叶的人工瓣膜保证了血液的单向流动，一个瓣膜放置于两个腔室之间，另一个则位于低位腔与流出道之间。动力装置为气动型，由驱动管道分别和左右心脏辅助装置连接，供血量可达到5L/min。BVS5000型设计意图是维持患者的循环两周时间，但安贞医院曾经成功地在一个等待移植的患者身上应用达28d，并且国外还有更长时间的报道。该操作系统很简便，维护管理并不需要特别的人员。虽然延伸出体外的管道增加了感染的可能，但出口处皮肤和管道间的涤纶织物界面大大减少了此项危险。溶血也保持在可接受的范围之内。由于有血栓形成的危险，必须进行抗凝治疗，如果抗凝过度，也有继发出血的可能。

BVS5000是FDA许可应用于手术后患者的心室辅助装置。

2. 柏林心脏辅助装置 柏林心脏辅助装置（Excor）分气室和血室，两者之间以隔膜分开。气室由接口通过管子直接和驱动器连接。血室有2个接口分别为心脏辅助装置的流入道和左心房或左心室尖连接，流出道直接和升主动脉相吻合。在血室的2个接口处有2个人工心脏瓣膜用以控制血流方向。每分钟心排血量为6L，一般足够成人全身循环所需要。此装置均为终末期心力衰竭患者使用，当然也可在心内直视手术后严重低心排无法脱离体外循环时安装。四根由硅胶特别制成的管道和心脏血管连接好后再在上腹部适当的位置做皮肤戳口分别将这四管道从右起按左心房流出道，右心房流出道，升主动脉流入道，肺动脉流入道排列由此戳口穿出，然后和左右心室辅

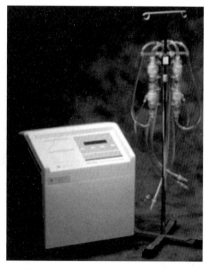

图5-11 ABIOMED BVS 5000
引自：Perfusion, 2000, 15（5）：369-371

助装置相连。管道的接口处均有箭头指示血流方向，最后连接驱动装置的通气管。

3. 可置入型的左心辅助装置 可置入型的左心辅助装置又称部分人工心脏。目前临床上常用的 2 种即 Novacor（Edwards）和 Heart Mate 又称 TCI （Thermo Cardiosystems Inc.）。均用电动作为驱动方式。此装置只能作为左心辅助用。

左心辅助装置的禁忌证如下。

（1）患者体表面积＜ $1.2m^2$，因此不适应小儿。

（2）长时期心源性休克患者，多器官功能衰竭的终末期，表现为严重肺水肿并有肺部感染，腹水，全身水肿，酸中毒，黄疸伴有持久性的进行性的肝功能损害。

（3）无法控制的心律失常，即使使用多次电激除颤仍反复发作的心律失常，尽管右心功能较好，但由于心律失常导致右心功能的失常，左心辅助装置失效。这类病例只好考虑应用双心辅助装置以备分期心脏移植。

Novacor 和 TCI 的装置原理几乎相同，仅有一个血室，由电启动。泵的出入道均安装有心脏生物瓣膜。整个装置连同电动机全部可植入体内，只有一根驱动绝缘导线通过皮肤戳口引出体外和电源相连（图 5-12）。泵的最大每搏容量为 80ml，如频率每分钟 100 次，每分心排血量可达 8L。流入道和左心室的心尖部分吻合相连，流出道通过人工血管和升主动脉相吻合。

术后需要抗凝。

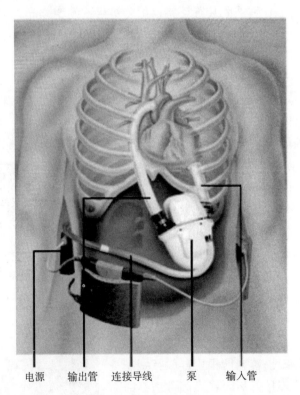

电源　输出管　连接导线　泵　输入管

图 5-12　Novacor LVAD 和 TCI （HeartMate）与心脏的连接方式

（四）微型轴流左心辅助装置

1. 微型转子轴流左心辅助装置（VAD，DeBakey） 最早是由美国著名心脏外科医师 DeBakey 在 1988 年和美国宇宙航天局（NASA）一起开发的。在多年的动物实验成功后，于 1998 年 11 月在德国心脏中心（柏林）进行了第一次的临床试验。该辅助装置的整个大小仅 30.5mm×76.2mm，重量为 95g，容量为 25ml，最大流量可达到 10L/min，整个 VAD 的组成和其他的 VAD 一样，动力主体即泵身由钛合金铸成，内置一轴流转子（图 5-13），泵身和流入流出道相连。流出道是一直径 16mm 的预凝人工血管，流入道是置入左心尖内的金属管道，连接方式有两种，一是置于纵隔心包腔内，流入道为左心尖，流出道为升主动脉。另一种连接方式为置于左胸腔内，流出道改为降主动脉，流入道仍为左心尖。

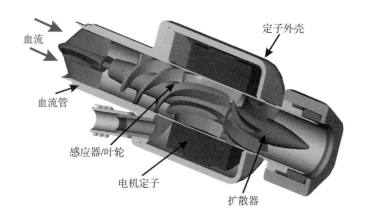

图 5-13 De BakeyVAD 装置内的轴流转子

主要手术适应证是临时辅助过渡到心脏移植。

此 VAD 和上述其他的 VAD 一样由一经皮肤穿出的导线和电源及控制系统相连接。

由于该 VAD 的电流量小，动力相对较弱，任何前负荷的增加均会影响 VAD 的流量。因此外周阻力的增加，也自然会影响 VAD 的排血量。甚至微小的血栓，栓子也会阻碍 VAD 的排血量，特别是流出道的人工血管的扭曲和狭窄。当泵的排血量低于 2L/min 时，机器会自动报警。如不加处理，由于排血量的不断减少，最终导致人工血管内的血栓形成，VAD 无排血量。由于轴流泵内无瓣膜，一旦转轴不动，但管道仍有间隙，甚至会发生升主动脉内的血液经泵反流入左心室，反而增加了左心负担。此泵在世界范围内应用了数百例，已发生了不少这样的并发症，因此，在 2000 年后泵的内壁系统均经过肝素处理。尽管如此，转子速度降低，泵排血量减少，最终导致 VAD 停止工作的情况仍时有发生。在 De Bakey 无法进一步改进的情况下，使用这个装置时要想到这个并发症。

和 De Bakey VAD 相似的心脏辅助装置有：Heart Mate Ⅱ、Jarvik 2000、Incor 及完全可置入式的左心辅助系统 Lion Heart LVAD2000。

2. Heart Mate Ⅱ（图 5-14，图 5-15） 在 Heart Mate Ⅰ 的基础上改进而成的。

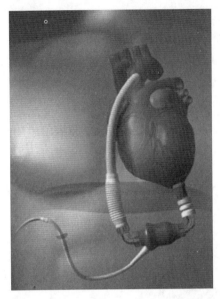

图 5-14　Heart Mate Ⅱ升主动脉和心尖
连接方式

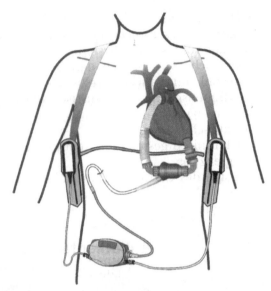

图 5-15　Heart Mate Ⅱ全套系统装置

3. Jarvik 2000　主要组成部分和手术适应证均同 DeBakey，大小为 25mm×55mm，重量为 90g，但转子轴流的动力原理不同。设计主要为装入左胸腔内，连接方式为流入道为左心尖，流出道为降主动脉。

这 3 种微型转子泵均有动力低，对前负荷的增加敏感，稍有阻力均会引起停转的问题。因此临床试用单位都不甚满意。

4. Incor（Berlin Heart 公司）　是由 Berlin Heart 公司发展的转子轴流泵的新装置。Incor 研制时已经明确了上述 3 种泵的缺点，并加以改进。所以，它除保持了微型化的优点外，还有其他三个优点，一是转子的动力是由电磁转化为转子旋转，力量大，可以克服较大的前负荷阻力；二是无摩擦耗损；三是保留了 Berlin Heart 的硅胶管作为流入流出道。大大减少了人工血管和流入流出道内血栓栓塞的发生率。硅胶管有一定的厚度和硬度，所以对于再开胸手术相对来说较容易和安全（图 5-16，图 5-17）。

5. 完全可置入式的左心辅助系统 Lion Heart LVAD2000　是一种全置入体内的 VAD，由 Arrow 国际公司投资设计。此型辅助装置的设计要求为对终末期的心力衰竭患者提供永久性的辅助。

整个置入体内的 VAD 组成如下：

电动的泵体套有金属外壳，流出道是人工血管和升主动脉相连，流入道和心尖相吻合。

VAD 的控制和动力由埋在右腹壁肌群下的控制器操纵。控制器除和 VAD 相连外，另一端和一导电的线圈相接，导电线圈埋在右侧胸壁下，通过外置橡皮圈的感应和内置的线圈相连，显示整个 Lion Heart 的工作情况。

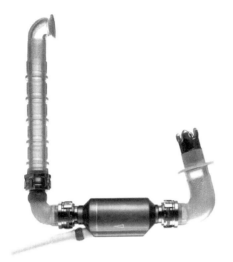

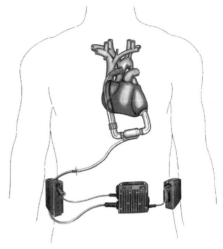

图 5-16　Incor VAD 转子轴流泵　　　　图 5-17　Incor VAD 全套系统装置

（五）完全性人工心脏

心脏移植是治疗晚期心衰患者一个较为成功的技术，但在世界范围内对心脏移植的需求远远大于器官的供给。在美国每年等待心脏移植的患者超过 5 万，而实际接受心脏移植的仅仅 2000 人。这种需求使得人工心脏辅助或替代器件的研究与开发，成为终晚期心脏病治疗研究的重点。

2001 年 7 月 2 日，世界上第一个完全性人工心脏（total artificial heart，TAH）在美国应用于临床。这个全人工心脏是由钛金属和塑胶制造，称为 AbioCor。它的电子控制系统能够根据身体需要调节泵的速度，这种人工心脏植入体内后不依赖于任何外部机器，患者可自由活动，日后也不需要再接受心脏移植手术。研发这个人工心脏的麻省 Abiomed 公司表示，人工心脏可以将患者的生命延长 60d 至 5 年。目前这种人工心脏只批准在"末期"的心脏病患者身上使用，这些患者一般上只剩下 30d 的寿命。血液与人工器件接触引起的血栓、感染等问题，对全人工心脏的长期使用仍然是一个限制。

第六章

肾功能不全及电解质、酸碱平衡
紊乱的处理

第一节 围术期肾功能概述

急性肾功能衰竭（ARF）是体外循环术后严重并发症之一，文献报道其发生率为 $1.6\% \sim 7.7\%$，死亡率达 $24\% \sim 70\%$。

一、围术期 ARF 的危险因素

（1）婴幼儿和年龄 > 70 岁者。

（2）术前血清肌酐 > 15mg/L（> 1.5mg/dl 或 > 130μmol/L），充血性心力衰竭、高血压、糖尿病、周围血管疾病。

（3）重症瓣膜病合并冠心病。

（4）术中转流时间长，体外循环造成的红细胞破坏过多。术后尿中大量的血红蛋白堵塞部分或全部肾小管。

（5）糖尿病或已有肾功能不全者，术前接受心血管造影检查。

（6）围术期应用大剂量血管收缩性药物。

二、体外循环术后急性肾功能的诊断标准

体外循环心脏直视术后，尤其是转流时间长、术后血流动力学不稳定及有以上危险因素者，应结合下列指标，及时考虑 ARF 的诊断。

（1）尿量：少于 0.5ml/（kg·h），少于 400ml/d；每日尿量少于 100ml 为无尿；无少尿型肾衰竭尿量可无减少。

（2）尿比重降低，小于 1.016 或恒定于 1.010，尿检有蛋白、红细胞、管型及血红蛋白尿。

（3）血尿素氮明显增高，血肌酐在 20mg/L（20mg/L=2mg/dl ≈ 176μmol/L）以上；血尿素氮 / 血肌酐比值 < 10；尿肌酐 / 血肌酐比值 < 20；尿中尿素氮 / 血浆尿素氮比值 < 10；内生肌酐清除率 < 5ml/min。

（4）电解质紊乱：高血钾、镁、磷；低血钠、钙、氮。

（5）烦躁不安，逐渐出现意识障碍及全身各系统症状。

三、肾功能评估

1. 血液尿素氮（BUN） 反映肾脏对蛋白质代谢产物排泄能力，是判断肾小球滤过功能的粗筛选指标，但测定值受多种因素影响而敏感度低。通常 BUN 含量超过正常范围说明肾小球滤过功能损害在 50% 以上。

2. 血肌酐（Cr） 能相对准确反映肾小球滤过功能，但因肾小球滤过率下降 50% 以上，血肌酐水平方可超过正常值而非敏感指标，检验值受饮食和营养状态的影响。

3. 内生肌酐清除率（CCr） 血浆肌酐基本为内源性物质，血浆浓度稳定，绝大部分经肾小球滤过，其检测值基本反映肾小球滤过功能，正常血肌酐清除率为（125±10）ml/min（女性约低 10%）。临床多依据 CCr 判断肾小球滤过功能损伤情况，肾组织毁损程度和病情进展，以指导治疗和用药。已经发现 60ml/min 为肌酐清除率的临界点，低于这个值手术的风险性增高。

4. 尿钠（UNa）、尿肌酐（UCr）和尿渗透压（Uocsm） 是判断肾前性与肾性肾功能的指标，应用利尿药对结果会有影响，故争取在应用利尿药前检查。尿钠清除率（FENa）=100×（尿钠/血钠）/（尿肌酐/血肌酐），FENa > 1%～2% 的少尿患者提示有肾小管坏死，FENa < 1% 示肾小管仍有回收水、钠功能，为肾前性肾功能不全。

5. 尿量 临床也可根据尿量区分功能不全，< 100ml/d 为急性肾功能衰竭，100～400ml/d 为少尿性肾功能不全，> 400ml/d［但< 0.5ml/（kg·min）］为非少尿性肾功能不全。

四、肾前性少尿和急性肾功能衰竭的鉴别

肾前性少尿是因为肾脏灌注不良所致，无肾实质改变，常由于低心排量、低血压、低有效循环血量、术中非搏动性低压及低流量长时间体外循环、大剂量血管收缩性药物、某些肾毒性抗生素等引起，产生肾单位缺血、肾皮质血流量减少而尿量下降。

急性肾功能衰竭是急性肾小管坏死、肾间质性肾炎和肾小球肾炎的结果。急性肾小管坏死以缺血、缺氧和毒性物质（如肌红蛋白、血红蛋白、某些抗生素及麻醉药物等）引起肾小管细胞损害为特点，尿样镜检可发现颗粒管型和肾小管细胞（表 6-1）。

表 6-1　肾前性少尿和急性肾功能衰竭的鉴别

	肾前性少尿	急性肾功能衰竭
尿常规	正常	蛋白、血细胞及管型
尿比重	> 1.020	< 1.015
尿钠（mmol/L）	< 20	> 40
尿渗透压（mmol/L）	> 500	< 400（同血浆渗透压）

	肾前性少尿	急性肾功能衰竭
BUN/Cr	＞ 10	＜ 10
尿肌酐 / 血肌酐	＞ 40	＜ 20
钠排泄分数	＜ 1	＞ 2
肾衰指数	＜ 1	＞ 2
输液试验	尿量增加	尿量不增加

第二节　体外循环围术期急性肾功能不全的防治

一、急性肾功能不全的预防

（一）术前

对术前肾功能做正确评估，早期发现和及时排除引起 ARF 的诱因，防止 CPB 中可能导致的肾功能损伤。肾灌注显像和肾脏超声有助于术前评估肾功能不全的风险。内生肌酐清除率通常不是术前肾功判断的常规检查项目，它只有在有很明显的下降时才能表现为血肌酐的增高。临床经常有这种情况：在术前血肌酐正常患者术后仍有相当比例患者出现不明原因的急性肾功能不全。因此作者建议心外科术前可以把内生肌酐清除率列为常规检查，以助鉴别术前潜在的肾功能不全的患者。

（二）术中

（1）维持足够的灌注压和灌注流量，平均动脉压应在 60mmHg 以上。

（2）放低氧合器，位差大于 60cm 以增加腔静脉引流管的虹吸作用，保证腔静脉管之口径，这样可降低中心静脉压，相应地增加了肾脏的灌注量和滤过率。

（3）合理采用中度血液稀释，一般血细胞比容保持在 18%～ 24%。

（4）预充液中增加甘露醇用量（0.8 ～ 1.2g/kg），可以冲刷聚集于肾小管中的毒害物质，保护肾小管，防止肾小管阻塞和坏死；及时应用利尿药物，保证灌注中尿量在 1 ～ 2ml/（kg·h），尤其是在出现血红蛋白尿时，立即应用呋塞米。

（5）正确调节泵轴，泵管不能压得过紧，以免加重红细胞的破坏。

（6）采用膜式氧合器和性能良好的心肺机，提高氧合能力且可减少血液有形成分的破坏；有条件的话采用搏动式泵，使循环血流接近于生理，增加肾的灌注，为防止肾功能衰竭的良好途径。

（7）术中透导期和心肺转流停止后，保持血压稳定，避免血压的大幅度波动。

（三）术后

（1）心脏功能调整和维持血流动力学的平稳：①维持心率，治疗心律失常；②纠正低血容量；③改善心肌收缩力 [CI ≤ 2.0L/（min·m）时]；④心脏后负荷高时，可选用硝普钠，避免使用血管紧张素转化酶抑制药。

（2）改善肾灌注：①利用低剂量多巴胺 [3 ～ 5μg/（kg·min）] 肾血管效应，改善肾脏灌注；②患者心功能不全，需要正性肌力药时，选用米力农，同时仍维持多巴胺低剂量，保持其肾血管效应。

（3）利尿药的使用：①呋塞米 20～500mg 静脉缓推，或 0.25～0.75mg/（kg·h）静脉滴注；②利尿酸钠（与呋塞米作用相同，二者选一）50～100mg 静脉缓注；③应用利尿合剂；④利尿前应首先注意心功能的改善，血红蛋白尿时应酌情碱化尿液。

二、急性肾功能不全的治疗

（1）维持血流动力学稳定和最佳循环状况，根据情况应用多巴胺、强心剂或血管扩张药。

（2）严格限制液体入量，详细记录出入水量，维持出入量平衡。一般情况下，呼吸与皮肤蒸发失水为每日 800ml，代谢内生水每日 400ml，因此，入量之基数为每日 400ml，加上尿量、胃肠道失水及其他异常失水量（如创面渗出、引流、出汗等）为每日应输入之液体量。如有发热，体温每上升 1℃应增加入水量 75ml/（m·d）。

（3）注意营养支持，少尿期的营养支持应为低容量、高热量。透析状态下，每日应供给 125.5～146.4kJ/（kg·d）（30～35kcal/kg），蛋白质 1.5g/（kg·d），可减少组织蛋白的分解，改善氮平衡、高血磷及高血钾，有利于肾功能的恢复。能进食者鼓励进食，不能进食者，予以鼻饲；热量不足部分可以通过静脉高营养补充。无透析状态下，应实施低氮饮食治疗，并采用静脉高营养输注，每日供给热量 85.6～125.4 kJ/（kg·d）（20～30kcal/kg），蛋白质 0.5g/（kg·d）。静脉高营养的内容包括肾必需氨基酸、脂肪乳、高渗葡萄糖、各种电解质和维生素等。

（4）注意血清钾的监测，严禁钾的摄入。除反复测定血钾外，还要注意心电图波形连续监测，以早期发现 QRS 增宽、ST 段下降、T 波高尖、传导阻滞等高血钾表现。高血钾时可采用高糖加胰岛素（4g∶1U）、葡萄糖酸钙（1～3g）、碳酸氢钠（50～100ml）静脉注射治疗，还可口服磺苯乙烯钠散（降钾树脂）严重者需透析治疗。

（5）避免应用对肾功能有损害的药物，如万古霉素，特别是避免药物浓度过高。减少经肾代谢药物（如洋地黄）用量，防止积蓄中毒。

（6）纠正酸中毒。

（7）控制感染。

（8）监测和处理其他电解质及其异常，监测 BUN、Cr 等指标，必要时肾超声检查协助病因诊断。

（9）及时进行透析治疗，早期透析可提高生存率。透析指征为：①尿量＜0.5ml/（kg·h），持续 4h 以上；②血钾超过 6.0mmol/L 或心电图出现明显高钾现象；③严重酸中毒；④ BUN 超过 35.7mmol/L，血肌酐超过 442μmol/L，出现尿毒症之早期症状。透析中应注意血流动力学的稳定。

三、急性肾功能衰竭的透析治疗

（一）概念

血液透析是在血液与透析液之间置以透析膜，利用弥散清除体内溶质或向体内补

给溶质的肾替代方法。

血液滤过是不同于血液透析的另一种血液净化方法。它模拟正常人肾脏的肾小球滤过原理，以对流的方式滤过清除血液中的水分和尿毒症物质。而血液透析则依赖透析膜两侧物质的浓度差与渗透压差所产生的扩散作用来进行溶质和水分的交换。因此血液滤过是一种比血透更接近正常肾小球滤过生理的肾脏替代治疗。血液滤过区别于血液透析最主要的特征之一，就是滤过膜的制作材料和膜的结构功能与血透所用的透析膜不同。

血液透析滤过是集合血液透析和血液滤过的原理，在血液透析的基础上，采用高通透性的透析滤过膜，提高超滤率，从血中滤过大量含毒素的体液，同时输入等量置换液的一种血液净化方法，其目的是在透析清除小分子毒素的同时，增强对中分子毒素的清除作用。

血液超滤是血液透析清除体内过多水分的主要途径。通过人为地加大膜一侧液面压力，使膜两侧存在在跨膜压，加速分子从加压侧向不加压侧做跨膜移动。超滤水量与跨膜压成正比，超滤的主要动力是透析膜两侧液体的不同压力。

（二）具体方法

体外循环围术期的急性肾功能衰竭可以选择血液透析、腹膜透析及连续性肾脏替代治疗等方法，三者可单独或交替使用；三种透析方法各有优缺点，应根据治疗需要和患者的具体情况进行选择。

1. 血液透析　对于代谢废物清除率高，是腹膜透析和血液滤过的 10～20 倍，但对血流动力学影响大，容易发生低血压等透析并发症。因此多适用于体外循环术后 2 周以上、血流动力学比较稳定的急性肾功能衰竭患者。由于血透的并发症多发生在早期，因此，血透开始时应缓慢进行，尤其是在透析开始后的前 30min，血流量应适当控制，维持在 150～200ml/min 为宜。血透中还必须进行肝素抗凝，一般采用常量肝素持续输入法，即首剂肝素静脉注射，追加量由肝素泵持续输入；或常量肝素间歇注入法，即首剂肝素静脉注射，根据需要间歇注入肝素。抗凝过程需检测 PT，而对于有出血倾向的患者选择抗凝应慎重。而透析液的成分应根据患者的个体差异进行调整。见图 6-1。

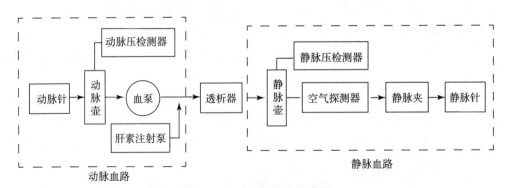

图 6-1　血液透析治疗示意图

2. 连续性肾脏替代治疗（CRRT）　是以缓慢的血流速和（或）透析液流速，通过弥散和（或）对流，进行溶质交换和水分清除的血液净化治疗方法的统称。CRRT由于血液和透析液流速缓慢，对心血管系统的扰乱小，因此在体外循环术后早期血流动力学尚不稳定时治疗 ARF 多应用 CRRT。常用的 CRRT 方法包括：

（1）持续性的血液滤过（SCHF）：①持续性静静脉血液滤过（CVVH）；②持续性动静脉血液滤过（CAVH）。

（2）持续性超滤（SCUF）：①持续性静静脉超滤（CVVU）；②持续性动静脉超滤（CAVU）。

（3）持续性血液透析（SCHD）：①持续性静静脉血液透析（CVVHD）；②持续性动静脉血液透析（CAVHD）。

（4）持续性血液透析滤过（SCHDF）：①持续性静静脉血液透析滤过（CVVHDF）；②持续性动静脉血液透析滤过（CAVHDF）。

在心脏外科临床中比较常用到的 CRRT 方法是持续性动静脉超滤（CAVU）、持续性动静脉血液滤过（CAVH）、持续性动静脉血液透析（CAVHD）、持续性动静脉血液透析（CVVHD）。其中最为常用的是 CAVHD。

持续性动静脉超滤（CAVU）（图 6-2）适用于单纯存在液体过度负荷问题的 ARF 患者，仅需要缓慢持续地清除体内过多液体，不需要补充置换液，也不需透析治疗。同 CAVH 比较，CAVU 更不容易引起水电解质紊乱，但超滤量少，每日只有 2 ～ 6L，只能达到部分解除水中毒的要求，所以重度液体潴留时，应改为 CAVH。

持续性动静脉血液滤过（CAVH）（图 6-3）其连接方法和 CAVU 相似，但不同的是采用加入置换液的方法使每日滤出量增加为 10 ～ 15L。CAVH 的滤出量应根据每日尿素氮生成率（UNGR）、血浆尿素氮清除率（PUC）和血浆尿素氮浓度三方面决定，三者（经验法）关系如图 6-4 所示。肾衰竭患者 UNGR 的量一般为 5 ～ 20g/d，不禁食的成年人约 10g/d，禁食的成年人约 15g/d，80kg 以上的禁食的成年人约 20g/d，所以当 UNGR 取 10g/d 时，如要求控制血浆 BUN 浓度在 75mg/L 水平，则 PUC 应为 12L/d。

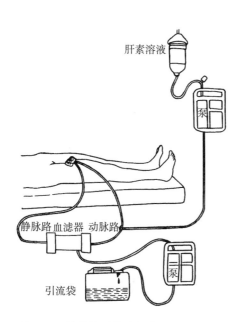

图 6-2 持续性动静脉超滤（CAVU）

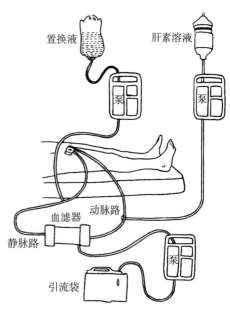

图 6-3 持续性动静脉血液滤过（CAVH）

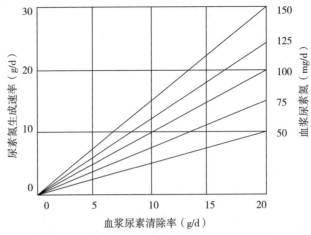

图 6-4　UNGR、PUC 和 BUN 三者间的关系

　　持续性动静脉血液透析（CAVHD）见图 6-5。当使用 CAVH 时，血滤器每日滤出的最大量为 15L，如仍不能满足代谢产物的排除需要时，改用 CAVHD，其滤出量为 15～30L。与 CAVH 相比 CAVHD 有两处改进，一是将置换液改为透析液，二是将血滤器改为血透器，这样透析液由血路改为连接与血透器上。CAVHD 每日的滤出量可达 15～30L，这个量可以使透析液与透析器中血液的毒素几乎完全平衡，而体液中大量的有用溶质不经透析器滤出，这点对于体外循环术后的患者非常重要，可以使其在血容量及电解质没有很大起伏的情况下等待肾功能的恢复。CAVHD 的滤出量根据血浆尿素清除率（PUC）的需要量及残余肾尿素氮清除率决定，例如高分解代谢者，所需 PUC 为 30L/d，残余肾尿素氮清除率为 7L/d，需 CAVHD 达到的 PUC 为 30-7=23L/d，同时每日入液量为 2L/d，需解除水中毒的排水量为 2L/d，透析液的滤过量为 27L/d。

　　持续性动静脉血液透析（CVVHD）与 CAVHD 相比，CVVHD 对全身血流动力学的影响更小，这一点对心脏外科术后的患者犹为有利，因为这部分患者的血流动力学往往不稳定，在透析之初，使用 CAVHD 使动脉血大量快速流入血滤器会造成血压下降或上升的起伏，而使用 CVVHD 时可以在血流动力学平稳的情况下进行血液透析。

　　3. 腹膜透析　人的腹膜面积为 1～2.2m²，接近人体皮肤总面积。利用腹膜渗透和弥散作用进行透析，24h 透析可使血 BUN 或非蛋白氮下降约 50%，排出非蛋白氮 8～12g；电解质紊乱患者，6～8h 透析便能恢复正常水平；通过提高透析液中葡萄糖浓度可增加渗透压而能较好地排出体内多余水分，一般葡萄糖含量在

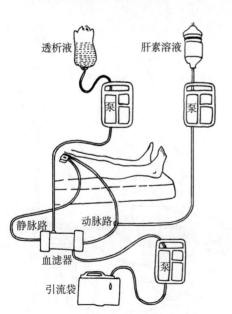

图 6-5　持续性动静脉血液透析（CAVHD）图示

40～50g/L（最高达80g/L）时便能有明显的吸水作用。丢失蛋白质、透析速度慢是腹膜透析的主要缺点；但腹膜透析对机体循环影响小，对内环境状态不造成较大的波动性改变，可以长期进行（可达20多个透析月），能有效地维持患者生命，因而很适合心外科术后早期，尤其是小儿患者急性肾功能不全的治疗。

（1）腹膜透析方法是在患者腹部麦氏点左右2～3cm处，利用切开或穿刺方法将腹透导管置入腹腔的杜氏窝内。操作时应注意导管置入杜氏窝内是保证透析流畅的基础，必要可行超声波协助定位；导管在腹部肌肉和皮肤入口部应仔细缝合固定，以免渗漏。腹透导管在体外经Y形管与无菌的输入瓶（袋）和输出瓶（袋）相连，输出瓶（袋）容积应在3000ml并有容量刻度标志。

（2）腹透时一次可注入腹腔1000～2000ml（小儿可酌减为500～800ml）透析液，腹腔保留1h，然后放出。如此反复，以10 000ml（小儿可为5000～8000ml）为1个治疗单位。注入的透析液必须预温致38～39℃，以免低温使腹膜血管收缩而影响透析效果。

（3）透析时要详细记录每次注入和引出量，防止透析液在腹腔中存留。流出的透析液如距预计流出量相差尚多时引流停止，可试抬高患者床头帮助引流。但注入液体和保留透析液时仍应将床放平，使液体最大限度接触腹膜。

（4）腹膜透析产生腹痛时一般不影响透析，必要时可减少每次灌注量；腹痛严重时，可应用镇痛药或0.1%～0.25%普鲁卡因腹腔注入后再行透析。

（5）感染是腹膜透析的严重并发症。因此一定要严格实行无菌操作，对器械及溶液要严格灭菌，透析液中要加入抗生素，透析应该间断进行。

（6）腹膜透析液如无成品可利用成瓶的静脉用液配制，方法简单且不影响疗效。5%葡萄糖500ml；5%葡萄糖生理盐水500ml；生理盐水500ml；5% $NaHCO_3$ 80ml；10% KCl 10ml；5% $CaCl_2 2H_2O$ 10ml。上述配制的透析液总量约1500ml，渗透压434mmol/L，电解质浓度为：Na^+ 126.8mmol/L，K^+ 4.2mmol/L，Ca^{2+} 2.15mmol/L，Cl^- 105mmol/L，HCO_3^- 29.9mmol/L，葡萄糖31.4g/L。

（7）透析液中的肝素和抗生素主要为防止蛋白凝固阻塞腹膜透析导管和腹腔感染，应在透析液临倒入输入瓶（袋）时加入。肝素用量为每1000ml透析液加入。

第三节 电解质及酸碱平衡紊乱

一、高血钾

（1）主要原因为肾功能不全、体外循环中高钾心停搏液用量较大和红细胞破坏、严重组织缺血或损伤造成细胞内钾的释放。

（2）轻度高钾（5.5～6.0mmol/L），肾功能尚好，应用呋塞米可以缓解。

（3）重度高钾（＞7.0mmol/L）表现为心电图高尖T波，PR间期延长，P波缺失，QRS波宽大畸形心动过缓，要立即处理。通常血钾＞6.0mmol/L时，可考虑以下治疗：①胰岛素按每25g糖5U剂量溶入50%葡萄糖液50ml静脉滴注；②葡萄糖酸钙0.5～1.0g静脉缓推，当高钾血症出现循环衰竭或心脏停搏时，应优先选用氯化钙；③ $NaHCO_3$：纠正酸中毒；④利尿药（呋塞米或丁脲胺等）；⑤口服聚磺苯乙烯钠散（降解树脂）；⑥透析。

二、低血钾

（1）与长期利尿药应用，术中或术后早期尿量较多及体外循环稀释、体内碱中毒胃肠减压，镁缺乏，腹泻等有关，术后早期常见。

（2）低血钾心电图示 T 波低平，ST 段压低伴室性期前收缩或快速性室上性心律失常。严重低钾血症可导致肌无力。

（3）术后早期血钾水平可在 30min 内就有很大变化，要及时反复检查。

（4）严重低血钾应从中心静脉高浓度补钾，12‰～ 15‰氯化钾液 100ml 静脉滴注，每 15 ～ 20 分钟复查血钾 1 次，调整用量，并观察心电图和尿量。

（5）外周静脉通路补钾浓度不超过 0.33％。

（6）镁缺乏可加速钾的尿液流失，只有在纠正低镁血症之后，其顽固性低钾才能得以纠正。

三、低血钙

（1）与体外循环血液稀释、低温、酸碱平衡变化有关，常见小儿心外术后。

（2）血钙＜ 30mg/L，可产生心排血量下降、血压下降、心律失常，以及肌肉和支气管平滑肌痉挛、癫痫发作、呼吸困难等。

（3）中心静脉 10％葡萄糖酸钙 10ml 缓注治疗。

四、代谢性酸中毒

（1）酸中毒（pH ＜ 7.30）可抑制心肌收缩力，对抗正性肌力药物，并与产生酸中毒的因素互为因果加重病情。

（2）以补充碱性 $NaHCO_3$ 液、提高 pH 为主要治疗方法。

（3）应用 $NaHCO_3$ 前应查血气，明确碱贮值＜ –3（＜ 18mmol/L）的代谢性酸中毒性质。

（4）先予以计算量的 1/2，30min 后依血气结果酌情追加。

（5）儿童应用 $NaHCO_3$：易产生高氮质血症和钠水潴留，可改用 0.3％的 THAM 液，0.3％ THAM 液用量＝体重（kg）× 碱贮下降值。

五、代谢性碱中毒

（1）多与呼吸机过度通气、低血钾有关，常与低血钾互为因果。代谢性碱中毒可致心律失常、氧离曲线左移（组织释氧下降）、呼吸中枢抑制等不良后果。

（2）治疗以纠正低钾、低氯为主。机体容量尚可，多以低钾原因常见，则可输入葡萄糖氯化钾溶液；机体容量不足，常伴有低氯，则应给予含钾的氯化钠等渗液。

（3）0.1N（100mmol/L）稀盐酸液很少应用于心外临床。

第七章

其他常见并发症的处理

第一节　神经系统损伤

心脏手术后神经系统合并症是心脏手术后最常见和严重的合并症之一，目前发病率在 5% 左右，另外有 10% 患者可有迟发性表现。处理不当将严重影响手术本身的疗效和患者生存时间及生活质量。术后直接死亡原因中，脑部并发症占 3%～6%。随着心脏移植的开展，移植后脑血管病也日益受到重视。从病因和病理角度，心脏手术合并神经系统损伤主要有：栓塞（气栓、血栓）、脑缺血缺氧损害、颅内出血、低温、代谢紊乱、婴幼儿神经系统不健全、神经系统先天畸形等。

一、脑组织代谢的基本概念

（1）脑组织重量约占体重 2%，但血流量占心排血量的 15%～20%。

（2）正常颅内压为 0.7～1.8kPa（5～13.5mmHg），＞2.7kPa（20mmHg）时脑毛细血管床受压导致微循环障碍；＞4.0kPa（30mmHg）时静脉回流受阻，脑水肿加剧；＞5.3kPa（40mmHg）时脑灌注压下降，脑血流量减少。

（3）脑血流量取决于脑灌注压，即平均动脉压与颅内压之差，正常约 10.0kPa（75mmHg）。平均动脉压＜6.7kPa（50mmHg），颅内压＞6.0kPa（45mmHg），脑灌注压＜5.3kPa（40mmHg）时，脑组织通过血管的舒缩调节血管阻力和血流的自动调节功能丧失，脑血流量显著减少。

（4）脑血流量减少为正常的一半时，出现脑缺血症状。每百克脑组织血流量＜20ml/min，即有脑功能损害，＜8～10ml/min，产生脑组织不可逆损害。

（5）葡萄糖是脑组织能量唯一来源。脑缺氧状态下，葡萄糖无氧酵解每分子产生仅 2 分子 ATP，乳酸堆积使脑血管扩张，局部血流淤滞，则脑组织不能获得足量的氧和葡萄糖，又不能排出代谢产物，从而细胞受损。

（6）常温下脑缺血 10～15s 时，脑内可利用的氧可全部耗尽；5min 后，脑内储存的 ATP 耗尽，不能耐受长时间缺血缺氧。通常大脑皮质耐受时间约 4min，小脑为 10～15min，脑干延髓为 20～30min，脊髓为 45min，交感神经节为 60min。

（7）体温降至 20℃时，脑组织耗氧为正常的 25%，脑缺血耐受力可较正常体温时提高 10 倍。通常 25℃低温下脑血循环阻断 30min、20℃以下阻断 60min，脑缺氧损伤可不发生。

二、体外循环心内手术与脑部并发症

1. 全身炎症反应综合征（SIRS）　全身炎症反应综合征（SIRS）并不仅见于炎症，可发生于多种严重损伤，体外循环后 SIRS 颇为常见，重在预防，出现后要及时干预，阻止 MODS 发生。处理不及时或不恰当则死亡率极高。发生 SIRS 最重要的危险因素是体外循环的时程。SIRS 导致中枢神经系统改变主要有：皮质血管收缩之后迅速扩张；血 – 脑屏障通透性增加；神经细胞代谢能力降低；颅内压增高；神经细胞膜损伤；白细胞黏附分子表达增加；合成和释放一氧化氮等导致神经细胞损害的物质。

2. 脑缺氧性损伤　病理表现为神经细胞肿胀、皱缩、分解、坏死，最易受损的是大脑皮质。常见原因如下。

（1）循环中断：人工心肺机故障和操作失误，例如断电所致机器突然停止、泵管破裂、管道接头脱落、氧合袋失效、管道安装反向、供氧管扭曲脱落。应该注意在心肺机故障时，机器突然流量急剧降低或停止会产生大量动脉气栓，导致不同程度脑栓塞和脑缺氧。心肺转流前发生心搏骤停或其他情况迫使循环中断。

（2）低灌注压、低流量：最为常见。最常发生于灌注早期，体温未能均衡降低时平均动脉压降于 6.7kPa（50mmHg）以下持续 2～3min，即可引起意识障碍。有学者认为在 28℃时，流量 < 40ml/（kg·min），平均动脉压 < 8.0kPa（60mmHg），术后第 1 周内脑损伤的发生率高于可达 75%。

（3）主动脉阻断时间过长：主动脉阻断 > 120min，脑缺氧性损伤可达 30% 左右。

（4）灌注管和引流管插管原因：静脉引流不畅，中心静脉压过高，主动脉插管位置不当（如插管位置过深达无名动脉口或直接向左颈总动脉灌注，使脑过度灌注；插管伸至主动脉后壁产生脑灌注不良）。

（5）其他：降温时，灌注温度与体温之间温差过大（> 15～17℃）可刺激脑血管痉挛和产生微气泡。低氧血症、血液过度稀释等可造成脑组织供氧不足。

3. 脑栓塞　主要以气、血栓常见，此外尚有组织碎片、钙化斑块、脂滴、异物等。

（1）气栓：人工心肺机故障或操作失控（破裂，插管、接头不紧）；心脏切开后空气经间隔缺损、引流管、针孔等进入左心；静脉回流阻塞使氧合器血槽平面突然减少而使空气进入脑内；残留在左心或主动脉根部气体未排除净而开放循环后进入脑内；氧合器氧流量过大和过度饱和；预充液中溶解气体的释放（降温或复温过快）。此类术后患者清醒晚，意识不清楚，CT 等扫描无明显定位症状，经过脱水脑神经营养等对症治疗，多可以在三五天后逐渐缓解。

（2）血栓：预充库血中有形成分聚集形成的微栓，心脏附壁血栓的脱落，各插管血栓形成，其他继发性血栓等。

（3）颗粒栓子：凝血过程中析出的纤维蛋白、手术过程中心腔残余组织碎片、钙斑微粒、异物、脂肪等，心脏复跳后随血流进入脑内。

4. 颅内出血 较为少见，与颅脑损伤、原有脑梗死、抗凝剂使用不当或脑血管畸形有关，一旦出现预后严重。主要原因包括：

（1）体外循环时全身肝素化和血液稀释，凝血因子破坏和纤维蛋白消耗使凝血机制功能障碍，在血压升高时易产生脑出血。

（2）体外灌注压较低，腔静脉引流和利尿药应用使脑压减低、脑容积缩小，则硬脑膜内陷可产生硬脑膜血管撕裂。

（3）低温转流灌注压过高；静脉压过高致脑水肿出血等。

5. 精神症状 高龄、既往有酗酒史、体外循环转机时间长、代谢紊乱、药物毒性副作用是术后精神症状的诱因。

三、脑部并发症的临床表现

脑损害临床表现在麻醉停止后即刻，亦可延迟至术后数小时或数天后产生，并与脑损伤部位、性质和程度有关。

（1）脑损害：依临床表现和预后可分类如下。

①轻度：神志仍清醒，但可有倦睡或兴奋，或精神错乱。瞳孔正常，对光反射敏感。可有短暂性轻度偏瘫等神经体征。预后良好，恢复迅速而且完全。

②中度：昏迷或神志不清，伴或不伴有局灶性神经体征。有局部或全身性抽搐，肢体肌张力增高或弛缓。恢复缓慢，但临床症状可持续改善。

③重度：深昏迷，瞳孔固定散大，四肢弛缓或间歇出现四肢强直。反射完全消失。病情多不可逆，以致呼吸和循环衰竭死亡。少数患者经全力抢救虽能幸存，但多残留神经系统后遗症。

（2）脑气栓：多有特征性表现，即术后48h内患者出现意识恢复缓慢，甚至完全不醒无反应，或者意识恢复不清可以有四肢抽搐，除跖反射呈伸性反应外，可不伴有局部神经体征。

（3）运动障碍：表现为局部肌肉弛缓或高张力、单侧肢体自主活动减弱、甚至瘫痪；两侧瞳孔不等大，不规则或散大，光反射迟钝或消失。

锥体束征神经反射包括跖反射伸性、腹肌反射、提睾反射；反映间脑受损的反射睫毛反射、结合膜反射、吞咽反射、咳嗽反射等改变。

（4）脑电图检查：有助于判断脑损害的可逆性，如记录为平直线条，则提示脑损害不能恢复。

（5）心脏术后精神紊乱：多在术后1～2d出现，持续1～2周，发生率1%～5%，大多持续数天。表现为定向力障碍、记忆丧失、焦虑、易怒、谵妄、迫害感等。而"ICU精神病"始于进入ICU后3～5d，应加以鉴别。

四、脑部并发症的预防和治疗

（一）预防

对于手术前有动脉粥样硬化、脑血管意外病史、主动脉内球囊反搏、糖尿病、高血压、冠心病、高龄、长期过量饮酒等有高危因素者应高度警惕，术前充分交代。

术前及时发现颈动脉疾病，仔细体检，常规颈部听诊，必要时进行影像学检查明确。根据实际情况决定是否行颈动脉内膜剥离术。

对于动脉硬化患者，根据术前影像学资料及术中触诊，选择动脉插管或上主动脉侧壁钳最佳部位，防止硬化斑块碎片脱落。

手术完毕心腔充分排气，心脏不停跳心内直视手术要充分掌握适应证和技巧，防止左心系统气体经开放的主动脉瓣进入体循环。对有房缺、室缺或其他心内分流病例进行静脉插管时应在呼气末正压通气期间插入。

高凝状态患者术中术后提高警惕。体外循环中合理全身肝素化并密切监测，并且勤观察瞳孔情况。应用抗血栓材料制品。国外使用主动脉内过滤系统取得了满意的结果。

主动脉手术中，仔细充分冲洗切开的主动脉，可行头部血管隔离，逆行脑灌注等。心房血栓去除、黏液瘤摘除等手术关闭心腔切口前要彻底冲洗。

深低温停循环时，停循环时间一般不应超过45min，如果超过60min，可采用选择性顺行脑灌注或经上腔静脉逆行脑灌注。选择性脑灌注压力40～50mmHg，逆行灌注时压力不宜太高，防止脑水肿。避免血糖过高，纠正酸中毒。

（二）治疗

对于循环和呼吸状况不稳定者，要优先调整和治疗，然后根据脑损害性质和神经体征，酌情采取相应治疗措施。

（1）维持机械通气时，酌情增加通气量，使$PaCO_2$处于2.7～4.0kPa（20～30mmHg）水平，以轻度呼吸性碱中毒代偿脑细胞酸中毒。注意呼吸道清理，对于呼吸道分泌物过多、癫痫发作频繁、昏迷较深者，早期气管切开，利于有效给氧及分泌物清除。

（2）脑水肿治疗主要包括：①限制液体入量，成人每日总量不超过1500ml；②早期应用脱水治疗，降低颅内压。甘露醇以1～2g/kg，每6～8小时重复应用，但对心功能较差者可以因增加前负荷而导致肺水肿，可以改用利尿药或白蛋白合用利尿药（呋塞米、布美他尼）治疗；③足量给予肾上腺皮质激素，维持3～5d。

（3）施行以头部为重点的全身降温（30～32℃），可头部冰帽配合人工冬眠药物（氯丙嗪和异丙嗪各50mg），度冷丁50～100mg，每4～6小时肌内注射1/4～1/2量，注意对心率和血压的影响。

（4）应用镇静药控制躁动和抽搐，可选用地西泮、硫喷妥钠（2mg/kg）、氟哌啶醇（2.5～5.0g肌内注射）、得普利麻（初量4～8mg/h，镇静后改为1～2mg/h维持）等药物静脉或肌内注射应用，水合氯醛30ml保留灌肠，还可酌情间断配合使用潘可罗宁等肌松药物。

（5）保持水、电解质和酸碱平衡，供给充分热量。

（6）高压氧治疗是改善脑损害的有效措施。但已有明显感染、大出血、气胸者不宜使用。

（7）术中由动脉灌注管进入大量气体的患者，应立即使患者取头低位，下肢悬于手术台外，提高血压，进行主动脉排气，同时行上腔静脉逆行灌注、主动脉插管引流以驱除脑血管内空气，并立即深低温，高浓度给氧，应用大量激素治疗。

（8）营养支持：昏迷 3d 以上考虑鼻饲，应用细胞营养药物，CT 检查无颅内出血，考虑脑血栓者可酌情辅助肝素治疗。

（9）精神紊乱多可数日内自行消失，主要是应用镇静药稳定情绪和保证睡眠，防止患者自身伤害，给予精神安慰也是重要的措施。

（10）近年来神经介入技术的发展迅速，在心脏术后高度怀疑急性斑块或栓子脱落造成脑梗死，尽快进行神经介入治疗，尝试进行栓子取出，越早干预效果越好。

五、脊髓损伤

脊髓损伤在主要见于主动脉手术、主动脉内球囊反搏，表现为术后偏瘫或截瘫。脊髓保护包括：药物应用，如别嘌醇、纳洛酮、类固醇等；脑脊液引流；外周灌注；低温；感觉诱发电位（SEP）或动作激发电位（MEP）指导肋间动脉结扎；Adamkiewicz 动脉成像和肋间动脉再植。

六、周围神经损伤

（一）膈神经损伤的治疗

（1）心外术中心包切开，游离乳内动脉和心包腔内放置冰屑等操作常可引起膈神经损伤，发生率约为 25%；大部分为单侧膈神经损伤，产生一侧膈肌麻痹。

（2）单侧膈神经损伤多不表现呼吸性症状出现，胸部 X 线显示损伤侧膈肌抬高，但有时会因同侧的肺不张或胸腔积液掩盖其 X 线表现，可通过超声波或透视观察膈肌矛盾运动进一步明确诊断。

（3）双侧膈肌神经麻痹，患者可有呼吸困难，腹式呼吸，并在术后撤除呼吸机前的呼吸过度中出现明显的 CO_2 潴留。

（4）膈神经麻痹对术前已有呼吸功能不全患者，会增加围术期呼吸治疗的困难，呼吸功能恢复时间延迟。

（5）术中避免膈神经损伤。心包腔放置冰屑时采用纱布垫或心包衬垫隔离是重要的预防措施，应形成手术操作的常规步骤之一。尤其对婴幼儿，其对膈肌麻痹不良后果的耐受力明显低于成人，而可能成为难以脱除呼吸机的重要因素之一。

（6）膈神经麻痹处理无特殊有效方法，主要依靠膈肌功能的自然恢复，大部分患者可在术后几周至 2 年内恢复膈神经功能。双侧膈肌麻痹，产生严重呼吸功能不全者，则可能需要行外科膈肌折叠手术。

（二）四肢周围神经损伤

（1）胸骨牵开器牵开过大，撑开部位过高，可牵拉臂丛下束产生臂丛神经损伤；

患者术后表现沿尺神经走行的麻木、感觉异常、上壁无力、刺痛感等。

（2）术中体位不当，患者肘部长时间受挤压而产生尺神经损伤，术后有手及五指的麻木、针刺感，因此术前摆放体位时，应在肘部加放布中垫。

（3）较少见的有坐骨神经损伤、下肢静脉取材致使腓神经损伤。

这些损伤通常无须特殊治疗，必要时请专科医师会诊，并配合针灸、理疗等。

（三）其他少见的周围神经损伤

如喉返神经损伤等。

第二节　术后发热

一、概述

（1）术后发热几乎为所有患者都可出现的常见临床症状，鉴别发热原因是关键。

（2）对于术后发热，通常要考虑如下因素：①肺不张、肺部炎症、肺栓塞、胸腔积液；②尿路感染；③胸骨及其他切口感染；④药物热；⑤心内膜炎；⑥深静脉炎；⑦心包切开综合征；⑧胃肠道炎症。

（3）患者术后体温＞38.5℃，持续72h以上，应常规进行血象、胸部 X 线，血培养加药敏试验检查，并检查手术切口。

（4）血常规正常，无明确感染征象的发热患者，不应盲目进行所谓"预防性"抗生素治疗。在药物热情况下，应用抗生素反会导致发热持续，并带来细菌对抗生素的耐药。

（5）抗生素仍主张在明确感染征象时应用，如不明病原体则先使用广谱抗生素，待血培养结果出来后再行调整。

二、肺不张和肺炎

（1）肺不张在术后早期发生率可达 80%～90%；以左下肺不张最常见，会引起患者最大通气量下降约 25% 以上，是术后 48～72h 发热的常见原因。

（2）肺炎术后发生率为 1%～4%；多见于慢性阻塞性疾病，术后气管插管带管时间48h以上和应用组胺 H_2 受体阻滞药的患者，也与术后呼吸管理不当有关。患者发热、血象升高、X 线胸片有浸润性改变，血培养阳性。

（3）肺不张和肺炎的治疗主要为呼吸道管理，合理应用抗生素。良好的呼吸道管理可缩短抗生素用药时间，提高抗生素用药效果，节省患者开支。①清理呼吸道分泌物，拍背，鼓励咳痰；②雾化吸入和及时去除胸腔积液；③严重呼吸功能不全，应积极及时行气管插管建立机械辅助通气，改善呼吸条件，降低死亡率，必要时及时行气管切开；④合理的抗生素治疗。

三、术后细菌性心内膜炎

1.细菌性心内膜炎无论术前或术后均较为危险，并容易给患者带来严重不良后果。

美国心脏协会专门对一些心外疾病和手术产生心内膜炎的危险程度进行分类，见表7-1。

表 7-1　部分外科疾病心内膜炎易感性分类

高度易感	中度易感	低度易感
主动脉瓣或二尖瓣疾病 人工瓣膜或管道的移植 法洛四联症 主动脉峡部缩窄 动脉导管未闭	二尖瓣脱垂 室间隔缺损 法四根治术后 心内膜垫缺损	单纯房间隔缺损 肺动脉瓣狭窄 室间隔缺损修补术后 动脉导管未闭修补术后

2. 对于心内膜炎中度易感以上患者，在进行牙科疾病治疗、泌尿生殖系或胃肠道手术、直视心脏手术、扁桃体切除术、脓肿引流术等侵袭性诊疗操作时，均要常规接受抗生素预防性治疗，防止细菌性心内膜炎发生。

3. 心脏手术以人工瓣膜置换术后心内膜炎发生率最高，对于瓣膜术后发热均应警惕和考虑细菌性心内膜炎可能。

（1）发热初期进行血培养，争取在大剂量抗生素应用前能进行6～8次血培养检查。

（2）注意有无瓣周漏、迁延性感染，以提供细菌性心内膜炎诊断的进一步证据。

（3）术后2个月内的心内膜炎多为表皮葡萄球菌、金黄色葡萄球菌、革兰阴性菌种感染。

（4）大剂量抗生素治疗，应参照培养和药敏结果进行；在体温下降，无人工瓣膜功能异常或迁延性感染及机体栓塞时，抗生素应持续4～6周后减少用药剂量，并继续观察病情、复查血培养。

（5）表皮葡萄球菌、真菌、假单胞菌感染性心内膜炎，抗生素治疗常不理想（多见于术后2个月以后产生的心内膜炎），可出现：心肌组织侵蚀产生瓣周漏、瓣膜功能不良，心内补片松脱；主动脉根部脓肿形成；主动脉瓣环破坏产生心脏传导阻滞或主动脉右房漏；新近产生机体栓塞，这些应为早期急诊再手术的指征。

（6）细菌性心内膜炎治疗中，反复超声心动图检查对于判断病情，评估手术指征，指导手术方法十分必要。拟手术治疗者，注意手术前期停用华法林改用肝素抗凝。

（7）瓣膜术后早期（2个月内）心内膜炎，治疗不及时或不当，死亡率可达50%～60%；晚期（2个月以上）发生的心内膜炎死亡率为8%～20%。总体药物治疗有效率为40%～60%，再次手术瓣膜置换者5年生存率为54%～67%。

四、心包切开综合征

1. 概述

（1）心外术后心包切开综合征发生率约20%，通常认为是一种自身免疫炎症反应。

（2）心包切开综合征多在术后1周或几周以至几个月时发生；以年轻患者或既往有心包炎、激素用药史患者中更为多见。其后果可引起心包炎、心包渗出（大量时可导致心脏压塞）和冠脉旁路移植术后早期静脉"桥"的阻塞。

（3）临床表现：①发热、全身不适、关节疼痛；②心前区疼痛、心包摩擦感（音）；③超声心动图、胸部 X 线显示胸腔或心包腔渗出；④血化验淋巴细胞和红细胞沉降率升高。

2. 心包切开综合征的治疗

（1）阿司匹林可作为心包切开综合治疗的首选用药，但注意患者有胃肠刺激症状或溃疡病史时不宜应用。

（2）阿司匹林无效时，改用非类固醇抗炎药治疗 1 周（如吲哚美辛 25mg，每日 3 次，或布洛芬 30mg，每日 2 次），约 90% 患者可以得到缓解。秋水仙碱也可减少其发生（1.5g/d）。

（3）少数症状持续患者，可酌情应用适量泼尼松。

（4）产生明显心包、胸腔积液者，应及时引流。

（5）服用抗凝药患者同时应用阿司匹林、吲哚美辛等药物，要注意 PT 检查，酌情减少抗凝药剂量。

第三节　伤口感染

一、伤口管理

（1）术中注意无菌操作，心外术后切口，应术后 24h 更换 1 次。敷料有渗液、渗血时随时更换。

（2）术后 24～48h，患者已拔除气管插管和引流管后，伤口无渗血、渗液和开线时可去除敷料，显露伤口，每日用乙醇或碘伏液擦 1 次，有利于伤口干燥和愈合。长时间敷料覆盖，尤其是夏季，反而因汗液、伤口透气不良而产生感染和炎症。

（3）有气管插管或气管切开，引流管留置时，要覆盖洁净干燥敷料，特别注意污染敷料与心脏手术切口敷料分开覆盖，先处理心脏切口后再处理污染切口，每 24 小时更换 1 次。

（4）可鼓励患者术后 5～6d 起早期沐浴，清洁皮肤，沐浴后进行常规皮肤消毒，有利于预防感染，促进伤口愈合。

（5）伤口感染时，应对分泌物进行培养，指导抗生素用药；及时清创和充分引流，局部抗感染药应用，伤口感染局部处理相对于全身性抗生素应用来说更重要。

二、影响伤口愈合的因素

心外术后伤口愈合，除手术因素外通常与下列因素相关。

（1）年龄：65 周岁以上患者可因皮肤脱水及免疫功能相对低下影响伤口愈合。

（2）营养状态：长期严重心脏病通常使患者对热量及营养成分摄入不足，营养不良降低患者伤口愈合和抗感染能力。

（3）糖尿病：糖尿病患者术后伤口愈合不良及感染发生率是其他患者的 2 倍，围术期血糖水平调整对于伤口愈合很重要。

（4）激素用药史：激素可抑制单核细胞和粒细胞移行，从而降低切口防御性炎症反应功能，抑制组织合成，延缓切口愈合。

（5）肥胖：切口部位因肥胖可导致组织相对供血量不足，限制氧及营养物质的输送，影响伤口愈合。

三、胸骨感染

（1）术后胸骨感染发生率为 0.8%～2%，除与上述因素有关外，手术止血不彻底、胸骨固定不牢靠、多次开胸手术、体外循环转机时间长、两侧乳内动脉冠脉旁路移植、伤口管理不当、心功能低下等均为感染的相关原因。

（2）胸骨感染多在术后 3～60d 发生，有时早期不易明确诊断，下列征象出现，要警惕胸骨感染的可能：①胸痛、胸骨前切口周围皮肤红肿和触痛；②不明原因的高热，伴白细胞计数增高；③胸骨哆动，伴刺激性咳嗽；④伤口有炎性分泌物渗出和裂开。

（3）伤口分泌物培养或针吸病理检查、X 线有助于胸骨感染的诊断和治疗。

（4）胸部切口出现炎性窦道，常揭示慢性骨髓炎的存在。结合抗生素全身用药可以治愈。伴胸骨松动时，早期辅助胸带固定。严重感染，胸骨哆开，胸骨后或伤口深部浓性分泌物，X 线示胸骨后脓肿，应早期积极手术清创，去除坏死组织，除去钢丝，重新固定胸骨；必要时在清理伤口无效腔、窦道后利用周围健康、血供丰富的组织进行组织瓣转移，填充无效腔，并做好创口引流；抗生素治疗应持续 4～6 周；加强患者的营养支持治疗。

第四节 抗凝治疗

一、常用抗凝及抗血小板药物

（一）肝素（heparin）

药用肝素由猪肠黏膜及牛肺组织提取制备，常规未组分肝素（UFH）为第 1 代肝素，低分子量肝素（LMWH）为第 2 代肝素，合成的肝素戊糖（HPS）为第 3 代肝素。它们作用机制、药代动力学、不良反应等类似。

（1）肝素是通过结合抗凝血酶Ⅲ（ATⅢ），使其与凝血因子Ⅻ、Ⅹ、Ⅸ、Ⅺ及凝血酶结合率增加，导致凝血因子和凝血酶失活，达到抑制凝血的效果。因此，体内抗凝血酶Ⅲ的缺失将使肝素药效明显下降。此外，肝素还可促使血小板聚集而减少；促使纤维蛋白溶解；肝素有强负电荷，防止血管内皮受高胆固醇血症损伤，防止血栓形成；肝素还能激活脂蛋白脂酶，使血脂减低，高密度脂蛋白增高，从而降低血黏度；肝素还能抑制补体的激活等。

（2）肝素包装剂量通常为每支安瓿 10 000U，肝素产品每毫克含量 120～140U。

（3）给药途径为静脉，在成人亦可皮下给药。

（4）用法：①持续静脉滴注 1 ～ 5U/（kg·min）；②间断静推成人为 5000U，或 0.5mg/kg，儿童为 50U/kg，每 4 ～ 6 小时 1 次；③成人皮下注射全剂量为每 12 小时 10 000U；④要参照 PT 和 ACT 结果调整用量，要注意剂量个体化；⑤要注意纠正酸中毒；⑥一般使用不宜超过 7 ～ 10d，长期使用改口服抗凝药。

（5）肝素药效可以鱼精蛋白按每 100U 肝素 1mg 鱼精蛋白比例进行中和，一般肝素剂量以末次给药量估算。

（6）肝素经肝脏代谢，肾脏排出，每千克体重 100U 肝素用量的体内半衰期为 56min。

（7）不良反应：常见为出血，轻者黏膜出血，重者可胃肠道、胸腔内，甚至颅内出血而危及生命。出现后应立即停用肝素，应用鱼精蛋白中和，剂量按末次肝素量计。急性肝素过敏见于应用肝素 5 ～ 10min 突发寒战、发热、心动过速、恶心、血压下降、哮喘、荨麻疹和呼吸窘迫，应立即停肝素，并予以抗过敏治疗。其他还可致肝素相关性血小板减少和血栓形成，骨质疏松、嗜酸性粒细胞增多、高钾血症、低醛固酮血症等。肝素诱导性血小板减少症是由于肝素应用引起血小板膜抗体 IgG 生成或补体 C_3 激活，血小板破坏。表现为血小板计数下降和出血。体外循环的血液稀释及血小板损伤，在合并产生肝素性血小板减少症时，会导致大出血的严重后果。监测术中、术后血小板水平很重要；血小板体外凝集试验有助于诊断确立。治疗应立即停止一切含肝素溶液的输注，包括 Swan-Ganz 导管、动脉压有创监测导管等；血小板计数（3 ～ 6）×10^9/L 时，给予新鲜血小板；酌情予以适量激素；补充血容量。

（二）华法林（warfarin）

（1）通过抑制和干扰维生素 K，使肝脏内维生素 K 依赖性凝血因子（IX、VII、X、II）的合成下降，达到抗凝作用。

（2）口服吸收，但不完全；血液中华法林的 99% 与白蛋白结合，1% 游离于血液中产生抗凝效应。于肝中被细胞色素 P450 酶系代谢。代谢产物与葡萄糖醛酸结合由尿和粪便排出。用药后 20 ～ 30h 显效，停药后抗凝作用可持续 4 ～ 5d。可通过胎盘，有致畸作用。

（3）血液内治疗量药物代谢每日为 15% ～ 50%。

（4）华法林服用后达到治疗浓度时间为 36 ～ 48h。

（5）华法林用药后，PT 时间初期（需要 3 ～ 6d）因为受维生素 K 依赖性凝血因子不同半衰期影响而有较大变化，不能正确反映华法林治疗状态，先前数日 PT 反映VII减低，用药 1 周II、IX、X水平才减低。PT 较好反映II、VII、X减少，对IX减少欠敏感。

（6）用法：华法林片剂为每片 3mg，每日服量为 3 ～ 6mg，根据 PT、INR 值进行调整。

（三）阿司匹林

（1）可抑制二磷酸腺苷（ADP）释放，降低血小板凝集能力；抑制环氧化酶，使血小板合成血栓素 A 和前列腺素 E_2 障碍，产生抗凝效应。

（2）通常每日用量 0.15 ～ 0.3g，在用餐时或用餐后早期服用以减少胃肠道刺激。

（3）胃肠道刺激或消化道溃疡史者不宜应用。

（4）美拉加群（melagatran）：美拉加群（melagatran）是人 α 凝血酶竞争性抑制药，

能抑制凝血酶的活性，又能抑制凝血酶的产生。ximelagatran 是美拉加群的前体，是一种直接凝血酶抑制药（DTI），口服给药快速吸收并转化成为活性形式美拉加群。优点：①治疗有效浓度范围相对宽。②药代动力学可预测。③代谢不依赖 P450 系统，和其他药物相互作用少；食物影响药效轻。④可固定剂量给药，不需要调整剂量，不需要抗凝检测。⑤起效迅速，作用消失快。不会导致血小板减少并发症。缺点：肝功能损伤，因此美国 FDA 已经停止了一些相关的临床研究试验。

二、人工瓣膜置换术后抗凝

1. 抗凝治疗自术后第 2 天开始，患者仍不能进食时，经胃管给华法林或静脉应用肝素（50 ～ 100U/ kg，每 4 ～ 6 小时 1 次），开始进食后以华法林口服。

2. 抗凝效果既往以凝血酶原时间（PT）为指标，通常维持正常值的 1.5 ～ 2.0 倍。目前凝血功能状态推荐应以国际统一的 INR（International Normalized Ratio）为指标。

$$INR = （患者 PT 值 / 正常对照 PT 均值）^{ISI}$$

ISI 为进行 PT 检测所用组织凝血活酶产品的国际敏感度指数，用来校正因不同试剂和实验条件造成的 PT 值差异，使凝血状态检测结果标准化，具有统一可比性。

3. 机械瓣置换术后应终身抗凝，我国多数中心一般要求低抗凝标准，INR 指标比欧美瓣膜病指南要稍微低一些，一般 INR 控制在 1.8 ～ 2.5 或 2.0 ～ 2.5。目前主张在有效防止血栓形成的前提下进行较低强度抗凝。临床较多应用的双叶机械瓣，对于单瓣膜置换、无房颤、无左心房血栓和既往血栓塞史患者，可减少抗凝药服量，维持 INR1.5 ～ 2.0，以降低抗凝后出血并发症的发生。患者要进行个体化抗凝方案推荐，对于有房颤或血栓病史、巨大左心房、左心耳未处理、高凝状态等患者要适当提高 INR 指标。

4. 生物瓣和二尖瓣成形术后者，抗凝时间通常为 3 ～ 6 个月，INR 维持 2.0 左右，但左心房明显扩大、左心房血栓、既往血栓栓塞史患者，抗凝时间应延长至 6 个月为止为宜，房颤存在患者应终身抗凝。

5. 华法林用量依照 PT 和 INR 结果酌情加减，早期波动较大，但调整量不宜过大，以每次改变 0.75 ～ 1.5mg 为宜。

6. 服用抗凝药后的 7 ～ 10d，每日检查 INR；之后可每周检查 1 ～ 2 次，1 ～ 2 周后改每周 1 次，持续 2 ～ 3 周，患者凝血水平稳定，则维持每 1 ～ 2 个月检查一次。

7. 华法林服用后，INR ＞ 5 等有出血危险者，除减少用药剂量外，可输注新鲜冷冻血浆和使用维生素 K 治疗。

（1）INR ＞ 5，无明显出血：停用华法林 INR 处于治疗范围时，低剂量开始服用。

（2）5 ＜ INR ＜ 9，无明显出血：停用华法林，维生素 K 2.5mg 口服 / 肌内注射。当 INR 处于治疗范围时，低剂量服用。

（3）INR ＞ 9，无明显出血：停用华法林，维生素 K，口服 / 肌内注射可重复使用。

（4）任何 INR 值有严重出血：停用华法林，维生素 K 10mg 肌内注射，冷冻血浆Ⅶ因子。

8. 个别患者华法林用量过高（≤ 9mg/d）而 PT 值仍低于正常值的 1.5 倍，或华法林的用量很低（＜1.5mg/d）便有尿内红细胞出现，则可以维持低剂量华法林（0.75～1.5mg/d），辅用阿司匹林 0.15～0.3g/d 或双嘧达莫（潘生丁）75～100mg，每日 4 次。

9. 机械瓣置换术后有反复出血征象，调整抗凝用药仍不能控制的患者，应考虑再次手术更换生物瓣膜。

10. 抗凝用药患者需要手术治疗时，应在术前 1～2d 停用华法林，监测 PT 结果，争取在 PT 正常值左右时手术，术后当晚恢复抗凝治疗。

三、瓣膜修复

多数学者主张，人工瓣环修复术后应该予以抗凝。抗凝药物首选华法林，持续时间一般 3 个月。但术后存在房颤的患者，抗凝时间应延长，控制在 1.5 左右较低水平，不宜过高，以防出血等并发症。

四、冠状动脉旁路移植术（冠脉搭桥术）

（1）冠脉搭桥术后抗凝以抗血小板凝集功能为主，目的为改善静脉桥的通畅率，通常维持术后 1 年左右。

（2）对于拟行 CABC 患者术前可不必停用阿司匹林，氯吡格雷和替格瑞洛在术前至少停服 5d 以上，停药期间可配合使用低分子肝素。而对于急诊 CABG，氯吡格雷和替格瑞洛至少要停服 24h 以减少严重出血并发症，糖蛋白 Ⅱb/Ⅲa 抑制剂应在术前停用至少 2～4h。

（3）CABG 术后双联抗血小板治疗可改善静脉旁路的通畅率，阿司匹林 100mg 每日一次联合氯吡格雷 75mg 每日 1 次。治疗 1 年。

（4）对于同时行机械瓣置换的 CABG 应终身予以华法林抗凝同时联用小剂量阿司匹林（每日 25～100mg）。

（5）对于生物瓣或者修复的 CABG 患者，术后头 3 个月应予以华法林抗凝同时联用阿司匹林，3 个月后恢复正常的双联抗血小板方案。

（6）非瓣膜性房颤的 CABG 应先评价栓塞风险，必要时华法林联用阿司匹林。

五、TAVI 等经导管主动脉瓣置换术后

TAVI 技术近年发展极为迅速，术后抗凝策略仍然存在不同意见，因为患者多数为七八十岁，或者很多患者同时合并不同程度冠脉斑块和狭窄，因此欧美指南优先推荐阿司匹林和波立维双抗 3～6 个月的策略，对于胃溃疡等有出血高危患者可以考虑单独应用阿司匹林或波立维。TAVI 术后一些早期出现的瓣叶微血栓现象可以更换为华法林康宁策略。对于年龄稍微低一些或无华法林抗凝禁忌也可在 TAVI 术后就进行单纯华法林抗凝 3～6 个月。

第八章

小儿心脏手术后管理

第一节　术后基本管理

一、常规基本准备

术前了解病情非常重要，包括患儿年龄、身高、体重、术前诊断、拟施手术及其他特殊情况。

二、呼吸机连接及准备

1. 选择适当呼吸机

（1）呼吸机各项参数必须准确，使用前必须进行全面检查、校正。

（2）通气管道必须用儿童型。

（3）通气升温湿化装置工作必须有效，确保进入气管插管的吸入气体温度在 $34 \sim 36℃$，湿度达 100%。

（4）各项报警设施必须足够灵敏。

2. 呼吸机的连接、设置，见"呼吸系统管理"一节。

3. < 8 ~ 10 岁的儿童通常采用无套囊气管插管，所以在机械通气时可存在随每次呼吸 10 ~ 35ml 的漏气现象，主要发生于正压吸气相。所以每分钟通气量、潮气量的监测均以呼气量为准。

4. 患儿活动和术中食管超声心动图的应用，均可使气管插管移位并产生声门下水肿，呼吸机使用中应每天拍床旁像核查气管插管位置。

5. 应经常听诊患儿两侧呼吸音，观察胸壁呼吸运动。手术室已拔除气管插管的患儿，则早期给予面罩或鼻导管吸氧。注意观察有无气促、心动过速、胸骨上凹及肋间上凹、鼻翼扇动等呼吸功能不全表现，以便及时处理。

三、有关监测

1. 一般情况　观察患儿意识，瞳孔大小及光反射敏感程度，四肢神经反射和肌肉能力，皮肤温度和颜色，结合尿量判断末梢循环状况。

2. 心率及心律　观察心电图的频率，节律和波形。有起搏导线时应连接临时起搏器，检查起搏效果。安置双极心房起搏导线者应观察心房心电图状态。对心率设置报警上、下限。在有"回顾"功能的监护仪上应设置 2～8h 的回顾记录。同时在"回顾"功能中记录当前心电图形态，以资对照。

3. 动脉压及其他压力值　连接动脉压、中心静脉压及 Swan-Ganz 导管等各项血流动力学监测导管。观察动静脉压力值及压力波形并在"回顾"功能中记录。记录中心静脉压及首次 Swan-Ganz 管测量值。对血压设定报警范围并在"回顾"功能中进行 2～8h 记录。及时记录血流动力学值用以指导补液及用药。参考不同年龄患儿血压正常值进行相应治疗。

4. 体温　安放肛温监测探头，注意体温变化，对新生儿可放入红外线保温床中以促进体温恢复并保温，有婴儿床应善用加热装置，防止体温降低。尤其注意低体重患儿的体温维持。

防止高热：物理降温为主。一般不用乙醇擦四肢。如枕冰袋及大动脉流经处用冰袋。体温 39℃ 以上高热达 3h 以上，可用硝普钠 1～2μg/（kg·min）。

体温持续监测可在监护仪"回顾"功能中保存以备治疗参考。

5. 给药

（1）检查各动静脉穿刺通路是否可靠，明确各种液体和药物的浓度和入量。

（2）给药剂量要精确，循环相关药应按千克体重给药，如多巴胺、多巴酚丁胺、硝普钠等。最好通过输液泵给药。泵上的输液器标以药物名，配制方法和时间。

（3）注意给药的配伍禁忌。

6. 其他　连接各类引流管、导管、尿管、胃管等．观察并记录流出量、颜色，保证各管路通畅。

四、常规检查和术后医嘱

1. 体检　患儿进入 ICU 应接受常规全面体检，着重向外科医师了解术中探查病理变化、手术矫正方法、手术过程是否顺利、术毕复苏情况。如有术中食管或心表超声检查，应了解其结果。

2. 辅助检查

（1）患儿体检同时，重要的是了解患儿手术中的病情变化，手术矫正方法，术中食管或心表超声心动图观察的手术结果。

（2）辅助检查包括全导心电图、胸部床旁 X 线、血尿常规、血气、电解质（Na^+、K^+、Ca^{2+}、Cl^-）、肝肾功能、血小板、ACT、PT、PTT，特别注意早期发现肺不张、液气胸、心包积液、气管插管异位等异常。

3. 术后医嘱　包括以下几个主要方面。

（1）输血和输液晶体液：输血参照失血量及术后血红蛋白检查结果对等输入、血浆作为胶体液可按需调节使用，注意避免输入未经温浴的库存血，大量快速输血时尤其应注意血温对体温的影响；小儿输血输液不应强调按公式机械应用，而应该以"随时观察、随时调整"的原则，依据尿量、中心静脉压、动脉压、皮肤颜色温度及化验检查结果随时改变输液量和速度。

（2）补充血钾：术后应通过中心静脉维持一个 3‰～ 6‰浓度的补钾通道。根据血钾检查结果以 3‰～ 12‰的浓度酌情调整补钾。一般不超过 0.5mol/（kg·h），使血钾维持在 4.0 ～ 4.5mmol/L 水平。

（3）抗生素应用：根据病情及医院的实际情况给予相应抗生素。

（4）镇痛及镇静药：吗啡 0.1 ～ 0.3mg/kg，静脉补给，每 3 ～ 4 小时 1 次，或 10 ～ 40μg/（kg·h）持续静点；芬太尼 2 ～ 5μg/（kg·h）持续静脉滴注。心脏术后患儿缺乏合作，一但明确神志清醒后，应尽早应用镇静药。吗啡为首选，镇痛镇静效果确切，呼吸抑制较轻，还可降低肺动脉压力。拟拔除气管插管前 6h 应停用镇静药以免影响呼吸功能。对已拔除气管插管后的患儿过量强效镇静药的应用已无必要且应注意药物对呼吸的抑制作用。

（5）相应心血管用药如血管扩张药、正性肌力药物和利尿药等，可参照有关章节使用。

五、详细记录出入量

（1）患儿术后液体平衡十分重要，头24h至少每1～2小时记录中心静脉压、尿量、引流量、液体入量 1 次，并随时统计出入量。

（2）患儿液体入量要以每平方米体表面积或每千克体重来计算毫升数，总入量应包括用药，静脉通路维持液体、动静脉通道冲洗液体等；出量也要包括各引流管引流量、胃液、尿量等、对体温较高者及已拔除气管插管者，应考虑不显性液体损失量，必要时每日可观察体重改变。

六、进食和喂养

（1）补液：见"电解质和肾功能管理"一节。

（2）能量：术后补充总量：新生儿可达 1000kcal/（kg·d）。＜ 3 岁，100kcal/（kg·d），＞ 3 岁，60 ～ 80kcal/（kg·d）（1kcal=4.184kJ）。

（3）拔除气管插管后 4 ～ 6h 开始进少量糖水，无不良反应者，2h 后开始喂奶，可先用 1/4 ～ 1/2 奶喂养（奶：糖水＝ 1 ：3 或 1 ：1）。喂后常规拍背，注意器材消毒，并相应酌减静脉输液量。

（4）术后 2 ～ 3d，仍不能进食，可以鼻饲，同时给予助消化的药物。如鼻饲发现有胃胀，胃管回抽物发现消化不良，可以静脉输静脉高营养。

（5）如患儿血糖低，尤其小婴儿和新生儿，可补充糖。常用糖速 1 ～ 2mg/（kg·min）。

七、纵隔心包出血的观察

（1）发绀性先心病、凝血机制不良（如新生儿），右心衰竭肝脏淤血所致肝功能不良者，术中应用深低温停循环者，均容易发生术后纵隔心包出血。术后纵隔，尤其是心包内出血可在短时间内引起严重血流动力学变化。如新生儿和婴幼儿心包腔内几十毫升血液积存便可产生心脏压塞。为此要十分注意保持引流管通畅。每小时记录心包纵隔引流量并注意引流血液的性状、浓度和温度以协助判断有无活动性出血，引流血量骤然减少应注意中心静脉压是否有升高，不可盲目乐观。

（2）患儿术后应补给富含血小板和凝血因子的新鲜血液，维持 HCT 在 35% ～ 40%。对一些姑息性手术持续发绀的患儿 HCT 可维持在 40% ～ 45%。快速输血量超过 35ml/kg 时，应按每输血 100ml 补充 10% 葡萄糖酸钙 1ml。引流量尚多而原因未明前，不要应用大量止血药。

（3）PTT 和 PT 均延长提示凝血因子减少，应给予新鲜冷冻血浆治疗。

（4）PTT 单项延长考虑有肝素残余效应，可给予 0.5 ～ 1.0mg/kg 的鱼精蛋白中和。

（5）有出血征象，血小板计数 $< 10 \times 10^9$/L，可给予成分血小板输血，剂量为每 5kg 体重 1 个单位。但在无出血征象时不要给予血小板。

（6）儿科心脏术后二次开胸止血需果断而准确。做出判断的标准如下：①出血持续，任何 1h 内引流量达到体内血液总量的 10% 或超过每千克体重 8ml；②任何连续 2h 内出血量达到体内血量的 8% 或超过每千克体重 6.5ml；③任何连续 3h 内出血量达到体内血液总量的 6% 或每小时胸液 > 4ml/kg，除要密切观察外，最好开胸探查。

第二节　呼吸系统管理

一、机械通气

按婴儿体重粗略设置好重要呼吸参数后可关机备用，婴儿入监护室后立即接通开关，运行平稳后立即连接。一般气管插管直径（mm）=（年龄＋16）/4。呼吸方式定容型较常用于较大体重患儿。定压型：适用于婴儿，尤体重小于 5kg 的婴儿、新生儿及急性呼吸窘迫综合征（ARDS），呼吸衰竭时。还有定容限压型。

呼吸机指标的一般设置：① FiO_2=0.6-1.0（依血气结果下调）；②潮气量＝ 8 ～ 12ml/kg 为最佳，提倡低潮气量高频通气以减少呼吸机所致的肺损伤；③气道峰值压力 < 2.5kPa（25mmHg），儿童胸壁顺应性一般较高，气体弥散功能较好，阻塞性呼吸障碍病变较少见，在保证足够潮气量的情况下，气道峰值压力可 < 2.0kPa（20mmHg）；④呼吸频率：新生儿 30 ～ 40 次 / 分，婴幼儿 20 ～ 30 次 / 分，1 ～ 3 岁 20 次 / 分，> 3 岁 16 次 / 分；⑤吸呼比（I/E）= 1:2（新生儿：婴幼儿 =1:1）；⑥呼吸末正压（PEEP）= 0.2 ～ 0.4kPa（2 ～ 4cmH_2O），Fontan 手术、各种外通道手术、Switch 手术后禁用；⑦自主吸气触发灵敏度 = –0.2kPa（–2cmH_2O）。呼吸机各项设置根据血气检查结果、血流动力学监测指标、呼吸听诊及胸腹壁运动情况随时调整并记录。

（1）新生儿和婴幼儿（≤1岁）通常采用定压呼吸。预设压力可稍高，一般为 1.5～2.0kPa（15～20cmH_2O）。后随患儿肺顺应性改善而逐步下调。通过反复观察呼吸机所显示的每分钟通气量与标准潮气量（8～12ml/kg体重）的比较，估计通气状态并反复经血气分析结果核实。随着术后患儿肺功能的恢复，顺应性上升，一般 1.0～1.5kPa（10～15cmH_2O）的正压可维持正常潮气量。过高通气正压可导致纵隔或皮下积气、肺大疱破裂等并发症。其中肺大疱破裂所致的突发张力性气胸可以产生严重不良后果。

（2）定容呼吸用于对气道压力耐受较好的学龄前儿童，可以维持恒定潮气量，有助于防止肺不张。对术后肺顺应性的改善可通过气道压力变化一目了然。使用时应设置气道压力峰值报警，防止长时间高峰值压力产生气道损伤或诱发气胸。

（3）深呼吸次数一般设置为2～3次/分，可有效减少使用呼吸机期间肺不张的发生率。

（4）一般儿科吸呼比（I∶E）为1∶2～1∶1.5。吸气相延长可使气道压力平均值上升，改善氧气交换，呼气相缩短可减少气道漏气。可根据患儿病情短期加以调整使用。

（5）术后早期机械通气常采用控制呼吸模式，给以镇静和肌肉松弛剂有利于气体交换和全身状况的改善。常用药物包括：①吗啡0.05～0.1mg/kg，静脉滴注，每1～2小时1次，或10～40μg/（kg·h）持续静脉滴注；②芬太尼4～8μg/（kg·h）持续静脉滴注，可用于肺动脉高压危象的患儿；③万可松（Vecrunium）或潘可罗宁，首选万可松，因潘可罗宁可导致心动过速，首次剂量为0.1mg/kg静脉推注，以后以1～10μg/（kg·h）的剂量持续静脉滴注；④咪唑安定0.05～0.2μg/kg静脉缓推，然后0.4～1.2μg/（kg·min）静脉滴注，此药与芬太尼合用会协同抑制心脏收缩力。

（6）血气氧分压＞13.3kPa（100mmHg）时及时下调呼吸FiO_2至0.40，一般维持血气氧分压＞10.7kPa（80mmHg）即可。对某些姑息手术后仍存在发绀或存在畸形矫正不满意者，其PaO_2仅为5.3～6.7kPa（40～50mmHg），SaO_2仅为85%左右，此时提高FiO_2无助于组织氧合，需增加PEEP［约0.5kPa（5cmH_2O）］。但注意任何胸内压升高均抑制腔静脉回流，需重新调整血容量，尤其在Fontan术后PEEP增加可产生右心功能不全。

（7）患儿肺血管床对PaO_2和PaCO_2变化极为敏感，低氧及高二氧化碳分压均可诱发急性肺动脉高压，引起血压下降及右心功能不全。

（8）患儿气管插管口径通常较小，为避免管道阻塞及气管黏膜及分泌物的干燥，吸入气体应持续加湿加温到35℃，相对湿度100%。吸痰时应用小口径软硅胶管。首先向气管插管内注入无菌等渗盐水1～2ml，再行吸引。

（9）在婴幼儿，腹式呼吸是呼吸做功的重要形式，任何限制或损伤腹肌运动的因素，如腹胀、腹肌麻痹均会影响呼吸功能。

二、术后呼吸功能监测及相应处理

1 一般监测

（1）临床物理学观察：患儿呼吸方式，双侧呼吸音是否对称。

（2）胸部 X 线片：观察有无气管插管打折，了解气管插管位置，$T_3 \sim T_4$ 最佳；观察肺纹理，有无肺不张、肺水肿等。

（3）保持气管插管通畅，每 $2 \sim 4$ 小时吸痰一次，吸痰前可向气管插管内注入 $1 \sim 2ml$ 生理盐水，注意无菌操作。

（4）适当使用镇静药和肌松药。

（5）每次吸痰不超过 15s，吸痰后用皮球加压给氧。

（6）合适的吸痰管十分重要。

2. 潮气量 / 通气量　吸气和呼气潮气量相差达 25% 以上，说明气道梗阻或漏气，应检查呼吸机连接处。如通气量不足时，$PaCO_2 > 45mmHg$，增加每分通气量［增加呼吸频率和（或）潮气量］。反之，减少通气量。

3. 气道压力　一般吸气峰压为 $10 \sim 20cmH_2O$。新生儿，小婴儿术后气道压力可在 $6 \sim 15cmH_2O$。气道压高，应判断有无黏液栓子、肺膨胀不全、异物吸入等。降低气道压力方法：减少吸呼比，降低 PEEP，增加呼吸频率等。

4. 氧合能力监测　指标：吸入氧浓度 FiO_2，动脉氧分压 PaO_2，氧饱和度 SaO_2/SpO_2（经皮）。

（1）PaO_2：婴幼儿平均 70mmHg，出生 1 周的新生儿为 $50 \sim 80mmHg$，$PaO_2 < 60 \sim 65mmHg$ 时可考虑是低氧血症。PaO_2 与肺通气量、肺血流量，通气 / 血流比，心排血量，组织耗氧量，吸入氧浓度及先天畸形矫正满意程度有关。如 PaO_2 降低，除适当提高吸入氧浓度外，可根据病情增加 PEEP。

（2）SaO_2（动脉血氧饱和度）/ SpO_2（经皮血氧饱和度）：它们有良好的相关性。

新生儿吸入空气时，$SpO_2 91\% \sim 94\%$，其他在 $95\% \sim 99\%$。

SpO_2 能及时反映供氧系统故障。先心病术后 SpO_2 下降原因为：呼吸系统有黏液栓子阻塞肺的气道，肺膨胀不全，胸腔积液，心排血量下降，心内分流或肺内分流增加等。

（3）混合静脉血氧分压（PvO_2）和氧饱和度（SvO_2）：指肺动脉血的氧分压和氧饱和度。在无心内分流时，代表组织的氧合程度及组织灌注。正常 $PvO_2 35 \sim 40mmHg$，$SvO_2 75\% \sim 80\%$。SvO_2 下降：心排血量下降，组织灌注不足以致缺氧；SvO_2 上升：术后左向右分流出现，心排血量上升，吸入氧浓度高等。

5. 肺顺应性　顺应性＝潮气量 / 平台压力。新生儿为 $5 \sim 7ml/cmH_2O$，婴幼儿 $8ml/cmH_2O$，儿童 $75 \sim 80ml/cmH_2O$ 左右。顺应性下降：肺充血，肺水肿，肺不张，术后左向右残余分流，瓣膜反流、肺部感染、ARDS、气道痉挛等。

6. $PaCO_2$ 动脉血二氧化碳分压　正常值 $35 \sim 45mmHg$。$PaCO_2 > 45mmHg$，表示通气不足，增加每分钟通气量。$PaCO_2 < 35mmHg$，表示通气过度，减少每分钟通气量。

三、使用呼吸机常见问题及并发症处理

1. 呼吸机不同步　镇静，肌肉松弛，增加每分钟通气量，解除呼吸道梗阻等。
2. 氧中毒及呼吸机肺　减少氧浓度（＜60％），增加 PEEP，必要时使用激素。
3. 气管黏膜损伤　黏膜出血，糜烂，可气管切开，止血药。
4. 气管插管位置异常　重新插管或固定。
5. 喉头水肿　使用激素。必要时气管切开。
6. 气管痉挛　使用支气管扩张药，平喘药，包括激素。
7. 机械通气所致肺损伤（ventilator induced lung injury，VILI）　与较大的潮气量，高PEEP，高 FiO_2 等导致肺泡损伤，最终致肺间质气肿、皮下气肿、气胸等。

处理：①限制潮气量：8～10ml/kg，平台压不过高；②使用压力控制模式。
8. 肺部感染　对症治疗。

四、拔除气管插管

1. 拔管时机　大量左向右分流，严重肺动脉高压（PP∶PS＞0.75），心外手术复杂，体外循环时间较长的术后患儿气管插管辅助呼吸时间要延长；另一方面带管时间增加可使患儿营养状况下降，肺部并发症增多，拔管时产生呼吸机依赖、气管痉挛、喉头水肿等概率增大，有时不得不二次气管插管，所以要根据病情、心脏功能和肺功能状态，认真分析利弊，选定拔管时机很重要。

2. 呼吸机过渡指标

（1）意识清楚，体温恢复，血流动力学指标稳定，生命体征正常，强心药剂量减少或停用，末梢循环好，尿量正常。

（2）胸部 X 线片：肺纹理正常或好转。

（3）心电图：无明显心律失常。

（4）PaO_2＞10.7kPa（80mmHg），姑息手术后发绀者＞5.3～6.7kPa（40～50mmHg）。

（5）$PaCO_2$＜6.7kPa（50mmHg）。

（6）血气 pH 7.35～7.45。

（7）自主呼吸潮气量≥5ml/kg。

（8）最大吸气负压＞2.0～3.0kPa（20～30cmH$_2$O）[婴儿＞4.5kPa（45cmH$_2$O）]。

（9）PEEP≤4cmH$_2$O。

（10）无出血征象[纵隔引流量＜1ml/（kg·h）]，无明显液气胸、严重肺不张、肺水肿及肺部炎症。

3. 停呼吸机程序　呼吸过渡以选择呼吸机 SIMV 加压力支持工作方式进行，在1h 内逐渐使呼吸机辅助呼吸频率下降到 2～4 次／分，PEEP 为 0.2～0.3kPa（2～3cmH$_2$O）后复查血气。如结果满意，同时血流动力学及生命体征平稳，可在充分吸痰

后拔除气管插管。但对新生儿、婴儿及婴幼儿则稍有不同。

（1）新生儿、体重较少的婴儿（≤8kg），采用快速停机拔管：机械通气模式改为 SIMV。SIMV 次数从 20 → 12 → 10 → 6 次 / 分，每次递减时间间隔为 5min。在 SIMV 频率为 6 次 / 分，维持 20min 后查血气结果满意，同时血流动力学及生命体征平稳，可在充分吸痰后拔除气管插管，正常即可拔管。

（2）较大体重婴儿及婴幼儿，呼吸过渡以选择呼吸机 SIMV 加压力支持工作方式进行，减 PEEP 至 $4cmH_2O$。

$FiO_2 \leqslant 30\% \sim 40\%$。

SIMV 从 20 次开始减，每 30 分钟减 4 ~ 5 次，至呼吸频率＜ 8 次 / 分 0.5h 后，查血气结果满意，同时血流动力学及生命体征平稳，充分吸痰后拔除气管插管。

4. 拔除气管插管步骤

（1）停肌松药，少量使用吗啡镇静非拔管禁忌。

（2）解除胃、肠道的胀气。

（3）拔管前必须吸尽气管内分泌物和咽喉部、口腔内分泌物。

（4）拔除气管插管前 4 ~ 6h，应静脉应用小剂量激素（如地塞米松 0.2 ~ 0.3mg/kg）。拔管前静脉再用激素，可减轻气管插管对声门组织刺激所造成的反应，预防喉头水肿。

（5）撤除气管插管固定物后，拔除气管插管，并吸尽口腔、鼻部、咽喉部分泌物。

（6）拔管后继续给予面罩吸氧，30min 后再次复查血气。注意物理治疗，协助患儿清理呼吸道。

5. 肾上腺素雾化吸入　出现气管痉挛及喉头水肿者立即给予肾上腺素雾化吸入。剂量为 0.05m/kg 溶于 2ml 等渗盐水。每 2 ~ 3 小时应用 1 次，肾上腺素总量不超过 0.05ml。

6. 恢复机械通气　呼吸过渡中或已拔除气管插管后，患儿产生心动过速或过缓、躁动、发绀、末梢皮温下降、血压不稳定（过高或过低），应立即恢复机械通气，查找原因。

（1）因疼痛不安、液气胸、气管插管位置不当、呼吸机工作状态不良、胃肠道胀气等原因所致者，经短期对症处理后，可再次呼吸过渡。

（2）原因为肺叶不张、肺水肿、肺部炎症、心功能不全、膈肌抬高时，要经过一段时间治疗再考虑呼吸过渡。

（3）有严重漏气或气管插管阻塞，应拔除气管插管，面罩吸氧 5min 观察，如出现自主呼吸功能不良，则更换新的气管插管，继续使用控制呼吸。

（4）长时间不能脱离呼吸机控制通气达 1 ~ 2 周时，应考虑行气管切口处理；如为膈肌麻痹所致，考虑外科膈肌折叠手术。

（5）必要时使用 cPAP 辅助呼吸（持续气道正压吸氧），设定压力 4 ~ $8cmH_2O$，吸入氧浓度 60% 左右。

（6）呼吸体疗。

五、肺不张

（1）肺不张是术后常见并发症，肺段以上者听诊可发现局部呼吸音降低，血气检查血氧分压与吸入氧分压（氧浓度）间有不可解释的差距。床旁 X 线胸片可指明肺不张的部位。此外患儿发热、血象增高时，除考虑感染外要注意检查是否有肺不张存在。

（2）肺不张问题的关键在预防。从术中麻醉的适度膨肺到心脏畸形矫正的彻底，术后肺循环前后负荷的正常化都与术后肺不张的形成、发展有关。术后护理应注意机械通气的加温加湿，维持一定的 PEEP。注意清理呼吸道及刺激患儿咳嗽、咳痰。

（3）小面积（肺段以下）的肺不张主要依靠拍背咳痰，鼓励患儿咳嗽及下床活动。较大面积肺不张影响气体交换和肺循环血流动力学时可进行短时间气管插管，纤维支气管镜吸痰后再辅以一段时间的正压机械通气。

六、膈肌麻痹

（1）膈肌麻痹在心儿科并不罕见，多因术中心表降温冰屑使膈神经冻伤所致，偶见术中切割电灼的永久性损伤。多见于一侧。

（2）膈肌麻痹患儿几乎无法脱离机械辅助呼吸，一旦开始自主呼吸，因麻痹膈肌在胸腹呼吸肌间的"矛盾运动"，可观察到呼吸时胸腹壁特有的"摇椅样"运动。同时伴有随时恶化的血流动力学紊乱及血气检查结果恶化。床边 X 线透视可观察到麻痹膈肌的呼吸"矛盾运动"，床边 X 线胸片可观察到麻痹膈肌的位置异常。

（3）冷冻所致的膈肌麻痹多可自行恢复，应适当延长控制通气的时间，在呼吸机过渡开始时以腹带束紧腹部以减缓麻痹膈肌给呼吸循环功能所造成的紊乱。多数患儿通过腹带可拔除气管插管，以后靠呼吸肌代偿等待膈肌功能恢复，永久性膈肌麻痹可考虑行"膈肌折叠手术"。

七、喉返神经损伤

（1）多见于需解剖主动脉弓部的心外科手术。只限于一侧，以左侧多见。拔除气管插管后可发现咳痰不利，出现声音嘶哑，喉镜检查见患侧声带位置异常、运动消失。

（2）无有效处理，术后通过健侧声带代偿性运动多可恢复发声功能。但术后数天需协助患儿咳痰，清理呼吸道。

八、乳糜胸

（1）Fontan 术、B-T 分流术、主动脉峡部缩窄矫正术等一些先心病手术后可以产生乳糜胸，除因为损伤胸导管及其分支外，体循环静脉回流受阻也是一个重要病因。乳糜胸导致水、蛋白质、脂肪、脂溶性维生素等物质丢失，并导致通气功能障碍。

（2）乳糜胸表现为胸腔或心包引流液呈奶白色浑浊，但也可清亮无色。取标本行苏丹III染色阳新，三酰甘油含量＞1.1g/L，镜下可见乳糜颗粒。

（3）治疗主要为胸腔引流，营养支持、低脂饮食，必要时手术结扎胸导管。

九、拔管失败的主要原因

（1）心功能不全。

（2）肺部感染。

（3）心脏畸形矫正不满意。

（4）喉或声门水肿。

（5）呼吸机依赖。

（6）膈神经损伤。

（7）先天性气道异常，如先天性气道狭窄。

（8）气道高反应。

十、二次插管

（1）患儿烦躁不安，呼吸频率加快，出现"三凹征"，鼻翼扇动明显等。

（2）心率加快或变慢，出现心律失常，血压下降或不稳等。

（3）尿量明显减少。

（4）血气结果：$PaO_2 \leq 60mmHg$（吸高浓度氧），$PaCO_2 \geq 50mmHg$。

（5）出现低心排表现。

（6）喉头持续痉挛，水肿等。

第三节　心血管系统管理

一、小儿心外术后心血管病理生理变化特点

1. 监护治疗时，应考虑患儿可能由于阶段性手术或姑息性手术或其他原因术后仍存在心内分流、瓣膜狭窄或关闭不全、血管异位或狭小、发绀等血流动力学异常，以及这些异常与术后心肺功能调理、手术并发症等的关系及相关作用。因此，监护医师应具备有心外科的理论和知识，并熟悉每例患儿手术的过程及特点。心外科医师也应积极配合，详细介绍病情。

2. 小儿心功能代偿机制反应比成人患者强，代偿反应出现早，变化快。术后患儿心率改变、末梢皮肤颜色和温度、脉搏等经常是早期反映心功能、体循环状况的表现，是先于心排血量和血压变化出现的重要体征。

3. 一些有创监测项目受小儿年龄、体重等限制不能施行，或受心内分流的影响难以显示特异性结果，为此，监护时可供参考的血流动力学指标相对成人为少。所以经常性体检和对生命体征的观察在小儿更为重要。重点观察项目如下：

（1）皮肤颜色、温度、末梢毛细血管充盈试验、脉搏强弱、尿量多少 [＞1ml/（kg·h）]、血气检查有无代谢性酸中毒等，均可以反映组织灌注情况，提示心功能和有效循环血量水平。

（2）小儿血压应重点观察（表8-1）。

表8-1 不同年龄小儿正常血压

年龄	收缩压（mmHg）	舒张压（mmHg）
新生儿	80±16	46±16
6个月～1岁	90±25	50±20
1～4岁	95±25	65±25
4～5岁	100±25	65±15
6～10岁	105±15	57±8
10～16岁	115±19	60±10

1mmHg=0.133kPa

（3）末梢毛细血管充盈试验＞3s，皮肤花斑冰冷，脉搏纤细，伴有少尿和代谢性酸中毒，高热，动脉压差减小，中心静脉压上升．房性或室性心律失常均为低心排综合征的表现。

（4）深部体温（肛温）39℃，末梢皮肤温度较低，血压较高，提示外周血管阻力过高，机体热传导不良。

（5）患儿术后心率可由于体内儿茶酚胺水平增加和术中用药而高于安静状态。但心动过速也经常为患儿术后补偿心排血量和低血容量的反应（表8-2）。

表8-2 不同年龄小儿正常心率（次/分）

年龄	心率范围（平均值）	年龄	心率范围（平均值）
新生儿	94～154（123）	6～11个月	109～169（134）
1～2天	91～159（123）	1～2岁	89～151（119）
3～6天	91～166（129）	3～4岁	73～137（108）
1～3周	107～182（148）	5～7岁	65～133（100）
1～2个月	121～179（149）	8～11岁	62～130（91）
3～5个月	106～186（141）	12～15岁	60～119（65）

二、心律失常

1.心律失常产生原因

（1）一般原因：心肌缺血缺氧的损伤，手术所致传导束的间接影响，如水肿、牵拉和手术所致的直接损伤。处理：使用临时起搏器以提高心率，增加心排血量；激素；利尿；儿茶酚胺等。如三度房室传导阻滞且较长期不能恢复，安装永久起搏器。

（2）Mustard 术和 Sennning 术后可产生窦性心动过缓，室上性或交界性心律失常。

（3）法洛四联症根治术右心室流出道疏通可导致右束支传导阻滞，房室传导阻滞或室上性心动过速。

（4）室间隔缺损修补术或心室内通道术可直接损伤或因缝线靠近传导组织而产生房室传导阻滞。

2. 心动过缓

（1）常见原因：术后房室传导异常，酸中毒，缺氧，洋地黄等。

（2）处理：使用临时起搏器或静脉注射异丙肾上腺素 0.02 ～ 0.3μg/（kg·min）。

3. 房室传导阻滞

（1）原因：心肌缺血缺氧的损伤，手术所致传导束的间接影响，如水肿、牵拉和手术所致的直接损伤。

（2）处理：使用临时起搏器以提高心率，增加心排血量；激素；利尿；儿茶酚胺等。如三度房室传导阻滞且较长期不能恢复，安装永久起搏器。

4. 心动过速

（1）原因：血容量不足；发热；手术创伤，切口疼痛（较大年龄患儿）；儿茶酚胺作用；躁动；缺氧；腹胀；尿潴留；电解质紊乱；高碳酸血症；酸中毒；贫血；心脏压塞等。

（2）处理：对症处理。此外，相应的心动过速有相应处理。

5. 小儿心外术后房颤和房扑　较为少见。如发生可首选体外电转复（1 ～ 2J/kg），也可应用抗心律失常药和地高辛，但在婴儿要避免使用维拉帕米。在较复杂的心外手术后可在心房安置双起搏导线。术后既可记录心房电图，进行阵发性室上性心动过速与窦性心动过速的鉴别诊断；又可以在房扑、室上性心动过速时进行心房超速起搏治疗。

6. 室上性心动过速　处理方法如下。

（1）降温。

（2）毛花苷 C 30μg/kg，饱和量分次静脉注射。

（3）心律平：1mg/kg 静脉注射，4 ～ 7μg/（kg·min）维持。

（4）可达龙：3 ～ 5mg/kg 在 2h 内静脉注射，5 ～ 15μg/（kg·min）维持。

（5）超速抑制。

7. 快速交界性异位心动过速（JET）　为一严重的室上性心动过速，可发展为房室传导阻滞，多见于室间隔缺损或法洛四联症根治术后。病因主要为 His 束自律性过度升高。表现为心率逐渐增加伴有房室脱节，心电图可呈室率在 130 ～ 250 次 / 分，而与房率无关。此类室上性心动过速对电转复和心房超速起搏抑制均无效，处理方法如下。

（1）纠正血容量不足，贫血和电解质平衡紊乱。

（2）快速洋地黄化使心室率下降，再应用心房超速起搏使之传为 2：1 房室传导阻滞以缓解症状。

（3）降低体温至 33～34℃，在完全控制通气下使用镇静药及肌肉松弛药以抑制心室自律性，控制心率。

（4）静脉给予潘南金、毛花苷C、可达龙、心律平等抗心律失常药。

（5）稳固性交界性异位心动过速经多种治疗无效时，则只能通过射频或外科手术阻断His束后安置永久性起搏器。

8. 室性心动过速或室性期前收缩　利多卡因静脉注射。1mg/kg 静脉注射，20～60μg/（kg·min）维持。

9. 三度房室传导阻滞应用起搏器　此时应首选房室顺序起搏，术后早期房室有序收缩有利于心室充盈，可增加 10% 心排血量。在无房室顺序起搏条件时，才使用单纯心室起搏。因此对于术中有房室传导阻滞或较复杂的心外手术，应常规分别在心房和心室安置临时起搏导线。

10. 小儿术后心律失常药物治疗　与成人相同，但要注意用药剂量，见表 8-3。

表 8-3　小儿术后心律失常药物剂量

药名	用量
利多卡因	1mg/kg，首量 20～25μg/（kg·min）。静脉滴注维持
普萘洛尔	0.01～0.2mg/kg，静脉缓推（＞10min）
艾司莫尔	0.5mg/kg，静脉缓推（＞5min） 0.1～0.25μg/（kg·min），静脉滴注维持
维拉帕米	0.125～0.25mg/kg，静脉缓推（＞5min）
心律平	0.5mg/kg，静脉缓推（＞5min）

三、前负荷 - 有效循环容量 - 监测

1. 左房压 - 左心室前负荷　左房压反映左心室前负荷，是最直接的有效血容量指标。正常值 8～12mmHg。可在术中留置左心房测压管。对于指导复杂畸形矫治术后容量的补充极为重要。有效循环容量不足时左房压下降，中心静脉压可同步下降。动脉压波形变窄，而且在呼吸器正压通气下见动脉压波形随呼吸运动变化。

（1）LAP 升高：①容量补充过快；②左心功能不全（充血性心力衰竭）；③二尖瓣狭窄及反流；④左向右分流；⑤心脏压塞；⑥大剂量血管收缩剂。

（2）LAP 降低：①有效血容量不足：包括总血容量不足，血管扩张药使用过多。入量不足，出量多；② PEEP 设置过高。

2. 中心静脉压（CVP）/ 右房压（RAP）　中心静脉压部分反映有效血容量，主要反映右心系统的病理生理。即右心室，三尖瓣状况，右心室流出道有无梗阻及肺血管阻力。正常值 6～14mmHg。

CVP 升高：可能有右心功能不全，三尖瓣狭窄 / 反流，心脏压塞积液。

CVP 降低：血容量不足或心脏充盈欠佳。

3. 补充容量　可先按 5 ～ 10ml/kg 给予血液或新鲜冷冻血浆等胶体，血细胞比容 > 40％给血浆，不足 40％时给血液。输入量和速度应根据患儿体征随时调整。

四、心脏收缩力和后负荷

患儿有效循环血容量补足后仍有血压降低或低心排表现时，要考虑对心肌收缩力和（或）心脏后负荷的调整。

1. 左心室后负荷及外周血管阻力

（1）左心房压在 1.6 ～ 2.0kPa（12 ～ 15mmHg）时仍有低心排存在，应考虑用正性肌力药增加心肌收缩力和用血管扩张药降低左心室后负荷，并酌情输液使左心房压维持在 2.0 ～ 2.4kPa（15 ～ 18mmHg），保持左心室充盈张力。

（2）正性肌力药物一般以 β 受体兴奋剂为首选，如多巴胺、多巴酚丁胺、异丙肾上腺素等。因小儿通常比成人更能耐受心动过速，上述药物应用时，在轻度提高心率的条件下可同时提高心肌收缩力和扩张外周血管。米力农 / 氨力农也是具有此双重作用的抗低心排药物。

（3）持续心力衰竭，药物治疗无效时可考虑心脏机械辅助循环。

（4）新生儿及小婴儿因心肌发育不成熟，可持续静脉补充钙剂。

（5）使用正性肌力药物（表 8-4）。

表 8-4　小儿常用正性肌力药物

药名	用量（静脉）
钙剂	3 个月内，10mg/（kg·h），其他年龄 50 ～ 100mg/kg
多巴胺	2 ～ 20 μg/（kg·min）
多巴酚丁胺	2 ～ 10 μg/（kg·min）
氨力农	1mg/kg，首量静脉推注 10 μg/（kg·min）维持
米力农	0.375 ～ 0.75ng/（kg·min）
肾上腺素	0.05 ～ 0.5 μg/（kg·min）
异丙肾上腺素	0.05 ～ 1.0 μg/（kg·min）
去甲肾上腺素	0.05 ～ 1.0 μg/（k·min）
新福林	0.5 ～ 5.0 μg/（kg·min）

注：多巴胺、多巴酚丁胺、氨力农、新福林按 6mg/kg 溶于 100ml 液体中，以每小时 5ml 滴速则维持浓度为 5μg/（kg·min）；肾上腺素、异丙肾上腺素、去甲肾上腺素按 0.6mg/kg 溶于 100ml 液体中，以每小时 5ml 滴速则维持浓度为 0.5μg/（kg·min）

2. 右心室后负荷及肺循环阻力

（1）小儿心外手术后右心功能不全、肺循环阻力增高较成人多见，而且肺循环阻力增加是右心功能不全的最常见原因，治疗右心功能不全首先要降低肺循环阻力。

（2）治疗右心衰竭是中心静脉压应维持在 2.0kPa（15mmHg）或稍高以保证右心室充盈量。同时酌情选用低剂量多巴胺、多巴酚丁胺、异丙肾上腺素、米力农/氨力农等正性肌力药增强心肌收缩力。

（3）对轻中度肺动脉高压，可用血管扩张药持续静脉滴注对抗，目前常用硝普钠。使用血管扩张药稳定后，注意补足由于扩大血管床所引起的相对循环血量不足。有效的吸氧及呼吸道清理也可起到扩张肺血管的作用。重度肺动脉高压时的肺动脉高压危象另见后述。

（4）使用血管扩张药见表 8-5。

表 8-5 小儿常用血管控制剂用量

药名	用量范围（静脉）
硝酸甘油	$0.5 \sim 5.0 \mu g/（kg \cdot min）$
硝普钠	$0.5 \sim 5.0 \mu g/（kg \cdot min）$
酚妥拉明	$0.5 \sim 1.0 \mu g/（kg \cdot min）$
前列腺素 E_1	$0.05 \sim 2.0 \mu g/（kg \cdot min）$

3. 洋地黄应用

（1）术前已应用过洋地黄药物，手术时有心室切口，术后产生房性心动过速，持续心力衰竭或心功能不全的患儿，均应酌情应用洋地黄治疗。

（2）洋地黄治疗血药浓度监测通常维持在 $0.8 \sim 2.0 \mu g/ml$。肾功能不全时用药剂量要减少到原剂量的 50%～75%。用药期间经常检查血钾浓度，力争维持在 $4.0 \sim 5.0 mmol/L$ 的水平。

（3）洋地黄化量：静脉为 $30 \mu g/kg$，口服为 $40 \mu g/kg$，应先给总剂量的 50%，在第 8 小时和第 16 小时再分别给予余下的各 25% 药量。洋地黄维持量：静脉为 $3.5 \mu g/kg$，每 12 小时 1 次。口服为 $4.5 \mu g/kg$，每 12 小时 1 次。

五、术后心功能的维护

（1）减少全身和心肌氧耗，控制体温，使末梢温暖但体温不高，镇静。

（2）强心：新生儿及小婴儿可注意补充钙剂，磷酸二酯酶抑制剂如米力农，使用儿茶酚胺类药，尽快洋地黄化等。

（3）必要时持续泵入利尿药。

（4）扩血管：使用硝普钠、硝酸甘油、立其丁、前列腺素类、万艾可及血管紧张素转化酶抑制药等。

六、心搏骤停治疗

小儿心外术后心搏骤停原因以低心排、呼吸功能不全及肺动脉高压危象为主，心律失常所致之心搏骤停少见。治疗措施包括以下几种。

1. 立即建立气管插管，呼吸机控制通气，必要时先行手动气囊纯氧通气。

2. 体外心脏按摩 80～100 次/分，必要时手术开胸行胸内心脏按摩。有起搏导线时立即起搏器起搏。

3. 肾上腺素 0.01mg/kg 静脉推注（同时也可用 1∶10 000 溶液配制，浓度为 0.1mg/kg 的溶液，按 0.1ml/kg 注入气管插管吸入）。

4. 阿托品 0.02mg/kg 静脉推注（药品包装为 0.1mg/ml），最大用药量为 0.5～1.0mg。

5. 心电显示有心室颤动时体外除颤，2J/kg，无效时 4J/kg，每 60 秒除颤 1 次。

6. 利多卡因 1mg/kg，静脉推注，仍有心室颤动时：

（1）肾上腺素 0.1mg/kg 静脉推注，3～5min1 次。

（2）利多卡因 1mg/kg，静脉推注。

（3）溴苄胺首量 5μg/kg，第二次用量 10μg/kg。

（4）继续 4J/kg 除颤。

7. 急救过程中注意检查气管插管连接是否完好、气管是否通畅、有无张力性气胸、心脏压塞和体温过低等因素。尽早发现并纠正严重酸中毒、低血容量及药物不良反应。

8. 心跳恢复后调整用药，改善血压和心排血量。

9. 氯化钙只在有明确低 Ca^{2+}、高 K^+、高 Mg^{2+} 时，才可应用（10% 氯化钙 0.2ml/kg）。

10. 碳酸氢钠在确认有严重代谢性酸中毒时应用，1mmol/kg，静脉滴注，同时查血气，估算正确使用剂量。

11. 中枢神经系统急救见有关章节。

七、术后肺动脉高压危象

1. **肺动脉高压危象** 是重度肺动脉高压心脏患者术后的一种严重并发症，可迅速导致患儿心搏骤停而死亡。多见于大量左向右分流先心病如巨大房室间隔缺损、主肺动脉窗、完全性肺静脉畸形引流等晚期患者。研究证明肺动脉高压危象发作在术后可有两种类型。

（1）小意外：肺动脉压上升至主动脉压水平，中心静脉压升高，左房压下降，最后产生低心排及动脉氧分压下降。

（2）严重危象：肺动脉压忽然上升超过主动脉压，随着中心静脉压急骤上升，左房压急剧下降，血压骤降，心搏骤停。

2. **肺动脉高压危象的原因** 在于肺毛细血管在长期高压血流刺激下发生肌化，对术后任何微小刺激如缺氧、高碳酸血症、代谢性酸中毒、气管吸引等都可以产生剧烈反应。肾上腺素、大剂量多巴胺、吗啡也可引起肺血管痉挛，所以对敏感患者应禁用以上药品。

3. 最理想的治疗在于预防 对高危患者（肺动脉重度高压）在体外循环开始前及复温时给予长效 α 受体阻滞剂酚苄明 1mg/kg。术后机械通气阶段每 8 ~ 12 小时 1 次给酚苄明 0.5mg/kg。术后用芬太尼代替吗啡 4 ~ 10μg/kg，最大剂量可达 25μg/kg；配合高浓度氧机械通气多数小意外可以避免。

4. 严重危象治疗应迅速而有效

（1）纯氧机械过渡换气使 $PaCO_2$ 维持在 4.0kPa（30mmHg）以下。

（2）大剂量镇静解痉，可使用潘可罗宁 2 ~ 3μg/（kg·min），同时用芬太尼 4 ~ 10μg/（kg·min）。

（3）立即停止一切可能刺激患儿的操作，如吸痰、拔除纵隔心包引流管等。

（4）0.01 ~ 0.05μg/（kg·min）的异丙肾上腺素对降低肺血管阻力有一定效果。此外，硝酸甘油、硝普钠、氨茶碱、妥拉苏林均对缓解肺动脉高压危象有一定作用。同时在可能的条件下尽量减少儿茶酚胺的用量。

（5）前列腺环素是对抗肺动脉高压的有效药物。使用剂量初始为 5 ~ 15μg/（kg·min）。经常可快速增至 20 μg/（kg·min）。控制症状后应持续给药。

（6）危象得到控制后应稳定 24h。之后 FiO_2 逐渐降低到 50%，维持血氧分压在 12.7kPa（95mmHg），减少通气量使 $PaCO_2$ 逐渐上升。在正常血气检查结果时如能保持稳定可停用肌肉松弛药，减少芬太尼用量，逐渐过渡并拔除气管插管。拔管后才可以逐渐撤除芬太尼和前列腺环素。

（7）辅助使用 $NaHCO_3$ 静脉滴注或吸入 NO（20 ~ 40ppm）可有助于降低肺血管阻力。

（8）万艾可每次 0.3 ~ 0.5mg/kg，口服，4 ~ 6h 1 次。

八、术后高血压

术后高血压在主动脉缩窄、闭合未闭动脉导管等先心病术后常见。血压过度升高可产生高血压脑病、视力损害、脑出血、左心衰竭及肾损伤，应及时处理。

（1）不同年龄组患儿有不同的血压正常值范围。男孩血压比女孩高 0.7kPa（5mmHg）。凡术后患儿血压高于同年龄组均值的 95% 就需要给予治疗。

（2）轻度高血压先试用镇静药；吗啡 0.2mg/kg 静脉滴注，或水合氯醛 30mg/kg 口服。

（3）中重度高血压可静脉滴注硝普钠 2 ~ 7μg/（kg·min）。

（4）持续术后高血压可使用以下口服药：巯甲丙脯酸 0.1 ~ 0.5mg/kg，每日 3 次，肼屈嗪 0.5 ~ 1mg/kg，每日 2 次；普萘洛尔 0.5mg/kg，每日 4 次。

同时检查有无肾动脉狭窄或主动脉狭窄再形成。

第四节 电解质和肾功能管理

一、输液和电解质

（1）术后 24h 机体对手术创伤的反应通常为水钠潴留，但又存在有效循环血容量的不足，而无法维持最佳前负荷及心排血量，因此在此阶段输液应以胶体为主，晶体液仅维持半量输注。

（2）补液原则。总量：体重 0 ～ 10kg：100ml/（kg·d）；体重 10 ～ 20kg：100×10kg ＋（体重－10kg）×50ml/d；体重 20 ～ 30kg：100×10kg ＋（体重－10kg）×50ml ＋（体重－20kg）×20ml/d。带气管插管呼吸机辅助呼吸的患儿输液量为生理输液量的 2/3。术后第 2 天给总量的 50％，第 2 天给 75％，第 3 天给 75％～ 100％。根据病变类型和患儿尿量，调整晶、胶体比例。

（3）＜ 6 个月的婴幼儿如输入晶体液，葡萄糖浓度以 10％为宜；＞ 6 个月时葡萄糖液浓度以 5％为宜。

（4）体温每增加 1℃，补充晶体液量相应增加 10％。

（5）每日补充电解质，生理剂量为 Na^+3mmol/100ml，K^+ 2 ～ 3mmol/100ml。实际输入量需经常参考血电解质检查结果，尤其是血钾变化。维持血 K^+ 浓度在 4.0 ～ 4.5mmol/L。术后早期尿量较多时注意低血钾所诱发的心律失常。

（6）非发绀性先心病术后血细胞比容＜ 35％，发绀型先心病术后血细胞比容＜ 40％均应积极输血，以提高血管内胶体渗透压，减轻组织水肿，提高血循环携氧量，改善有效循环。血细胞比容正常时可酌情应用 5％白蛋白，以 5 ～ 10ml/kg 输注以提高体内胶体渗透压水平。

二、肾功能管理

1. 体外循环中的血液稀释使术后早期尿量大增，此时应注意有无电解质紊乱，及时补钾。

2. 心外术后尿量应维持在 1 ～ 2ml/（kg·h），低于此水平首先检查是否有容量不足或血流动力学异常。早期及时处理少尿可以防止急性肾衰竭。

3. 尿量＜ 1 ～ 2 ml/（kg·h）时，首先应检查尿管位置，尿路是否通畅，膀胱是否充盈，然后考虑应用利尿药。

（1）呋塞米 0.5 ～ 1.0mg/kg，静脉滴注，如无效可增加剂量至 3mg/kg，分 2 次，间隔 2 ～ 4h 应用。

（2）小剂量多巴胺[2 ～ 3μg/（kg·min)]持续静脉滴注，可在利尿药无效时早期应用，改善肾血流灌注。

4. 甘露醇应慎用，其可致血管内容量增加。在心功能不全时可产生肺水肿或急性心功能不全。

5. 小儿复杂先心病术后常见血红蛋白尿。当尿量＜ 1 ～ 2 ml/（kg·h）时，除利尿外注意碱化尿液（5％ $NaHCO_3$ 输注），预防血红蛋白在肾小管沉积，损伤肾功能。

6. 复杂先心病术后发生急性肾衰竭主要与低心排有关，也可能继发于术中深低温停循环的缺血、缺氧。术后尿少可迅速引起钠水潴留、呼吸功能下降、高血压、高血钾、低钙、代谢性酸中毒、贫血、感染、尿毒症等一系列严重不良后果，肾衰竭治疗原则与成人相同（参照成人部分）。

7. 急性肾功能不全的诊断

（1）尿量<每小时 0.5ml/kg。

（2）尿钠> 60mmol/L。

（3）尿比重< 1.010。

（4）血尿素氮> 50mg/100ml。

（5）检查电解质、BUN、肌酐水平和肌酐清除率，检测尿比重。

8. 急性肾功能不全的治疗

（1）纠正有效血容量不足，改善心功能，提高肾灌注压。

（2）调整或替换经肾脏排泄的或对肾脏有毒害作用的药物，收缩肾血管的药物尽量不用或少用，如必须用则尽可能使用小剂量。

（3）静脉注射呋塞米，可从每次 1mg/kg 开始，增加到每次 8mg/kg。最大可持续静脉注射呋塞米每小时 1mg/kg。

（4）限制液体入量，力争量出为入。

（5）减少蛋白质分解，蛋白质入量限制在 0.5g/kg 以内，透析患儿可放宽到 1 ～ 2g/kg。

（6）处理高钾血症。

（7）控制及预防感染。

（8）营养支持（低钾、低钠、高热量、低蛋白质）。

（9）透析治疗。腹膜透析应确保其有效性；血透析应注意有效循环血量的稳定，注意其对循环功能的影响，超滤也可发挥一定作用。

9. 腹膜透析

（1）适用于术后急性肾功能不全，如患儿术后持续数小时无尿或尿量极少，建议积极使用（表8-6）。

表 8-6 腹膜透析指征

无尿	呋塞米用量已达 5 ～ 10mg/kg（IV）
少尿	尿量＜ 0.5mg/（kg·h）。特别是同时有：①输液过量、肺水肿、高血压或毛细血管渗漏综合征；②劣质尿、即尿 / 血浆之尿素比＜ 5，尿 / 血浆的重量渗透压浓度比＜ 1.1
高钾血症	血浆 K$^+$ > 6mmol/L
多尿期	血浆尿素水平> 40mmol/L

（2）从腹部正中放置腹透管至盆腔，最好放在最低位。

（3）配方：有商品化的腹透液。根据患儿尿量，选择浓度。

（4）透析液量每小时 15 ～ 20ml，15 ～ 20min 滴完，保留 20 ～ 30min 放液 15 ～ 20min。透析次数可每小时 1 ～ 3 次不等。

（5）注意精确记录透析液的性状和量。

10. 血液透析：CRT。

三、代谢及电解质紊乱

1. 低血糖

（1）新生儿低血糖标准为＜ 400mg/L，婴幼儿为＜ 600mg/L。

（2）无症状低血糖患儿首先给 25％葡萄糖液 1ml/kg 缓慢静脉推注（超过 10min），然后 10％葡萄糖注射液持续静脉滴注。

（3）急性癫痫发作低血糖患儿紧急静脉缓慢推注 25％葡葡糖液 1 ～ 2ml/kg，或 50％葡萄糖液 1ml/kg，反复每小时查血糖 1 次，以调整葡萄糖用量。

2. 代谢性酸中毒　　代谢性酸中毒可对内环境稳定造成严重影响。血气分析 pH 及碱贮值可提示其严重性。治疗重点在于明确导致代谢性酸中毒的原因并加以矫正。如由循环功能不全所导致的代谢性酸中毒应努力改善心功能，变化周围血管阻力。如因肾衰竭所致则应考虑超滤或透析。

（1）治疗以 $NaHCO_3$ 为主，剂量公式为：$NaHCO_3$ 用量（mmol）＝ 0.3× 体重（kg）× 碱贮差值（公式中 0.3 的系数在新生儿为 0.5，＜ 6 个月为 0.4）。

（2）$NaHCO_3$ 用量初起为计算量的一半，复查血气后酌情追加。

（3）对肾功能不全，限制 Na^+ 入量的患儿，可使用 THAM 等有机 H^+ 亲和剂，详见成人有关章节。

3. 代谢性碱中毒

（1）代谢性碱中毒少见，多见于利尿药使用不当或 $NaHCO_3$ 用量过大所致。

（2）肾功能良好时通过纠正电解质紊乱可获得改善。

（3）严重代谢性碱中毒可经中心静脉给予 0.15N 的 HCl，剂量为 0.2mmol/（kg·h），缓慢静脉滴注（至少维持 16 ～ 24h）加以纠正。或精氨酸 5g 静脉滴注，根据血气调整精氨酸的用量。

4. 低钠　　正常范围 135 ～ 142mmol/L。

（1）应补钠的 mEq 数＝（140 －实测值）×0.2× 体重千克数，1mEq 的氯化钠＝ 58.5mg 氯化钠钾。

（2）静脉可用 3％浓度的氯化钠补充钠。

（3）也可用口服补盐法补钠。

（4）如为稀释性低钠，限制液体入量即可。

5. 高钠

（1）补充低张液体。

（2）如可能，尽可能减少排钾利尿药。

6. 低钾（血钾＜ 3.0 mmol/L）

（1）低钾时补 K^+ 的 mEq 数＝（4.0 －实测值）×0.3× 体重千克数

1mEq 的氯化钾＝ 75mg 氯化钾＝ 15％氯化钾 5ml

（2）补 K^+ 第一小时应补所需的 1/3 ～ 1/2 量。

（3）最大补 K^+ 量≤每小时 0.3mmol/kg。

（4）血 K^+ ＞ 4.0mmol/L 时，停止补 K^+。

（5）用微量泵补钾。

（6）注意补镁，可用潘南金（门冬氨酸钾镁）。

7. 高血钾（血钾＞ 6.0mmol/L）

（1）利用呼吸机过度通气和（或）给予 5％ $NaHCO_3$ 静脉滴注，利用碱化的内环境降低血钾。

（2）25％葡萄糖溶液，按 1 ～ 2g/kg（4 ～ 8ml/kg），溶入普通胰岛素（每 4g 葡萄糖 1 个单位）静脉滴注，使 K^+ 转入细胞内。

（3）钙剂：新生儿，小婴儿20mg/ 次，婴幼儿50mg/ 次，大患儿100mg/ 次，静脉用。

（4）利尿：呋塞米每次 0.2mg/kg，静脉推注。可反复用，剂量可加倍。

8. 低血钙（＜ 1 mmol/L）

（1）血清钙50％与蛋白质结合，40％为游离钙。低血钙主要为游离钙水平降低。多见于婴幼儿有酸碱平衡紊乱时。低血钙可导致患儿惊厥以致缺氧，同时影响心肌收缩力。

（2）无症状患儿 10％葡萄糖酸钙 1ml/（kg·d）加入每日维持液中静脉滴注；有惊厥时给予 10％葡萄糖酸钙缓慢静脉推注，剂量为 0.1ml/kg。惊厥停止后给予 1 ～ 2ml/（kg·d）量加入维持液中静脉滴注。或应用葡萄糖酸钙新生儿，小婴儿 20mg/ 次，婴幼儿 50mg/ 次，大患儿 100mg/ 次，静脉用。

（3）合理洋地黄制剂和利尿药，必要时停用。

（4）每输 100ml 血应注意补钙 10mg。

（5）注意补镁。

9. 低血镁（＜ 1.5mmol/L）　静脉使用潘南金和硫酸镁。给予 10％硫酸镁 1ml/kg 缓慢静脉推注后，以 1ml/（kg·d）加入每日维持液中静脉滴注。

第五节　神经系统并发症管理

小儿心外术后神经系统并发症较多见。主要原因为患儿体重小，代偿储备能力差，稍有处理不当即可产生低钙、低镁、低血糖等代谢紊乱。其后果常诱发抽搐，进一步加重缺氧及酸中毒，步入恶性循环。另外深低温停循环技术在小儿心外科得到普遍应用，术中如有低温缺氧时间过长也可导致中枢神经系统损伤。虽然如此，一但发现中枢神经损伤表现应及时处理，除非有证据表明损伤是不可逆的，否则一定要坚持全面治疗，因为小儿中枢神经系统有非常大的潜力得以康复，治疗后果远比成人要好。

小儿中枢神经系统损伤临床表现典型，有昏迷、瞳孔反射消失及抽搐等明显异常。系统脑电图及脑部 CT 检查可确诊。视盘水肿出现较晚。

治疗目的在于纠正代谢紊乱，控制癫痫和脑水肿。

（1）纠正代谢紊乱主要针对酸碱平衡紊乱、低血糖、低钙、低钠，详见有关章节。

（2）控制惊厥发作应积极，必要时以气管插管，机械通气相配合。初步治疗后虽抽搐减少，但应用药物控制异常脑电活动仍应维持（表 8-7）。

表 8-7　儿科抗惊厥常用药物

药名	剂量
地西泮	0.25mg/kg，静脉滴注 10 ～ 30min 后可重复
苯巴比妥	10mg/kg，静脉滴注，首量，5mg/（kg·d）维持量
苯妥英钠	18 ～ 25mg/kg，静脉滴注，首量，10mg/（kg·d）维持
潘可罗宁	2 ～ 3μg/（kg·min），静脉滴注，持续

（3）控制脑水肿可有效防止颅内压升高所致的继发性脑损伤。如 CT 示脑水肿，一定进行颅内压测定，并采取措施将压力控制在 1.3 ～ 2.0kPa（10 ～ 15mmHg）。这样才可保证正常脑灌注及神经生理反射。具体措施有：

①充分肌肉松弛和镇静，可用吗啡 0.2 ～ 0.6 μg/（kg·min）持续静脉滴注，或速眠安 0.15 ～ 0.2mg/（kg·h）持续静脉滴注，或硫喷妥钠 2 ～ 4mg/kg 首量；还可用哌库溴铵每次 0.2 ～ 0.4mg/kg，静脉推注。咪唑安定每次 0.1 ～ 0.3mg/kg，静脉推注。

②严格控制液体入量在计算的 70%。

③过度换气使 $PaCO_2$ 维持在 3.3kPa（25mmHg）。

④ 20% 甘露醇每次 0.5 ～ 1g/kg，缓慢静脉滴注 30min 以内输完，6 ～ 8h 一次。以后可每次 25mg/kg，每天 3 ～ 4 次。如肾功能不全，可用固利压代替。

⑤头部降温：冰袋，冰帽，全身降温到 34 ～ 35℃。

⑥酌情应用皮质激素，甲泼尼龙（甲基强的松龙）每次 4 ～ 5mg/kg，静脉注射，6h 一次。

⑦四肢抽搐时可用鲁米那每日 3 ～ 5mg/kg，每天 3 ～ 4 次。

⑧神经营养药：如醒脑静、细胞色素 C 等。

⑨脑血管扩张药：如钙通道阻滞药。

第九章

心脏移植

第一节　术前检查和手术指征

一、术前检查

（一）实验室检查

1. 血液学与凝血机制有关检查　全血细胞计数与分类，血小板与网织红细胞计数，PT 与纤维蛋白原，BT+CT，PT+APTT。

2. 生化检查　血生化全套检查，血糖异常者加查糖化血红蛋白及糖耐量试验。

3. 尿便检查　尿常规、便常规与大便隐血试验。

4. 细菌学检查　咽部、中段尿及痰细菌培养，女性患者应做阴道分泌物细胞学与细菌学检查，有结核病史者应做 PPD 试验、ASO 及 ESR。

5. 病毒血清学检查　乙肝两对半，甲肝、丙肝病毒抗体，HIV 抗体，梅毒血清抗体，CMV 抗体，疱疹病毒抗体，Epstein–Barr 病毒抗体，柯萨奇病毒和埃可病毒抗体。

6. 免疫学配型检查　ABO 血型测定，抗 HLA 特异性抗体测定（包括抗 HLA-A、B、Cw、DR 和 DQ 抗体）群体淋巴细胞毒抗体试验。

（二）器械检查

（1）全腹 B 型超声检查

（2）疑似溃疡病者做胃镜检查。

（3）胸部 X 线片，了解肺部、心脏及血管情况。

（4）12 导联心电图。

（5）超声心动图检查了解心功能、心脏结构及肺动脉压力等。

（6）对于心脏超声肺动脉压＞60mmHg 的患者考虑行右心导管检查了解全肺阻力。

（7）肺功能测定（年龄＞50 岁者），并做憋气试验。

（8）生化肾功能异常者应行肾灌注显像了解肾功能。

二、受体手术适应证及禁忌证

（一）适应证

1. 终末期心力衰竭伴或不伴有室性心律失常，经系统完善的内科治疗或常规外科手术均无法使其治愈，预测寿命＜1年。

2. 其他脏器（肝、肾、肺等）无不可逆性损伤。

3. 患者及其家属能理解与积极配合移植手术治疗。

4. 适合心脏移植的常见病症

（1）晚期原发性心肌病，包括扩张型、肥厚型与限制型心肌病，以及慢性克山病等。

（2）无法用旁路移植手术或激光心肌打孔治疗的严重冠心病。

（3）无法用纠治手术根治的复杂先天性心脏病，如左心室发育不良等。

（4）无法用换瓣手术治疗的终末期多瓣膜病者。

（5）其他难以手术治疗的心脏外伤、心脏肿瘤等。

（6）心脏移植后移植心脏广泛性冠状动脉硬化、心肌纤维化等。

（二）禁忌证

1. 绝对禁忌证

（1）全身有活动性感染病灶。

（2）近期患心脏外恶性肿瘤。

（3）肺、肝、肾有不可逆性功能衰竭。

（4）严重全身性疾病（如全身结缔组织病等），生存时间有限。

（5）供受者之间 ABO 血型不符合输血原则。

（6）经完善的内科治疗后，测肺血管阻力（PVR）＞8wood 单位。

（7）血清 HIV 阳性者。

（8）不服从治疗或滥用毒品、酒精中毒者。

（9）精神病及心理不健康者。

（10）淋巴细胞毒试验阳性受者与供者行淋巴细胞毒交叉试验，如交叉试验阳性，为绝对禁忌证。

（11）活动性消化性溃疡。

2. 相对禁忌证

（1）年龄＞65 年者。

（2）陈旧性肺梗死。

（3）合并糖尿病。

（4）脑血管及外周血管病变。

（5）慢性肝炎。

（6）消化性溃疡病、憩室炎。

（7）活动性心肌炎巨细胞性心肌炎。

（8）心脏恶病质（如体质差、贫血、低蛋白血病、消瘦等）。

（9）过度肥胖。

第二节 术前准备

一、受体的准备

（1）强心、利尿、扩血管：强心治疗以口服为主，必要时可加用静脉用药，以地高辛、多巴胺、肾上腺素为常用。利尿时应记录每日的出入量，口服效果差可应用静脉利尿药，亦可与白蛋白合用。扩血管治疗以 ACEI 类、钙离子拮抗药口服为首选，效果差加用硝普钠、瑞吉亭（酚妥拉明）静脉用药。

（2）抗心律失常治疗：药物可选用盐酸胺碘酮（可达龙）等，当药物系统治疗效果不明显的顽固性，难治性室性心律失常患者可安装心脏自动除颤装置（CRTD）。

（3）必要时可考虑应用主动脉球囊反搏（IABP）、人工心室机械辅助装置（ECMO）、或人工心脏等，防治严重的心源性休克，作为过渡至获得供心进行移植手术。

（4）注意除心脏外机体各大脏器的功能保护，尤其是肝肾功能如有异常应积极对症处理。

（5）条件允许情况下鼓励患者正常饮食，间断低流量吸氧多下床活动，不宜长久卧床，慎防感冒。

（6）对于术前的介入管路，应严格无菌操作及换药，避免感染，必要时加用抗生素。

（7）避免术前输血。

（8）术前应做受体心理素质粗略评估及全面的心理护理，同时做好家属的思想工作，使其配合围术期及远期的治疗。

（9）无菌隔离室准备。

二、供体的准备

（一）供体准备一般原则

1. 组织配型

（1）ABO 血型相容性试验。

（2）淋巴细胞毒抗体试验：PRA > 10%者为阳性。

（3）淋巴细胞交叉配合试验：如受体 PRA < 10%可不做供受体间淋巴细胞交叉配合试验，如受体 PRA > 10%则必须加做此试验。

（4）HLA 配型：特别是 HLA–A、–B 与 DR 配型最为重要。

2. 供体的选择

（1）供体年龄：一般认为男性应< 40 岁，女性< 45 岁。45 ～ 55 岁供体心脏在心脏缺血≤ 4h 条件下，可应用于情况稳定合并外科情况下的受者。

（2）供心缺血时间：热缺血时间一般控制在 6min 之内，冷缺血时间不超过 4 ～ 6h。

（3）供心大小：一般要求供者体重、身高与受者体重、身高相差应在 20%以内。

（4）性别：影响较小。

（5）无重大脏器病史，无传染病、性病史。

（6）组织免疫配型：ABO 血型必须符合输血原则，PRA < 10%（最高不宜超过15%）。

（二）脑死亡供体的选择标准和供体的管理

供体管理的具体措施和目标包括以下方面。

1. 在超声检查前的常规供体管理

（1）调整容量，中心静脉压 6 ～ 10mmHg。

（2）内环境平衡：纠正酸中毒（目标 pH 7.4 ～ 7.45）；纠正低氧血症（目标 PO_2 > 80mmHg，SO_2 > 95%），纠正高碳酸血症（目标 PCO_2 30 ～ 35mmHg）。

（3）纠正贫血（目标 HCT ≥ 30%，Hb ≥ 10g/dl）。

（4）调节血管活性药物，平均动脉压 ≥ 60mmHg，尽量只使用多巴胺或多巴酚丁胺，尽快撤除肾上腺素或去甲肾上腺素。

（5）目标多巴胺或多巴酚丁胺 < 10μg/（kg·min）。

2. 供体心脏超声检查

（1）排除心脏结构异常，如明显左心室肥厚、瓣膜功能障碍、先天性心脏病等。

（2）EF% ≥ 45%，考虑是否应用积极性供体心脏管理，并在手术室进行供体评估。

（3）EF% < 45%，积极性供体心脏管理，建议放置肺动脉导管监测和激素复苏治疗。

3. 激素复苏治疗

（1）T3 甲状腺素：首剂 4μg，持续泵入 3μg/h。

（2）精氨酸血管加压素：首剂 1μg，持续泵入 0.5 ～ 4μg/h，逐渐减量使得体循环血管阻力在 800 ～ 1200（dys·s）/cm^5。

（3）甲泼尼龙（甲基强的松龙）激素：15mg/kg。

（4）胰岛素：至少 1U/h，减量至维持血糖 120 ～ 180mg/dl。

4. 积极性血流动力学管理

（1）与激素复苏同时进行。

（2）放置肺动脉导管。

（3）治疗时间 ≥ 2h。

（4）每 15 分钟根据血流动力学变化特点，调节液体和正性肌力药物，以减少 α 受体激动剂并达到以下标准：平均动脉压 > 60mmHg，中心静脉压 4 ～ 12mmHg，肺毛细血管楔压 8 ～ 12mmHg，体循环血管阻力在 800 ～ 1200（dys·s）/cm^5，心指数 CI > 2.4L/（min·m^2），多巴胺或多巴酚丁胺 < 10μg/（kg·min）。

在调整药物等供体心脏管理过程中可以重复进行心脏超声检查，来评价心脏功能的变化，如果通过以上的措施供体心脏达到标准就可以进行供心的摘取和保存。

（三）供心采集和保护

消毒铺巾后，剪开心包，器官获取前全身肝素化（2.5 ～ 3.5mg/kg）阻断远端升主动脉，于升主动脉根部置灌注管，并灌注 4℃冷停搏液。心表面置冰屑降温。同时热缺血计时终止，开始供心冷缺血计时。灌注 2000 ～ 2500ml 停搏液（各家中心经验有所不同，HTK 和 UW 液应用较多）后，停止灌注。剪断上下腔静脉及肺静脉，自阻断钳远端剪断升主动脉和肺动脉，取下供心。待供心取下后，无菌条件下打开三层保护袋，最内层放入带冰屑生理盐水 1000ml。把供心和阻断钳,灌注管一同放入,并结扎袋口。第二层放入冰屑无菌生理盐水 1000ml,结扎袋口。第三层放入冰屑,结扎袋口。将保护袋放入冰箱。如运输时间超过 1h,应在取心过程中,用冷晶体 1000ml 灌停心脏后,切取下心脏,再顺灌 HTK 液 2000ml,后装袋保存。关于供心保护方面目前没有证据显示哪一种供心保护的结果最为优越,但在多器官切取时,很多研究中心都建议在腹腔下腔静脉切开置管引流,便于器官的均匀一致的降温,避免对肝和肾脏的损伤。另外,供心应该放在 4℃冷盐水或保存液中,而不应该使用冰屑以避免对心脏的冷冻性损伤。

第三节 手术概述

建立体外循环要求上腔静脉插管采用弯头插管,Prolene 线缝荷包,尽量高些,升主动脉插管尽量高。在体外循环全身降温至 28 ～ 30℃,开始切除病心,右心房切除在右心耳的基底部边缘开始,当切口逐渐接近房室沟时,切口通过房间隔上面进入左心房顶部,深部的切口轻轻延至右房附加物的周围(将和心脏一起移走),然后回到房室沟,将切口往下,以上面同样的方式进入左心房,接近冠状窦。连接房间隔的上下切口。主动脉与肺动脉尽可能接近地横切,在左心房顶部切断肺动脉与主动脉,朝左右肺动脉的开口进行修剪,使之在分叉处形成一较宽的开口。最后将心脏移出患者的胸腔,准备移入供者的心脏。

供心修剪:从下腔向上向右朝右心耳剪开右心房,使右心房成一袖口;对角线剪开 4 个肺静脉开口,形成左心房袖口。

一、经典法

供心的植入从左心房袖口与受者残余左心房部分开始,右边的缝线把供者左心房壁与患者的房间隔相连,开始右心房连接,肺动脉的连接用标准的端端连接方式以 4-0prolene 缝线进行缝合。接口打上标志以便进行后来右心室的排气,最后进行主动脉端 - 端吻合。在牢固的缝合心脏之前,每个心腔内加入等渗的冰盐水,同时在缝好每根缝线之前,往心包里加入等渗冰盐水,以便获得移植过程中的低温。在阻断钳移开之前,注意左心系统的排气。在主动脉先前放置好的荷包缝合处,放置一个排气针,利用强大的负压,同时向肺通气将气体从左心室及右心室排尽,然后打紧缝线。肺动脉缝合注意避免血管扭曲。特点:操作方便,吻合口少(左心房 - 右心房 - 主动脉 - 肺动脉 4 个),速度快,术程短,吻合口漏血少。但术后左心房、右心房的几何结构改变,心房过大,易导致心律失常、房内血液滞留、血栓形成及房室瓣反流等现象,存在双窦房结。见图 9-1。

二、全心法

特点是完整保留供心形态。进行受体与供体的左右肺静脉、上下腔静脉、主动脉和肺动脉吻合,共有六个吻合口,相对操作复杂,手术时间长。该方法使用较少。见图 9-2。

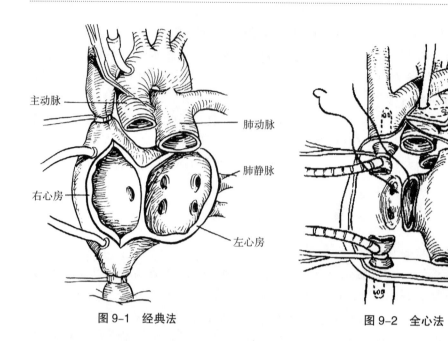

图 9-1 经典法

图 9-2 全心法

三、双腔静脉法

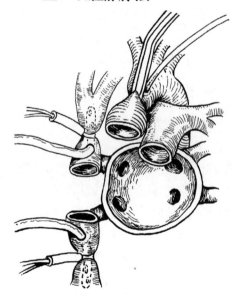

图 9-3 双腔静脉法

双腔静脉法是目前临床应用最普遍的心脏移植术式。

操作上要比全心脏原位移植法简单，减少了左心房吻合口漏血的机会，吻合口较多（左心房 – 上腔静脉 – 下腔静脉 – 主动脉 – 肺动脉共 5 个），速度稍慢，术程稍长。如四合顺序改为左心房→主动脉→开放主动脉→右心房→肺动脉可减少供心缺血时间且开放后并不影响吻合。术后右心房、左心房的几何结构无明显改变，具有全心脏原位移植的优点，避免了心房内血流紊乱及房室瓣反流，其手术操作方法除了左房吻合按标准法进行外，其余操作方法基本与全心脏原位移植方法相同。见图 9-3。

第四节　术后早期监护和治疗

一、术后早期的监测

1. 血流动力学　心电图、连续动脉测压、Swan–Ganz 导管监测 CI 与 PAP 变化、CVP 以及 CO 监测。Swan–Ganz 管一般于术后 2 ～ 3d 拔除，其他有创管道视情况尽早拔除，否则有血栓形成和感染的风险，拔除的管道均送培养。

2. 器械检查　每天做超声心动图了解 EF、右心房、右心室及三尖瓣反流程度及心包内积液情况，同时测量等容舒张时间，DTI 法了解左心室舒张功能及左心室增厚率。每日拍床旁 X 线胸片，做床旁心电图，必要时 B 超了解双侧胸腔及肝脏情况。术后一周起隔日进行上述检查至术后 14d。

3. 实验室检查　每日查三大常规加大便 OB、肝肾功能、心肌酶、血糖及电解质，隔日做痰培养、血培养及粪培养，口服环孢素后第 3 日起查 CsA 血药谷浓度（C0）及服药后 2h 的浓度（C_2）。

4. 心肌内心电图监测　术后 2 周之间每日上、下午均行 IMEG 监测，记录阻抗及 R 波振幅。

5. 持续引流量监测　术后监测各种引流液情况，详细记录、了解胃液及心包纵隔引流液的性状、颜色，移植后持续每小时测尿量，尽早拔除导尿管后，每日测尿量。

6. 心内膜心肌活检（EMB）　如 UCG 及 IMEG 有排异倾向，立即进行 EMB 检查。

二、术后早期的药物治疗

（一）预防性抗感染

采用舒普深（2.0g，静脉推注，每 12 小时 1 次）等常用，5d 后具体视菌培养及药敏结果改用敏感抗生素。阿昔洛韦抗病毒；CMV 感染者采用更昔洛韦；抗生素应用 3d 后加用抗真菌药氟康唑（大扶康）。每日消毒液漱口等。

（二）强心利尿扩血管

术后常规应用多巴胺、多巴酚丁胺；必要时以异丙肾上腺素调节心率在 100 ～ 110 次 / 分根据循环状况，应用米立农即可改善心肌收缩力，又有降低肺动脉压作用。可适当应用少量肾上腺素。严格限制液体摄入量，尽量减轻容量负荷。术后头 48 ～ 72h 用袢利尿药加强利尿，每日液体出入量负 500 ～ 1000ml。术后必要时可以应用硝酸甘油，改善冠状动脉及外周循环。

（三）降肺动脉压

早期应用扩血管药物，尤其应选用扩张肺血管较强的药物，如 PGE1 曲前列尼尔、硝普钠、雅施达（ACEI）等，必要时吸 NO。

（四）促胃肠功能恢复

加用中药制剂促进胃肠蠕动，术后第 2 天可以应用培菲康（双歧杆菌三联活菌）以利胃肠道菌群建立。

（五）保护胃黏膜

手术当日开始应用洛赛克（奥美拉唑，40mg，静脉推注，每日 1 次），4d 后改口服雷尼替丁，消化道出血给予施他宁（生长激素释放抑制激素）或善得定（奥曲肽）及相应止血处理。

（六）营养心肌

FDP、护心通、GIK 及能量合剂等。

297

（七）抗心律失常

可达龙（胺碘酮）、普萘洛尔（心得安）、普罗帕酮（心律平）、利多卡因、毛花苷 C（西地兰）、异丙肾上腺素等，注意排除排斥反应。

（八）保肝

必要时可给予阿拓莫兰（还原型谷胱甘肽）、易善复肝得健、大剂量的维生素 C、能量合剂、肝泰乐（葡醛内酯）、保胆健素等。

（九）护肾及肾血管保护

必要时可给予络活喜（高血压可加量），饮食营养结构限制、肾必安等。

（十）营养支持

术后早期，人体白蛋白及脂乳等静脉营养补充；食欲佳者，营养室给予配餐，饮食可采用匀浆饮食或鼻饲。

（十一）慎用药物

大环内酯药物、抗真菌类、他汀类降血脂药、苯妥英钠类等影响肝药酶的药物影响 CsA 代谢，以及肾毒性药物如氨基糖苷类等。

三、术后早期主要并发症及处理

（一）右心功能不全

1. 强心　多巴胺 3 ～ 8μg/（kg·h）泵入，肾上腺素 0.05 ～ 0.2μg/（kg·h）泵入。

2. 利尿　呋塞米 200mg/50ml 泵入，依尿量调节，或大剂量呋塞米冲击应用利尿合剂及白蛋白。

3. 降肺动脉压　PGE1 3 ～ 10μg/（kg·h）泵入，严重时用 NO 吸入。

4. 应用心肌营养药物　护心痛 1.0g，每 12 小时 1 次。

5. 限制入液量　使体内液体每日呈负平衡。

6. 每日检查超声　了解三尖瓣反流情况。

7. 必要时加用超滤　减轻容量负荷，严重时应用 ECMO 或者右心辅助。

（二）高血糖

（1）应用静脉胰岛素 4 ～ 12U/h 泵入，严密监测血糖变化，每 2 小时测一次指血，调整胰岛素用量。

（2）注意血清钾的变化，及时补钾。

（3）调整代谢性酸中毒，补充适当的碳酸氢钠。

（4）1 周后改用皮下胰岛素或口服降糖药达美康（格列齐特）、二甲双胍。

（三）肾功能不全及肾衰竭

（1）去除对肾功能有损坏的药物，使用赛尼哌或者舒莱时减少 CsA 用量。

（2）利尿：泵入呋塞米或大剂量呋塞米冲击，应用利尿合剂，给予罂粟碱 30mg，肌内注射，每 12 小时 1 次。

（3）严密观察尿量及血肌酐变化，如尿量低于每千克体重 1ml 持续 10h 或血肌酐相对值 24h 超过 1mmol/dl 考虑血液透析。

（4）持续肾脏替代治疗 CRRT：应用无肝素透析管道，出入量每日负平衡 1000～1500ml。

（5）肾移植。

（四）急性排斥反应

（1）监测中有 IMEG、UCG 及活检证实的急性排斥反应发生。

（2）甲泼尼龙（甲基强的松龙）冲击治疗 1000mg/500ml 生理盐水静脉滴注连续 3d。

（3）冲击后恢复泼尼松口服 1mg/（kg·d），逐日递减，加大 CsA 用量，CO 控制在 400ng/ml 以上。

（4）甲泼尼龙（甲基强的松龙）冲击治疗效果不佳时，应考虑加用 ATG 或 ALG 或 OKT3。RATG 1.5mg/kg 或 ALG 10mg/kg，连续 5d，OKT3 5mg/d 连续 10d。

（5）赛尼哌 1mg/kg 加入 50ml 生理盐水静脉泵入。

（6）难治性排斥反应置入心脏辅助装置，尽快寻找供体再次移植。

（五）感染

（1）严格无菌操作，按时做血、痰及介入管道的培养。控制免疫抑制剂浓度避免过高。

（2）尽早拔除气管插管，尽早进食，建立正常的胃肠道菌群，情况稳定后尽快去除介入管道，改无创监测。

（3）术后应用舒普深 1.0g，静脉推注，每 12 小时 1 次，加羟氨苄青霉素 2.0g，iv，每 12 小时一次两种抗生素。

（4）依培养加药敏结果选用针对性抗生素。

（5）术后 3d 常规应用抗真菌药物。

（6）对于 CMV 阳性患者加用更昔洛韦。

（7）积极清除皮肤及切口感染灶。

（六）深部真菌感染

（1）两性霉素 B（6.25mg，每日 4 次）或大扶康（20mg，每日 4 次）雾化吸入。

（2）两性霉素 B 50mg 静脉滴注，每日 1 次共 30d（2.0g ＜总量＜ 3.6g）；或大扶康 首剂 400mg 静脉滴注，每日 1 次后改为 200mg 静脉滴注，每日 1 次。

（3）每日复查肝肾功能。

第五节　抗免疫排斥反应治疗

一、心脏移植术后常用免疫排斥药物

（一）环孢素 A

1972 年由瑞士山德士药厂从真菌 Tolypocladium inflatum gams 中提取环孢素 A（cyclosporine A，CsA），1980 年用于心脏移植。CsA 是含 11 个按基酸的环多肽，不溶于水而溶于脂类和有机溶剂中。主要通过干扰淋巴细胞活性阻断参与排斥反应按体液和细胞效应机制而防止排斥反应的发生。剂型有口服剂和注射液，如新山地明胶囊

（Neoral）、赛斯平（cyspin）、田可胶囊等。用法：口服剂量 2 ~ 8mg / kg，分 2 次口服。术后早期剂量稍大，以后逐步减量。静脉用药剂量 1.3 ~ 4.0mg / kg，静脉滴注或每 4 小时注射一次，用于不能口服或处理急性排斥的情况。药物浓度：可用放射免疫分析法（RIA）、高压液相层析法（HPLC）和荧光免疫偏振法（FPIA）来测定药物的谷峰值，具体用量还需根据个体而定。

毒副作用如下。①循环系统：高血压；②泌尿系统：肾毒性，高钾血症，高尿酸血症，低镁血症；③消化系统：肝毒性，胃肠道不适，厌食，胰腺炎；④内分泌系统：高脂血症，肥胖，闭经；⑤神经系统：震颤，头痛，乏力，四肢感觉异常，小儿惊厥，肌无力，肌病，肌痛性痉挛；⑥皮肤黏膜：多毛症，面容变丑，牙龈增生；⑦其他：继发感染，恶性肿瘤。

（二）他克莫司

1984 年日本藤泽（Fujisawa）制药公司从真菌 Streptomyce tsukubaensis 培养基中分离出的大环内酯抗生素，不溶于水而溶于有机溶剂。他克莫司（tacrolimus，FK506，prograf）作用机制是与相应的免疫亲和蛋白 FKBP12 结合后，抑制 calcineurin 的磷酸酶活性来抑制 IL-1β、IL-2、IL-3 等的表达，阻止 T 细胞的激活和增殖。剂型：有口服胶囊和注射剂两种剂型。注射剂 prograf injection 含 5mg 的 tacrolimus，用于不能口服的患者。用法：术后静脉每日 0.05 ~ 0.15mg/kg，分 2 次静脉滴入，每次维持 4h。24 ~ 72h 胃肠功能恢复后改为口服，口服剂量 0.15 ~ 0.3mg / kg，分 2 次服，每次间隔 12h。维持剂量 0.15mg/kg。药物浓度：一般推荐移植后早期血药浓度的谷峰在 10 ~ 20ng /ml，术后 3 个月 5 ~ 15ng /ml。

毒副作用如下。①泌尿系统：肾毒性，高血钙，低血磷，高血钾；②循环系统：高血压；③内分泌系统：隐性糖尿病；④神经系统：神经肌肉异常，癫痫，震颤，幻觉，头痛，失眠，知觉失常，视觉失常，白内障，弱视；⑤消化系统：胃肠道不适、厌食，便秘，腹泻，恶心；⑥血液系统：白细胞增生，白细胞减少，贫血、淋巴组织增生；⑦过敏反应。

（三）吗替麦考酚酯

吗替麦考酚酯（骁悉，mycophenolate mofetil，Cellcept，MMF，RS-61443）是真菌 Penicillin glaucum 酵解产物中分离的霉酚酸（MPA）的 2- 乙基酯类衍生物。是一种高度选择、非竞争性次黄嘌呤单核苷酸脱氢酶（IMPDH）抑制物，可抑制鸟嘌呤核苷酸的经典合成途径，选择性地抑制淋巴细胞。剂型：有口服胶囊 250mg 和片剂 500mg 两种剂型。用法：推荐剂量为术后 72h 1g 每日 2 次；难治性排斥的首次剂量推荐为 1.5g，每日 2 次。

毒副作用主要是剂量依赖性的胃肠道反应，其次是白细胞减少，感染等。消化系统：胃肠功能紊乱，呕吐，腹泻，肝功能受损；血液系统：骨髓抑制，白细胞减少症，败血症；神经系统：肌痛，嗜睡；高血尿酸，高血钾。

（四）OKT 3

OKT 3（抗 CD3 单克隆抗体）是美国 Ortho 药物公司利用瘤技术生产的抗 CD3 分子的单抗。通过特异性与成熟的 T 细胞表面 TCR / CD3 分子复合物相互作用，导致 T

细胞溶解，并可诱导活化淋巴细胞凋亡而发挥免疫抑制作用。用法：常规使用方法为 2.5mg /d 或 5mg/d，用 250ml 的生理盐水稀释后快速静脉滴入，连续应用 10 ～ 14d。毒副作用：常见的副作用为首剂反应（细胞因子释放综合征），继发感染，血压下降和心动过速等；过敏反应；感染，巨细胞病毒、真菌感染；淋巴细胞增殖紊乱，霍奇金病。

（五）ALG/ATG

ALG（抗淋巴细胞球蛋白），ATG（抗胸腺细胞球蛋白）多克隆抗淋巴细胞抗体是用人的淋巴细胞免疫马、兔等动物后收集血浆中的抗体纯化而来，作用机制与淋巴细胞溶解或封闭淋巴细胞表面的受体有关，对骨髓无抑制作用，主要抑制 T 细胞干扰细胞免疫功能。用法：肌内注射常用量马 ALG 4 ～ 20mg /kg，兔 ALG 0.5 ～ 1.0mg /kg，静脉注射马 ALG 7 ～ 20mg / kg 稀释于生理盐水中，4 ～ 6h 滴完。根据血中 CD3+ T 细胞来调整剂量。

毒副作用：常见的副作用为首剂反应（细胞因子释放综合征），过敏性休克，血小板减少等；过敏反应；感染，巨细胞病毒、真菌感染；淋巴细胞增殖紊乱，霍奇金病。

（六）赛尼哌

赛尼哌（daclizurmab，Zenapax）是人源化的抗 CD25（IL-2 受体）单克隆抗体，作用机制依赖 IL-2 受体的饱和程度和竞争性抑制 IL-2 依赖的 T 细胞增殖，而抗体依赖细胞介导的细胞毒作用，在体外可引起抗 Tac 单抗作用的 T 细胞溶解可能是该药发挥免疫抑制作用的另一机制。用法：术前 24h 按 1mg/kg 给药，用生理盐水 50ml 稀释后经静脉缓慢注射，术后每 2 周 1 次，共 5 次。毒副作用：与该药毒副作用少，主要是胃肠道的不适；胃肠道紊乱；感染，巨细胞病毒感染。

（七）舒莱

IL-2 受体由 3 条链组成：IL-2Ra（CD25），IL-2Rb 及 IL-2Rg；静止 T- 细胞只表达 IL-2Rb 及 IL-2Rg，同时与 IL-2 结合的亲和力低；活化后的 T- 细胞表面表达 CD25，同时与 IL-2 的亲和力高；CD25 是理想的药物干预治疗靶位。舒莱（巴利昔单抗，Basiliximab）与 CD25（IL-2R α 链）特异性结合，使 IL-2R 不能完整表达，无法完成与 IL-2 的结合，Tc 无法增殖，从而阻断了 AR 的发生。两次固定剂量用药后，对 IL-2 的完全阻断可以持续 4 ～ 6 周。用法为手术当天移植心复跳，体外循环停机，止血彻底后，静脉注射 20mg，手术后第 4 天再次静脉注射 20mg。其向人体各部位分布的范围和程度尚未全面研究。应用人体组织进行的体外研究显示，舒莱仅与淋巴细胞以及巨噬细胞 / 单核细胞结合。临床上未发现成年患者的体重或性别对其分布容积或清除的影响。终末半衰期为（7.2±3.2）d，总人体清除率为（41±19）ml/h。清除半衰期不受年龄（20 ～ 69 岁）、性别和种族的影响。

（八）硫唑嘌呤

硫唑嘌呤（azathioprine，Aza，Imuran）是黄色结晶，易溶于碱性溶液，作用机制为在体内分解成 6- 巯基嘌呤转化成硫代次黄嘌呤核苷酸，从而竞争性抑制次黄嘌呤核苷酸的合成，导致细胞的死亡。剂型：口服片剂 50mg 和 100mg。用法：移植前 1 ～ 2d 或手术当日按 3 ～ 5mg/kg 给药，可经静脉给予。术后维持量 1 ～ 2mg/kg 给药。

毒副作用有有骨髓抑制，肝功能损害，继发感染，致畸致癌，胃肠道反应等。血液系统：骨髓抑制，白细胞减少症；消化系统：肝功能受损，胃肠功能紊乱，呕吐，腹泻，胰腺炎；过敏反应；脱发。

（九）环磷酰胺

环磷酰胺（cyclophosphamide，Cy，Endoxan）为白色结晶，易溶于水，属氮芥类烷化剂。进入人体后被肝脏由细胞色素 P450 裂解成 4- 羟基环磷酰胺和磷酰胺氮芥，干扰正常细胞的有丝分裂过程，使细胞分裂止于 G2 期，阻止了 T、B 细胞的分化。用法：用于已有肝功能损害，对服用硫唑嘌呤有禁忌者。口服剂量 $1 \sim 2mg /（kg \cdot d）$ 给药。

毒副作用有胃肠道反应，骨髓抑制，继发感染，致畸致癌，脱发，出血性膀胱炎，肝功能损害。消化系统：胃肠道紊乱，恶心，呕吐，腹泻，黏膜溃疡口炎；血液系统：血液毒性，白细胞减少，血小板减少；皮肤毒性：斑丘疹，瘙痒，脱发；泌尿生殖器毒性：闭经，精子缺乏，膀胱炎，膀胱出血，肾毒性；循环系统：心脏毒性，急性心肌炎。

（十）肾上腺皮质激素

肾上腺皮质激素（MP，methylprednisolone，Pred，Prednisone）是临床最常用的免疫抑制药，在器官移植中最常用的是泼尼松（强的松），泼尼松龙（强的松龙），甲泼尼龙（甲基强的松龙）。肾上腺皮质激素的免疫抑制的机制是多样的：包括抑制巨噬细胞吞噬和处理抗原的能力，溶解 T 细胞，抑制 T 细胞的再循环、转化和增殖，抑制抗体的形成等多个方面。用法：可于移植前 $1 \sim 2d$ 每日口服泼尼松 $150 \sim 200mg$，术中用甲泼尼龙 $250 \sim 500mg$ 静脉注射，返回 ICU 后每 $8 \sim 12$ 小时给予 $120 \sim 150mg$。术后逐步减量，3 日后改口服泼尼松，起始剂量 $90 \sim 100mg/d$，3 个月后减到 $15 \sim 20mg/d$，1 年后的维持剂量为 $5 \sim 10mg/d$。在急性排斥反应时，用冲击疗法甲泼尼龙 $5 \sim 10mg/d$，共 3d，再转为口服用泼尼松，从大剂量开始缓慢减到维持量。

毒副作用有中枢精神神经症状，水钠潴留，消化性溃疡，继发感染等，糖尿病，骨质疏松，高血压等。水电解质：水钠潴留，充血性心力衰竭，低钾性碱中毒，蛋白分解负氮平衡；循环系统：高血压；内分泌系统：肥胖，高脂血症，库欣体态，糖耐量异常，糖尿病，月经失调，抑制儿童生长发育；运动系统：肌病，肌无力，类固醇肌病，骨质疏松症，病理性骨折，无菌性坏死；皮肤改变：妨碍伤口愈合，皮肤薄脆，瘀点瘀斑，皮肤萎缩；消化系统：消化性溃疡，出血，穿孔，胰腺炎，食管炎，肠穿孔，胆石病；神经系统：颅高压，癫痫发作，眩晕，欣快，失眠，情绪变化，个性变化，重度抑郁，精神分裂；掩盖感染，机会性感染，过敏反应，虚脱，心脏停搏，支气管痉挛，低血压，心律失常。

二、环孢素和 C_2 的监测性治疗

环孢素是 20 世纪 80 年代心脏移植获得突破性发展的里程碑，尽管近年来有作用机制近似的 FK506 等新型药物的问世，且多项临床研究结果均证实 FK506 抗排斥反应效果与环孢素相当或优于环孢素，而环孢素依然是应用最多的药物，根据国际心肺移

植协会的统计术后随访 5 年时仍有超过 80％的患者使用环孢素。环孢素在脏器移植术后的应用已经有数十年的历史，研究证明环孢素的临床应用浓度存在一个范围很小的"治疗窗"，如果高出此范围容易发生机体免疫抑制过度，而容易发生感染，高血压等不良反应，而低出此范围则容易发生排斥反应。调节环孢素剂量以维持有效浓度并尽量减少不良反应非常重要，同时也非常困难。经典的药物效果监测方法是空腹血液中环孢素浓度的检测（称之为 C_0 浓度），并引入了治疗性药物检测的概念。尽管这种 C_0 的方法较之以往有了很大进步也获得了广泛应用，但近些年来越来越多的研究显示 C_0 治疗窗与临床的免疫排斥反应时间的发生相关性并不好，这是由于环孢素在吸收和清除在不同个体都有很大的变异性。环孢素的药代动力学特点可以受饮食、原发疾病、合并服用的药物、种族、移植后的时间和环孢素的剂量相关。移植环孢素吸收的因子包括脂肪的摄取、疾病状态（囊性纤维化）和其他抑制细胞色素氧化酶 CYP3A4 的药物等，这些因素都会影响准确预测环孢素的覆盖情况。

2002 年器官移植 Neoral-C2 专家回顾评论组（CONCERT）评价总结了成人肾移植、肝移植、心脏移植、肺移植等患者的相关独立的资料。结论认为移植术后 AUC_{0-4} 能够充分代表 Neoral 的吸收情况，并能很好地预测急性排斥反应的发生。而 C_2 是最好的与之相关的单一时间点，C_0 则相关性较差。这是最近几年的环孢素的药代动力学和药效动力学的研究的最大的突破，它可以最大限度发挥药效并同时尽可能避免其不良反应。近几年在国外大的移植中心已经开始在临床上试用 C_2 代替 C_0 来进行药物效果监测。

环孢素的理想目标 C_2 浓度还没有统一的标准，尤其在心脏移植领域的研究更少，目前比较多的一种意见是先借鉴肾移植的浓度标准，再来探索适合心脏移植到 C_2 目标浓度。安贞医院孟旭手术组几年来率先在国内开展了心脏移植术后的环孢素浓度的监测性治疗的研究，其研究结果表明国人心脏移植术后 C_2 与药代谢曲线的浓度覆盖面积相关性最好，而且在稳定期的 C_2 浓度在 700～900ng/ml 左右取得了良好的临床效果，既避免了急性排斥反应的发生，又节省了费用，同时减少了因为环孢素浓度过高产生的不良反应。

三、泼尼松的应用与撤离

泼尼松早期撤离：移植术后 1～3 个月就开始尝试，最终在 48％～70％的患者可最终长期停用泼尼松。在早期撤离中，一般都使用一些替代性诱导药物，如 ATG 和 OKT3 等。Taylor 等报道在 374 例患者中有 30％泼尼松早期成功撤离，其短期和长期死亡率均明显降低。晚期急性排斥反应发生率也明显减少，冠脉血管病也明显减少（4.15％ vs 9.5％）。Prieto 也报道早期术后撤离组发生高血胆固醇和高血压者明显减少。Gregory 等在移植术中用 500mg 甲泼尼龙，术后第 1 天 125mg，每 8 小时 1 次。接着用泼尼松，初始剂量 0.125mg/（kg·d），一直持续到 ATG 诱导 7d 或 OKT3 诱导 14d 后。然后泼尼松开始 1mg/（kg·d）持续 1 周，再以 5mg/d 快速减量。结果显示有 49％早期能成功地撤离泼尼松，而且撤离组发生排斥反应概率也少于未撤离组。

泼尼松的后期撤离：即在移植术后 6 个月或更晚进行撤离。有研究表明急性排斥多发生在术后前 6 个月,因此后期撤离多选择在 6 个月后进行尝试,有报道最终有 80%患者可长期停用,而且一般不使用诱导性药物。Olivari 等报道晚期撤离组在体重增加、脂质异常和高血压等方面无明显变化,而在青光眼和骨质疏松等骨病则明显减少。Timothy 等报道了 57 例心脏移植患者在使用环孢素、硫唑嘌呤 II 骁悉和泼尼松三联方案后,进行撤离泼尼松的临床研究结果。在术后 6 个月开始,泼尼松由原来的 1mg/(kg·d) 每次减量 5mg/d,维持 2 ~ 3 个月,进行活检若排斥反应< 3A 级,则继续进行减量直到完全撤离。若发生 3A 以上排斥反应,则恢复原来维持的泼尼松剂量。术后每年均做冠脉造影以明确有无冠脉血管病形成。结果显示,心脏移植 2 年后有超过 70%的患者已经停用泼尼松。采用此逐步撤离泼尼松的方案,总体患者的 1 年,2 年,3 年和 4 年的生存率分别为 98.10% ±2%,93.12% ±3%,93.12% ±3%,88.13% ±6%,同时在避免明显免疫排斥和感染概率方面效果良好。而移植术后 1 年和 2 年的冠状动脉血管病发生率分别为 21.4%和 81.1%。有研究者认为如无相关并发症则应避免晚期(术后 2 年以上)撤除,选择糖皮质激素减量至隔日服用泼尼松 5 ~ 10mg 更安全。

目前泼尼松的用法和撤离的研究工作仍然很少,很多研究结果还未得到公认,因此许多移植中心仍采用经典的泼尼松维持疗法。ISHLT 在 2017 年报告中指出,全球 79.9%和 47.5%的心脏移植受者术后 1、5 年仍服用糖皮质激素。在这些患者中无疑有部分患者并不需要这些带有明显不良反应的大剂量的泼尼松治疗。泼尼松的撤离可以有效地分离出一组所谓的"免疫特惠人群",可减少泼尼松长期应用带来的不良反应,同时在长期生存率、免疫排斥和冠脉血管病等方面临床效果仍然良好。泼尼松撤离的时间各个研究中心方案不一,但根据心脏移植机型排斥多发生在 3 ~ 6 个月的观点,似乎在 3 ~ 6 个月后再进行泼尼松的撤离更安全些。但还需要进行严格的进一步的对比研究。

第六节　免疫排斥反应监测技术

一、无创免疫排斥反应监测

在监测移植术后免疫排斥反应的方法中,心肌活检自从 20 世纪 70 年代起一直作为公认的金标准在全世界广泛采用。但是心肌活检所带来的创伤大、费用高等问题一直困扰着心脏外科医师。一般来说,按照标准的方案心脏移植术后患者在第 1 年内至少将会接受 10 次左右的心肌活检以检测其心脏排斥反应的状态,同时在以后的几年里还会定期进行。尽管全世界统计所有心肌活检结果中有 75%是阴性的,但是鉴于没有其他理想的替代技术,因此患者在以后的免疫状态评估时心肌活检还要常规进行。心肌活检不但费时、费力、费钱,很多时候还受时间的限制,出现明显症状而进行心肌活检时往往心肌的免疫排斥已经发生和存在一段时间了,也就是说心肌活检不能很好地早期地实时监测移植的心脏的免疫排斥的状态。因此心脏移植术后无创免疫检测技术的研究一直是全世界的研究热点,但是目前尚没有理想的无创检测方法。以下简单介绍一下几种国际无创监测技术的研究热点。

（一）组织多普勒超声技术

组织多普勒超声心动图（tissue Doppler echocardiography，TDE）又被称为组织多普勒成像（tissue Doppler imaging，TDI）或多普勒心肌显像（Doppler myocardial imaging，DMI）。在实际中应用的开端是在 1992 年，即 McDicken 将彩色编码技术应用于模拟组织而评价组织速度的大小和方向，从而导致了这项技术在心脏功能评价、心脏激动学研究的广泛应用。通过选择性测量心肌运动获得低速高幅度信号来量化心肌舒张和收缩速率，同时要过滤掉区域内血细胞移动所造成的高速低幅度信号。由于其高度瞬时化和对速度范围的分解，脉冲组织多普勒显像对于诊断心脏移植排斥早期引起的舒张功能障碍特别有效，比传统的超声心动图能更早检测心室功能的变化。

根据心肌组织运动成像方式的不同，TDE 平面实时成像分为三类：组织速度成像的彩色二维组织速度图（colour-TVI，colour Doppler myocardial imaging，CDMI）及基于速度成像的多普勒组织能量图（Doppler tissue energy，DTE）、多普勒组织加速度图（Doppler tissue acceleration，DTA）、变应率成像（strain rate imaging，SRI）；彩色 M 型组织多普勒超声心动图（M-TDE），脉冲组织多普勒超声心动图（PW-TDE）等。非实时成像主要是在获取高帧频二维速度成像基础上的合成重建，即经后处理而得到的成像，主要为曲线化解剖 M 型技术。

目前在心脏移植领域组织多普勒监测技术的指标预测和急性排斥反应的相关性的研究仍然比较少。Aranda-JJ 等研究报道移植成功预测的敏感度为 93%，特异性为 71%。Michael 等利用 ALOCASSD-2200 超声系统研究移植排斥反应的监测结果。结果显示舒张早期室壁运动峰速和松弛时间对临床排斥反应高度敏感性，相关性分别为 90.0% 和 93.3%。舒张参数的变化对阴性和阳性预测的灵敏度分别为 96% 和 92%。而收缩参数的变化对于移植物血管病的预测率为 92%～97%，排除准确率为 80%，结果可用于指导术后长期监测的冠脉造影时间的选择。Michael D. 等在心脏移植术后心肌排斥反应监测中尝试了组织多普勒技术，研究中尝试了多种指标，具体包括：

（1）收缩期室壁运动峰速 Sm（peak systolic wall motion velocity）。

（2）舒张早期室壁运动峰速 Em（peak early diastolic wall motion velocity）。

（3）收缩时间 TSm（systolic time，从第一心音到收缩运动峰速时间）。

（4）舒张早期时间 TEm（early diastolic time，从第二心音开始到舒张早期峰值）。

（5）收缩和舒张早期室壁加速度 Sm/TSm，Em/TEm（systolic and early diastolic wall accelerations）。在研究中发现 Sm 和 Em 在心脏移植术后发生排斥反应时均明显降低，而 TSm 则有明显延长的变化。

总之，组织多普勒技术无论在心脏功能还是在心脏电生理方面均发挥着巨大的作用，尤其是近年来在二维基础上的合成重建即后处理功能的强大将会使这一技术更加成熟。TDE 的腔内成像、三维成像将促使它的应用研究领域更加广泛，多形式实时成像的显示更有助于开阔我们对心肌组织病理研究的视野。

（二）心肌内心电图技术

在开展心脏移植的早期阶段，人们就认识到排斥反应会改变 QRS 波群的电压值。免疫排斥时的特征性病理变化——淋巴细胞对移植物的浸润，间质水肿，心肌细胞的坏死，会引起相关心肌组织电传导特性的变化。因此，在早些时候有人用体表心电图 QRS 波幅的变化来监测免疫排斥反应的发生，但体表心电图和 QRS 波幅的变化可能是由外界因素引起的，例如：体重、电极的具体位置和电解质的失衡等，会影响最终结果的准确性。另外，随着环孢素 A 的使用，典型的排斥反应期间心肌间质广泛水肿的情况越来越少见，而排斥反应期间心电图的改变也越来越少监测到。因此传统的体表心电图并非监测排斥反应的可靠方法。虽然某些时候心电图的细微变化确实也提示排斥反应的发生，但是它和组织学检查结果的相关程度却远未达到能作为一诊断工具的地步。Valention 等考察了 61 例用快速 Fourier 转换记录的平均信号心电图的频率范围。在该研究中，学者认为移植排斥会增高 QRS 波群的高频内容。而 Graceffo 和 O'Rourke 却发现在排斥反应中 QRS 波群的平均信号中的高频内容相对减少。由 Morocutti 等进行的进一步研究发现排斥反应时的后电位发生率达 70%。在该研究中，当均化信号和超声心动图参数联合在一起时，这些技术的联合使用会达到一个 100% 的敏感度，但特异性仅有 60%。

从 20 世纪 80 年代开始，由德国柏林心脏中心为代表的研究中心开始对描记心肌内心电图（intromyocardiam electrogram，IMEG）在监测移植排斥反应的作用进行了一系列深入的研究。在移植手术中植入一具有遥感功能的起搏器，通过心外膜表面置入的电极可以描记出心肌内心电图的情况。心肌内心电图与体表心电图相比较，所受的外界影响因素更少，信号更稳定，能够准确反映出局部心肌的电生理变化情况，因此在临床的应用逐渐受到重视。Muller 等对 558 名心脏移植患者进行了心肌内心电图监测，并与心内膜活检对比，其灵敏度为 97.77%，特异度为 96.34%，假阳性率为 1.50%，且使得 285 名患者避免了常规心内膜活检。在一组总数为 32 例的前瞻性病例研究中，Warnecke 等用一双腔起搏器描记心肌内心电图来代替常规心内膜活检。基于早期的研究结果，在夜间长时间描记中 QRS 电压压低超过个体变异范围 8% 以上的提示有排斥反应发生。超声心动图中 Te 间期延长超过 20ms 可以作为另一个附加指标。考虑到安全性因素，心内膜活检作为研究的一部分照常进行，但结果对移植治疗组人员保密。一共治疗了 27 例排斥反应，其中 22 例是通过无创方法诊断。在 4 个患者中，由于无创指标无法除外排斥反应而进行心内膜活检，结果诊断为排斥反应，进行了治疗。研究中未观察到假阴性结果，回顾性分析这两种方法与排斥反应关系，发现心肌内心电图描记的阴性预见率为 100%，而超声心动图的阴性预见率为 96.9%。

尤其在儿童移植患者中，进行心内膜活检的难度大，心肌内心电图描记看来比目前所用的其他排斥监测方法都要优越。Hetzer 等在一组 69 例的儿童病例中通过 IMEG 监测患者术后的排斥情况，并没有发生与排斥反应相关的死亡。每日的心肌内心电图描记还能早期监测到排斥反应的发生并及时治疗，从而减少移植血管病的发生率，改善这些儿童患者的远期生存率。所进行的实验研究也发现心肌内心电图在诊断体液介导的排斥反应中也具有极好的准确率，诊断灵敏度达到 100% 这是心肌内膜活检所不能做到的。

柏林心脏中心新近研制出一个心肌内心电图描记系统，这是一款可置入性的多感装置，称 MUSE，可以通过电话线将所测量的心肌内心电图、心肌阻抗和左室动力性增厚数值等数据传送到分析中心。在已观察的 14 名患者中，MUSE 检测排斥反应的敏感度为

100%，特异度达96%。MUSE可以减少活检和超声心动图检查的次数（图9-4）。然而，由于目前进行研究的病例尚少，还需要大病例数的前瞻性多中心研究来考察这一方法。

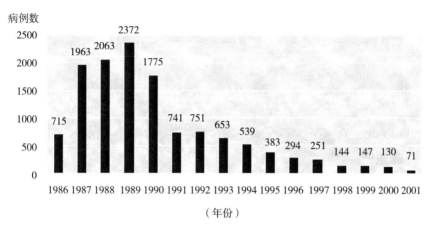

图9-4 德国心脏中心－柏林历年心肌活检次数

并非所有的用心肌内心电图进行免疫排斥监测的研究报告结果都与上述的研究结果一样令人鼓舞。来自Papworh医院的Bainbridge等研究了45例移植患者，每日测量起搏下的T波幅度作为诊断排斥反应，发现诊断排斥反应的敏感度仅为55%，特异度为62%；诊断移植排斥的阳性预见率为30%，阴性预见率为83%。因此并不是所有的研究结果都具有高度阴性预见率，在这项令人感兴趣的技术广泛应用前需要进行更多的调查研究。

北京安贞医院于2003年在我国率先开展了心肌内心电图的基础和实验研究，通过大量动物实验积累了一定的数据和经验，并初步应用于临床。目前对28例心脏移植患者监测的结果，结合心肌活检分析，诊断排斥反应的敏感度为95%，特异度为75%。

有大宗的回顾性研究表明，可日常进行的无创排斥反应监测系统可提高心脏移植患者的远期存活率。目前来看，最安全、方便、有效和最有前景的排斥监测手段是电生理和组织多普勒，心电生理方法具有连续、无创、远距、可连续进行测量的特性，而心脏超声技术使得能够安全评估心脏结构和功能的变化，能够进一步减少心内膜活检的需要。将几种无创监测手段结合起来建立一个排斥反应诊断评分系统，可能是未来临床研究的方向之一。当然，这需要多中心联合的，大样本的回顾性和前瞻性分析。

（三）外周血淋巴细胞分子生物学技术

近年来获得技术重大突破的外周血无创实时的分子生物学检测技术是最有希望获得临床推广应用的方法之一，已经引起全世界越来越多的器官移植专家的重视。2006年4月的国际心肺移植年会上，综合采用最新分子生物学技术的异体器官移植基因图谱检测技术（AlloMap）被设为一个独立的大会专题，来自全世界各国的众多移植专家对其进行了热烈的讨论。分子生物学技术监测免疫排斥反应在心脏移植领域的应用是一个崭新的重要课题，其原理为使用定量实时反转录聚合酶链反应（RT-PCR）技术，利用对血液中单核粒细胞等免疫细胞的成千上百种信使核糖核酸（mRNA）基因表达状态的筛选分析，来评估机体的免疫排斥系统的实时状态，从而迅速及时地监测机体对移植物的排斥反应程度。事实上，利用外周血淋巴细胞的不同种类基因表达来预测移植术后的免疫排斥反应在近几年来一直是人们研究的热点，众多研究结果显示涉及机体免疫排斥反应的多种基因表达的监测都可能与临床心肌活检所确定的免疫排斥程度具有相关性，但是具体哪一种或者哪几种基因的相关性最好，对于大样本的临床观察结果会如何，种种类似的问题一直没有得到较好的回答。直到研究协作组的 AlloMap 技术在美国几家先进移植中心的初步研究获得令人满意的结果，才预示着在此领域的无创实时检测研究真正走向了临床应用阶段。

Yamani MH 在 2005 年报道了在 69 例心脏移植患者的利用 AlloMap 技术进行实时免疫排斥检测的研究，结果显示心脏移植术后血管增殖疾病患者的 AlloMap 评分远高于冠脉正常的移植患者（32.2±3.9 vs 26.1±6.5，$P < 0.001$）。2006 年国际心肺移植年会上哥德比来大学心脏移植研究中心主任 M.C.Deng 报道了使用 Allomap 来监测和预测心脏移植术后慢性冠脉增殖性疾病的初步结果，这些研究检测了与慢性冠脉增殖性疾病相关的基因表达，提示心脏移植术后早期不同的基因表达形式可以预测将来发展慢性冠脉增殖性疾病的风险。2005 年 Evans RW 总结了美国 5 家使用无创外周血分子生物学检测和心肌活检的经济学费用的对比，心肌活检至少要花费 3297 美元，而使用无创外周血分子生物学技术则可以明显减少其费用，全美国至少可以每年节省 1200 万美元。在 2006 年 4 月刚刚结束的的国际心肺移植大会上维也纳大学心脏外科 O.Zwkermann 博士报道了 AlloMap 这一在临床应用的结果，并分析了将来可能推广的应用方案。他指出 Allomap 检测自从 2005 年出现以来很快被一些移植中心采用，并被越来越多的机构用作为心肌活检外的临床免疫排斥监测方法，还将继续评估所有的数据结果。这种分子学监测是心脏移植领域巨大的进展，是一种移植患者很容易接受的免疫监测方法。多伦多大学心胸外科主任 Shaf Keshavjee 讨论了肺移植应用 AlloMap 进行免疫监测的结果，提示 AlloMap 也可以成功地用于心脏外其他的器官移植的监测。

总之，这种无创实时的免疫检测技术已经在国际上一些先进移植中心得到成功应用，取得了令人兴奋的初步成果，而且从 2005 年 4 月开始进行的 CARGO II 研究已经把范围扩展到欧、美、澳三大洲 19 个心脏移植中心，有计划地在国际范围内进行深入的研究。其目标包括：

（1）在国际范围内鉴别诊断患者有无免疫排斥反应。

（2）预测将来的急性细胞排斥反应和移植物的功能衰竭。

（3）检测和指导免疫抑制药物。

（4）诊断和预测体液排斥反应。

（5）心脏移植患者慢性冠脉血管性疾病的危险分级。

在 2006 年 4 月刚刚结束国际心肺移植年会上，众多国际移植专家一致认为 CARGO II 的研究将给心脏移植研究领域提供无与伦比的基因和分子诊断研究资源，将会在移植术后无创免疫检测领域开辟有效的新途径。

二、心肌活检

心内膜心肌活检术（endomyocardial biopsy）是应用心内膜心肌活检钳经心腔钳取适量的活体心内膜心肌标本，供临床做组织病理学等检查或研究的一种介入性诊断技术。目前临床上应用最为广泛的是经静脉（右股静脉或颈内静脉）径路的右心室心内膜心肌活检。

（一）适应证

（1）检查前及移植后排斥反应的监测和分级。

（2）抗肿瘤药物应用后引起心肌毒性反应的观察。

（3）寻找不明原因心脏扩大和心力衰竭的病因。

（4）对原因不明的胸痛和心律失常患者，其冠状动脉造影排除了冠状动脉病变，需除外原发性扩张型心肌病与慢性病毒性心肌炎者。

（5）鉴别限制型心肌病和缩窄性心包炎。

（6）心内膜纤维增生症。

（7）明确继发性心肌病的病因。

（8）心脏肿瘤。

（9）放射性心肌损伤。

（10）心脏小血管病。

（11）右室发育不良致室性心动过速。

（12）Fabry's病（成人）和Pompe's病（儿童）。

（二）禁忌证

（1）有出血性疾病如严重的血小板减少症，抗凝血系统疾病等。

（2）正在接受抗凝治疗者。

（3）心腔内或心壁有附壁血栓者。

（4）心肌梗死后。

（5）先天性解剖异常。

（6）心脏极度扩大，患者一般情况差或重要脏器有严重病变者。

（7）某些原因致使患者不能平卧或不能与操作者相配合。

（三）操作方法

1. 主要方法

（1）经右股静脉径路右心室心内膜心肌活检。

（2）经右颈内静脉径路右心室心内膜心肌活检。

（3）经股动脉逆行径路左心室心内膜心肌活检。

2. 主要并发症　心肌活检的总并发症发生率为1%～2%，病死率不足0.1%。

（1）心脏穿孔：是心内膜心肌活检最常见的严重并发症。据统计发生率在0.1%～0.56%，多见于右心室心内膜心肌活检。轻的心脏穿孔系活检钳取材过深引起的渗血性心包炎，无须特殊处理，卧床休息数日即可恢复；严重的心室壁穿孔可导致大量心包积液，引起心脏压塞，需及时处理，必要时需行开胸手术。

（2）心律失常：以频发室性期前收缩最为常见，偶可诱发短阵的室性心动过速和引起房室传导阻滞。

（3）栓塞：最为常见的是肺栓塞和脑栓塞。

（4）房室瓣损伤：多为三尖瓣的损伤，轻者无须处理，重症给予强心、利尿、扩血管，必要时需手术治疗。

（5）感染。

（四）病理分级

1. 传统的心肌活检病理分级　见表9-1。

表9-1　1990年ISHLT制度的心肌活检病理分级标准

级别	组织病理学改变
0	无排斥反应
1	Ⅰ A：淋巴细胞灶性（血管周围和间质）浸润，无心肌坏死 Ⅰ B：淋巴细胞弥散但散在浸润，无心肌坏死
2	淋巴细胞单灶性严重浸润和（或）灶性心肌细胞坏死
3	Ⅲ a：淋巴细胞多灶性严重浸润和（或）灶性心肌细胞坏死 Ⅲ b：弥漫性炎症除淋巴细胞外还可见到嗜酸性及中性粒细胞，伴心肌坏死
4	淋巴细胞、嗜酸性及中性粒细胞弥漫浸润，间质水肿、出血、血管炎，伴较多心肌坏死

2. 更新后的心肌活检病理分级　见表9-2。

表9-2　2004年ISHLT修订后的心肌活检病理分级标准与1990版的分级标准的比较

2004年级别	组织学表现	1990年级别
0R级	未见排斥	0级
1R级，轻度	间质和（或）血管周淋巴细胞浸润/单灶心肌细胞损伤	Ⅰ级 轻度 Ⅰ a- 局灶；Ⅰ B- 弥漫
2R级，中度	2灶或多灶淋巴细胞浸润伴心肌损伤	Ⅱ级，中度 Ⅲ级，中重度 Ⅲ a- 局灶；Ⅲ b- 弥漫
3R级，重度	弥漫性淋巴细胞浸润伴多灶心肌损伤 + 间质水肿 + 出血 + 血管炎	Ⅳ级，重度

3. 经胸多普勒超声引导下的右心室心内膜心肌活检

（1）操作过程：①患者取仰卧位，面罩给氧。②右侧颈内静脉穿刺，置入8.5F的漂浮导管外鞘管，局部固定，旁路连通输液保持管腔通畅。③以0.1％肝素盐水浸泡7F

的 Cordis 心肌活检钳，经外鞘管送入颈内静脉。以多普勒超声心动探头于心尖部打出心尖四腔心切面，在经胸多普勒超声引导下将活检钳送入右心房，经三尖瓣口进入右心室。经超声仔细确认活检钳头端位于右心室，并避开乳头肌、腱索等重要瓣下结构后，咬取 3～4 块心肌组织送检。若心尖四腔切面声像效果欠满意，可改经剑突下四腔心切面进行引导。④操作前后，常规超声观察有无心包积液和三尖瓣反流情况，明确有无发生心室穿孔等严重并发症；操作过程，全程心电监测，观察心电、血压等变化。⑤若无明显并发症，即可拔除外鞘管，加压 5min，覆盖消毒敷料。术后监护 6h，测量血压、呼吸脉搏，早期可下床活动。给予抗生素。

（2）注意事项：①送入活检钳前，根据从外鞘管外口到乳头水平的距离大致估计一下活检钳要送入的长度。②外鞘管外口、上腔静脉入口和三尖瓣口并不在一直线上，可将活检钳头端适当窝成一定弧度以适应从上腔静脉入口到三尖瓣口的生理角度。③当在心尖四腔心切面探及活检钳声像时，因固定超声探头位置，保持好该切面，由活检人员变化活检钳方向，通过三尖瓣口。当活检钳进入右心室时，触及右心室壁可诱发室性期前收缩。④咬取心肌组织前，应在超声下仔细辨认活检钳头端的毗邻结构，避开乳头肌和腱索等重要结构。⑤对于某些肺气肿或桶状胸的患者，其心尖四腔心的切面因肺组织遮挡而导致声像不清，可以改用剑突下四腔心切面，也可取得很好的效果。⑥第 1 次 EMB 一般在心脏移植术后 7～9d 完成，ISHLT 指南推荐在移植后前 6～12 个月定期行 EMB 监测排斥反应。

第七节　心脏移植术后并发症防治

心脏移植手术仍是高风险手术，围术期死亡率仍然高于心外科其他种类手术。据 ISHLT 数据统计近 2 年来 5000 多例心脏移植中，在院死亡率达 7.4%。根据 CTRD（cardiac transplant research database）的统计，心脏移植术后 1 个月内的生存率为 93%。心脏移植的患者是终末期心脏病患者，移植入相对正常的心脏，这使得围术期的处理与其他心脏外科手术有所不同，术后的并发症各式各样，各个系统都可能发生，而且并非独立存在，有时可造成恶性循环。下面对较常见并发症讨论如下。

一、感染

感染是心脏移植术后死亡和发生并发症的重要原因。手术后第 1 个月内发生感染的概率最大，而后迅速下降，可达 17%。细菌感染在术后 1 个月内常见，真菌感染的高峰期也在术后 1 个月以内，而病毒感染常见于术后 2 个月，原虫则要在术后 3～5 个月到达其感染概率的高峰期。其中细菌感染 50% 的细菌为 G⁺ 菌，其中 75% 左右是葡萄球菌，而由 G⁻ 菌引起的细菌感染为 40% 左右。多数感染是与免疫抑制剂的强度过大有关，有迹象表明，免疫抑制剂的强度越小，发生感染的概率就越少。对于感染的预防应在术前充分做好病原学的实验室检查，对于有心力衰竭合并感染的患者应积极应用有效的抗菌药物治疗至细菌培养阴性再行移植手术。手术中在取心及吻合的过程中严格无菌操作，尽量缩短手术时间。术后尽早拔除气管插管及各种介入性插管，及早恢复饮食，建立正常的胃肠道菌群，拔除的插管均送实验室培养。带气管插管期间应用纤维支气管镜吸痰。随着实验室的培养及时调整抗感染药物。术后体温不能明确反映感染程度，与服用大剂量激素有关，应积极做实验室检查，针对不同部位的菌群及药敏对症选用抗感染药物。

二、急性排斥

排斥反应：头 30d 内由排斥引起的死亡主要是超急排和急排。急性细胞介导的排斥反应是早期死亡的重要因素，可造成术后第 1 年内 20% 的死亡原因，其在术后 1 个月内达到危险高峰，此后迅速下降。头 1 个月内大约有 40% 的患者会发生一次或一次以上的急性排斥反应。对于受体而言，女性及年轻的成年患者，女性供体，OKT3 的术前诱导治疗及术前 CMV 的血清抗体阳性都是急性排斥发生的危险因素，供、受体之间 PRA > 10% 及 HLA-DR 点的不匹配也是急性排斥的危险因素。移植手术之前，应详细了解受体的病史及生活史，对女性患者要了解其分娩史，术前准备时仔细检查受体的各项免疫、生化及病原指标，对供体应尽可能多的了解对手术有关的相关资料，确保手术期的顺利。减少急性排斥反应的发生，除详细的术前准备外，正确有效的免疫药物治疗及监测极为重要。近来的研究普遍认为在实质性器官移植中 C_2 在反映 CsA 血药浓度曲线面积（AUC）方面比 C_0 有更好的相关性，能够更好反映 CsA 在体内的药物动力学情况，指导 CsA 剂量的调整。在心脏移植患者中使用 C_2 指导 CsA 剂量的调整比起使用 C_0 来，可以减少所用 CsA 的剂量，这样就降低了药物的不良反应，但是同时并不会增加急性排斥的发生率。但 C_2 在术后早期受饮食、抗真菌药物、机体组织的吸收影响较大，检测数值不够稳定。急性排斥反应的监测心内膜活检是较确切的指标，但它是有创检查，费用高，存在合并症，亦会出现假阴性率，故不能反复使用。无创可靠的监测方法是研究的方向。

三、右心功能不全和右心衰竭

心脏移植术后右心功能不全和右心衰竭是围术期常见的合并症，原因不明确。右心室在解剖学上比起左心室来其心室壁要更薄些，对于缺血和再灌注的损伤尤其敏感。同时由于心脏移植患者术前长期心力衰竭造成左心房压高，肺血管阻力通常在移植前会处在一个相对较高的水平，虽然移植术后左心房压力下降，但肺血管阻力不会立即下降，通常需要 1~2 周才会恢复到正常范围。因此术后早期的右心功能不全与肺血管阻力高有密切关系，特别是在右心室保护不良或者供心相对较小的情况下发生右心功能不全的概率就更大了。有学者认为供心的心脏通常难以承受超过 50mmHg 的右心后负荷，当肺动脉收缩压超过 55~60mmHg 时往往会发生术后右心功能衰竭。术后可通过 CVP 及三尖瓣反流的情况了解右心功能。可以看出术前肺动脉压高术后三尖瓣反流程度重，术前肺动脉压不高术后仍会出现中、重度的三尖瓣反流，说明术后右心功能不全不单与术前肺动脉压有关。术后的右心功能不全大多数是可逆的，三尖瓣关闭不全出现及程度的高峰期是术后的 3 ～ 7d，随后逐渐减轻，大部分病例 2 周后可恢复。治疗：在术后早期应用多巴胺、肾上腺素、PGE1、硝酸甘油、米力农等药物，每日应用白蛋白，加强利尿，术后 1 周内每日液体量负平衡。对于严重的右心衰竭可加用超滤以减少体内液体量，或用 ECMO 行右心辅助，疗效比较确切。

四、肾功能不全和肾衰竭

心脏移植肾衰竭是术后近期、远期都会面临的并发症。心脏移植的患者由于术前长期的心力衰竭，心排血量长期低下，肾灌注不良，加之为减轻体液潴留而长期大剂量服用利尿药，术前肾的储备功能差。手术时体外循环的打击，术后低心排，以及 CsA 对肾脏的损伤都是引起移植术后肾功能不全的主要原因。术前肾功能异常术后肾功能会进一步恶化，术前肾功能正常的患者术后出现了肾功能恶化，说明 CsA 对肾脏的损害是很明显的。如果术后早期出现尿少或 Cr 高于 1.7mg/dl，可以推迟 CsA 的使用时间，同时建议使用舒莱、赛尼哌、ATG 或 OKT3 等免疫替代药物。当 Cr 高于 2.5mg/dl，可以增加严重的感染和肾衰竭的概率。

第八节　异位心脏移植技术

异位心脏移植又称为并列心脏移植或背驮式心脏移植。最早的实验研究是把异体的另一个心脏移植到颈部或腹部，故称为异位移植，至今仍作为研究移植相关问题的实验方法。1946 年，Demikhvo 首次在无体外循环和低温的条件下完成了犬胸腔内的并列心脏移植。由于保留了原来的心脏，两个心脏并列，故被称为并列心脏移植。胸腔内心脏移植方法的试验至此开始。临床工作中，异位心脏移植即指胸腔内并列心脏移植。并列心脏移植保留了患者本身的心脏而同时将供体心脏植入，置于右侧胸腔内，使两个心脏共同承担循环功能。

一、异位移植的适应证

异位心脏移植的患者选择、供体选择、禁忌证基本上和原位心脏移植相同，但由于其特殊性，适应证有进一步的放宽。

1. 肺动脉高压　因肺动脉高压而列为原位移植禁忌的患者可以选择异位移植，因为自体心脏已适应肺动脉高压，而承担部分循环功能的供体心脏一般不会因后负荷过大而导致术后的右心衰竭。

2. 体重匹配　供受体体重匹配是影响心脏移植预后的重要问题。而并列移植则不须考虑体重问题。Novizky 曾经为一位体重 56kg 的成人患者植入一个 14 岁、22kg 的女孩心脏供体，早期两个心脏共同承担循环功能，后期供体心脏逐渐负担了全部循环功能，患者预后良好。

3. 某些短期内顽固心力衰竭但长期有可能恢复的的心脏患者　有多例报道，异位移植数月至数年后，供体心脏失去功能，而受体心脏功能恢复，患者存活良好。这时的并列供体心脏相当于置入的心脏辅助装置。但此类适应证也存在判断不清和滥用的风险。

4. 体外循环　异位移植可以不用体外循环，对某些存在体外循环禁忌证的患者适用。

二、手术方法

异位心脏移植按其手术方法可分为两种。

（一）左心辅助

供体心脏经受体心脏左心房分流血液，经左心室、主动脉射入受体主动脉。供体心脏的冠脉循环经右心回到受体的右心房。具体的操作为：供体上、下腔静脉、四条肺静脉分别结扎，行供、受体心脏左房间侧－侧吻合，再行供、受体主动脉端－侧吻合，最后行供体肺动脉与受体右心房端－侧吻合（如长度不够，可接用供体血管或人造血管）。见图 9-5。

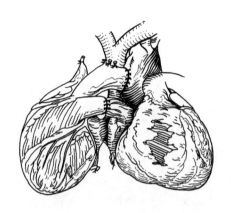

图 9-5　异位心脏移植左心辅助

（二）全心辅助

供体心脏左、右心室分别辅助受体心脏左、右心室。手术方法为供体上、下腔静脉、四条肺静脉分别结扎，行供、受体心脏左房间侧－侧吻合，再行供、受体右心房侧－侧吻合（Cooley 法行供、受体上腔静脉端－侧吻合），然后行供、受体主动脉端－侧吻合，最后行供、受体肺动脉端－侧吻合，由于供体肺动脉长度不够，需接用供体血管或人造血管。见图 9-6。

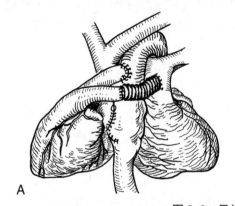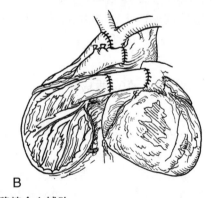

图 9-6　异位心脏移植全心辅助

A. 右心房法；B. Cooley（上腔静脉）法

手术注意事项如下。

1. 充分分离供体右侧心包腔，上达奇静脉，下达膈肌，分离右侧肺门前方心包膈，注意保护膈神经。

2. 体外循环插管须尽量远，为吻合口留出余地。

3. 需同时注意供体心脏与受体心脏的保护问题，包括温度与灌注。

4. 左房吻合口应足够大，并且吻合确实，以免漏血，否则在全部吻合结束后再进行深部止血是很困难的。

5. 供体主动脉是供体心脏固定和支撑主要部位，其吻合部位的选择以及主动脉长度的裁剪十分重要。

6. 肺动脉端 – 侧吻合长度不够，可选择供体降主动脉或 Gortex 人造血管。

三、异位心脏移植的优点、缺点及预后

异位心脏移植于 1974 年被 Barnard 第一次应用于临床，但并不如原位移植一样得到广泛应用。它的主要的优点是当供体心脏因各种原因失去功能时，被保留的受体心脏仍可以发挥功能，为下一步的治疗计划如心室辅助或再次移植等争取时间；另外，如前所述的特殊情况不得已而行之。但异位心脏移植仍然有它难以克服的缺点：①手术时间较长，且 2 个心脏的心肌保护较为复杂；②供体心脏占位较大，造成血管扭曲，心脏、肺脏受压引起的一系列并发症；③临床发现在异位心脏移植中，无论供体心脏还是受体心脏都极易发生血栓，很少有 2 个心脏能同时长期存活的；④术后的心肌活检较为困难。

异位心脏移植只占心脏移植总数的 1% 左右，Kriett 统计 332 例异位心脏移植，其 5 年生存率为 45%。

第九节　心肾联合移植技术

一、心肾联合移植近况

世界第一例心肾联合移植是 Norman 等于 1978 年报道的，尽管由于感染的原因患者十几天后因败血症而死亡，但手术后移植的心脏和肾脏功能一直保持良好。这为以后多器官移植手术的开展开辟了一条新的途径，成为一种可接受的有效治疗方法。肾功能衰竭也不再是进行心脏移植的绝对禁忌证，给很多同时患有心脏和肾衰竭的患者带来了福音。

与单独的心 / 肾移植相比，目前对心肾联合移植等多器官移植的基础和临床研究比较少，世界上心肾联合移植的工作进展也比较缓慢。在 1987 年美国联合器官共享网络 UNOS 开始统计心肾联合移植手术时，世界上也只有 3 例报道。根据美国 UNOS 的 2005 年度统计报道，截至 2006 年 9 月 1 日共有 426 例心肾联合移植，而与此同时则有 225 675 例肾脏移植和 39 817 例心脏移植，与之相比心肾联合移植仅占后者的 0.18% 和 1.1%。最近几年的心肾移植例数分别为 2005 年 56 例，2004 年 46 例，2003 年 29 例。目前 UNOS 统计总计有 426 例心肾联合移植，按照年龄分布为 6 ～ 10 岁 3 例，11 ～ 17 岁 17 例，18 ～ 34 岁 45 例，35 ～ 49 岁 121 例，50 ～ 64 岁 216 例，

> 65 岁 24 例。心肾联合移植患者的 1 年、3 年和 5 年的生存率分别为 86.7%，79.2% 和 72.8%。与此同阶段的心脏移植患者的 1 年、3 年和 5 年的生存率分别为 85.5%，76.9% 和 69.8%。肾脏移植患者的 1 年、3 年和 5 年的生存率分别为 94.8%，88.9% 和 81.8%。国内目前开展心肾联合移植的报道很少，只有北京安贞医院、中国医学科学院阜外医院、浙江大学医学院和陆军军医大学（第三军医大学）各有 1 例的报道，报道中最长存活 19 个月。总的来看心肾联合移植的患者生存率和心脏移植相接近，略低于肾脏移植，结果是令人鼓舞的，同时也说明心肾联合移植是一种临床上可接受的有效治疗手段，很值得进一步的深入研究。

二、移植适应证的选择

在选择移植适应证时，对肾脏功能的正确判断非常重要。注意区分开肾脏功能衰竭是由于血流动力学紊乱导致的，还是由于肾脏本身的实质性的不可逆性改变所致。对于前者，在进行单独的心脏移植后，随着血流动力学紊乱的纠正，肾脏的血流灌注恢复，肾脏功能可能得到迅速恢复。目前在临床上等待心脏移植的患者中，有很多同时合并有糖尿病肾病、肾小球肾炎、肾病综合征、肾小管间质纤维化和肾动脉狭窄等病变，肾脏往往已经有了器质性的改变。根据 UNOS 的统计，肾脏病中最常见的是糖尿病性肾病（占 17%），其次是慢性肾小管性肾炎（11%）。另外还要考虑到，心脏移植手术期间的肾脏低灌注对已经有病变的肾脏也是一个不小的打击，在心脏移植之后所服用的环孢素等免疫抑制药物及一些抗生素对肾脏都有毒性作用，因此肾衰竭在心脏移植后能否进行可逆性的恢复往往并不像想象的那样容易。心肾联合移植无疑给这样的患者提供了一个较理想的解决方法。

术前评估肾衰竭并进行心肾联合移植的标准尚无统一。但一般要进行多方面的检查进行综合性评估，包括内生肌酐清除率，血清尿素氮，尿中的蛋白、管型、细胞，超声检查和肾活检等。Carlos 等报道了 8 年中 10 例心肾联合移植的经验总结。这些患者年龄 44 ～ 70 岁（平均 59 岁），左心室射血分数 9% ～ 25%，内生肌酐清除率为 10 ～ 39ml/min（平均 25.4ml/min）。他们的心肾联合移植标准为内生肌酐清除率 < 40ml/min，血清肌酐水平高于 176.8μmol/L。免疫抑制药采用了 OKT3、抗胸腺球蛋白、环孢素和类固醇等。Smith 等对 28 例接受心脏移植并服用环孢素患者状况进行回顾性分析时，发现术前血清肌酐水平 ≥ 176.8μmol/L 时，术后 1 年内发生肾衰竭的概率要大大增加。

三、免疫排斥反应的特点

心肾联合移植的临床观察中发现，其发生免疫排斥的特点与单独的心脏或肾脏移植有很大不同。

首先，免疫排斥反应较单独心 / 肾移植减弱。其具体机制目前仍不清楚。Vincent 等统计结果表明，在 83 例心肾移植患者中，48% 心肾均没有观察到排斥反应，73% 肾脏没有排斥反应，61% 心脏没有排斥反应。Carlos 等报道的 10 例心肾移植中，供体心脏的排斥反应大大减弱，其中 8 例在术后从来没有观察到 1B 或以上级的排斥。而且 10 例患者在 1 个月、1 年和 2 年时的无排斥反应现象的概率为（90±9）%、（80±13）%、（80±13）%。肾脏于心脏相比发生排斥反应较少，与单独肾脏移植较单独心脏移植排斥少的现象是相类似的。

其次，临床上还观察到心脏和肾脏很少同时发生排斥反应。Vincent 等统计的 83 例心肾移植病例中，心脏有排斥反应者占 25%，肾脏有排斥反应者占 13%，而二者同时发现有排斥者仅占 5%。在 Alfred 等报道的 9 例心肾移植中，有 5 例没有排斥反应发生，3 例发生心脏排斥，2 例发生肾脏排斥，而没有同时发生心肾排斥反应的病例。因此在检测心肾排斥反应时，对心脏和肾脏要分别进行。也有学者认为，肾脏很少进行组织活检来判断排斥反应，而多数采用超声和肾功化验的方法，可能有一些亚临床型排斥反应因此而漏诊。UNOS 对长期存活的心肾移植患者的慢性免疫反应也进行了统计，对 50 例患者进行了心脏冠脉造影和肾活检，结果发现 3 例肾脏血管的增殖性改变，7 例心脏的冠状动脉有内膜增生性病变。

四、免疫抑制剂

单独心脏移植所用的免疫抑制剂的剂量，一般都多于单独肾脏移植。在已报道的心肾移植中，很多医疗中心都采用了与心脏移植等量的多种免疫抑制剂。在发生较明显的排斥反应时，多数用甲泼尼龙或加大口服泼尼松用量，对于非常严重者有的还使用了全身淋巴放射（2%）或血浆置换（6%）。环孢素的血清浓度 < 100ng/ml 占 8%，100 ~ 150ng/ml 占 24%，130 ~ 200ng/ml 占 18%，200 ~ 400ng/ml 占 49%。

环孢素已被证明能引起肾脏间质的纤维化，从而导致肾功的渐进性衰竭。Myers 等研究指出，在斯坦福大学医学院从 1980 年开始的心脏移植的患者中，接受持续环孢素治疗者在 9 年后有 10% 发生了肾脏的渐进性功能衰竭。在这种慢性肾脏疾病发展过程中，主要是肾小管间质的结构发生了改变。在疾病演化过程中逐渐发生了肾小管结构的肥大、炎症细胞的侵入和增殖、肾小管间质纤维化等。而这些病理生理过程是由很多种细胞因子来介导完成的，包括血管紧张素 Ⅱ、肿瘤生长因子、金属蛋白酶等。尽管环孢素具有肾毒性作用，但由于其免疫抑制效果理想，其他不良反应小，因而仍是目前器官移植的常用药物，但在肾功能不良时要注意考虑其肾毒性作用。在为手术起可以使用舒莱等免疫诱导治疗，推迟环孢素的应用时间。必要时可以考虑使用 FK506 代替环孢素进行免疫抑制。

五、术后死亡原因

UNOS 统计资料显示，在心肾移植患者死亡原因中感染占 30%，供心力衰竭占 21%，心肌梗死占 9%，心律失常或心搏骤停占 9%，肾衰竭占 9%，多器官功能衰竭占 9%。Vincent 等报道的 6 例心肾移植中，有 4 例获得长期存活。1 例在 46d 因肾脏严重排斥反应出现肾衰竭，并进而导致液体潴留、代谢废物累积和心脏功能衰竭而死亡。

另外一例术后心肾功能良好，但与 50d 时死于脑出血，尸检证明其心肾均无明显的排斥反应。

六、心肾移植的同时性或次序性手术问题

有种观点认为在心肾联合移植中，应该尽量同时进行两个脏器的手术，因为缺血时间延长对脏器造成损伤，并可能使 MHC 抗原的表达增加，增大免疫排斥的风险，从而降低患者生存率。但更多的专家则认为心肾联合移植手术中，心肾两个脏器分次序先后进行移植也有很多优点。首先，先进行心脏移植有利于纠正内环境的紊乱，建立稳定的血流动力学状态，使得肾脏移植时有一个较理想的内环境。如果血流动力学不稳定而单纯使用肾上腺素类药物来维持，则不利于供体肾脏的存活。而供体肾脏功能不良又通过血容量增大和代谢废物累积等环节，影响供心的存活。其次，在移植前由于心脏和肾衰竭，往往体内存在凝血机制异常，先进行心脏移植则能纠正这些紊乱，有利于供肾的存活。另外，次序性移植时也有利于手术现场的控制和管理，避免出现混乱而造成不必要的失误。在 Carlos 报道的 10 例心肾移植中，肾脏缺血的时间 16～49.5h（平均 23h），但所有病例移植手术完成后很快就有尿液的流出，移植后 7～10d 内生肌酐清除率和血清尿素氮等指标恢复正常，随访表明肾脏功能长期保持良好状态。

第十节　中国器官捐献管理和分配系统

一、中国人体器官捐献管理中心与器官捐献流程

中国人体器官捐献管理中心（以下简称"器官中心"）是 2012 年 7 月 6 日经中央机构编制委员会办公室批准成立，2013 年 1 月正式组建开展工作，是中国红十字会总会直属的中央财政补助事业单位。主要职责为负责参与人体器官捐献的宣传动员、报名登记、捐献见证、公平分配、救助激励、缅怀纪念及信息平台建设等相关工作。内设 4 个处级部室：办公室（财务）、捐献部、宣传部、信息部。

多年来，中国红十字会顺应社会需要、践行自身宗旨、接受政府委托、依据法律授权逐步参与遗体和人体器官捐献，作出了积极的贡献。2007 年 3 月国务院《人体器官移植条例》颁布，2010 年 3 月中国红十字会总会接受原卫生部委托在全国试点启动公民逝世后器官捐献试点工作，2013 年 2 月在全国全面推开，2015 年实现了器官来源的根本转型，公民捐献成为唯一合法的器官来源渠道，2017 年 2 月全国人大常委会通过《中华人民共和国红十字会法》修订案，将"参与、推动遗体和人体器官捐献工作"明确为红十字会的职责。

中国人体器官捐献工作委员会为中国人体器官捐献工作体系的最高管理机构，由中国红十字会总会和原卫生部及相关部委共同组建，下设中国人体器官捐献办公室、中国人体器官获取组织等。负责制定中国人体器官捐献体系建设规划方案，政策及重大工作事项，监督指导。

中国器官捐献日：每年 6 月 11 日，2017 年 6 月 11 日是第一个中国器官捐献日。统计显示，从 2010 年启动到 2013 年 7 月 8 日，全国共实现 918 例的捐献，捐献了大器官 2495 个。公民去世以后的器官捐献，占器官来源的比例从几乎是零提升到 15%，肾脏的比例占到了 20%。已研发中国人体器官分配与共享计算机系统。该系统严格遵循器官分配政策，以患者病情紧急度和供受者匹配程度等国际公认的客观医学指标对患者进行排序，由计算机自动分配器官。

2013 年 9 月 1 日起，捐献器官必须通过器官分配系统进行分配，以技术手段最大限度排除人为干预，确保器官捐献移植透明、公正、可溯源。2019 年 3 月 28 日，中国已登记器官捐献志愿者 116 万余人，成功实现捐献 2.2 万余例，救治器官衰竭患者 6.5 万余名。中国每百万人口年捐献率已从 2010 年的 0.03 达到目前的 4.53，年捐献量位居世界第二位。

我国年均器官移植数量仅次于美国，移植患者的一年生存率和 5 年生存率等指标已居国际领先水平。自 2007 年 5 月国务院颁布《人体器官移植条例》以来，我国人体器官移植工作逐步走上法制化、规范化轨道。2010 年，原卫生部联合中国红十字会总会启动了人体器官捐献试点工作，截至 2013 年 8 月 9 日，共实现捐献 1006 例，捐献大器官 2742 个。公民逝世后捐献的器官占到器官来源总量的比例，已由 3 年前的几乎为 0 提高到目前的 23% 左右，其中肝脏来源已占到 25.5%。

为了进一步规范人体器官捐献工作，原国家卫生计生委出台了《人体捐献器官获取与分配管理规定（试行）》。管理规定要求各地应当成立人体器官获取组织，负责划定区域内的捐献器官获取工作，组建人体器官捐献协调员队伍；将已经办理人体器官移植诊疗科目登记的医疗机构名单、各器官获取组织名单和服务范围、经考核合格的人体器官捐献协调员名单和联系方式向全社会公开，接受社会监督。管理规定提出，任何机构、组织和个人不得在器官分配系统外擅自分配捐献器官。对于未通过器官分配系统擅自分配捐献器官的，依法给予处罚，涉嫌买卖捐献器官的，移交公安机关和司法部门查处。

二、中国人体器官分配与共享系统

中国人体器官分配与共享的基本原则主要明确以下内容：明确人体器官分配与共享总体要求；明确人体器官分配与共享的层级和移植医院职责；明确人体器官分配与共享的目的：降低等待者死亡率，提高移植受者的术后生存率，保证公平性；定期对人体器官分配与共享政策进行评估和适当修订；强调器官必须通过中国人体器官分配与共享计算机系统进行分配与共享。

中国人体器官分配与共享系统：2009 年受原国家卫生部委托，由中国香港大学负责研发维护的中国器官分配与共享系统，是落实《人体器官移植条例》所要求的公平、公开、公正的器官分配原则，建立的一个自动化计算机系统。2011 年 4 月在全国 164 家器官移植医院正式投入运行，以患者病情紧急程度，和供、受者匹配程度等医学数据作为唯一排序原则，对每一个完成捐献的器官，执行自动化的，无人为干预的分配。

系统的运行，是以等待名单中患者病情的紧急度和供受者匹配程度等医学数据作为唯一排序原则的器官分配过程。系统的可追溯性确保分配能够得到监督，如果有医师或医院将权贵者的资料造假，放在紧急等待名单中，而紧急等待的生存期只有7d。如果7d后，这个患者仍在等待，系统会提示其病情信息可能有误，卫生行政根据提示可以开展调查。器官分配与共享系统将严格遵循器官分配政策，实行自动化器官匹配，以患者病情的紧急程度和供受体器官匹配的程度等国际公认医学需要、指标对患者进行排序，通过技术手段最大限度地排除和监控人为因素的干扰。在2010年原卫生部制定的《中国人体器官分配与共享基本原则和肝脏与肾脏移植的核心政策》基础上，卫生部门组织研发了中国人体器官分配与共享系统，该系统严格地遵循器官分配的政策，以技术手段来最大限度地排除和监控人为因素的干扰，以患者病情的紧急程度和供受体器官匹配的程度等国际公认的医学需要、医学指标来对患者进行排序，实行自动化的器官匹配。

器官匹配过程无人为干预具体体现在：当人体器官捐献管理部门（OPO）在"器官捐献者登记及器官匹配系统"启动器官分配后，器官分配系统即按照国家器官分配政策计算生成匹配名单，并按照匹配名单的排序依次（五位/轮）向等待者所在移植医院自动推送器官预分配通知书（包括短信和系统通知）。器官预分配通知书发出后，移植医院接到通知后须在1h内查看预分配通知书，并在查看后的1小时内回复接受或拒绝，否则视为自动放弃。若同时多位等待者回复接受，则其中排位最高者优先获得器官分配。如第一轮分配无等待者接受，系统将立即自动向下一轮的5位等待者所在移植中心发送预分配通知书，依此类推。

器官分配系统是中国器官捐献体系建设中重要的一环，它负责严格遵循国家分配政策，执行无人为干预的供受者匹配、器官分配过程，实现公平、公正、公开的分配器官。其作用得到了WHO的充分认可。世界卫生组织官员Jose R. Nunez先生在2013年的中国人体器官获取组织国际论坛暨首届中国人体器官获取组织培训会议上代表WHO发言中表示："中国器官分配与共享计算机系统摒除了人为干预、以患者医疗紧急程度和器官匹配程度等病人的医学需求作为器官分配的唯一准则。从WHO的角度来说，这些都是确保器官捐献移植透明、公正和可溯源性的根本措施，它也为公众对器官捐献的信任奠定了基础。"为确保每例器官分配顺利进行，中国人体器官分配与共享计算机系统中心提供7×24小时的技术支持服务。

我国人体器官分配与共享政策，遵循诸多国际医学共识，包括：区域有限原则；病情危重优先原则；根组织配型优先原则；儿童匹配优先原则；血型相同优先原则；器官捐献者直系亲属优先原则；稀有机会优先原则；等待顺序优先原则等。器官分配最重要原则：根据患者病情危急程度分配捐献器官。人体器官分配与共享系统能在几秒钟内自动运算出最匹配的患者名单，极大的缩短了器官捐献到器官移植中所耗费的分配时间。不同的器官有不同的可容忍缺血时间上限。对肝脏来说是12h，肾脏是24h，心脏短一点8h，肺脏12h。超过这个上限，器官基本上是不能使用了。高效是设计中国人体器官分配与共享计算机系统目的之一。更重要的，是要保证器官这个稀缺资源分配的公平、公正、公开。因为医学需要是唯一的排序标准。计算机系统只是分配的执行者，最终负责分配的是政策。

心脏移植等待者匹配名单排序的主要因素包括：医疗紧急度评分、地理因素、年龄因素、血型匹配、心脏移植等待时间、捐献者接受原则、心脏分配特例情况和心肺联合移植。在同等条件下，器官捐献者家属优先。

常见心脏移植等待患者状态分类如下。

1.Status 1A(至少其中之一)

（1）因为急性血流动力学失代偿使用机械循环辅助（例如心室辅助 1 个月以内、全人工心脏、IABP、ECMO）。

（2）机械辅助循环超过 1 个月但合并有设备相关并发症（不一定必须要住院治疗）。

（3）呼吸机辅助。

（4）单一正性肌力药物剂量很大（多巴胺或多巴酚丁胺＞ 7.5μg/（kg·min），米力农＞ 0.5μg/（kg·min），肾上腺素＞ 0.02μg/（kg·min）或者联合多种正性肌力药物，而且持续血流动力学监测＞ 7d。

（5）不符合以上标准但是患者预计状态危急，预计 7d 之内随时有生命危险（每 7d 需要 UNOS 区域委员会重新评估一次）。

2.Status1B（至少其中之一）

（1）心室辅助装置置入＞ 30d。

（2）持续静脉正性肌力药物。

3. Status2　心脏移植等待者，但不符合 1A 或 1B。

4. Status7　心脏移植等待者，但暂时不合适接受移植，因此暂时处于非激活状态。

附 录

附录1　超声心动图测定左心室功能

一、左心室收缩功能

1. 左室短轴缩短百分率（fraction Shorrting，FS）　由于左室在收缩时短轴方向较长轴方向明显。所以 M 型超声测得左室短轴缩短百分数可较好地反映左心室的收缩功能。

正常值：25%～35%。

测量方法：M 超声置于左室腱索水平测左室舒张末期径（Dd），收缩末期径（Ds）。

FS ＝（Dd–Ds）/Dd×100%。

2. 室壁收缩期增厚率（percent wall thickening，T%）　室壁收缩期增厚率包括室间隔增厚率及左室后壁增厚率，正常时左室心肌收缩期室壁厚度增加，心肌缺血、心肌梗死及心肌顿抑时，增厚程度减低或消失。

测定方法：M 型超声在左室水平切面测得舒张末期及收缩末期左室后壁内膜至外膜的厚度，室间隔左室面到右室面的厚度，T%＝（WTs–WTd）/WTs×100%。

正常值：＞35%。

3. 左室容量变化　利用超声公式可测得左室舒张末期容积（EDV）及收缩末期容积（ESV）。

每搏输出量 SV ＝ EDV–ESV

射血分数 EF ＝ SV/EDV（100%）

每搏指数 SI ＝ SV/BSA

心排血量 CO ＝ SV（HR）

心脏指数 CI ＝ CO/BSA

二、左心室舒张功能

包括主动松弛功能及被动充盈功能。

1. 主动松弛功能　主要影响左心室等容舒张期和快速充盈期。在舒张期前左心室的主动松弛功能已达到完全，因此测定等容舒张期和多普勒超声测定二尖瓣舒张早期血流频谱的变化可评价左心室舒张功能。

（1）等容舒张期（IRT）：主动脉瓣关闭到二尖瓣开放的时间为左心室等容舒张时间，将脉冲 Doppler 取样容积放于左心室流出道和二尖瓣前叶之间，所记录的频谱可同时显示舒张期正向二尖瓣血流频谱及收缩期负向左心室流出道频谱。由左心室流出道频谱结束点到二尖瓣频谱开始点的时间为左心室等容舒张时间。

正常值：60 ～ 100ms。

（2）二尖瓣舒张期血流频谱：舒张早期最大峰值速度（E峰）：正常为 0.6 ～ 1.3m/s，此峰值速度减小，表明左心室舒张早期功能减低。

E 峰血流加速时间（ACT）：E 峰起点到顶点的时间，正常为 70 ～ 110m/s。

E 峰血流减速时间（DCT）：E 峰顶点到最低点的时间，正常为 148 ～ 184m/s。功能减迟时 DCT 延长。

舒张早期充盈分数（RFF）：二尖瓣舒张早期血流频谱与全舒张期速度积分比值，正常应＞ 55%。

E 峰充盈时间：100 ～ 280m/s。

2. 被动充盈功能　心室舒张晚期包括缓慢充盈期和心房收缩期，不耗能，是心室被动扩张的过程，取决于心肌顺应性和负荷状态。

（1）舒张晚期最大峰值血流速度（A峰）：正常 0.4 ～ 0.7m/s，增快表示左心房收缩代偿增强；A 峰明显减低，或 E 峰 /A 峰＞ 2，表明左房收缩失代偿，左心室顺应性明显降低，此时左心室舒张末压力、左房压将明显增加。

（2）IRT：在左心室舒张功能减低为限制性充盈障碍时 IRT 可明显缩短。

（3）A 峰充盈时间：60 ～ 187m/s，应小于 E 峰充盈时间，当左心房代偿增强时，＞ 187m/s。

（4）综合指标

E/A：正常 1.6 ～ 2.1。

A/E：正常 0.5 ～ 0.7。

压力半降时间 PHT：60 ～ 80m/s。

附录 2　不同年龄组正常儿童超声心动图测值

见附表 2-1。

年龄	主动脉左室流		主动脉内径		主动脉幅度		左房内径		左室内径		左室流出道		右房内径		右室内径	
	均值	标准差	均值	标准差	均值	标准差	均值	标准差	均值	标准差	均值	标准差	均值	标准差	均值	标准差
新生儿	9.7	0.7	8.7	0.6	3.7	0.7	9.7	1.0	19.0	2.0	12.3	1.7	8.6	1.8	9.3	1.6
1 个月～	11.4	1.3	10.4	1.2	5.3	0.6	11.6	1.3	23.5	2.0	13.7	1.8	24.3	3.3	9.7	2.2
4 个月～	12.9	1.2	11.9	1.2	5.3	0.6	13.0	1.6	25.9	1.8	14.9	2.0	24.3	3.8	9.5	1.3
7 个月～	14.1	1.0	10.1	1.1	5.9	1.0	11.8	2.1	27.8	1.9	16.1	1.8	27.4	3.0	10.6	2.2
1 岁～	15.2	1.0	14.2	1.0	7.0	0.8	16.6	2.1	29.5	1.7	16.8	2.1	29.8	3.1	10.8	2.4
2 ～	16.2	0.9	15.1	0.9	7.4	1.1	17.9	2.4	30.9	1.9	18.7	2.1	31.8	2.2	11.8	2.3
3 ～	16.6	1.3	15.4	1.2	7.8	1.0	17.5	2.2	30.8	1.8	17.7	2.0	31.4	2.7	11.6	2.0
4 ～	18.4	1.8	16.3	1.3	9.0	1.9	19.7	2.2	31.5	2.6	19.3	2.5	30.0	3.3	11.1	1.0
5 ～	20.0	1.7	17.9	1.5	10.1	1.4	19.1	1.7	32.5	2.7	20.8	1.9	31.4	1.6	12.1	1.7
6 ～	20.6	1.7	19.7	1.7	10.1	1.6	19.8	1.7	35.8	3.1	21.5	2.7	32.9	3.1	12.5	1.3
7 ～	21.3	1.9	19.4	1.3	10.4	1.7	20.7	2.1	37.7	2.2	22.6	2.5	33.2	4.0	11.9	1.4
8 ～	21.6	1.6	19.8	1.4	10.5	1.6	21.2	1.6	38.6	2.6	22.1	2.2	35.7	5.7	12.6	0.8
9 ～	21.6	1.7	20.3	1.7	9.7	1.5	20.9	2.0	39.7	2.3	22.1	2.2	35.8	3.0	12.3	1.4
10 ～	22.3	1.7	19.8	1.7	10.0	1.4	21.5	2.3	40.9	2.6	22.7	2.5	36.9	1.8	12.9	1.5
11 ～	23.5	1.9	22.6	1.9	10.9	1.4	22.6	2.5	42.8	3.4	24.5	2.8	40.4	2.6	14.1	2.0
12 ～	24.3	2.1	22.6	1.4	10.0	1.4	23.9	2.1	43.6	3.0	25.6	2.2	39.6	3.6	13.4	1.4
13 ～	24.7	2.8	23.0	2.0	11.0	1.3	23.8	4.1	44.7	3.0	25.6	3.7	41.7	3.9	13.7	1.6
14 ～	25.2	2.0	24.1	2.1	10.3	1.5	25.7	2.9	45.2	3.7	27.5	2.3	41.0	3.6	14.5	2.6
15 ～	26.8	1.7	25.8	1.7	10.8	1.2	27.4	2.0	45.6	3.4	27.9	3.0	42.8	2.7	15.8	2.4
16 ～	26.1	1.8	25.4	1.8	10.9	1.1	27.3	2.1	46.5	3.5	28.8	3.2	43.4	2.0	14.7	2.6
17 ～	27.8	2.4	26.6	2.1	11.3	1.3	27.7	2.7	47.0	3.0	29.1	2.1	44.0	3.6	15.7	2.7

儿童超声心动图测值

右室流出道		室间隔厚度		室间隔幅度		左室后壁厚度		左室后壁幅度		二尖瓣CE幅度		二尖瓣DE幅度		三尖瓣CE幅度		三尖瓣DE幅度	
均值	标准差	均值	标准差	均值	标准差	均值	标准差	均值	标准差	均值	标准差	均值	标准差	均值	标准差	均值	标准差
14.2	1.8	1.8	0.3	2.4	0.5	1.6	0.4	3.8	0.9	8.5	1.7	5.6	1.5	11.9	1.9	8.1	1.4
17.2	1.8	2.6	0.5	2.9	0.8	2.6	0.5	6.1	0.7	8.8	2.1	4.9	1.4	14.3	2.7	9.0	1.7
18.2	1.8	2.7	0.3	3.3	0.6	2.7	0.4	6.6	1.0	9.3	2.4	5.2	1.8	15.1	2.7	8.6	1.6
20.1	1.9	3.3	0.4	3.8	0.6	3.3	0.4	8.0	0.9	10.1	2.0	6.0	1.4	15.7	2.5	8.8	2.4
20.9	1.9	3.7	0.4	3.9	0.8	3.7	0.4	8.7	1.0	10.9	2.6	6.5	2.0	17.6	2.1	10.2	2.0
19.9	2.6	3.9	0.4	4.4	0.6	3.8	0.4	8.7	0.9	13.2	2.4	8.4	2.4	19.6	2.5	11.2	2.7
20.3	2.1	3.8	0.4	4.4	0.8	3.3	0.4	8.4	0.8	11.5	1.8	7.5	1.6	19.9	2.7	11.6	2.0
20.1	3.5	4.4	0.6	4.5	0.9	4.4	0.5	8.8	1.3	13.7	2.7	8.5	2.4	21.4	4.6	11.9	2.7
21.5	3.3	4.4	0.5	5.1	0.8	4.6	0.5	9.4	1.2	15.5	3.1	9.4	2.6	21.7	2.9	11.6	2.1
21.0	3.7	5.1	0.5	5.5	0.6	4.7	0.5	10.3	0.7	16.9	2.0	10.4	2.5	23.5	2.2	13.1	2.1
22.1	3.1	5.2	0.4	5.4	0.7	5.0	0.5	10.6	1.0	16.2	2.8	10.3	2.5	22.3	3.1	12.3	2.3
21.2	3.5	4.9	0.6	5.4	0.8	5.0	0.6	10.5	1.1	15.3	3.0	9.7	2.7	21.4	1.5	12.8	1.8
22.3	2.8	4.8	0.8	5.5	0.7	5.0	0.7	10.7	1.1	15.2	1.2	9.9	2.1	22.9	3.5	13.0	2.7
22.4	2.7	5.1	0.7	5.4	0.9	5.1	0.5	10.9	0.9	17.4	3.6	10.8	1.8	24.1	3.1	14.0	2.6
23.6	3.9	5.7	0.8	5.6	0.9	5.7	0.9	11.0	1.2	17.6	2.4	11.1	3.2	25.5	3.0	14.3	3.3
23.8	3.4	5.7	0.8	5.7	1.0	5.6	0.8	11.2	1.0	17.5	2.6	10.9	2.4	24.4	3.4	15.5	3.2
25.0	4.0	5.8	0.8	5.9	0.8	5.8	0.8	11.4	1.3	18.7	3.5	12.5	3.0	26.9	3.5	15.6	3.4
26.8	3.6	6.9	0.8	6.4	1.1	6.8	0.7	12.1	1.3	20.9	2.8	14.0	3.1	29.6	3.6	16.0	3.5
28.2	3.9	7.0	0.8	6.4	1.0	7.2	0.8	12.0	1.1	20.3	3.8	13.2	3.7	28.7	3.4	16.0	3.5
28.1	3.4	7.8	0.8	6.4	1.1	7.8	0.8	11.7	1.4	20.9	2.9	13.7	3.7	29.6	3.9	18.0	3.3
29.5	3.6	8.4	0.8	6.2	1.1	8.4	0.8	11.6	1.2	20.9	1.4	13.6	3.8	29.3	3.2	18.1	3.2

附录 3 肺功能检查及其临床意义

肺功能正常值见附表 3-1，肺功能不全性质及测定见附表 3-2，外科术后肺功能检测值与呼吸并发症的关系见附表 3-3。

附表 3-1 肺功能正常值

项目	正常值（均值）	
	男	女
肺活量	3038ml	2166ml
功能残气量（FRC）	2270ml	1858ml
残气容积（RV）	1387ml	1301ml
肺总量（TLC）	5290ml	3996ml
最大通气量（MVV）	104L/min	82.5L/min
每分通气量	7835ml	6330ml
用力呼气量	第 1 秒 82.14%	84.1%
	第 3 秒 99%	99.3%
肺泡 – 动脉血氧差	0.5 ± 2.0kPa（5 ～ 15mmHg）	

附表 3-2 肺功能不全性质判定及鉴别

指标	阻塞性	限制性	混合性
肺活量百分比（VC%）	正常或↓	↓～↓↓	↓～↓↓
最大通气量百分比（MVV%）	↓～↓↓	正常或↓	↓～↓↓
1s 用力呼气百分比（FEV_1%）	↓～↓↓	正常或↑	↓～↓↓
残气量（RV/TLC%）	↑↑	正常或↓	↑～↑↑
肺总量（TLC）	↑	↓	不定
	呼气液量减低	肺活量降低 呼气流量正常	呼气流量降低 肺活量减低

附表 3-3　外科术后肺功能检测值与呼吸并发症发生的关系

肺功能	风险性		
	低	中	高
PaCO$_2$（mmHg）	42～47	48～53	＞53
PaO$_2$（mmHg）	60～70	50～60	＜50
MVV%	50～75	33～55	＜33
FEV$_1$（L）	1.0～1.5	0.5～1.0	＜0.5
VC（L）	1.5～2.0	1.0～1.5	＜1.0

附录 4　影响华法林药物效果的药物和食物

1. 具有增强华法林作用的药物　对乙酰氨基酚（扑热息痛）、酒精（患有肝脏疾病时）、胺碘酮、类固醇激素、头孢孟多、头孢唑林、水合氯醛、西咪替丁、氯贝丁酯、红霉素、氟氯西林、氟康唑、异烟肼、洛伐他丁、甲硝唑、奥美拉唑、保泰松、普萘洛尔、奎尼丁、复方新诺明、他莫昔芬。

2. 具有抑制华法林作用的药物　硫唑嘌呤、巴比妥类、卡马西平、考来烯胺、环孢素、双氯西林、多种维生素、新青霉素Ⅲ、苯妥英钠、利福平、硫糖铝、曲唑酮。

3. 具有增强华法林作用的食物　大蒜、姜、银杏、葡萄柚汁。

4. 具有抑制华法林作用的食物　紫花苜蓿、鳄梨、绿叶蔬菜、绿茶、荷兰芹、大豆油。

5. 对华法林作用无影响的药物　酒精（无肝脏疾病时）、阿替洛尔、布美他尼、地尔硫䓬、法莫替丁、氟西汀、布洛芬、酮康唑、酮咯酸、美托洛尔、尼扎替丁、雷尼替丁、万古霉素。

附录 5　成人体表面积及正常体重对照

见附表 5-1。

附表 5-1　成人体表面积及正常体重对照表

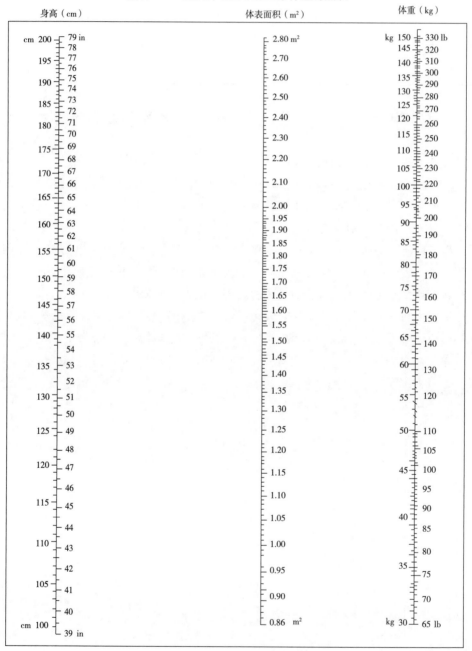

附录 6　儿童体表面积及正常体重对照

见附表 6-1。

附表 6-1　儿童体表面积及正常体重对照表

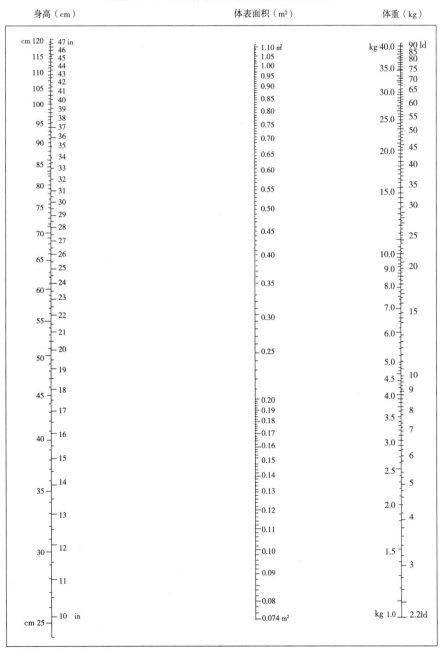

附录7 二尖瓣结构专业命名

近来瓣膜成形术的广泛开展使得人们对于已经详熟的二尖瓣解剖和病理产生了新的兴趣。虽然经典的解剖描述早在开始施行手术治疗前已经存在，但是较早开展此项手术的研究者所进行的相关描述却似乎仅限于其各自研究组内，甚至自行将借用的旧词赋予新的含义，从而更容易使人迷惑；而且由于目前还缺乏对各种瓣膜手术中的病理细节进行精确描绘的一种手段，这些往往会对不同医疗中心手术方法的疗效评定造成困难。目前有关二尖瓣结构的术语数量及变化较多。但是随着二尖瓣疾病治疗手段重新引起大家的关注，制定一类能够准确表达术中病理发现，以及所实施治疗手段的统一术语就显得尤为迫切。为了能够提倡一类能够被普遍接受的术语，Carpentier 等制定了一类简单的，能够满足记录术中每一瓣膜病理发现和医师的治疗措施需要的术语系统。

通过左房切口观察瓣膜，将所有结构分为前/后、左/右（如附图7-1）。将前方的结构标为英文字母"A"，后方的标为"P"。前叶和后叶分别分为三部分，即为A1/A2/A3 和 P1/P2/P3。交界区命名为"C1"和"C2"。前外侧乳头肌命名为"M1"，后内侧乳头肌命名为"M2"。

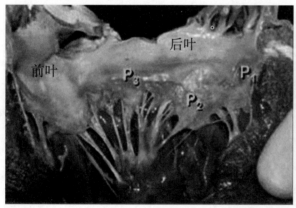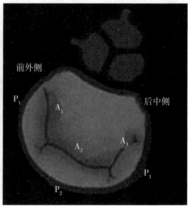

附图7-1 二尖瓣瓣体解剖命名

附录 8　Carpentier 二尖瓣病变分类（三型法）

见附表 8-1，附图 8-1。

附表 8-1　Carpentier 二尖瓣病变分类

类型	瓣叶活动特点	描述	原因
Ⅰ型	瓣叶活动正常	瓣叶游离缘和开放幅度正常	瓣环扩大和瓣叶穿孔
Ⅱ型	瓣叶脱垂	瓣叶收缩期跨越瓣环平面	瓣叶、腱索或乳头肌延长或断裂
Ⅲ型	瓣叶活动受限	瓣叶舒张期开放受限，瓣口不能完全张开	交界融合，瓣叶增厚，腱索或乳头肌粘连

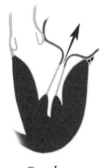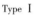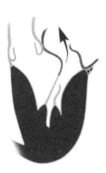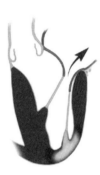

Type Ⅰ　　　　　Type Ⅱ　　　　　Type Ⅲa　　　　　Type Ⅲb

附图 8-1　Carpentier 常见的二尖瓣疾病分类

附录 9　常用人工瓣膜成形环

（一）Carpentier-Edwards 经典半硬质环

于 1968 年应用于临床。其结构为瓣环内有一带沟状的椭圆形金属环，缝环镶嵌在金属环沟槽内，在金属及缝环外包覆一层聚四氟乙烯编织布，组成人工瓣环。瓣环在前半部有一缺口，便于术中调整瓣环外形。选择瓣环型号，应用特制测瓣器测量二尖瓣前瓣叶大小，选择适当的人工瓣环。特点如下。

（1）固体钛芯可保证强度和耐久性。

（2）Polyester 编织缝有助于组织内生，可固定人工环和减少裂开。

（3）肾形设计参照正常二尖瓣环的前后径和横径，在修复后可获得最佳血流动力学效果。

见附图 9-1 至附图 9-3。

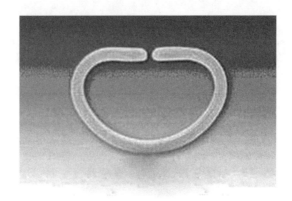

附图 9-1　Carpentier–Edwards 经典二尖瓣成形环

马鞍形结构环：

- 更加符合生理情况下的瓣膜环结构
  - 改进型环的几何形状更加贴合承载组织
  - 降低了成型环形变的可能性，减少了瓣叶和缝合处承受的压力

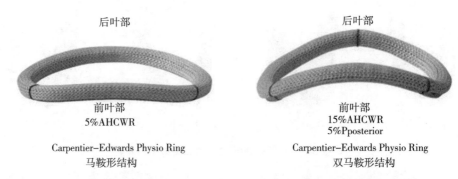

后叶部	后叶部
前叶部 5%AHCWR	前叶部 15%AHCWR 5%Pposterior
Carpentier–Edwards Physio Ring 马鞍形结构	Carpentier–Edwards Physio Ring 双马鞍形结构

附图 9-2　Carpentier–Edwards Physio Ⅱ，马鞍型的改进：新双马鞍型结构

（二）Duran AnCore 软质环

在应用硬支架环进行瓣环成形术时，只能选择相当于收缩期瓣口面积的人工瓣环，才能满意的矫正二尖瓣关闭不全。而改用弹性人工瓣环时，可使用相当于舒张期瓣口面积的规格，在测试瓣膜闭合功能时允许有轻度渗漏。由于瓣环具有一定弹性作用，可随心脏收缩而缩短，故能收到更好的血流动力学效应。然而，众多的临床报告证明，无论是使用半硬质或弹性环，二者术后并发瓣环破裂、狭窄或再手术率并无明显区别，而且手术效果往往决定于手术矫正的程度和技巧，不完全决定于瓣环的缩小。

Duran 人工瓣环于 1976 年应用于临床。瓣环支架由浸渍硫酸钡的硅胶弹性圈构成，外以 Dacron 编织物覆盖，缝成密闭环。该环不透 X 线，便于随访患者及观察功能情况。

■ 选择性的二尖瓣瓣环放的重塑

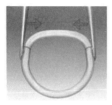

横轴方向的刚性

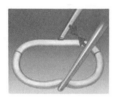

纵轴方向的顺应性

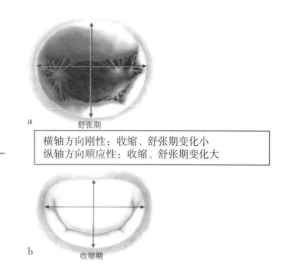

a 舒张期

横轴方向刚性：收缩、舒张期变化小
纵轴方向顺应性：收缩、舒张期变化大

b 收缩期

附图 9-3　Edwards Physio II 更符合三维构型的双马鞍形二尖瓣成形环

特点：

（1）可弯曲性保证了瓣环的生理运动。

（2）低架瓣环系统，易于植入。

（3）手柄易于释放，可减少对心脏组织的牵拉。

（4）流线型手柄，操作时不阻挡术者视野。

（5）量规的扁平设计，提高了测量的精确性。

见附图 9-4。

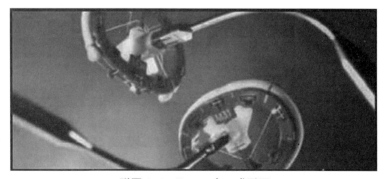

附图 9-4　Duran 人工成形环

（三）Carpentier-McCarthy-Adams IMR ETlogix 瓣膜成形环

特点：

（1）通常的瓣膜成形环和带都是设计来治疗对称性扩张的，而 IMR ETlogix 环是第一个非对称型人工环，用来治疗非对称性扩张。

（2）矫正Ⅲb 型二尖瓣关闭不全。

（3）减小前后径增加瓣叶对合。

（4）非对称性三维设计减小了 P2–P3 区的曲率，可弥补 P3 段的长度。增加了 P2 ～ P3 区的缝合缘，允许进行双排缝合。

见附图 9–5。

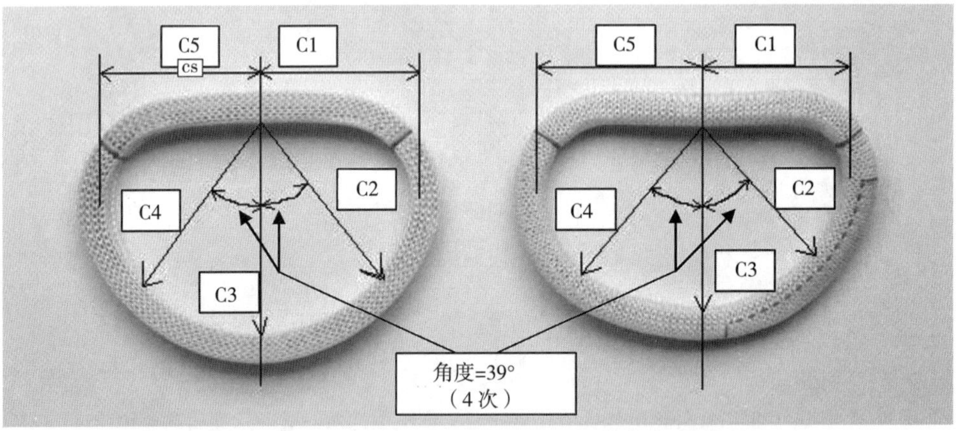

附图 9–5　Carpentier–McCarthy–Adams IMR ETlogix 瓣膜成形环

（四）佰仁思人造瓣环

特点：

（1）环体结构由一条薄壁医用高分子支撑管作为环体的钢性支撑，使其既具有一定的钢性，保证对病变、或变形瓣环的矫治，又可满足其三维可曲性，保持与心肌一致的顺应性。

（2）环体支撑管内置有软质内芯，内芯与支撑管之间留有间隙，这种结构允许环体在随心脏舒缩运动时，其内芯于支撑管内产生适度的移动，从而细调环体的柔韧性，以最大限度地满足术后随着心功能的逐步恢复，使心肌组织能有更多回缩与重构。

（3）环体支撑管外部包被有一层质地柔软而富有弹性的医用聚酯编织物，这层编织物不仅保证了环体与瓣环组织有最佳的贴附，同时具有极好生物相容性，经动物实验证实，在被植入 3 周后即被心内膜全部覆盖。

（4）瓣环环体在 X 射线下清晰可辨，更方便术后复查。

（5）各种不同规格软环被置于具有生理瓣口形状的持环器之上，环体按左右纤维三角间距设有标识线，通透式的持环器，便于术者观察环下解剖结构，使成形环植入位置更准确。

（6）配有各种规格的测环器，其形状与持环器置环槽相同，心外科医师可根据测环器上的左右纤维三角标记方便快捷、准确地判定所要选用成形环尺码，提高手术成功率。

佰仁思（BalMedic）瓣膜成形环是目前唯一在国内获得 SFDA 注册的瓣膜成形环产品。上市后已在国内 20 多家医院临床应用 120 余例，取得了令人满意的效果。

见附图 9–6。

（五）人工瓣环塑形带

目前，约 80％的二尖瓣成形修复术是治疗退行性病变，病变主要位于二尖瓣环的后部，因此外科医师可选择一条"塑形带"来支持扩大的后瓣环。在有些病例的手术中二尖瓣的前部视野显露及操作均受到限制，植入塑形带在某些临床情况下更为容易，尤其是在不需要对瓣环前部加以支持时。见附图 9-7 及附图 9-8。

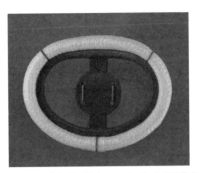

附图 9-6　国产佰仁思（BalMedic）瓣膜成形环

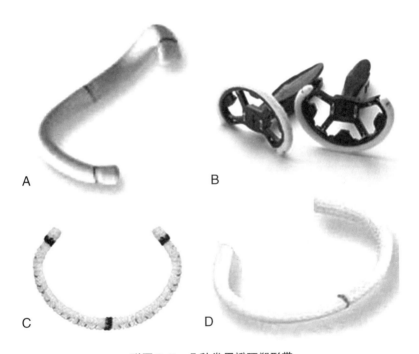

附图 9-7　几种常用瓣环塑形带

A.Medtronic Duran 瓣环塑形带；B.Cosgrove-Edwards 瓣环塑形带；C. SJM Tailor® 瓣环塑形带；D. Carbo Medics AnnuloFlex® 瓣环塑形带

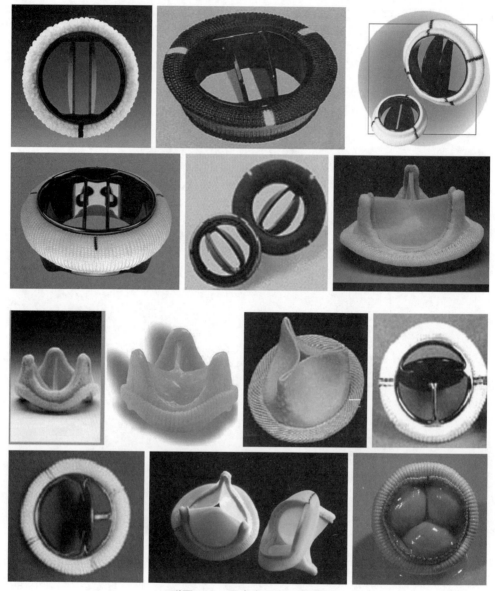

附图 9-8　国内常用人工瓣膜

附录 10　北京安贞医院心外科专业数据库统计瓣膜疾病病因衍变

见附图 10-1。

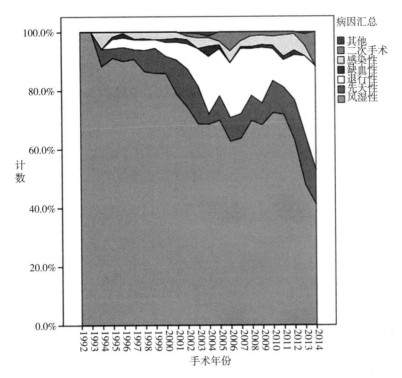

附图 10-1 北京安贞医院心外科专业数据库统计瓣膜疾病病因衍变

附录 11 心脏移植动物模型

动物实验是生命科学技术的重要组成部分。包括新技术、新术式、新药物的开发和临床应用都以动物实验为基础和重要支撑条件。在器官移植领域更是如此,每一项应用于临床的移植技术必定有大量的、充分和完善的动物实验为佐证。

早在 1800 年,英国外科医师 John Hunter 进行了人类历史上首次有确切记载的动物移植手术—他将人齿植入到血管丛生的公鸡鸡冠中,此后,很多外科医师用狗、兔、羊等尝试自体、同种异体、异种的皮肤、角膜移植。1905 年,法国外科医师 Alexis Carrel 在狗的肾脏和心脏移植中成功使用了血管吻合术,使得实体器官的移植成为可能。此后,人们通过动物移植模型探讨移植手术方法、完成教学示范及掌握基本技能和知识,借此获得必要的移植手术技能,动物模型对器官移植手术技术的成熟和发展起了举足轻重的作用。这一时期之后,随着分子生物学、免疫学、细胞生物学等学科的迅猛发展,器官移植动物模型的建立主要作为上述学科所研究领域的研究对象的实验方法。

对于不同研究需要的研究对象,须采取不同的动物模型的建立方法,包括有实验动物的选择、移植部位的选择、手术吻合方式的选择及其他的一些特殊要求等。

一、实验动物供、受体的选择

在心脏移植动物模型的建立中,根据所研究的内容的不同,选择不同的供、受体。

对于模型建立方法的研究，多选用大鼠作为实验对象，最常用的是 SD、WISTAR 等；对于排斥反应的机制研究，或新型抑制剂的应用等，经常采用大、小鼠近交系作为供受体，建立对照组模型，因为近交系其基因型可有99％以上的近似度，不发生排斥反应，而封闭群内、封闭群与近交系间可发生排斥反应作为实验组；异种心脏移植急性血管排斥反应期动物模型的建立中，最常用的是以豚鼠为供体，大鼠为受体，比较高级的实验中则采用猪为供体，非人灵长类为受体，在一些免疫耐受的研究，最常用小鼠建立模型，因小鼠的基因遗传学清楚，定位准确，便于分子生物学的操作；如果是超声、CT、MRI、血流动力学的研究则多采用犬、猪为动物模型。

二、心脏移植动物模型建立方法

目前心脏移植动物模型更多的是采用异位心脏移植，因为它简便、有效、可以研究绝大多数心脏移植实验课题，如新药物、免疫学机制、排斥反应发生、心肌保护等。Kadner 甚至指出，异位移植在实际研究应用中的许多方面要优于原位移植，包括操作简单、容易取得组织活检及便于观察存活时间等。

常用的模型建立方法有腹腔异位移植模型、颈部异位移植模型、肾床异位移植模型、盆腔异位移植模型、胸腔原位、异位移植模型等

采用血管接续方法主要有缝线吻合和 Cuff 套管法。

大多数心脏移植动物模型只维持了供体心脏的冠状动脉循环，其供体心脏的左心是无血状态，右心作为冠状静脉回路是有血状态。一种工作型心脏移植动物模型，预先处理供体，将其肺动脉与左心耳进行吻合，移植时，单一吻合供体主动脉与受体动脉。这样供体心脏吻合实际的血流为受体腹主动脉→右肾动脉→供心主动脉→冠状动脉→冠状静脉→右心房→右心室→肺动脉→左心房→左心室→供心主动脉→右肾动脉→腹主动脉，保证了左心有一定量的前负荷。这种模型供心冠脉系统在收缩期时接受左心射出的静脉血，在舒张期可接纳受体腹主动脉的动脉血，供心的心肌事实上由混合静脉血的动脉血灌注。

这种工作型心脏移植模型有效地减缓了左心萎缩的程度，维护了左心功能，更近似于临床心脏移植的实际情况，并可以对超声，核磁等影像学检查提供更多的数据。

三、特殊要求的模型建立方法

随着移植免疫学研究的深入，经常会有一些特殊实验要求的动物模型被建立，如对供体或受体进行一些预处理，人为抑制或诱导排斥反应的发生。这也是模型建立方法的一部分，例如输血后的心脏移植、受者脾切除、受者胸腺移植诱导免疫耐受、受者蛇毒因子预处理、转基因供体、皮肤移植后的心脏移植等。

心脏移植动物模型对推动心脏移植基础研究和临床应用的发展起到了巨大的贡献。随着分子生物学、基因组学、蛋白组学、信息学、材料学等相关领域高新技术和产品的不断推出，使我们可以通过多学科的融合和交叉，以超越自然规律限制的方法，建立

体内、体外、大动物、小动物和计算机图像、三维模拟和重建的动物模型。在动物保护主义的 3R（replacement、reduction、refinement）原则下，选择和建立合适的动物模型将使实验研究工作事半功倍。

附录 12　房颤动物模型

心房颤动（房颤）是一种最常见的房性快速性心律失常。由于房颤确切的分子基础和电生理机制仍不清楚，不同类型的房颤发生机制不尽相同，故动物模型的复制也有一定困难。建立与临床具有相似病理生理特点的动物模型，是认识和再认识房颤发生的机制，进而探索行之有效的治疗方法最为直接有效的措施。

（一）动物的选择

常选用成年杂交犬、羊或猪等体积比较大的动物。

（二）模型建立前准备

模型建立前进行心电图、血常规、电解质、血肌酐、心脏超声等检查，择健康动物适应性饲养 1 周后用于实验。

（三）动物麻醉及预处理

先用 3% 戊（苯）巴比妥钠（30mg/kg）经静脉将动物麻醉，继以 50～100mg/h 维持麻醉状态，仰卧位固定动物，气管插管，呼吸机机械通气，调节吸入氧气浓度在 40% 左右，呼吸频率 12～15 次/分，每分通气量 12～15ml/kg。控制动物体温在（37±1）℃生理体温水平，建立静脉通路，皮下置电极心电监护，穿刺股动脉监测动脉压，以 20% 硫化钠溶液脱去前胸部及颈部体毛，清水冲净。

（四）模型建立的方法

房颤动物模型主要有单纯慢性快速心房起搏模型、无菌性心包炎模型、二尖瓣反流模型、低通气量模型、迷走神经刺激+心房快速起搏模型、乙酰胆碱（ACh）+心房快速起搏模型和快速心室起搏致充血性心力衰竭模型等。其中房颤诱发率较高，持续时间比较长的是前两种。

1. 单纯慢性快速心房起搏致持续性房颤模型

（1）模型建立机制：快速心房电刺激可能使心房肌组织重构和电重构，缩短心房有效不应期（AERP），增加 AERP 的异质性（不均匀性或离散度），并使局部区域传导减慢，从而促进房颤的发生和持续发展 Morillo 等在 1995 年设计了本方法。

（2）模型建立方法：动物颈部及胸部常规消毒铺单，切开右颈部皮肤、分离皮下组织，显露右颈内静脉，送入"J"形伞状心房单电极，在 X 线透视下将电极头端固定于右心耳，测量起搏阈值、脉宽、电阻等参数满意后将电极尾端与固定频率脉冲发生器连接，脉冲发生间期为 2 ms，先设定起搏频率为 70 次/分左右，逐渐调整为 350～430 次/分，使心室率维持在 130 次/分左右，心电图检查示起搏器正常工作后，将脉冲发生器埋于颈部囊袋内缝合切口，持续起搏 6～8 周（如以 600～800 次/分频率刺激，则可以缩短刺激时间为 1～2 周）。实验过程中所有数据都同步记录在电生理记录仪上。起搏结束后用磁铁控制脉冲发生仪停止脉冲发放，再次行电生理检查后以程序刺激（S1S2-S1S2S3S4）或猝发刺激（Burst）诱发房颤。

2. 无菌性心包炎模型

（1）模型建立机制：研究表明，炎症可以引起心房结构改变、组织重塑进而促进房颤的发生，最近，Chung 等报道了 C 反应蛋白（CRP）在持续性房颤患者血清中的浓度比阵发性房颤患者高，这证实了炎症在持续性房颤的发生、发展及维持中的作用。Page 等在 1986 年设计了本方法。

（2）模型建立方法：常规消毒铺巾，于胸骨右缘第四肋间做一长 8 ～ 10cm 横切口，开胸后充分显露心脏，切开心包并将其悬挂在胸壁成心包床，将标准 4 极心内膜电极分别固定在右心耳、右心室高侧壁、低侧壁和前壁。电极导线经胸壁切口引至体外记录心内膜电图。将 5 ～ 8g 无菌滑石粉均匀撒布于左右心房表面以一层薄纱布覆盖于左右心房游离壁，最后缝合心包与胸壁。术后 1 ～ 4d 即可用心外膜电极以频率 500 ～ 800 次 / 分对左右心房同时进行程序性或 Burst 电刺激，观察房颤诱发情况。

3. 二尖瓣反流致慢性心房扩大模型

（1）模型建立机制：二尖瓣反流导致心房体积增大势必引起心房组织重构，进而电重构，从而房颤易于发生，COX 等在 1991 年设计制作了本模型。

（2）模型建立方法：术前需先行心脏 X 线透视和经食管心脏超声检查，常规腹股沟区消毒铺巾，将一 10F 鞘导管经股动脉送入左心室，再将一消毒过的头部带钩的导管经鞘管送入二尖瓣口并破坏二尖瓣腱索，破坏的程度由经食管超声下二尖瓣有反流，左心房和左心耳有急剧中度扩张为宜。如有条件可以进行导管内左心房压力测定，以左心房压由 2 ～ 4mmHg 升至 12 ～ 14mmHg 为宜。

4. 迷走神经丛刺激 + 心房快速起搏模型

（1）模型建立机制：Allessic 等在 1985 年建立了在迷走神经干刺激条件下，快速心房起搏诱发阵发性房颤的动物模型。Coumel 等在 1996 年提出自主神经在阵发性房颤中的作用，该观点进一步被 Chen 等在 1998 年支持。目前认为，刺激迷走神经能显著缩短 AERP，这为多子波折返提供了基础，从而增加了房颤的易发性和稳定性。

（2）模型建立方法：常规消毒铺巾，于胸骨右侧 4 ～ 5 肋间做一长 6 ～ 8cm 切口，开胸后充分显露心脏，切开心包并将其悬挂在胸壁，在心脏右心耳，右室，冠状静脉窦和希氏束分别放置多电极标测导管，在左右肺动脉及肺动脉主干交接处，左房与肺静脉交接处插入篮状电极，调整其位置和输出电压刺激迷走神经，以窦性心律降低 50% 作为迷走神经丛的有效刺激位点和强度，然后固定导管，以频率 20Hz 和间期 0.1ms，电压 1 ～ 40V 刺激迷走神经丛 30 ～ 50ms。

实验之前应记录静息对照图形，静脉给予 β 受体、胆碱能受体阻断剂阻断交感神经和迷走神经，再重复刺激迷走神经丛，观察窦律减慢和房早、房速、房颤的诱发阈刺激及有效刺激部位。以窦律减慢 50%，诱发出房性期前收缩、房性心动过速最终产生房颤为刺激终点。

5. 快速心室起搏致慢性充血性心力衰竭模型

（1）模型建立机制：充血性心力衰竭是房颤常见的原因之一。因此，建立慢性充血性心力衰竭房颤模型是探讨其在房颤发生发展中的作用较为理想的方法。1995 年，

Hoit 等建立了本模型。

（2）模型建立方法：在 X 线透视下将电极头端固定于右心室前壁。先调节起搏频率在 70 次 / 分，24h 后改成 240 次 / 分，心电图检查示起搏器正常工作后，将脉冲发生器埋于颈部囊袋内持续起搏。慢性充血性心力衰竭可通过嗜睡、呼吸困难、水肿等临床症状来初步判断，最终则通过心脏超声检查示左心室厚度，左心室舒张末压和左房压增加，而动脉压和左室收缩压降低等来确定。5 ～ 8 周行电刺激诱发房颤。

附录 13　常用心脏外科词汇中英文对照

A　阿埃艾按奥

阿 - 斯综合征　Adams-Stokes syndrome
埃布斯坦综合征　Ebstein syndrome,Ebstein anomaly
艾森门格综合征　Eisenmenger syndrome
按需型起搏器　demand pacemaker
奥斯丁·弗林特杂音　Austin Flint murmur

B　瓣泵闭变病并波搏不部

瓣中瓣技术　valve in valve, VIV
瓣口反流面积　regurgitant valve orifice area
泵衰竭　pump failure
闭塞性心肌病　obliterative cardiomyopathy
变力性　inotropic
变时性　chronotropic
变速　ramp
变异型心绞痛　variant angina pectoris,Prinzmetal angina
病毒性心包炎　viral pericarditis
病毒性心肌炎　viral myocarditis
病态窦房结综合征　sick sinus syndrome,SSS
并行收缩　parasystole
搏动　pulsation
不稳定型心绞痛　unstable angina pectoris
部分阻滞　partial block
B 型二维超声诊断　two-dimentional (B-mode)ultrasonic diagnosis

C　侧长超陈成程充出除触传

侧支循环　collateral circulation
长 Q-T 间期综合征　long Q-T syndrome
长轴观　long-axis view
超常传导　supernormal conduction
超常激动　supernormal excitation
超声波　ultrasonic wave
超声电子计算机切面显像［术］　ultrasonic computer tomography
超声切面显像［术］　ultrasonotomography
超声全息　ultrasonic holography
超声图　ultrasonogram
超声心动描记术　echocardiography,ultrasonic cardiography,UCG
超声诊断　ultrasonic diagnosis
超速　overdrive

超速抑制　overdrive suppression
陈旧性心肌梗死　old myocardial infarction
成串　train
成串期前收缩　salvo peremature beat
成对刺激　couple stimulation
成对期前收缩　couplets premature beat
程控刺激　programmed electrical stimulation,PES
程控额外刺激　programmed extrastimulation
程控扫描　programmed scanning
充血性心力衰竭　congestive heart failure
出血性心包炎　hemorrhagic pericarditis
除极（又称"去极化"）　depolarization
触发激动　triggered activity
触发型起搏　triggered pacing
传出阻滞　exit block
传导比例　conduction ratio
传入阻滞　entrance block

D　大单导等低第递电吊动冻窦短对多夺

大动脉错位　malposition of great arteries
大折返　macro-reentry
单极导联　unipolar lead
单向阻滞　unidirectional block
单心房　single atrium
单心室　single ventricel
导管后型主动脉缩窄　coarctation of aorta,postductal type
导管前型主动脉缩窄　coarctation of aorta,preductal type
导联　lead
等长运动　isometric exercise
等容舒张期　isovolumic relaxation phase
低动力　hypokinesis
低心排血量综合征　low cardiac output syndrome
低血容量性休克　hypovolemic shock
低血压　hypotension
第二心音　second heart sound,S2
第二心音固定分裂　fixed splitting of second heart sound
第二心音逆分裂　paradoxical splitting of second heart sound
第三心音　third heart sound,S3
第四心音　fourth heart sound,S4
第一心音　first heart sound,S1
递减传导　decremental conduction
递增起搏　incremental pacing
电机械分离　electrical mechanical dissociation
电生理检查　electrophysiologic study, EPS
电生理学　electrophysiology
吊床样　hammock form
动力障碍　dyskinesis
动脉导管未闭　patent ductus arteriosus
动脉血氧饱和度　arterial oxygen saturation
动脉硬化　arteriosclerosis
动脉杂音　arterial murmur
动脉粥样硬化　atherosclerosis

动态心电图　ambulatory electrocardiogram,Holter monitoring electrocardiogram
动作电位　action potential
冻结显示　freeze-frame
窦房传导时间　sinoatrial conduction time,SACT
窦房传导阻滞　sinoatrial block
窦房结功能衰竭　sinus node failure
窦房结功能障碍　sinus node dysfunction
窦房结恢复时间　sinus node revovery time,SNRT
窦房折返性心动过速　sinoatrial reentry tachycardia
窦室传导　sinoventricular conduction
窦性静止　sinus standstill
窦性停搏　sinus arrest
窦性心动过缓　sinus bradycardia
窦性心动过速　sinus tachycardia
窦性心律　sinus rhythm
窦性心律不齐　sinus arrhythmia
短 P-R 综合征　short P-R syndrome,Lown-Ganong-Levine syndrome
短阵快速脉冲刺激　burst stimulation
短阵快速起搏　burst pacing
短轴观　short-axis view
对导管型主动脉缩窄　coarctation of aorta,jutta ductal type
多功能程控　multiprogrammability
多源性心律　multifocal rhythm
夺获　capture
D-E 斜率　D-E slope

E　额恶二
额面　frontal plane
额外刺激　extrastimulation
恶性高血压　malignant hypertension
二尖瓣 P 波　P-mitrale
二尖瓣闭锁　mitral atresia
二尖瓣反流　mitral regurgitation
二尖瓣关闭不全　mitral incompetence,mitral insufficiency
二尖瓣口面积　mitral valve orifice area
二尖瓣脱垂　mitral valve prolapse
二尖瓣狭窄　mitral stenosis
二联律　bigeminy
二腔观　two-chamber view
二叶主动脉瓣　bicuspid aortic valve
E-F 斜率　E-F slope

F　法反房非肥肺分风福复负附
法洛三联症（曾用名"法乐三联症"）　trilogy of Fallot
法洛四联症（曾用名"法乐四联症"）　tetralogy of Fallot,Fallot tetrad
法洛五联症（曾用名"法乐五联症"）　pentalogy of Fallot
反流分数　regurgitant fraction
反流血流量　regurgitant blood flow
房间隔缺损　atrial septal defect
房间隔缺损合并二尖瓣裂　atrial septal defect with cleft mitral valve
房室传导　atrioventricular conduction
房室传导阻滞　atrioventricular block

房室分离　atrioventricular dissociation

房室结内折返性心动过速　A-V nodal reentry tachycardia

房室结双径路　dual A-V nodal pathways

房室顺序型起搏　atrioventricular sequential pacing,DVI

房室折返性心动过速　A-V reentry tachycardia

房束旁道　atriofascicular tract,Brechenmacher tract

房性心动过速　atrial tachycardia

非梗阻性肥厚型心肌病　nonobstructive hypertrophic cardiomyopathy

非特异性心包炎　nonspecific pericarditis

非同步型房室顺序起搏　asynchronous atrioventricular sequential pacing,DOO

非透壁性心肌梗死　nontransmural myocardial infarction

非细菌性血栓性心内膜炎　nonbacterial thrombotic endocarditis

非阵发性心动过速　nonparoxysmal tachycardia

肥厚型心肌病　hypertrophic cardiomyopathy

肺充血　pulmonary congestion

肺动脉瓣闭锁　pulmonary atresia

肺动脉瓣第二音　pulmonary second heart sound,P2

肺动脉瓣二叶瓣　bicuspid pulmonary valve

肺动脉瓣发育不全　agenesis of pulmonary valve

肺动脉瓣反流　pulmonary regurgitaion

肺动脉瓣关闭不全　pulmonary incompetence,pulmonary insufficiency

肺动脉瓣上狭窄　supravalvular pulmonary stenosis

肺动脉瓣狭窄　pulmonary stenosis,valvular pulmonary stenosis

肺动脉瓣下狭窄　subvalvular pulmonary stenosis

肺动脉高压　pulmonary hypertension

肺动脉楔压　pulmonary wedge pressure

肺动脉压　pulmonary artery pressure

肺静脉畸形引流　anomalous pulmonary venous drainage

肺性 P 波　P-pulmonale

肺血管阻力　pulmonary vascular resistance

肺源性心脏病　cor pulmonale

分支阻滞　fascicular block

风湿性［全］心炎　rheumatic carditis,rheumatic pancarditis

风湿性心脏病　rheumatic heart disease

福格蒂取栓导管　Fogarty embolectomy catheter

复极 (又称 "复极化")　repolarization

负荷试验　stress test

附加径路　accessory pathway

G　干肝感高格梗功共固冠

干扰　interference

肝颈静脉反流［征］　hepatojugular reflux

感染性心内膜炎　infective endocarditis

高动力　hyperkinesis

高动力循环状态　hyperkinetic circulatory state

高度阻滞　advanced block,high grade block

高血压　hypertension,arterial hypertension

高血压脑病　hypertensive encephalopathy

高血压危象　hypertensive crisis

高血压心脏病　hypertensive heart disease

高原性低血压　high altitude hypotension

高原性心脏病　high altitude heart disease

格雷厄姆·斯蒂尔杂音（又称"肺动脉瓣区柔和舒张期杂音"） Graham Steell murmur
梗阻性肥厚型心肌病 obstructive hypertrophic cardiomyopathy
功能性杂音 functional murmur
共同房室瓣 common atrioventricular valve
共同房室通道 common atrioventricular canal
共同径路 common pathway
固定频率起搏器 fixed-rate pacemaker
固有心率 inherent heart rate, intrinsic heart rate, IHR
冠状动静脉瘘 coronary arteriovenous fistula
冠状动脉瘘 coronary artery fistula
冠状动脉异常起源 anomalous origin of coronary artery
冠状动脉样硬化性心脏病 coronary atherosclerotic heart disease
冠状血管阻力 coronary vascular resistance

H 海横后化环换回

海鸥鸣样杂音 seagull murmur
横面 transverse plane
后除极 after-depolarization
化脓性心包炎 suppurative pericarditis
换能器 transducer

J 机肌激极急嵴寄继加假监尖腱间交矫经颈静

机器样杂音 machinery murmur
肌部室间隔缺损 muscular ventricular septal defect
激光消融［术］ laser ablation
极化 polarization
急进性高血压 accelerated hypertension
急性冠状动脉供血不足 acute coronary insufficiency
急性心肌梗死 acute myocardial infarction
嵴上型室间隔缺损 supracristal ventricular septal defect
嵴下型室间隔缺损 infracristal ventricular septal defect
寄生虫性心肌炎 parasitic myocarditis
继发孔型房间隔缺损 ostium secundum defect
继发性高血压 secondary hypertension
继发性心肌病 secondary cardiomyopathy
加速性房室结传导 enhanced A-V nodal conduction
加速性交接区心律 accelerated junctional rhythm
加速性心室自主心律（又称"加速性室性自搏心律"） accelerated idioventricular rhythm
假性动脉干 pseudotruncus arteriosus
监测导联 monitoring lead
尖端扭转型室性心动过速 torsade de pointes
腱索断裂 rupture of chordae tendineae
间隔分支阻滞 septal fascicular block
间期 interval
间歇脉 intermittent pulse
间歇性跛行 intermittent claudication
交接区心律 junctional rhythm
交接区性心动过速 junctional tachycardia
矫正型大动脉转位 corrected transposition of great arteries
经房间隔左心导管检查 transseptal left heart catheterization
经静脉起搏 transvenous pacing
经导管主动脉瓣植入术 transcatheter aortic valve implantation, TAVI

经皮腔内冠状动脉成形术　percutaneous transluminal coronary angioplasty,PTCA
经皮腔内球囊瓣膜成形术　percutaneous transluminal balloon valvuloplasty
经皮腔内球囊二尖瓣成形术　percutaneous transluminal balloon mitral valvuloplasty
经皮腔内球囊肺动脉瓣成形术　percutaneous transluminal balloon pulmonary valvuloplasty
经皮腔内球囊扩张静脉狭窄　percutaneous transluminal balloon dilatation of venous stenosis
经皮腔内球囊三尖瓣成形术　percutaneous transluminal balloon tricuspid valvuloplasty
经皮腔内球囊主动脉瓣成形术　percutaneous transluminal balloon aortic valvuloplasty
经皮腔内肾动脉成形术　percutaneous transluminal renal angioplasty
经皮腔内血管成形术　percutaneous transluminal angioplasty
经皮腔内周围动脉成形术　percutaneous peripheral artery angioplasty
经胸起搏　transthoracic pacing
颈动脉窦综合征　carotid sinus syndrome
颈静脉搏动　jugular venous pulsation
静脉怒张　venous engorgement
静脉曲张　varicose vein
静脉炎　phlebitis

K　开抗可克肯空库跨扩
开瓣音　opening snap
抗心动过速起搏器　anti-tachycardia pacemaker
可程控起搏器　programmable pacemaker
克山病　Keshan disease
肯特束　bundle of Kent
空间脉冲长度　spatial pulse length
库斯莫尔征　Kussmaul sign
跨膜电位　transmembrane potential,membrane potential
扩张型心肌病　dilated cardiomyopathy

L　劳雷冷连临隆卢卵罗
劳力性呼吸困难　exertional dyspnea
雷诺病　Raynaud disease
冷冻消融［术］　cryoablation
连续性杂音　continuous murmur
临界性高血压　borderline hypertension
隆隆样杂音　rumbling murmur
卢滕巴赫综合征　Lutembacher syndrome
卵圆孔未闭　patent foramen ovale
罗马诺 - 沃德综合征　Romano-Ward syndrome

M　马埋脉慢毛梅每膜莫
马方综合征　Marfan syndrome
埋藏式自动复律除颤器　implantable automatic cardiovertor-defibrillator,AICD
脉搏短绌　pulse deficit
脉冲多普勒超声心动描记术　pulsed Doppler echocardiography
脉冲发生器　pulse generator
脉冲幅度　pulse amplitude
脉冲宽度　pulse width
脉压（又称"脉搏区"）　pulse pressure
慢快综合征　bradytachy arrhythmia syndrome,BTS
毛细血管搏动　capillary pulsation
梅毒性冠状动脉口狭窄　syphilitic ocronary ostial stenosis
梅毒性心肌树胶样肿　syphilitic gumma of myocardium

梅毒性主动脉炎　syphilitic aortitis
每搏量 (又称"每搏输出量")　stroke volume
每搏做功 (又称"搏出功")　stroke work
每搏做功指数　stroke work index
膜部室间隔缺损　membranous ventricular septal defect
莫氏 II 型房室传导阻滞　Mobitz type II atrioventricular block
M 型超声心动描记术　M-mode echocardiography

N　逆
逆行主动脉造影 [术]　retrograde aortography

O　偶
偶联间期 (又称"配对间期")　coupling interval

P　喷频
喷射性杂音　ejection murmur
频率反应式起搏器　rate responsive pacemaker
频率依赖性阻滞　rate-dependent block

Q　期奇起切全缺
期前收缩 (又称"过早搏动")　extrasystole,premature beat
奇脉　paradoxical pulse
起搏　pacing
起搏刺激　pacing stimulation
起搏电极　pacing electrode
起搏方式　mode of cardiac pacing
起搏器　pacemaker
起搏器功能障碍　pacemaker malfunction
起搏器相关性心动过速　pacemaker related tachycardia
起搏器综合征　pacemaker syndrome
起搏周长　paced cycle length
起搏阈值　pacing threshold
起始向量　initial vector
切面超声心动描记术　cross-section echocardiography
全肺阻力　total pulmonary resistance
全收缩期杂音　holosystolic murmur,pansystolic murmur
全自动双腔起搏　fully automatic dual chamber pacing,DDD
缺血性心脏病　ischemic heart disease
QRS 波群　QRS complex
QRS 环　QRS loop
QRS 向量　QRS vector
Q 波心肌梗死　Q-wave myocardial infarction

R　染热人融乳
染料稀释曲线法　dye dilution curve method
热稀释法　thermodilution method
人工心脏起搏器　artificial pacemaker
融合波群　fusion complex
乳头肌断裂　rupture of papillary muscle of heart
乳头肌功能不良　dysfunction of papillary muscle
R 在 T 上　R-no-T

S　三扇上射渗时实矢室收舒束双水顺四松碎缩

三房心　cor triatriatum

三尖瓣闭锁　tricuspid atresia

三尖瓣反流　tricuspid regurgitation

三尖瓣关闭不全　tricuspid incompetence,tricuspid insufficiency

三尖瓣狭窄　tricuspid stenosis

三联律　trigeminy

三腔心　cor triloculare

扇形扫描　sector scanning

上升支　upstroke

射频导管消融〔术〕　radiofrequency catheter ablation

射频手术消融〔术〕　radiofrequency surgical ablation

射血分数　ejection fraction

射血时间　ejection time

射血时间指数　ejection time index

渗出性心包炎　effusive pericarditis

时间增益补偿　time gain compensation,TGC

实时频谱分析　real time spectral analysis

矢面　sagittal plane

室壁激动时间　ventricular activation time,VAT

室壁运动　ventricular wall motion

室房传导　ventriculo-atrial conduction

室间隔缺损　ventricular septal defect

室上性心动过速　supraventricular tachycardia

室性心动过速　ventricular tachycardia

收缩期高血压　systolic hypertension

收缩期喀喇音　systolic click

收缩期末容积　end-systolic volume

收缩期末容积指数　end-systolic volume index

收缩期末压　end-systolic pressure

收缩期喷射喀喇音　systolic ejection click

收缩期前奔马律　presystolic gallop

收缩期前向活动　systolic anterior motion,SAM

收缩期前杂音　presystolic murmur

收缩晚期杂音　late systolic murmur

收缩压　systolic pressure

收缩早期杂音　early systolic murmur

收缩中期杂音　mid-systolic murmur

舒张期末容积　end-diastolic volume

舒张期末容积指数　end-diastolic volume index

舒张期末压　end-diastolic pressure

舒张压　diastolic pressure

舒张早期奔马律　protodiastolic gallop

舒张早期杂音　early diastolic murmur

舒张中期杂音　mid-diastolic murmur

束支传导阻滞　bundle-branch block,BBB

双极导联　bipolar lead

双上腔静脉　double superior vena cava

双向阻滞　bidirectional block

双心腔起搏器　dual chamber pacemaker

双主动脉弓　double aortic arch

水冲脉　water-hammer pulse

顺应性　compliance
四联律　quadrigeminy
松弛性　lusitropic
松斯冠状动脉导管 (曾用名"宋氏冠状动脉导管")　Sones coronary catheter
碎裂电位　fragmented potential
缩窄性心包炎　constrictive pericarditis
ST 向量　ST vector

T　踏探陶特体同透
踏板运动试验　treadmill exercise test
踏车运动试验　bicycle exercise test
探查电极　exploring electrode
陶 - 宾综合征　Taussig-Bing syndrome
特发性肥厚性主动脉瓣下狭窄　idiopathic hypertrophic subaortic stenosis,IHSS
特发性肺动脉干扩张　idiopathic dilatation of pulmonary trunk
特发性心肌病　idiopathic cardiomyopathy
体表标测　surface mapping
同步起搏　synchronous pacing
透壁性心肌梗死　transmural myocardial infarction

W　瓦外完微韦围文稳握沃无
瓦尔萨尔瓦动作　Valsalva maneuver
外周血管阻力　peripheral vascular resistance
完全型大动脉转位　complete transposition of great arteries
微波消融 [术]　microwave ablation
韦金斯基现象 (曾用名"魏登斯基现象")　Wedensky phenomenon
韦金斯基效应 (曾用名"魏登斯基效应")　Wedensky effect
韦金斯基易化作用 (曾用名"魏登斯基易化作用")　Wedensky facilitation
围生期心脏病 (又称"围产期心脏病")　perinatal heart disease
文氏型房室传导阻滞 [又称"莫氏 I 型房室传导阻滞" (Mobitz type I atrioventricular block)
Wenckebach atrioventricular block]
稳定型心绞痛　stable angina pectoris
握力负荷试验　handgrip stress test
沃 - 帕 - 怀综合征　Wolff-Parkinson-White syndrome
无 Q 波心肌梗死　non-Q-wave myocardial infarction
无创性方法　non-invasive method
无动力　akinesis
无收缩　asystole

X　希细先纤向消小斜心型胸选血循
希氏束电图　His bundle electrogram,HBE
希氏束电位分裂　split of His potential
细菌性心包炎　bacterial pericarditis
细菌性心肌炎　bacterial myocarditis
细菌性心内膜炎　bacterial endocarditis
先天性肺静脉狭窄　congenital pulmonary vein stenosis
先天性室间隔瘤　congenital aneurysm of ventricular septum
先天性心包缺损　congenital pericardial defect
先天性心脏病　congenital heart disease
纤维肌型主动脉瓣下狭窄　fibromuscular subvalvular aortic stenosis
纤维膜型主动脉瓣下狭窄　fibromembranus subvalvular aortic stenosis
限制型心肌病　restrictive cardiomyopathy

向量导联　vector lead
消融　ablation
小折返　micro-reentry
心包积气　pneumopericardium
心包积血　hemopericardium
心包积液　pericardial effusion
心包摩擦音　pericardial friction rub
心包囊肿　pericardial cyst
心包炎　pericarditis
心包肿瘤　pericardial tumor
心包叩击音　pericardial knock
心包憩室　pericardial diverticulum
心导管　cardiac catheter
心导管检查　cardiac catheterization
心电图　electrocardiogram,ECG
心电图运动试验　ECG exercise test
心动过缓　bradycardia
心动过速　tachycardia
心动周期　cardiac cycle
心房颤动　atrial fibrillation,Af
心房触发型起搏　atrial triggered pacing,AAT
心房非同步起搏　atrial asynchronous pacing,AOO
心房肥大　atrial hypertrophy
心房分离　atrial dissociation
心房黏液瘤　atrial myxoma
心房扑动　atrial flutter,AF
心房［起搏］电极　atrial lead
心房同步心室起搏　atrial synchronous ventricular pacing,VAT
心房同步心室抑制型起搏　atrial synchronous ventricular inhibited pacing,VDD
心房压　atrial pressure
心房抑制型起搏　atrial inhibited pacing,AAI
心肺复苏　cardiopulmonary resuscitation,CPR
心功能不全　cardiac insufficiency
心肌病　cardiomyopathy
心肌梗死 (曾用名"心肌梗塞")　myocardial infarction,MI
心肌梗死后综合征　postmyocardial infarction syndrome,Dressler syndrome
心肌［起搏］电极　myocardial lead
心肌衰竭　myocardial failure
心肌效率　myocardial efficiency
心肌炎　myocarditis
心肌氧耗量　myocardial oxygen consumption,MVO2
心尖冲动　apical impulse
心尖四腔观　apical four-chamber view
心绞痛　angina pectoris
心力衰竭　heart failure
心律　cardiac rhythm
心律失常　arrhythmia
心率　heart rate
心率 - 血压乘积　rate-pressure product
心内膜标测　endocardial mapping
心内膜弹性纤维增生症　endocardial fibroelastosis
心内膜垫缺损　endocardial cushion defect

心内膜［起搏］电极　endocardial lead
心内膜下心肌梗死　subendocardial myocardial infarction
心内膜心肌活检［术］　endomyocardial biopsy
心内膜炎　endocarditis
心排血量（又称"心输出量"）　cardiac output
心排血指数（又称"心指数"）　cardiac index
心前区导联　precordial lead
心室按需型起搏器　ventricular demand pacemaker
心室壁瘤　ventricular aneurysm
心室颤动　ventricular fibrillation,Vf
心室触发型起搏　ventricular triggered pacing,VVT
心室发育不良　ventricle dysplasia
心室非同步起搏　ventricular asynchronous pacing,VOO
心室肥大　ventricular hypertrophy
心室间隔穿孔　pertoration of ventricular septum
心室劳损　ventricular strain
心室扑动　ventricular flutter,VF
心室［起搏］电极　ventricular lead
心室同步型起搏器　ventricular synchronized pacemaker
心室图　ventriculogram
心室压　ventricular pressure
心室抑制型起搏　ventricular inhibited pacing,VVI
心室重复反应　repetive ventricular response,RVR
心室自主心律，又称"室性自搏心律"　idioventricular rhythm
心外膜标测　epicardial mapping
心外膜［起搏］电极　epicardial lead
心向量描记术　vectorcardiography
心向量图　vectorcardiogram
心血管疾病　cardiovascular diseases
心血管梅毒　cardiovascular syphilis
心血管造影［术］　angiocardiography
心音　heart sound
心源性水肿　cardiac edema
心源性哮喘　cardiac asthma
心源性休克　cardiogenic shock
心脏按压　cardiac compression,cardiac massage
心脏瓣膜疾病　valvular heart diseases
心脏超声造影［术］　contrast echocardiography
心脏冲动　cardiac impulse
心脏除颤　defibrillation
心脏肥大　cardiac hypertrophy
心脏复律　cardioversion
心脏功能　cardiac function
心脏扩大　cardiac dilatation
心脏破裂　cardiac rupture
心脏起搏　cardiac pacing
心脏停搏　cardiac arrest
心脏性猝死　sudden cardiac death
心脏压塞　cardiac tamponade
心脏杂音　cardiac murmur
心脏增大　cardiac enlargement
心脏做功指数　cardiac work index

胸导联　chest lead
选择性心血管造影［术］　selective angiocardiography
血管造影导管　angiographic catheter
血流导向气囊导管［又称"斯旺 - 甘兹导管"（Swan-Ganz catheter）］　balloon tipped flow-directed catheter
血流动力学　hemodynamics
血容量不足　hypovolemia
血容量过多　hypervolemia
血栓闭塞性脉管炎　thromboangiitis obliterans, Buerger disease
血栓性静脉炎　thrombophlebitis
血压　blood pressure
血氧差　blood O2 difference
血氧计　oximeter
循环时［间］　circulation time

Y　压延羊耶夜抑逸隐永游有右预原运

压力阶差　pressure gradient
延迟后除极　delayed after-depolarization
羊皮纸样右心室（又称"尤尔畸形"）　parchment right ventricle, Uhl anomaly
耶韦尔和朗格 - 尼尔森综合征　Jervell and Lange-Nielsen syndrome
夜间阵发性呼吸困难　nocturnal paroxysmal dyspnea
抑制型起搏　inhibited pacing
逸搏　escape beat
逸搏心律　escape rhythm
隐匿性传导　concealed conduction
隐匿性附加径路　concealed accessory pathway
永存动脉干　persistent truncus arteriosus
永存左上腔静脉　persistent left superior vena cava
游离壁　free wall
游走节律点　wandering pacemaker
有创性方法　invasive method
右侧心力衰竭　right-sided heart failure
［右室］漏斗部狭窄　infundibular stenosis
右束支传导阻滞　right bundle-branch block,RBBB
右位心［又称"镜像心"（mirror-image heart）］　dextrocardia
右位主动脉弓　right aortic arch
右心室双出口　double outlet of right ventricle
右旋心　dextroversion of heart
预测最高心率　predicted maximal heart rate
预激综合征　preexcitation syndrome
原发孔型房间隔缺损　ostium primum defect
原发性肺动脉高压　primary pulmonary hypertension, Ayerza syndrome
原发性高血压（又称"高血压病"）　essential hypertension, primary hypertension
运动耐量　exercise tolerance

Z　早詹粘折真阵肢致滞中肿主阻最左

早期后除极　early after-depolarization
詹姆斯束　James tract
粘连性心包炎　adhesive pericarditis
折返心律　reciprocal rhythm, reentrant rhythm
真菌性心肌炎　fungal myocarditis
阵发快速　burst
阵发性心动过速　paroxysmal tachycardia

肢端发绀　acrocyanosis
肢体导联　limb lead
致心律失常性　arrhythmogenic
滞后　hysteresis
中毒性心肌炎　toxic myocarditis
中心静脉压　central venous pressure
肿瘤扑落音　tumor plop
主动脉瓣闭锁　aortic atresia
主动脉瓣第二音　aortic second heart sound,A2
主动脉瓣反流　aortic regurgitation
主动脉瓣关闭不全　aortic incompetence, aortic insufficiency
主动脉瓣口面积　aortic valve orifice area
主动脉瓣上狭窄　supravalvular aortic stenosis
主动脉瓣狭窄　aortic stenosis,valvular aortic stenosis
主动脉瓣下狭窄　subvalvular aortic stenosis
主动脉肺动脉间隔缺损　aortopulmonary septal defect
主动脉弓离断　interruption of aortic arch
主动脉夹层　aorta dissection
主动脉瘤　aortic aneurysm
主动脉内球囊反搏　intra-aortic balloon pump
主动脉缩窄　coarctation of aorta
主动脉压　aortic pressure
主动脉窦瘤　aneurysm of aortic sinus, aneurysm of Valsalva sinus
阻抗　impedance
阻尼　damping
最大运动心率　maximal exercise heart rate
左后分支阻滞　left posterior hemiblock, LPH
左前分支阻滞　left anterior hemiblock, LAH
左室充盈压　left ventricular filling pressure
左束支传导阻滞　left bundle-branch block, LBBB
左心室收缩压　left ventricular systolic pressure
左心室质量指数　left ventricular mass index

彩 图

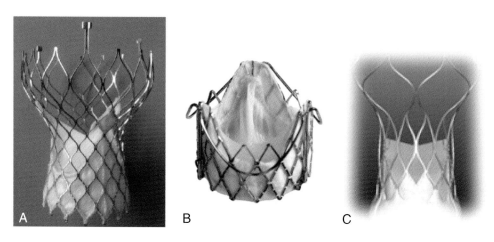

图 1-4　国内上市的自主知识产权的 TAVI 介入瓣膜（Venus-A，J Valve，Vitaflow）

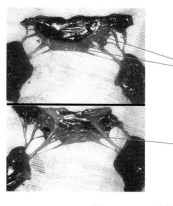

黑色代表二尖瓣闭合时不参加闭合的瓣叶部分，浅色的部分则构成了有效闭合面积

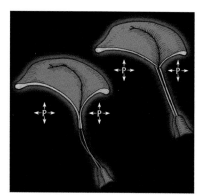

图 1-10　二尖瓣瓣环成形的终极目的——增加瓣膜对合面积

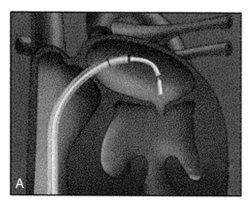

瓣膜夹被传送至二尖瓣处

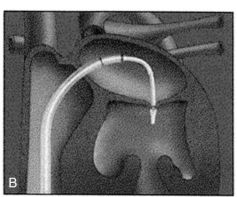

瓣膜夹闭合，夹紧前后叶

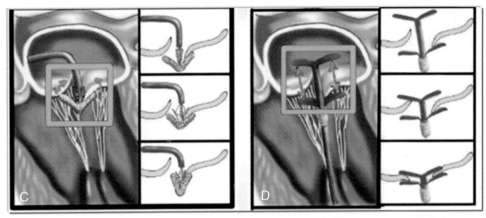

图 1-14　微创介入二尖瓣双孔成形术：Mitral Clip 技术（A、B）和 Valve Clamp 技术（C、D）

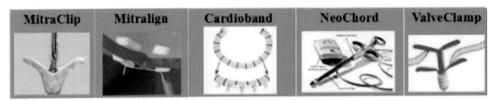

图 1-15　常见的二尖瓣介入修复技术示意图

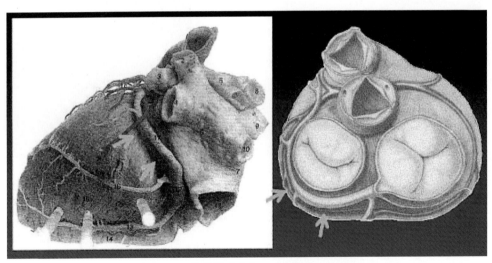

图 1-16　冠状静脉窦与二尖瓣环平行排列

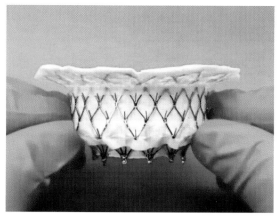

图 1-17　美敦力公司研发的介入二尖瓣装置
Intrepid 瓣膜

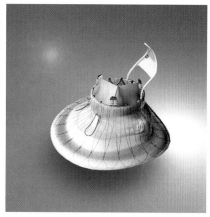

图 1-19　设计独特的 LUX 介入
三尖瓣装置

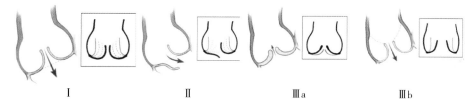

I　　　　　　Ⅱ　　　　　　Ⅲa　　　　　Ⅲb

图 1-20　Capentier 主动脉瓣关闭不全病变分型

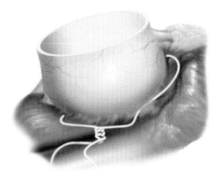

图 1-21　主动脉瓣成形术中的瓣环环缩 Schaffer Suture 技术

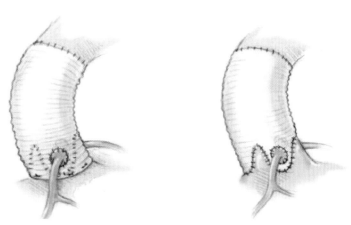

图 1-22　图示 David Ⅰ 手术（A）和 Yacoub（David Ⅱ）手术 (B)

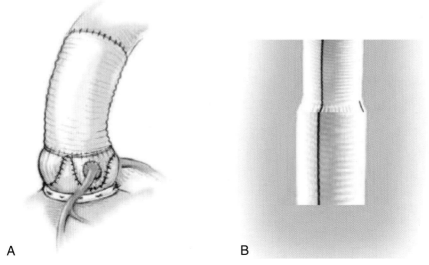

A   B

图 1-23   图示 David Ⅲ 手术（A）和 David Ⅳ 手术 (B)

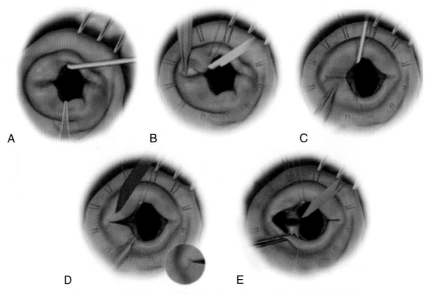

A   B   C

D   E

图 1-24   风湿性二尖瓣修复技术的 SCORE 四步法示意图

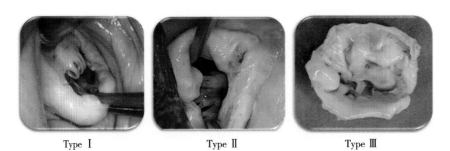

Type Ⅰ   Type Ⅱ   Type Ⅲ

图 1-25   风湿性二尖瓣病理三分型

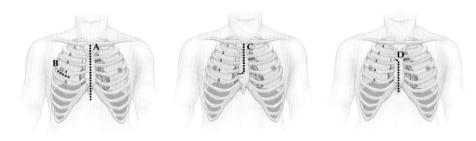

图 1-26　常见小切口瓣膜手术路径

A.胸骨正中；B.肋间小切口；C.胸骨上段；D.胸骨下段

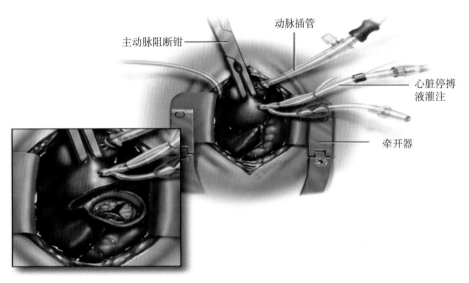

图 1-27　胸骨上段小切口主动脉瓣手术

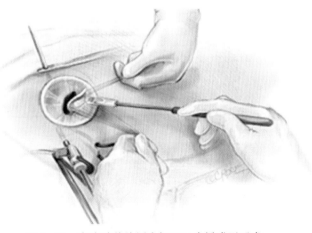

图 1-28　右胸壁前外侧小切口二尖瓣成形手术

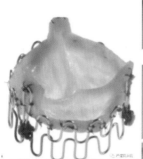
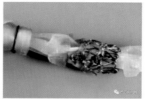
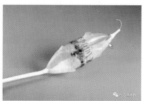

图 1-29　Andersen 教授早期提出的 TAVI 技术模型

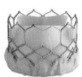

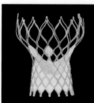
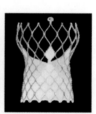
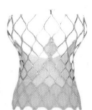

Sapien 3瓣膜　　Centera瓣膜　　CoreValve瓣膜　　Evolut R瓣膜　　Evolut Pro瓣膜

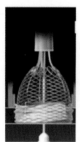
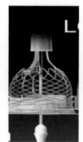
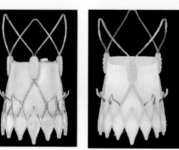
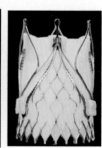

Lotus Edge瓣膜　　ACURATE neo瓣膜　　ACURATE neo2瓣膜　　JENA瓣膜

图 1-31　国际常用的 TAVI 瓣膜

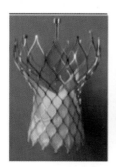
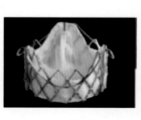
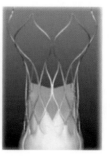
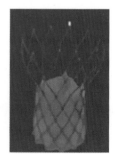

Venus A瓣膜　　J Valve瓣膜　　Vita flow瓣膜　　TaurusOne瓣膜

图 1-32　中国常用的国产 TAVI 瓣膜

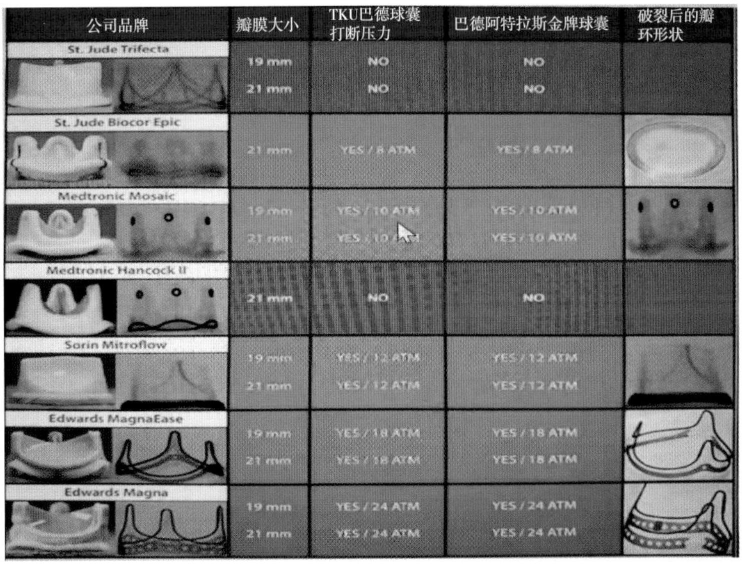

公司品牌	瓣膜大小	TKU巴德球囊打断压力	巴德阿特拉斯金牌球囊	破裂后的瓣环形状
St. Jude Trifecta	19 mm	NO	NO	
	21 mm	NO	NO	
St. Jude Biocor Epic	21 mm	YES / 8 ATM	YES / 8 ATM	
Medtronic Mosaic	19 mm	YES / 10 ATM	YES / 10 ATM	
	21 mm	YES / 10 ATM	YES / 10 ATM	
Medtronic Hancock II	21 mm	NO	NO	
Sorin Mitroflow	19 mm	YES / 12 ATM	YES / 12 ATM	
	21 mm	YES / 12 ATM	YES / 12 ATM	
Edwards MagnaEase	19 mm	YES / 18 ATM	YES / 18 ATM	
	21 mm	YES / 18 ATM	YES / 18 ATM	
Edwards Magna	19 mm	YES / 24 ATM	YES / 24 ATM	
	21 mm	YES / 24 ATM	YES / 24 ATM	

图 1-34　常见的外科生物瓣种类和可以瓣环打断的类型

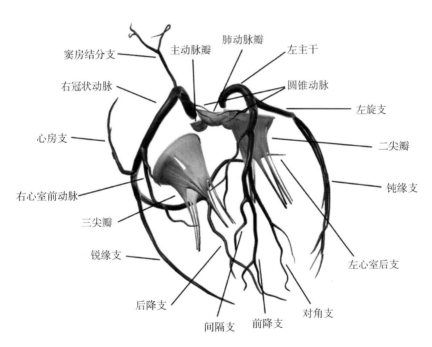

图 1-35　冠状动脉各分支关系

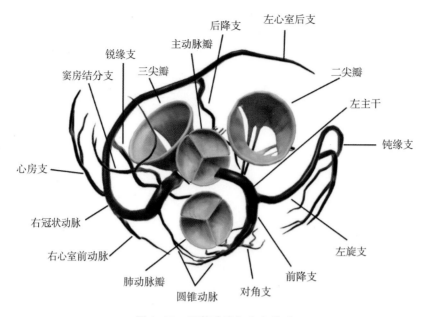

图 1-36　冠状动脉各分支关系

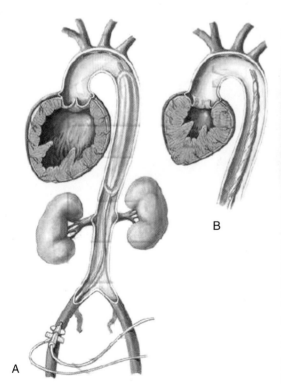

图 5-2　主动脉内气囊位置
A.舒张期气囊充气；B.收缩期气囊放气

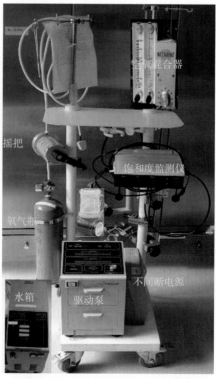

图 5-6　ECMO 部件

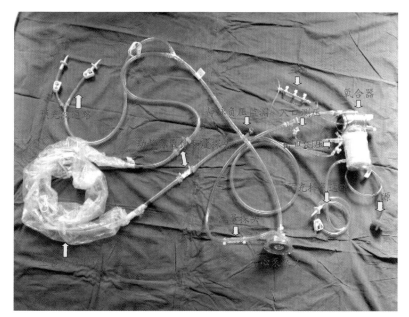

图 5-7　ECMO 管路连接

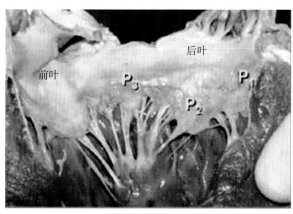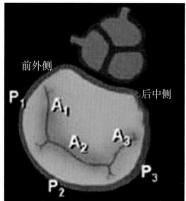

附图 7-1　二尖瓣瓣体解剖命名

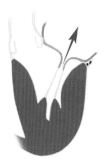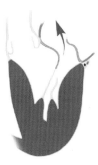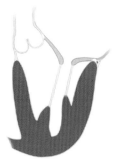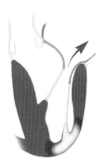

Type Ⅰ　　　　Type Ⅱ　　　　Type Ⅲa　　　　Type Ⅲb

附图 8-1　Carpentier 常见的二尖瓣疾病分类

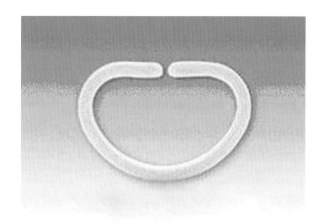

附图 9-1　Carpentier-Edwards 经典二尖瓣成形环

■ 选择性的二尖瓣瓣环放的重塑

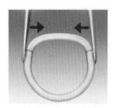

横轴方向的刚性

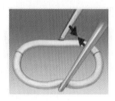

纵轴方向的顺应性

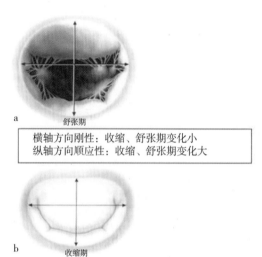

a　舒张期

横轴方向刚性：收缩、舒张期变化小
纵轴方向顺应性：收缩、舒张期变化大

b　收缩期

附图 9-3　Edwards Physio II 更符合三维构型的双马鞍形二尖瓣成形环

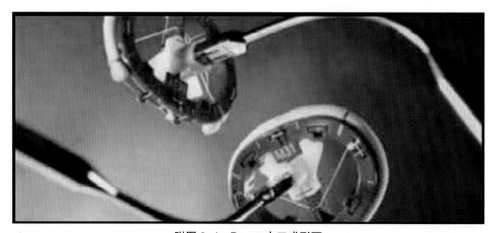

附图 9-4　Duran 人工成形环

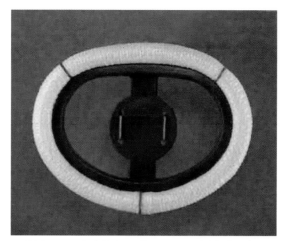

附图 9-6　国产佰仁思（BalMedic）瓣膜成形环

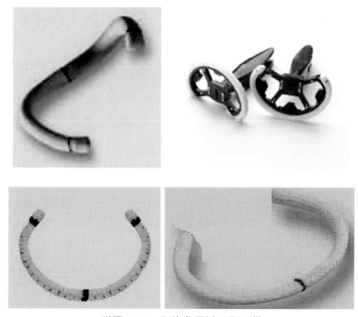

附图 9-7　几种常用瓣环塑形带

A.Medtronic Duran 瓣环塑形带；B. Cosgrove-Edwards 瓣环塑形带；C. SJM Tailor® 瓣环塑形带；D. Carbo-Medics AnnuloFlex® 瓣环塑形带

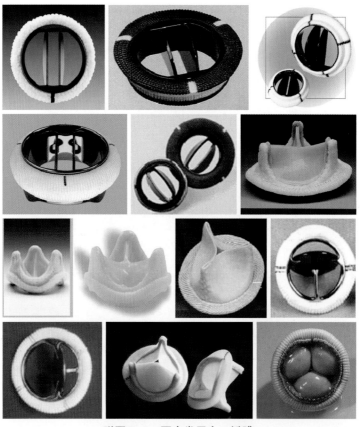

附图 9-8　国内常用人工瓣膜

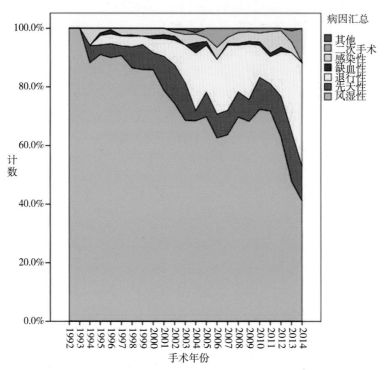

附图 10-1　北京安贞医院心外科专业数据库统计瓣膜疾病病因衍变